医生案头药物速查丛书

消化科医生案头药物速查

主　编　张树林

副主编　张建平　李晓迪

人民卫生出版社

图书在版编目（CIP）数据

消化科医生案头药物速查 / 张树林主编. —北京：人民卫生出版社，2014
（医生案头药物速查丛书）
ISBN 978-7-117-18572-1

Ⅰ. ①消… Ⅱ. ①张… Ⅲ. ①消化系统疾病－药物－基本知识 Ⅳ. ①R975

中国版本图书馆 CIP 数据核字（2013）第 321264 号

医生案头药物速查丛书

消化科医生案头药物速查

主　　编：张树林
出版发行：人民卫生出版社（中继线 010-59780011）
地　　址：北京市朝阳区潘家园南里 19 号
邮　　编：100021
E - mail：pmph @ pmph.com
购书热线：010-59787592　010-59787584　010-65264830
印　　刷：北京铭成印刷有限公司
经　　销：新华书店
开　　本：850 × 1168　1/32　　印张：17
字　　数：441 千字
版　　次：2014 年 2 月第 1 版　2014 年 2 月第 1 版第 1 次印刷
标准书号：ISBN 978-7-117-18572-1/R · 18573
定　　价：42.00 元
打击盗版举报电话：**010-59787491　E-mail：WQ @ pmph.com**
（凡属印装质量问题请与本社市场营销中心联系退换）

编委会名单

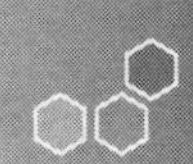

编　者（按姓氏笔画排序）

卜荣华　于　涛　马　波　马　琳　马成彪　王　爽
王　媛　王　颖　王　静　王大文　王小梅　王云清
王仕德　王成怀　王丽君　王恒芳　王嵩龄　王新红
王翠丽　王燕琦　戈吉祥　邓明芝　邓思武　石小霞
石云峰　卢丽丽　田　丽　史永强　史铁英　吕　萍
朱运玲　朱晓芬　朱锦明　庄万清　刘　虹　刘　营
刘　磊　刘力平　刘向红　刘志海　刘建军　刘振东
刘晓慧　刘惠燕　江　宏　孙　元　孙为民　孙红梅
杜春华　李　立　李　丽　李　静　李正猛　李光辉
李兆伟　李兴华　李晓迪　李海娥　杨　明　杨小华
杨明凯　杨清洪　来凤梅　吴　军　吴　声　吴　音
吴章菊　吴辉玉　邹启华　邹启坤　邹春霞　邹蔼勇
闵　敏　冷　勇　汪建平　沈　文　宋光兰　张　红
张　彤　张　慧　张凤武　张亚文　张建平　张建梅
张建锋　张树林　张晓宇　陈荣华　陈思宇　陈晓红
苟晓红　岳远征　岳丽红　金梦一　周立丽　周宝玲
周宗训　郑德秀　郑璐璐　赵　蓓　赵红梅　钟志东
俞建霞　姜　雷　姜志良　姜国钢　贺　琳　袁玉文
莫金玉　徐东梅　徐芳芳　高占林　高琳琳　郭晓丹
唐　成　唐昭洪　曹　玲　崔得强　章　玻　彭国顺
程福祥　曾德富　樊金声　樊淑英　潘宁婉　戴　红

编写说明

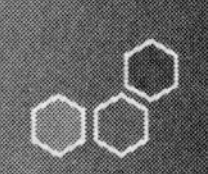

1. 本书尽可能全地收集了目前临床上消化科应用的众多药物以及近年来出现的大量新药，并根据本专业的临床规律和药物作用特点进行分章节编排，以突出本专业特点，力争做到本专业涉及的药物最全，与本科关系不大的药物不再收录。

2. 每种药物均按中文名称、英文名称、其他名称、药理作用特点、适应证、用法和用量、不良反应、注意事项、剂型和规格的统一格式进行分项说明。

3. 药理作用类似的同一类药物，排列在前面的详写，后面的简写，以节省篇幅；以某种药物为主组成的复方药物，除特殊情况外，一律附列于该药之后，而不单独列出。

4. 书中收录的药物，中文名称都是按照“中国药品通用名称”（CADN）推荐的名称及命名原则命名的，英文名称则尽量采用世界卫生组织（WHO）制定的“国际非专利药品名”（INN），其他各种名称均列入“其他名称”中。另外，书中的药名一般不列出成盐的碱金属（钾、钠、钙等）和酸根（盐酸、硫酸、磷酸等），以突出药物的主要作用基团，并节省篇幅。

5. 书后附有中文药名索引和英文药名索引，把本书所涉药物的中文名、英文名以及所有别名统一编排，以方便读者查找。

目 录

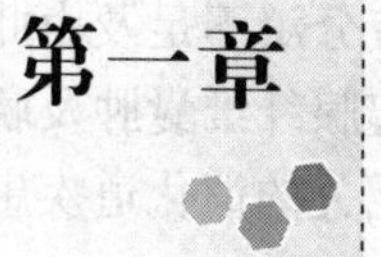

第一章 助消化及调节胃肠功能的药物

胃蛋白酶 Pepsin

【其他名称】胃酶,胃液素,蛋白酵素,百布圣,Pepsinum。

【药理作用特点】本药是胃黏膜分泌的蛋白水解酶,能使胃酸作用后凝固的蛋白质分解为腙及胨,但不能进一步分解为氨基酸。在 pH 为 1.6~1.8 的环境中作用最强,常与稀盐酸合用。

【适应证】适用于慢性萎缩性胃炎、胃癌、恶性贫血等所致消化不良、进食蛋白质食物过多及病后机体恢复期消化功能减退。

【用法和用量】口服:每天 3 次,每次 0.3~0.6g,饭时或饭前服用,同时服用稀盐酸 1~2ml。

【不良反应】未见不良反应。

【注意事项】①与稀盐酸同服时可增加疗效,碱性环境下可破坏其活性,故不能与碱性药物或制酸药同服;②与胃酸有关的疾病,如消化性溃疡等患者忌用。

【剂型和规格】片剂:0.1g。

☆ 胃蛋白酶合剂(Pepsin mixture):每 1000ml 含本药 20g、稀盐酸 20ml、单糖浆 100ml、橙皮酊 20ml 及 5% 尼泊金乙溶液 10ml,每天 3 次,每次 10ml,饭时或饭前服用。

胰酶 Pancreatin

【其他名称】胰液素,胰酵素,胰消化素。

【药理作用特点】本药是多种酶的混合物，主要为胰蛋白酶、胰脂肪酶及胰淀粉酶，在中性或弱碱性环境中作用较强。本药在肠道中能促进蛋白、淀粉及脂肪的消化，能促进食欲。

【适应证】适用于胰腺疾病所致的胰液分泌不足及由此引起的消化不良，如慢性胰腺炎、胰腺肿瘤、胰腺纤维囊肿及胰腺切除术后等；一般不用于与胰液分泌不足无关的消化道疾患或消化不良。

【用法和用量】口服：每天 3 次，每次 0.3 ~ 1.0g，必须在饭后 2 ~ 3 小时服用，以免受胃酸破坏，或与碳酸氢钠同服。肠衣片不受此限制。

【不良反应】①幼儿可引起口及肛周疼痛；②有时可见尿酸增多；③偶有打喷嚏、流泪、鼻炎甚至支气管哮喘等过敏反应。

【注意事项】①本药在酸性环境中活性减低或消失；②忌与稀盐酸和（或）含酸健胃药物并用；③与等量碳酸氢钠同服可以增加疗效；④ H_2 受体拮抗剂等制酸药可增加胃十二指肠内的 pH，防止胰酶失活，具有协同作用；⑤服用肠衣片时，不可嚼碎，以免药物被胃酸灭活；另外嚼碎后的药物残留于口腔，还可引起溃疡。

【剂型和规格】片剂：0.3g，0.5g。丸剂：0.3g。

马来酸曲美布汀　Trimebutine maleate

【其他名称】诺为，援生力维，舒丽启能。

【药理作用特点】本药通过作用于胃肠道平滑肌上的离子通道和阿片受体，可双向调节异常的胃肠运动，改善胃肠功能，改善恶心、呕吐、腹痛、腹泻、便秘等消化道症状。健康成年男子口服 100mg 马来酸曲美布汀 30 分钟后，血浆中马来酸曲美布汀达最高浓度 32.5 ~ 42.3ng/ml，半衰期约为 2 小时。本药在体内经水解、N 位脱甲基以及葦合化后，经尿排出。24 小时尿中未变化物排泄率在 0.01% 以下。口服本药 300mg 后，达峰时间

和峰浓度分别为 0.63 ± 0.24 小时和 312.01 ± 119.72ng/ml，平均驻留时间(*MRT*)和 $t_{1/2}$ 分别为 2.58 ± 0.81 小时和 1.82 ± 0.43 小时。

【适应证】适用于胃肠道运动功能紊乱引起的食欲缺乏、恶心、呕吐、嗳气、腹胀、腹鸣、腹痛、腹泻、便秘等症状；也用于肠易激惹综合征。

【用法和用量】口服：用于慢性胃炎引起的各种胃肠道异常症状时，成人给药量为每日 300mg，分 3 次，可根据年龄、症状适当增减剂量；用于肠道易激惹综合征时，成人给药量为每日 300 ~ 600mg，分 3 次。

【不良反应】偶有口渴、口内麻木、腹鸣、腹泻、便秘和心动过速、困倦眩晕、头痛、皮疹、AST 及 ALT 升高等。

【注意事项】①对本药过敏者禁用；②孕妇、可能妊娠妇女、哺乳期妇女及儿童慎用；③老年人应注意减量用药；④出现皮疹时应停药观察。

【剂型和规格】片剂：0.1g。胶囊剂：0.1g。

多酶片 Multienzyme tablets

【药理作用特点】本药是多种酶的混合物，主要为胰酶、胃蛋白酶及淀粉酶，在中性或弱碱性环境中作用较强。在肠道中能促进蛋白、淀粉及脂肪的消化，有促进食欲的作用。

【适应证】适用于各种原因引起的消化不良。

【用法和用量】口服：每天 3 次，每次 1 ~ 2 片，须在饭后 2 ~ 3 小时服用，以免受胃酸破坏，或与碳酸氢钠同服。

【注意事项】①在酸性环境中活性减低或消失；②忌与稀盐酸和(或)含酸健胃药物并用；③与等量碳酸氢钠同服可以增加疗效。

【剂型和规格】片剂：每片含淀粉酶 0.12g、胰酶 0.12g、胃蛋白酶 0.04g。

乳酶生　Lactasin

【其他名称】表飞鸣，Biofermine。

【药理作用特点】本药是干燥活乳酸菌制剂，能分解糖类产生乳酸，使肠道内酸性增高，从而抑制肠道内腐败菌繁殖，防止肠道内蛋白质发酵，减少肠内积气。

【适应证】适用于消化不良、肠发酵、小儿饮食不当引起的腹泻；对使用抗生素及化疗后引起的菌群失调现象和腹泻也有一定疗效。

【用法和用量】口服：每天 3 次，每次 0.3～1.0g，饭前服。幼儿酌情减量。

【不良反应】无明显不良反应。

【注意事项】①不宜与抗菌药物或吸附剂合用，必须合用时应间隔 2～3 小时分开服用；②应保存于冷暗处，由于超过有效期后活菌数目明显减少，因此不宜服用。

【剂型和规格】片剂：0.1g，0.3g。

乳酸菌素　Lacidophilin

【药理作用特点】本药为乳酸菌体细胞外基质蛋白，经热干燥处理，可常温储存，质量稳定性好。本药可附着于肠道黏膜，抑制肠道致病菌，促进肠正常菌群的生长。菌体成分可促进 B 细胞分化为浆细胞，刺激肠道产生分泌型抗体 IgA，提高肠道免疫力。本药可促进消化液分泌，增强消化吸收功能；同时对肠蠕动具有双向调节作用，既能止泻，又有治疗便秘的作用。本药可调节肠道内 pH，抑制肠道内腐败菌繁殖，防止肠道内蛋白质发酵，减少肠内积气。

【适应证】适用于消化不良、肠发酵、小儿饮食不当引起的腹泻及营养不良等；也用于使用抗生素及放、化疗后引起的菌群失调现象和腹泻。

【用法和用量】口服：每天 3 次，每次 1.2～2.4g。

【不良反应】无明显不良反应。

【剂型和规格】片剂:0.4g,1.2g。

康彼身片　Combizy tablets

【其他名称】复合酶片,达吉。

【药理作用特点】本药由胰酶、蛋白酶、淀粉酶、米曲菌酶、植物纤维素酶、半植物纤维素酶等多种消化酶组成。由于本药含植物性酶和动物性酶,因此可补充机体本身的酶、促进消化液的分泌、增强消化酶活性,用于各种原因所致的消化不良症。

【适应证】适用于三大营养物质的消化失调,弥补胃肠道内消化酶的不足;也适用于胰腺及肝胆疾病所引起的消化不良、发酵性和腐败性消化不良、老年人和术后患者的消化功能恢复。

【用法和用量】口服:每天 3 次,每次 1~2 片,饭前服用。

【不良反应】未见有不良反应。

【注意事项】①急性胰腺炎、慢性胰腺炎早期忌用;②服用时不可嚼碎,以免引起口腔溃疡。

【剂型和规格】片剂:每片含胰脂肪酶 7400U,胰蛋白酶 420U,胰淀粉酶 7000U;米曲酶中提取的纤维素酶 70U,蛋白酶 10U,淀粉酶 170U。

☆ 复方康彼片:为双层复方片剂,外层含米曲菌酶、植物纤维素酶等,内层含胰酶及牛胆浸膏等。余同康彼身片。

消食妥　Zygestol liquid

【其他名称】胃蛋白酶液。

【药理作用特点】本药主要成分为胃蛋白酶,作用参见胃蛋白酶。

【适应证】适用于胃蛋白酶缺乏症。

【用法和用量】口服:成人每天 3 次,每次 10~20ml,饭前服用;儿童每天 3 次,每次每岁 1ml,餐前服用。

【注意事项】消化性溃疡患者忌用。

【剂型和规格】溶液剂：500ml，每 10ml 含胃蛋白酶 120mg、苯甲酸钠 30mg、乙醇 0.6ml。

消化新　Diassin liquid

【其他名称】淀粉酶液。

【药理作用特点】本药主要成分为淀粉酶，帮助消化淀粉类食物。

【适应证】适用于因淀粉类食物所致的消化不良。

【用法和用量】口服：成人每天 3 次，每次 10～20ml，饭前服用；儿童每天 3 次，每次每岁 1ml，餐前服用。

【不良反应】无明显不良反应。

【剂型和规格】溶液剂：500ml。每 10ml 含淀粉酶 400mg，维生素 B_1 0.1mg，苯甲酸钠 75mg，糖酸钠 1.5mg，氯仿 0.5ml。

稀盐酸　Hydrochloric acid diluted

【其他名称】氯化氢稀溶液。

【药理作用特点】本药口服后可增加胃内酸度，促进胃内主细胞分泌的胃蛋白酶原转化为胃蛋白酶，并由于降低胃内的 pH，从而增强胃蛋白酶活性。

【适应证】适用于慢性萎缩性胃炎、胃癌等多种原因引起的胃酸缺乏症及发酵性消化不良所致的饭后胃部不适、腹胀、嗳气等症状。

【用法和用量】口服：每天 3 次，每次 0.5～2ml，饭时或饭前稀释后服用。

【不良反应】久用能腐蚀牙齿使之脱钙。

【注意事项】①服用时应以水稀释，服用后用水漱口；②与胃蛋白酶合用可增强蛋白酶的作用；③与碱性药物合用可相互降低疗效；④对与酸有关的疾病如消化性溃疡、胃酸过多症等忌用。

【剂型和规格】溶液剂:10%。

☆ 稀盐酸合剂:每100ml含稀盐酸10ml,番木鳖酊2ml,余为薄荷水。口服:每天3次,每次5~20ml。

干酵母 Dried yeast

【其他名称】食母生,酵母,Yeast,Saccharomyces siccum。

【药理作用特点】本药为麦酒酵母菌的干燥菌体,每克含维生素B_1 0.1~0.2mg、维生素B_2 0.04~0.06mg、烟酸0.03~0.06mg以及维生素B_6、维生素B_{12}、叶酸、肌醇和某些酶,具有补充维生素、帮助消化、提高食欲的功效。

【适应证】适用于治疗营养不良、食欲不振、消化不良及防止维生素B族缺乏症如多发性静脉炎、糙皮病、脚气病等。

【用法和用量】口服:每天3次,每次0.5~4.0g,嚼碎后服用。

【不良反应】过量服用可引起腹泻。

【注意事项】①药用酵母中含有对氨基苯甲酸,能对抗磺胺药物的作用;②酵母浸出液中含有酪胺,在使用单胺氧化酶抑制剂时,由于酪胺吸收,产生间接拟交感效应,引起血压升高。

【剂型和规格】片剂:0.3g,0.5g。

康胃素 Carnitine

【其他名称】卡尼丁,肉毒碱,维生素Bt。

【药理作用特点】本药作为食欲兴奋药和胃肠功能调节药,具有促进消化液分泌、增强消化酶活性及调节胃肠功能的作用。另外,本药物还参加脂肪酸的代谢。

【适应证】适用于消化液分泌减少及消化器官运动障碍,对胃酸缺乏症、消化不良、食欲减退、慢性胃炎等有效;也用于老年性消化不良、妊娠引起的胃肠运动障碍、婴幼儿厌食及食欲缺乏等;对治疗高脂血症也有效。

【用法和用量】口服:每天3次,每次50~200mg,婴幼儿酌情减量。

【注意事项】①忌与碱性药物合用;②由于有促进消化液分泌的作用,故对胃酸过多症和急、慢性胰腺炎患者忌用。

【剂型和规格】片剂:50mg。

左旋卡尼汀 Levocarnitine

【其他名称】雷卡。

【药理作用特点】本药是哺乳动物能量代谢中必需的体内天然物质,其主要功能是促进脂类代谢。在缺血缺氧时,脂酰CoA可致膜结构改变、膜相崩解而导致死亡,本药可缓解其因体内缺乏引起的脂肪代谢紊乱、骨骼肌和心肌等组织的功能障碍。本药是肌肉细胞尤其是心肌细胞的主要能量来源,脑、肾等许多亦主要靠脂肪酸氧化供应,本药还能增加NADH细胞色素C还原酶、细胞色素氧化酶的活性,加速ATP的产生,参与某些药物的解毒作用。对于各种组织缺血缺氧,左旋卡尼汀通过增加能量产生而提高组织器官的功能。本药的其他功能还有:中等长链脂肪酸的氧化功能;脂肪酸过氧化酶的氧化作用;对结合辅酶A和游离辅酶A两者比率的缓冲作用;从酮类物质丙酮酸氨基酸(包括支链氨基酸)中产生能量,驱除过高辅酶A的毒性,调节血中氨浓度。

【适应证】适用于继发性肉碱缺乏症。主要用于慢性肾衰长期血透患者因肉碱缺乏产生的一系列并发症状,如心肌病、骨骼肌病、心律失常、高脂血症及低血压和透析中肌痉挛等。

【用法和用量】口服:每次50mg/kg,每日最大剂量300mg/kg。尿毒症患者每次透析用1g。

【不良反应】偶见恶心、呕吐、腹泻及一过性谷丙转氨酶升高。

【注意事项】①妊娠和哺乳妇女慎用；②对本药过敏者禁用。

【制剂规格】口服液：1g/10ml。注射剂：1g/5ml。

匹维溴铵　Pinaverium bromide

【其他名称】得舒特，Dicetel。

【药理作用特点】本药是对胃肠道有高度选择性解痉作用的钙拮抗剂，主要对结肠有高度选择性，通过阻断钙离子流入肠壁平滑肌细胞，防止肠道平滑肌过度收缩而起解痉作用。本药能消除肠平滑肌的高反应性，增加肠道蠕动能力，并可松弛胆道口括约肌。半衰期为1.5小时。

【适应证】适用于肠易激综合征、肠痉挛等以及为钡剂灌肠作准备；还用于与胆道功能障碍有关的疼痛、胆囊运动障碍。

【用法和用量】口服：每日3次，每次50mg，进餐时用足量水吞服。必要时可增至每日300mg。胃肠检查前3天，每日2次，每次100mg，检查当日晨服100mg。

【不良反应】①可有轻微的胃肠道反应，如腹部不适、腹痛、腹泻或便秘；②偶见皮疹或瘙痒。

【注意事项】①儿童禁用；②孕妇及哺乳妇女慎用；③不要嚼碎、咀嚼或含化药片，也不要在平躺时或睡前吞服药片。

【制剂】片剂：50mg。胶囊剂：500mg。

妈　咪　爱

【药理作用特点】本药为复方乳酸菌制剂，内含乳酸菌、维生素 B_1、维生素 B_2、维生素 B_{12}、维生素C、氧化锌、乳酸钙、烟酰胺等。

【适应证】适用于儿童消化不良、肠发酵、肠道感染、营养不良、食欲不振、使用抗生素后引起的菌群失调现象和腹泻。

【用法和用量】口服。3岁以下，每天1~2次，每次1g；3

岁以上，每天 1～2 次，每次 1～2g。

【注意事项】不宜与抗菌药物或吸附剂同时使用。

【剂型和规格】散剂：1g。

常用助消化及调节胃肠功能的药物还包括胰酶胶囊，具体内容参见第九章。

第二章 抗酸及胃黏膜保护药物

西咪替丁 Cimetidine

【其他名称】甲氰咪胍,甲氰咪胺,泰胃美,Tagamet,Altramet,Cimetum,Itacem,Tameti,Ulcomet。

【药理作用特点】本药为一种 H_2 受体拮抗剂,能明显地抑制食物、组胺或五肽胃泌素等刺激引起的分泌,并使其酸度降低。本药对因化学刺激引起的腐蚀性胃炎有预防和保护作用,对应激性胃溃疡和上消化道出血也有明显疗效。本药有抗雄性激素作用,在治疗多毛症方面有一定价值。本药能减弱免疫抑制细胞的活性,增强免疫反应,从而阻抑肿瘤转移和延长存活期。口服 300mg 后迅速由小肠吸收,半小时即达有效血药浓度(0.5mg/ml),90 分钟达峰浓度,平均一次给药最大血药浓度为 1.44mg/ml,有效血药浓度可保持 4 小时。口服生物利用度约为 70%,年轻人对本药的吸收情况往往较老年人为好;肌注与静注生物利用度基本相同。血浆蛋白结合率为 15%~20%,血浆半衰期约为 2 小时(慢性心功能不全患者血浆半衰期明显延长,约为 4.9 小时,应注意减量或调整用药间隔),表观分布容积为 2.1±1L/kg,肾清除率为 12±3ml/(kg·min)。本药可广泛分布于全身组织(除脑以外),44%~70% 以原形从尿中排出,12 小时可排出口服量的 80%~90%。

【适应证】适用于治疗十二指肠溃疡、胃溃疡、上消化道出血等;还适用于治疗带状疱疹和包括生殖器在内的其他疱疹性感染。

【用法和用量】①口服:成人,每次200~400mg,每天800~1600mg,一般于饭后及睡前各服1次,疗程一般为4~6周。另有主张一日量分2次(每次400mg)或顿服疗法(晚间一次性口服800mg);儿童,每次5~10mg/kg,每天2~4次服用,饭后服,重症者睡前加服1次。亦可参照成人方法,将1天量分作2次或1次顿服,疗程同上。②静脉滴注:每次0.2g,用5%葡萄糖注射液或0.9%氯化钠注射液或葡萄糖氯化钠注射液250~500ml稀释后静脉滴注,滴速为每小时1~4mg/kg,每次0.2~0.6g。③静脉注射:用上述溶液20ml稀释后缓慢静脉注射(2~3分钟),6小时1次,每次0.2g。④肌内注射:每次0.2g,每6小时1次。

【不良反应】由于本药在体内分布广泛,药理作用复杂,故副作用及不良反应较多。①消化系统反应:较多见的有腹泻、腹胀、口苦、口干、血清氨基转移酶轻度升高等,偶见严重肝炎、肝坏死、肝脂肪变性等。②泌尿系统反应:有时可引起急性间质性肾炎、导致肾衰竭,但此种毒性反应是可逆的,停药后肾功能一般均可恢复正常。③造血系统反应:对骨髓有一定的抑制作用,少数患者可发生中等程度的白细胞或粒细胞减少,也有出现血小板减少以及自身免疫性溶血性贫血的,尚有报道可引起再生障碍性贫血。④中枢神经系统反应:可通过血脑屏障,具有一定的神经毒性,可有头晕、头痛、疲乏、嗜睡等,少数患者可出现不安、感觉迟钝、语言含糊不清、出汗、局部抽搐或癫痫样发作,以及幻觉、妄想等症状,引起中毒症状的血药浓度多在2mg/ml以上。严重肝功能不全者服用常规剂量后,其脑积液浓度超过正常人的2倍,故容易中毒。出现神经毒性后,一般只需减少剂量症状即可消失。本药的神经毒性症状与中枢抗胆碱药所致者极为相似,且用拟胆碱药毒扁豆碱治疗,其症状可得到改善。⑤心血管系统反应:可有心动过缓、面部潮红等,静脉注射时偶见血压骤降、房性早搏、心跳呼吸骤停。⑥对内分泌和皮肤的影响:

由于具有抗雄性激素作用,用药剂量较大(每天在 1.6g 以上)时可引起男性乳房发育、溢乳、性欲减退、阳痿、精子计数减少等,停药后即可消失。⑦其他:可抑制皮脂分泌,诱发剥脱性皮炎、脱发、口腔溃疡等;皮疹、巨型荨麻疹、药物热等也有发生。

【注意事项】①由于能通过胎盘屏障,并能进入乳汁,故孕妇及哺乳期妇女禁用,以避免引起胎儿和婴儿肝功能障碍;②老人、幼儿或肝肾功能不全者慎用;③动物试验有导致急性胰腺炎的报道,故不宜用于急性胰腺炎的患者;④为避免肾毒性,用药期间应注意检查肾功能;⑤用药期间应注意检查血象;⑥应避免与中枢抗胆碱药同时使用,以防加重中枢神经毒性反应;⑦突然停药可能引起慢性消化性溃疡穿孔,估计为停用后回跳的高酸度所致,故完成治疗后尚需继续服药(每晚 400mg)3 个月;⑧氢氧化铝、氧化镁或甲氧氯普胺与本药同时服用,可使本药的血药浓度降低,如必须与抗酸药合用,两者应至少相隔 1 小时服用;如与甲氧氯普胺合用,本药剂量应适当增加;⑨由于硫糖铝需经胃酸水解后才能发挥作用,本药抑制胃酸分泌,两者合用可能使硫糖铝疗效降低;⑩本药为肝药酶抑制剂,通过其咪唑环与细胞色素 P450 结合而降低药酶活性,同时也可减少进入肝脏血流,故与普萘洛尔合用,可使后者血清浓度升高,休息时心率减慢;与苯妥英钠或其他乙内酰脲类合用,可能使后者的血药浓度增高,导致苯妥英钠中毒,必须合用时,应在 5 天后测定苯妥英钠浓度以便调整剂量;与阿片类药物合用,有报道在慢性肾衰竭患者身上可产生呼吸抑制、精神混乱、定向力丧失等,对此类患者应减少阿片制剂的用量;本药可使维拉帕米的绝对生物利用度由 26.3% ± 16.8% 提高到 49.3% ± 23.6%,由于维拉帕米可发生少见但很严重的副作用,因此应引起注意;与茶碱合用时,可使后者的去甲基代谢清除率降低 20% ~ 30%,升高其血浓度;与苯二氮䓬类安定药(地西泮、硝西泮、氟硝西泮、氯氮䓬)合用,可能增加地西泮的血浓度,加重镇静及其他中枢神经抑制症状,并可发展为呼吸及循环衰竭;同时服用地高辛和奎尼丁时,不宜再应用本药，因为本药可抑制奎尼丁代谢，而后者可将地高辛从其结合部位置换出来，结果使奎尼丁和地高辛的血药浓度均升高，此时应对血药浓度进行监测；本药可延缓咖啡因的代谢，与之合用时，能加强后者的作用，并易出现毒性反应，胃溃疡患者本来忌用咖啡因，服用本药时更应禁用咖啡因及含咖啡因的饮料；与华法林抗凝剂并用，可使后者自体内排出率下降，导致出血倾向；由于本药可使胃液 pH 升高，与四环素合用时，可使四环素的溶解速率降低，吸收减少，作用减弱（但本药的酶抑作用却可增加四环素的血浓度）；若与阿司匹林合用，可使阿司匹林的作用增强；与酮康唑合用可干扰后者的吸收，降低其抗真菌活性，但同服一些酸性饮料可避免上述变化；本药与卡托普利合用有可能引起精神病症状；由于本药有与氨基苷类相似的肌神经阻断作用，这种作用不被新斯的明所对抗，只能被氯化钙所对抗，因此与氨基苷类抗生素合用时可能导致呼吸抑制或呼吸停止；本药停药后复发率很高，6 个月复发率为 24%，1 年复发率可高达 85%，目前认为采用长期服药或每天 400～800mg 或反复足量短期疗法可显著降低复发率。

【剂型和规格】片剂：0.2g，0.4g，0.8g。胶囊剂：0.2g。注射剂：0.2g/2ml。

法莫替丁 Famotidine

【其他名称】信法丁，Gaster，MK-208，Ym11170。

【药理作用特点】本药是继西咪替丁和雷尼替丁后出现的又一种 H_2 受体拮抗剂，其作用强度比西咪替丁大 30～100 倍，比雷尼替丁大 6～10 倍。健康人及消化性溃疡患者口服本药 20mg，对基础分泌及各种原因引起的胃酸及胃蛋白酶分泌增加有抑制作用。静注 20mg 能抑制基础分泌和因五肽胃泌素等刺激所致分泌；口服 20mg 对夜间 7 小时内的胃酸及胃蛋白酶分泌量的抑制，分别为 91.8% 和 71.8%。本药作用时间较西咪替丁和雷尼替丁长约30%,口服20mg对胃酸分泌量的抑制作用能维持12小时以上。本药对失血及组胺所致的大鼠胃出血具有抑制作用,上消化道出血的双盲对比试验也证明本药有止血效果。静注20mg每天2次,可较好地维持止血效果。本药不改变胃排空速率,不干扰胰腺功能,对心血管系统和肾脏功能也无不良影响。本药不同于西咪替丁,但与雷尼替丁有相似之处,即长程大剂量治疗时不并发雄激素拮抗的副作用,如男性乳房发育、阳痿、性欲缺乏及女性乳房胀痛、溢乳等。本药在体内分布广泛,消化道、肾、肝、颌下腺及胰腺有高浓度分布,但不透过胎盘屏障。本药主要自肾脏排泄,胆汁排泄量小,也可自乳汁中排出。本药不抑制肝药物代谢酶,因此不影响茶碱、苯妥英钠、华法林及地西泮等的代谢,也不影响普鲁卡因胺等的体内分布。口服后2~3小时达峰值,无论口服或静注半衰期均为3小时,口服生物利用度约为50%。

【适应证】口服适用于胃及十二指肠溃疡、吻合口溃疡、反流性食管炎;口服或静注适用于上消化道出血(消化性溃疡、急性应激性溃疡、出血性胃炎所致)、卓-艾氏综合征。

【用法和用量】口服:每次20mg,每天2次(早餐后,晚餐后或临睡前),4~6周为一疗程,溃疡愈合后维持量减半,睡前服。肾功能不全者应调整剂量。重症患者可缓慢静注或静滴20mg(溶于生理盐水或葡萄糖注射剂20ml中),每天2次(间隔12小时),疗程5天,一旦病情许可,应迅速将静脉给药改为口服给药。

【不良反应】①可有头痛、头晕、便秘和腹泻;②偶见皮疹、荨麻疹(应停药)、白细胞减少、氨基转移酶升高、腹部胀满感、食欲不振、心率增加、血压上升、颜面潮红、月经不调等。

【注意事项】①肾衰竭、肝病、有药物过敏史者及孕妇慎用;②哺乳妇女使用时应停止授乳,对小儿的安全性尚未确立;③应在排除肿瘤和食管、胃底静脉曲张后再给药。

【剂型和规格】片剂:10mg,20mg。胶囊剂:20mg。散剂

(10%):100mg/g。注射剂:20mg。

雷尼替丁 Ranitidine

【其他名称】呋喃硝胺,甲硝呋胍,胃安太定,善胃得,Zantac,AH-19065。

【药理作用特点】本药为一选择性的 H_2 受体拮抗剂,能有效抑制组胺、五肽胃泌素及食物刺激后引起的胃酸分泌,降低胃酸和胃酶的活性,但对胃泌素及性激素的分泌无影响。本药作用比西咪替丁强 5~8 倍,对胃及十二指肠溃疡的疗效高,具有速效和长效的特点,副作用小而且安全。单次口服 80mg 后 30~90 分钟,平均一次给药最大血药浓度为 165ng/ml,作用持续 12 小时。本药吸收快,不受食物及抗酸剂的影响。口服生物利用度约为 50%,血浆半衰期约为 2~2.7 小时,较西咪替丁稍长。口服 12 小时内能使五肽胃泌素引起的胃酸分泌减少 30%。静注 1mg/kg,瞬时血浓度为 3000ng/ml,维持在 100ng/ml 以上可达 4 小时;以每小时 0.5ng/kg 速度静滴后 30~60 分钟血浓度达峰值,峰浓度与剂量间呈正相关。本药大部分以原形从肾排泄,肾清除率为每分钟 7.2ml/kg,少量被代谢为 N-氧化物或 S-氧化物和去甲基类似物从尿中排出。本药与西咪替丁不同,它与细胞色素 P450 的亲和力为后者的 1/3,因而不干扰华法林、地西泮及茶碱在肝中的灭活和代谢过程。

【适应证】适用于治疗十二指肠溃疡、良性胃溃疡、术后溃疡、反流性食管炎及卓-艾氏综合征等;静注适用于上消化道出血。

【用法和用量】口服:每天 2 次,每次 150mg,早晚饭时服。维持剂量每天 150mg,于饭前顿服。有报道每晚 1 次 300mg,比每日服 2 次,每次 150mg 的疗效好。多数病例可于 4 周内收到良效,4 周溃疡愈合率为 46%,6 周为 66%,用药 8 周愈合率可达 97%。用于反流性食管炎的治疗,每日 2 次,每次 150mg,共用8周。对卓-艾氏综合征，开始每天3次，每次150mg，必要时剂量可加至每日900mg。对慢性溃疡病有复发史患者，应在睡前给予维持量。长期（应不少于半年）在晚上服用150mg，可避免溃疡（愈后）复发。吸烟者早期复发率较高。有资料表明，用药1年后的复发率：胃溃疡约25%；十二指肠溃疡约32%。治疗上消化道出血，可用本药50mg静注或缓慢静注（1分钟以上），或以每小时25mg的速率间歇静脉滴注2小时。以上方法一般每天2次或每6～8小时1次。

【不良反应】①静注后部分患者出现面热感、头晕、恶心、出汗及胃刺激，持续10分钟可自行消失；②有时还可产生焦虑、兴奋、健忘等；③对肝脏有一定毒性，但停药后即可恢复；④男性乳房女性化少见，发生率随年龄的增加而升高；⑤可降低维生素B_{12}的吸收，长期使用可致维生素B_{12}缺乏。

【注意事项】①孕妇、哺乳期妇女及8岁以下儿童禁用；②肝、肾功能不全患者慎用；③疑为癌性溃疡患者，使用前应先明确诊断，以免延误治疗；④在肾功能不全者，本药的血浆浓度升高，半衰期延长，故当患者肌酐清除率<50ml/min时，剂量应减少一半；⑤老年人的肝、肾功能降低，为保证用药安全，剂量应进行调整；⑥与普鲁卡因胺并用，可使普鲁卡因胺的清除率降低；⑦可减少肝脏血流量，因而与普萘洛尔、利多卡因等代谢受肝血流量影响大的药物合用时，可延缓这些药物的作用。

【剂型和规格】片剂：150mg。胶囊剂：150mg。注射剂：50mg/2ml，50mg/5ml。

罗沙替丁乙酸酯　Roxatidine acetate

【其他名称】哌芳替丁，Aceroxatidine，Pifatidine，Altat。

【药理作用特点】本药为选择性H_2受体拮抗剂，其抗分泌效力为西咪替丁的3～6倍、雷尼替丁的2倍。本药显著及呈剂量依赖性地抑制胃酸分泌。健康志愿者或消化性溃疡患者单剂口服 50mg 3 小时后，基础胃酸分泌量减少超过 90%。与安慰剂比较，早晚各服 75mg 可显著减少健康志愿者白天和夜间的胃酸分泌量（超过 75%）。本药还可显著减少消化性溃疡患者的胃蛋白酶总量，而对血清中的胃蛋白酶原 I 和胃泌素水平无明显影响。与西咪替丁、雷尼替丁、法莫替丁不同的是，本药对药物所致大鼠胃黏膜损伤有预防作用。因此，本药对这种试验模型具有黏膜保护作用。本药对下丘脑 - 垂体 - 性腺或下丘脑 - 肾上腺功能无显著影响，因此它没有抗雄激素活性。与西咪替丁相反，本药对肝脏混合功能氧化酶系统无显著影响，所以它不干扰经肝脏药物的清除。本药口服后迅速吸收、完全（>95%），并通过酯解作用脱乙酰基，迅速转化为活性代谢物罗沙替丁。健康人口服 75mg，达峰浓度时间为 3 小时，健康人的清除相半衰期为 4 ~ 8 小时，清除率为 21 ~ 24L/h，单剂口服后的表观分布容积为 1.7 ~ 3.2L/kg。本药主要在血浆和尿中代谢，主要代谢物为罗沙替丁，约占 55%，从尿中回收总的放射性活性物质大约占给药量的 96%，尿中没有罗沙替丁乙酸酯。食物和抗酸剂几乎不影响本药的药动学。在小规模临床单盲和大规模双盲试验中，每天给予本药 50mg，胃溃疡患者服药 8 周后的治愈率为 63% ~ 93%。在大规模比较试验中，服用本药 75mg（每天 2 次）或 150mg（每晚 1 次）的疗效与 200mg（每天 4 次）或 800mg（每晚 1 次）的西咪替丁和 150mg（每天 2 次）的雷尼替丁相似。

【适应证】适用于胃溃疡及十二指肠溃疡、吻合口溃疡、卓 - 艾氏综合征、反流性食管炎等；也适用于麻醉前给药防止吸入性肺炎。

【用法和用量】口服：胃溃疡、十二指肠溃疡、吻合口溃疡，卓 - 艾氏综合征及反流性食管炎通常成人每次 75mg，每天 2 次，早餐后及睡前服用。可按年龄和症状适当增减。麻醉前给药：通常成人于手术前 1 天临睡前及手术诱导麻醉前 2 小时各服 75mg。肝肾功能不全患者应适当调整剂量。

【不良反应】①可有皮疹、瘙痒感（均应停药）、嗜酸性粒细胞增多、白细胞减少、便秘或腹泻、恶心、腹胀、AST和ALT升高、嗜睡等；②罕见头痛、失眠、倦怠及血压上升。

【注意事项】①有药物过敏史患者慎用；②孕妇和儿童用药的安全性尚未明确，一般不宜应用；③哺乳妇女给药时应停止授乳；④用药前诊断未明确者不宜应用，因本药可能掩盖胃癌的症状。

【剂型和规格】缓释胶囊剂：75mg。

尼扎替丁　Nizatidine

【其他名称】Axid，Arid，Calmarid，Nizax，Gastrax，Gastraxmite。

【药理作用特点】本药为 H_2 受体阻断剂。动物试验表明，本药对由组胺、胃泌素和食物等刺激引起的胃酸分泌的抑制作用比西咪替丁强8.9倍，其抗溃疡作用比西咪替丁强3~4倍，而与雷尼替丁相似。临床研究证明，本药能显著抑制夜间胃酸分泌达12小时。健康受试者1次口服本药300mg，抑制夜间胃酸分泌平均为90%，10小时后胃酸分泌仍然减少52%。口服本药75~300mg并不影响胃分泌物中胃蛋白酶的活性，胃蛋白酶总分泌量的减少与胃分泌物体积的减少成正比。本药对基础血清胃泌素或食物引起的高胃泌素血症几无作用；在给本药后12小时摄食，未见胃泌素分泌反跳。本药无抗雄性激素作用。口服本药后绝对生物利用度超过90%，给药150mg或300mg，一次给药最大血药浓度为700~1800mg/L和1400~3600mg/L，达峰浓度时间为0.5~5小时，给药后12小时血药浓度低于10mg/L；清除相半衰期为1~2小时，表观分布容积为0.8~1.5L/kg，清除率为40~60L/小时，口服150mg时药时曲线下面积为314.6（mg·h）/ml。由于本药半衰期短，清除迅速，肾功能正常的个体一般不发生蓄积。本药口服剂量的90%以上在12小时内随尿排泄，少于6%的剂量随粪排泄，约60%的口服剂量以原形排泄；清除率为500ml/min，这表明本药系经肾小管主动分泌而排泄，中至重度肾功能障碍明显延长本药半衰期并降低清除率。本药的血浆蛋白结合率约为35%。对内镜检查确诊的活动性十二指肠溃疡患者，用安慰剂作对照进行双盲试验，发现给予本药后溃疡愈合比安慰剂快；在第4周至少有2/3使用本药的患者溃疡已愈合，而使用安慰剂者仅占1/3。对复发性十二指肠溃疡患者进行多中心双盲研究，临睡前服用本药150mg可使十二指肠溃疡复发率明显降低，在最初3个月内本药与安慰剂组分别为13%和40%，在6个月内分别为24%和57%，在12个月内分别为34%和64%，两组均有明显差异。

【适应证】适用于活动性十二指肠溃疡和良性胃溃疡；也适用于十二指肠溃疡愈合后进行预防。

【用法和用量】①活动性十二指肠溃疡：口服，每天1次，300mg睡前服，或每天2次，每次150mg；②良性胃溃疡：口服，每天1次，300mg睡前服用；③预防十二指肠溃疡：口服，每天1次，150mg睡前服用。

【不良反应】①可有皮疹、瘙痒、便秘、腹泻、口渴、恶心、呕吐等；②可有神经系统症状，如头晕、失眠、多梦、头痛；③偶见鼻炎、咽炎、鼻窦炎、虚弱、胸背痛、多汗、腹胀和食欲不振等。

【注意事项】①对本药过敏者禁用；②对其他H_2受体拮抗剂过敏者慎用；③妊娠妇女和儿童的安全性尚未明确，必须使用时应谨慎；④肾功能不全患者应减量；⑤服用后尿胆素原测定可呈假阳性。

【剂型和规格】胶囊剂：150mg，300mg。

兰索拉唑 Lansoprazole

【其他名称】达克普隆，兰悉多，Takepron，Ogast。

【药理作用特点】本药为一新型质子泵抑制剂。本药由血液进入壁细胞内后，在酸性条件下被活化并与质子泵的H^+-K^+-ATP酶的巯基结合，抑制酶的活性从而抑制酸分泌。在体外，将组胺、氨甲酰胆碱、cAMP 加入狗的离体壁细胞中时，酸生成显著亢进。给予本药后，可显著地抑制由这些因素导致的酸生成，抑制程度与本药浓度明显呈正相关。在体内，兰索拉唑显著地抑制大白鼠的基础酸分泌以及由各种刺激因素引起的酸分泌，50% 抑制量为 1.0 ~ 3.6mg/kg。此外，与 H_2 受体拮抗剂不同，本药对 2– 脱氧 –D– 葡萄糖刺激、水浸刺激这种通过迷走神经作用而产生的酸分泌也有强的抑制作用，这点是优于其他药物的特性。在用大鼠进行急性溃疡模型试验中，本药显著抑制溃疡发生，其 ID_{50} 为 0.3 ~ 8.5mg/kg；该试验还显示，兰索拉唑对乙醇性胃黏膜损伤及以酸分泌亢进为主要原因的十二指肠溃疡具有优于法莫替丁或奥美拉唑的作用。用大鼠进行的醋酸诱发慢性溃疡模型的治疗结果显示，本药优于雷尼替丁或法莫替丁。此外，兰索拉唑及其活性代谢物具有与铋剂相似的抗幽门螺杆菌的作用，对结扎大鼠幽门和前胃诱发的反流性食管炎，本药亦有明显的抑制作用。健康成年人 1 次口服 30mg，禁食情况下达峰浓度时间为 2 小时，一次给药最大血药浓度为 1038mg/L，生物半衰期为 1.3 ~ 1.7 小时。本药半衰期虽短，但作用时间却很长，这可能是本药选择性进入壁细胞并在此长时间滞留所致。健康人 1 次口服本药 30mg 后，尿中测不出原形药物，服药 24 小时后尿排泄率为 13% ~ 14%，本药在体内无蓄积作用。

【适应证】适用于胃溃疡、十二指肠溃疡、吻合口溃疡及反流性食管炎、卓 – 艾氏综合征等。

【用法和用量】成年人一般每天口服 1 次，每次 1 粒（片）。胃溃疡、吻合口溃疡、反流性食管炎 8 周为 1 疗程，十二指肠溃疡 6 周为 1 疗程。

【不良反应】可有荨麻疹、皮疹、瘙痒、头痛、口苦、困倦、失眠、抑郁、口干、腹泻、胃胀满、便血、便秘、尿频、发热、总胆固醇及尿酸值升高、贫血、白细胞减少，ALT、AST、ALP、LDH 及 γ–GTP 升高等。轻度不良反应不影响继续用药，但如发生过敏性反应、肝功能异常或较为严重的不良反应时，应及时停药或采取适当措施。

【注意事项】①一般不推荐用于维持疗法，应针对每个病例和症状使用必需的最低剂量；②有药物过敏史、肝功能障碍患者及老龄患者慎用；③对孕妇，除非判定治疗的益处超过可能带来的危险时，一般不宜用；④哺乳妇女不宜用此药，如必须使用，应停止哺乳；⑤因同类药物奥美拉唑有延缓地西泮及苯妥英钠代谢和排泄的作用，故本药如需和地西泮及苯妥英钠合用时应慎重。

【剂型和规格】片（胶囊）剂：15mg，30mg。

泮托拉唑　Pantoprazole

【其他名称】潘妥洛克，Pantoloc。

【药理作用特点】本药是一种质子泵抑制剂。它与同类药物一样，能够使胃壁细胞上的 H^+-K^+-ATP 酶失活，从而引起胃酸分泌的持久性抑制。多种动物体内、外实验显示，本药具有抑制胃酸分泌的效应，能抑制兔离体胃腺 cAMP 诱发的氨基比林聚集，说明其作用部位在受体之后。本药的抑制胃酸强度在离体实验中与奥美拉唑相似，在大鼠内高于奥美拉唑 5～10 倍，而在狗体内却略低于奥美拉唑，表明它与兰索拉唑一样，具有激活和代谢的种属差异。抑酸作用以胃内 pH 衡量，实验动物（狗）在先用 H_2 受体拮抗剂法莫替丁之后，再使用本药，其抑酸作用大为减少，这说明本药一定在泌酸壁细胞上经过酸性激活而发挥抑酸效应。本药能使胃、十二指肠溃疡实验模型的溃疡愈合，并可抑制幽门螺杆菌生长，MIC_{90} 为 128mg/L，相比之下奥美拉唑的 MIC_{90} 为 32mg/L。但单独使用质子泵抑制剂均不能根除十二指肠溃疡患者幽门螺杆菌感染，这可能与肠溶包衣减少了胃内生物利用度有关。与其他质子泵抑制剂相比，本药的生物利用度较高且呈线性特征。它在体内吸收迅速，2.5 小时达到峰值浓度（2～3mg/ml）。单次或多次给药其生物利用度都高达

77%,而奥美拉唑单次给药后的生物利用度仅约 37%,多次给药后可上升至 65%。由于质子泵抑制剂的抑酸作用是不可逆和非竞争性的,所以血浆浓度与药物作用时间无关。由于亲脂性差,本药在体内的分布容积不足奥美拉唑的一半。两者的半衰期相似,口服或静注后大约 1 小时。本药的生物利用度不受其他抗酸药和食物的影响,对于严重肾功能受损或老年患者不需要调整剂量。本药绝大部分经肝脏细胞色素 P450 氧化并由肾脏排出。主要代谢物经脱甲基及硫酸化形成,少于 20% 的服用剂量由粪便排出。

【适应证】适用于治疗酸相关性疾病、反流性食管炎、十二指肠溃疡、胃溃疡。

【用法和用量】对胃溃疡、十二指肠溃疡和反流性食管炎,每日的推荐剂量为 40mg。个别病例,特别是对其他药品无反应的患者,可每天服用 2 次。老年患者和肝功能受损的患者,每天剂量不宜超过 40mg。

【不良反应】①偶尔可引起头痛、腹泻、恶心、上腹痛、腹胀、皮疹、皮肤瘙痒及头晕等;②个别病例可出现水肿、发热和一过性视力障碍(模糊)。

【注意事项】①不用于治疗如神经性消化不良等轻微胃肠道疾病以及肝功能不良的患者;②在用于治疗胃溃疡前,须除外胃与食管的恶性变,以免因症状缓解而延误诊断;③已知对本药的某些成分过敏的患者禁用;④动物实验未发现此药对胎儿的损害,但确实可见少量药物进入动物的乳汁;⑤当与吸收取决于 pH 的药物(如酮康唑)同时服用时,应考虑到此药对其吸收的影响;⑥本药在体内通过细胞色素 P450 酶系代谢,因此凡通过该酶系代谢的其他药物均不能除外与之有相互作用的可能性,但在临床使用时专门检测许多这类药物,如地西泮、新双香豆素、茶碱、苯妥英钠、地高辛和避孕药却未观察到它们间有明显的相互作用。

【剂型和规格】片剂:40mg。

奥美拉唑　Omeprazole

【其他名称】洛赛克，渥米哌唑，奥克，沃必唑。

【药理作用特点】本药是作用机制不同于 H_2 受体拮抗剂作用的全新抗消化性溃疡药。它特异性作用于胃黏膜壁细胞，降低壁细胞中的 H^+-K^+-ATP 酶的活性，从而抑制基础胃酸和刺激引起的胃酸分泌。由于 H^+-K^+-ATP 酶又称做质子泵，故本类药物又称为"质子泵抑制剂"。本药对组胺、五肽胃泌素及刺激迷走神经引起的胃酸分泌有明显的抑制作用，对 H_2 受体拮抗剂不能抑制的由二丁基环腺苷酸引起的胃酸分泌也有强而持久的抑制作用。健康受试者每日口服本药 30mg 共 4 周，可使基础和五肽胃泌素刺激引起的胃酸分泌抑制 70%～80%，停药 2 周后回复到治疗前的水平。用药后随胃酸分泌量的明显下降，胃内 pH 迅速升高。与雷尼替丁的临床对照试验表明，本药的胃灼热和疼痛的缓解速度明显快于后者。对十二指肠溃疡的治愈率亦明显高于现有的 H_2 受体拮抗剂，且复发率较低。对反流性食管炎患者的双盲试验表明，口服本药 40mg 与口服雷尼替丁 150mg、每天 2 次相比，由于奥美拉唑减弱胃液对食管黏膜的损伤作用较强，故比雷尼替丁更加有效。口服本药后，2 小时内排泄约 42%，96 小时从尿中排出总量的 83%，尿中无药物原形。饭后给药吸收延迟，但不影响吸收总量。健康人口服 10mg，平均达峰浓度时间为 0.21 小时，血浆半衰期为 0.4 小时，一次给药最大血药浓度为 0.55mmol/L，药时曲线下面积为 0.31(mmol·h)/L。服用本药 40mg 的生物利用度约为 60%，血浆蛋白结合率约为 95%。

【适应证】适用于十二指肠溃疡和卓－艾氏综合征；也适用于胃溃疡和反流性食管炎；静脉注射可用于消化性溃疡急性出血的治疗；与抗生素合用治疗幽门螺杆菌感染。

【用法和用量】可口服或静脉给药。①治疗十二指肠溃疡，每天 1 次，每次 20mg，疗程 2～4 周。②治疗卓－艾氏综合征，

初始剂量为每天1次，每次40~60mg。90%以上患者用每天20~80mg即可控制症状。如剂量大于每天80mg，则应分2次给药。③治疗反流性食管炎剂量为每天20~60mg。④治疗消化性溃疡出血，静注，每次40mg，每12小时1次，连用3天。

【不良反应】可有恶心、腹胀、腹泻、便秘、上腹痛、皮疹、ALT和胆红素升高等，一般是轻微和短暂的，大多不影响治疗。

【注意事项】①对本药过敏者、严重肾功能不全者及婴幼儿禁用；②严重肝功能不全者慎用，必要时剂量减半；③具有酶抑制作用，一些经肝脏细胞色素P450系统代谢的药物，如双香豆素、地西泮、苯妥英钠等，其$t_{1/2}$可因合用本药而延长。

【剂型和规格】胶囊剂：20mg。粉针剂：40mg。

碳酸氢钠　Sodium bicarbonate

【其他名称】重曹，小苏打，重碳酸钠，Baking soda。

【药理作用特点】本药为弱碱，能完全溶解并易吸收，中和胃酸迅速，使胃内pH迅速增高而缓解胃酸过多引起的症状，但与胃酸分泌无直接作用，且作用弱而短暂，仅维持10分钟左右；中和胃酸时产生大量的二氧化碳气体，可引起嗳气，使胃内压力增高，作为抗酸药缺点较多，不宜单用，目前主要利用其中和胃酸迅速的特点作为复方制剂的成分之一。此外本药能碱化尿液，与磺胺药同服，可防止磺胺在尿中结晶析出；与链霉素合用可增强泌尿道抗菌作用。本药能直接增加碱储备，使血pH升高，用以纠正酸中毒。

【适应证】作为制酸药，口服适用于治疗胃酸过多引起的症状；与磺胺药同服，可防止磺胺在尿中结晶析出；尿液碱化可纠正肾小管酸中毒和减少尿酸析出；静脉给药纠正代谢性酸中毒。

【用法和用量】①用于胃酸过多，成人：每次0.3~1.0g，每天3次，饭前或痛时服用。小儿：每次0.1~1.0g，每天3次。

②用于碱化尿液与磺胺药等量合用。③纠正酸血症：5% 溶液 100 ~ 200ml（4% 溶液 125 ~ 250ml）静脉滴注，小儿 5ml/kg。④用于真菌性阴道炎，用 2% ~ 4% 的溶液冲洗阴道或坐浴，每次 500 ~ 1000ml，每晚 1 次，连用 7 天。⑤用于软化耵聍，用 3% 溶液滴耳，每天 3 ~ 4 次。

【不良反应】①中和胃酸时产生大量二氧化碳气体，使胃腔膨胀，增加胃内压力，引起腹胀、嗳气等，对严重胃溃疡患者有引起胃穿孔的危险；②可使胃内 pH 升高，刺激胃幽门部 G 细胞，促进胃泌素分泌，产生继发性胃酸增多；③本药易吸收，长期大量使用可引起碱中毒及钠潴留。

【注意事项】①严重溃疡病患者忌用；②不可与酸性药物合用；③不宜单用，常与其他药物组成复方制剂使用。

【剂型和规格】片剂：0.3g，0.5g。注射剂：0.5g/10ml，5g/100ml。

☆ 复方碳酸氢钠片（苏打明片、苏打薄荷片）：每片含碳酸氢钠 0.25 ~ 0.35g、薄荷油、糖少许。有健胃、抗酸作用，每次 1 ~ 4 片，每天 3 次，饭前服。

☆ 大黄苏打片：每片含大黄、碳酸氢钠各 0.15g，薄荷油少许，用于胃酸过多、消化不良、食欲不振，每次 1 ~ 3 片，每天 3 次，饭前服。

☆ 西皮氏片（散）：Ⅰ号：每片含碳酸氢钠和氧化镁各 0.3g。Ⅱ号：每片含碳酸氢钠和碳酸钙各 0.3g。用于胃酸过多及十二指肠溃疡，其中氧化镁有轻泻作用，而碳酸钙有致便秘作用，两者交替服用，视患者是腹泻或便秘斟酌给予。口服：每次 2 ~ 4 片，每天 3 ~ 4 次，饭前服。

碳酸钙 Calcium carbonate

【其他名称】沉降碳酸钙。

【药理作用特点】本药为抗酸药，其制酸作用缓和而持久，与胃酸作用产生二氧化碳和氯化钙，由于二氧化碳的产生，可引

起嗳气、腹胀、恶心、继发性胃酸过多等，氯化钙在碱性肠液中又形成碳酸钙、磷酸钙，两者可沉淀在肠黏膜表面，形成一层保护层，使肠黏膜对刺激的敏感性降低，产生便秘。吸收的氯化钙可引起高钙血症，高钙血症刺激G细胞分泌大量胃泌素，引起酸反跳现象。本药与三硅酸镁、氧化镁等合用或交替应用，可克服以上缺点。

【适应证】适用于胃酸过多、胃及十二指肠溃疡。

【用法和用量】口服：每次0.5～2.0g，每天3次，饭前服。

【不良反应】可引起嗳气及便秘。

【剂型和规格】片剂：0.5g。

复方碳酸钙　Compound calcium carbonate

【药理作用特点】本药由碳酸钙及重质碳酸镁组成，两者均为抗酸药，口服后能中和胃酸，使胃内容物pH升高，从而缓解疼痛，减轻胃灼热以及反酸等症状，一次给药作用可维持1小时左右。

【适应证】适用于因胃酸分泌过多引起的胃痛、胃灼热、反酸以及胃肠胀气。

【用法和用量】含服或嚼碎服：每次1～2片，每天2～3次，也可在症状发作时服用。

【不良反应】①偶有嗳气症状；②大剂量长期服用可发生高钙血症。

【注意事项】①对本药过敏者禁用；②心、肾功能不全者慎用；③连续使用不得超过7天；④服用洋地黄类药物时禁用本药；⑤本药每片含有蔗糖475mg，糖尿病患者使用时应注意；⑥儿童必须在成人监护下使用；⑦应将此药品放在儿童不能接触的地方；⑧本药如与含铝的抗酸药同用，则铝的吸收增多。

【剂型和规格】片剂：每片含碳酸钙680mg，重质碳酸镁80mg。

氧化镁 Magnesium oxide

【其他名称】煅制镁,重质氧化镁,Magnesia usta。

【药理作用特点】本药不溶于水,具有较强的中和胃酸作用,缓慢而持久。在肠道内不吸收,不会导致碱中毒,中和胃酸时不产生气体,中和胃酸后产生氯化镁,其镁离子可通过渗透压夺取水分而产生轻泻。该作用也可能与肠黏膜释放胆囊收缩素,刺激结肠运动有关。

【适应证】适用于胃酸过多、胃及十二指肠溃疡;也可用作缓泻剂。

【用法和用量】口服:每次 0.2~1.0g,每天 3 次。用于缓泻时,每次 3.0g,每天 3 次,同时多饮水。

【不良反应】腹泻最常见。

【注意事项】①可影响磷的吸收;②肾功能不全者长期服用可致镁中毒。

【剂型和规格】片剂:0.2g,0.4g。

☆ 氧化镁合剂:本药 60g,重质碳酸镁 60g,加水至 1000ml。为抗酸药及轻泻药,每次服 10ml。

☆ 复方氧化镁合剂:本药 60g,重质碳酸镁 60g、颠茄酊 60ml,加水至 1000ml。

☆ 镁乳:为含氢氧化镁(由氧化镁加水及硫酸镁与氢氧化钠反应制得)8% 的乳剂。用于抗酸,每次服 4ml;用于轻泻,每次服 15ml。

三硅酸镁 Maqnesium trisilicate

【其他名称】三矽酸镁。

【药理作用特点】本药不溶于水,可吸收胃内的游离酸而起制酸作用。其中和胃酸作用弱,缓慢而持久(4~5 小时)。中和胃酸时不产生二氧化碳,中和胃酸后所产生的胶状二氧化硅可覆盖在溃疡表面,具有保护作用,并可吸收胃肠内的毒素、细菌

及气体等。大剂量时有轻泻作用。

【适应证】适用于胃酸过多、胃及十二指肠溃疡。

【用法和用量】口服：每次 0.3～0.9g，每天 3 次，空腹或两餐间服。

【不良反应】可致轻度腹泻。

【注意事项】肾功能不全者长期大量应用可致高镁血症。

【剂型和规格】片剂：0.3g。

氢氧化铝 Aluminium hydroxide

【药理作用特点】本药为不吸收性抗酸药，中和胃酸作用强，缓慢而持久。中和胃酸时不产生二氧化碳气体，故无嗳气、腹胀和继发性高胃酸的不良反应。本药与水混合形成凝胶，覆盖于溃疡面，起机械保护作用。中和胃酸后产生的氯化铝有收敛作用，对溃疡愈合有利。氯化铝在十二指肠内与磷酸根结合成不溶性磷酸铝析出，有收敛、止血、吸附作用。不溶性磷酸铝可阻碍磷酸盐的吸收，可用于防治尿路磷酸盐结石，大量服用时可减轻尿毒症时的酸血症。本药可减慢胃排空和肠蠕动。最近报道本药可使内源性前列腺素合成显著增加，对胃黏膜有保护作用。

【适应证】适用于胃酸过多、胃及十二指肠溃疡及上消化道出血等。

【用法和用量】口服：每次 0.3～0.9g，每天 3 次，饭前半小时或胃痛时嚼碎服。凝胶剂：每次 10～15ml，每天 3 次。需温暖后服用。

【不良反应】①可致便秘，甚至形成粪结块引起肠梗阻；②可妨碍磷的吸收，长期服用可导致骨软化；③用于上消化道大出血时，可与血液形成大凝块，引起肠梗阻；④铝盐吸收后可沉积于脑，可能引起老年痴呆。

【注意事项】①常与镁剂交替服用或与镁剂制成合剂以减

轻便秘；②铝离子能与四环素络合，影响后者的吸收，故不宜合用。

【剂型和规格】片剂：0.3g。凝胶剂：为本药的水混悬液，内含 4% 氢氧化铝及调味剂、防腐剂等。

☆ 复方氢氧化铝片（胃舒平）：每片含氢氧化铝 0.245g、三硅酸镁 0.105g、颠茄流浸膏 0.0026g。能中和胃酸，减少胃液分泌、保护胃黏膜及解痉镇痛作用。用于胃酸过多、胃溃疡及胃痛等。口服：每次 2～4 片，每天 3 次；饭前半小时或胃痛发作时嚼碎服用。

盖胃平片　Gaviscon tablets

【药理作用特点】本药为三硅酸镁、氢氧化铝和海藻酸的复方制剂，具有中和胃酸和保护胃黏膜的作用。其中所含的海藻酸与胃酸作用后，形成一种黏着性泡沫物质，裹在胃内容物表面，起到物理性屏障作用，可阻止胃酸的反流。

【适应证】适用于消化性溃疡、胃酸过多、反流性食管炎。

【用法和用量】口服：成人：每次 4 片，每天 3 次，于餐后 1 小时嚼碎吞服。儿童：每次 1～2 片，每天 3 次，于餐后 1 小时捻碎或嚼碎吞服。

【不良反应】无明显不良反应。

【剂型和规格】片剂：每片含三硅酸镁 125mg、氢氧化铝 50mg、海藻酸 250mg。

铝碳酸镁　Hydrotalcite

【其他名称】胃达喜，碱式碳酸铝镁，Talcid。

【药理作用特点】本药为抗酸药。其中和胃酸作用迅速而持久。本药可吸附胃蛋白酶和胆酸、阻止其对胃的损伤，有增强胃黏膜保护因子的作用，有利于溃疡面的修复。由于本药含有铝、镁两种金属离子，从而相互抵消了便秘和腹泻的副作用。动

物实验证明，本药对组胺、胆汁酸和盐酸诱导的胃溃疡有抑制作用，其抗溃疡作用强于氢氧化铝。

【适应证】适用于胃及十二指肠溃疡、急慢性胃炎，尤其是胆汁反流性胃炎。

【用法和用量】口服：每次1.0g，每天3次，饭后1小时或症状出现时服用。疗程6～8周。

【不良反应】个别患者可出现腹泻。

【注意事项】本药无铝的吸收，镁有极微量的吸收，肾功能不全者慎用。

【剂型和规格】片剂：0.5g。

胃仙-U　Weisen-U

【药理作用特点】本药为双层药片，具有分两段作用特点，其外层含有强力制酸剂，服后3分钟迅速溶解，在胃壁形成保护膜，中和过多胃酸，10分钟后内层药片逐渐溶化，抗溃疡素深入溃疡部位，供应活性甲基，促进胃黏膜组织再生。内外两层将抗酸剂与抗溃疡素分开，使其主药抗溃疡素不致因接触胃酸而降低其疗效。本药中所含的甘草酸有治疗消化性溃疡的作用；牛胆浸膏能刺激胆汁和胰液分泌，使十二指肠内碱性增强。

【适应证】适用于胃、十二指肠溃疡、胃酸过多、胃肠胀痛、胃炎等。

【用法和用量】口服：每次1～2片，每天3次，饭后1小时服用，不可嚼碎。

【注意事项】用药期间勿食用一切刺激性食物。

【剂型和规格】片剂：每片外层含氢氧化铝干凝胶160mg、三硅酸镁145mg、甘草酸钠33mg、葡萄糖醛酸17mg、牛胆浸膏1mg、L-薄荷脑1mg、叶绿素0.8mg。内层含维生素U 25mg、淀粉酶60mg。

妥胃-U Kowa-U

【药理作用特点】本药为双层片,作用与胃仙-U相仿。由维生素U配以制酸解痉、健胃药组成,是综合性胃肠道用药。

【适应证】适用于胃、十二指肠溃疡、胃酸过多、慢性胃炎。

【用法和用量】口服:每次2片,每天3次,饭后1小时服用,不可嚼碎。

【不良反应】偶有口干现象。

【注意事项】①青光眼患者忌用;②忌与酸性药物、铁制剂配伍。

【剂型和规格】片剂:本药每片外层含 Alcamac 70mg,碳酸氢钠 250mg、硅酸铝镁 75mg、东莨菪碱 5mg、干燥蛇麻花浸膏 5mg、干燥龙胆浸膏 13.5mg。内层含维生素U 12.5mg,生物淀粉酶 5mg。

铝镁加 Almagate

【其他名称】铝镁格特。

【药理作用特点】本药系作用快且中和胃酸能力强的制酸药,可使胃内pH长时间维持于3~5。其对抗组胺引起的胃酸过度分泌,药物引起的胃溃疡及吸附胆汁的能力均优于氢氧化铝。本药含钠量低,稳定性好,在胃肠道镁和铝几乎不吸收,中和胃酸的作用持续时间长达90分钟,而氢氧化铝为30分钟。

【适应证】适用于胃及十二指肠溃疡、胃炎、胆汁反流性食管炎及消化不良等。

【用法和用量】口服:每次1g,每天4次,于饭后1~2小时及睡前服用。儿童剂量减半。

【不良反应】偶见恶心、肠蠕动增加、水泻或便秘等。

【剂型和规格】混悬剂:1g/7.5ml。咀嚼片剂:500mg。

乐得胃 Roter

【药理作用特点】本药的含量相当于胃得乐的1倍,其中所含的次硝酸铋系特别加工,能在胃内呈微细粒分散,吸收有害物质,并能附着在胃及十二指肠黏膜上,形成保护膜,促进黏膜的再生能力,使溃疡或受损组织愈合。

【适应证】适用于胃及十二指肠溃疡、胃炎、胃酸过多等。

【用法和用量】口服:每次2片,每天3次,将药片溶于小量温开水中饮服或将药片掰成小片用水吞服。疗程一般为2个月,病情较重者应坚持服药3个月以上。疗程结束后,改用维持量,每次1片,每天3次,连续2~3个月,其后可每天服1次。

【剂型和规格】片剂:每片含次硝酸铋0.3g,碳酸镁0.4g,碳酸氢钠0.2g,弗朗鼠李皮0.025g。

佳胃得 Gaved-S

【药理作用特点】本药为一复方制剂,主要成分为除去甘草甜素的甘草浸膏(甘草甜素有类似皮质酮的作用,可引起水钠潴留、水肿、高血压和低血钾),能增加黏膜分泌细胞的分泌,从而增加黏膜防御能力,促进组织再生。另外本药有增加胃黏膜血流量和促进保护胃黏膜细胞抵抗损害因子的作用。

【适应证】适用于胃及十二指肠溃疡、胃酸过多、胃炎等。

【用法和用量】口服:每次1~2片,每天3~4次,餐后1小时(及晚睡前)嚼碎后服用。

【不良反应】偶有腹泻。

【剂型和规格】片剂:每片含去甘草甜素的甘草浸膏380mg,氢氧化铝100mg,碳酸镁200mg,碳酸氢钠100mg,次硝酸铋100mg,弗朗鼠李皮30mg,菖蒲根茎粉10mg。

胃得乐　Veytalo

【其他名称】胃速乐。

【药理作用特点】本药为一复方制剂。每片含碱式硝酸铋、碳酸镁、碳酸氢钠和大黄等成分,具有中和胃酸、收敛和保护溃疡面的作用。

【适应证】适用于胃酸过多、胃及十二指肠溃疡等。本药对症状改善快,但疗效过短易复发,故见效后宜坚持3个月左右,症状可获明显好转甚至痊愈。

【用法和用量】口服:每次2~4片,每天3次,饭后嚼碎服用,或溶于少量温开水中送下。长期应用,待症状改善后酌情减量。

【不良反应】服用后大便呈黑色,为正常情况。

【注意事项】胃酸缺乏者忌用。

【剂型和规格】片剂:每片含碱式硝酸铋0.175g,碳酸镁0.2g,碳酸氢钠0.1g,大黄0.0125g(亦有含石昌蒲0.0125g者)。

和露胃　Walugel

【药理作用特点】本药为复方制剂,能中和胃酸,并在胃、十二指肠黏膜上形成保护膜,促进黏膜再生,使溃疡愈合。其中薄荷油为辛香健胃药,具有驱风作用,能增强胃肠蠕动,驱除胃肠道内积存的气体,消除腹胀。

【适应证】适用于胃及十二指肠溃疡、胃酸过多、胃肠胀满、胃炎等。

【用法和用量】口服:每次2~4片,每天3~4次,餐后1小时(及晚睡前)嚼碎后服用。病情好转后改为每次1片,疗程60天。

【注意事项】①青光眼、前列腺肥大者禁用;②手术前不宜服用;③不宜与四环素、华法林、地高辛、心得安等同服。

【剂型和规格】片剂:每片含氢氧化铝干凝胶90mg、碳酸氢

镁 235mg、碳酸钙 60mg、溴丙胺太林 3.75mg、薄荷油 0.9mg。

复方铝酸铋 Bismuth aluminate compound

【其他名称】胃必治，Bisuc tablets。

【药理作用特点】本药所含铝酸铋可在溃疡表面形成保护膜，加速愈合；碳酸氢钠、碳酸镁可中和部分胃酸，利于溃疡的愈合；其他辅助成分有消除大便秘结和胃肠胀气等作用。

【适应证】适用于胃及十二指肠溃疡、慢性浅表性胃炎、十二指肠炎、胃酸过多等。

【用法和用量】口服：每次 1～2 片，每天 3 次，饭后嚼碎用水吞服，疗程 1～3 个月；以后可减量维持以防止复发。

【不良反应】①偶见恶心、腹泻，停药后可自行消失；②服药期间大便呈黑色，属正常现象，如排稀便可适当减量。

【注意事项】①如患者胃酸不足，可适当加助消化药物；②服药不可间断，即使自觉症状减轻或消失，仍应继续服药，直至完成 1 个疗程。

【剂型和规格】片剂：每片含铝酸铋 0.2g、甘草浸膏 0.3g、碳酸镁 0.4g、碳酸氢钠 0.2g、弗朗鼠李皮 25mg、小茴香 10mg。

唯安林 Weianlin

【药理作用特点】本药为丁溴东莨菪碱、盐酸双环胺、叶绿酸酮钠、氢氧化铝镁共干凝胶和合成硅酸铝的复方制剂，其中丁溴东莨菪碱为季铵类 M 胆碱受体阻断剂，对胃肠道、胆道及泌尿道平滑肌有特异解痉作用；盐酸双环铵作用与丁溴东莨菪碱相似；叶绿酸酮钠主要作用于溃疡部位，能净化溃疡面，促进肉芽组织生成和溃疡的愈合；氢氧化铝镁共干凝胶及合成硅酸铝为抗酸剂，可中和胃酸，保护胃黏膜及吸附胆汁和胃蛋白酶。

【适应证】适用于胃及十二指肠溃疡、急慢性胃炎、胃肠道痉挛性疼痛等。

【用法和用量】口服：每次1～2片，每天3～4次，餐后1小时（及晚睡前）服用。

【注意事项】①孕妇、青光眼、器质性幽门梗阻、麻痹性肠梗阻、前列腺肥大引起的排尿困难、胃酸缺乏者禁用；②老年、严重心脏病患者和肾功能不全者慎用；③儿童一般不用。

【剂型和规格】片剂：每片含丁溴东莨菪碱2mg、盐酸双环胺2mg、叶绿酸铜钠3mg、氢氧化铝镁共干凝胶350mg、合成硅酸铝60mg。

☆ 胃丙胺片（复方丙谷胺片）：每片含丙谷胺0.1g，加入适量甘草、白芍、冰片，能起到协同作用，加强制酸止痛，促进溃疡愈合。疗程较单剂丙谷胺为优。用法：口服，每次3片，每天3～4次，饭前及睡前嚼碎服。

甘珀酸钠　Carbenoxolone sodium

【其他名称】生胃酮钠，Biogastrone，Duogastrone。

【药理作用特点】本药是甘草次酸制剂，能增加胃黏膜的黏液分泌，减少胃上皮细胞的脱落，能在胃黏膜细胞内抑制胃蛋白酶原，在胃内与胃蛋白酶结合抑制其活力。本药能保护溃疡面，促进组织再生和愈合。

【适应证】适用于胃溃疡、胃炎、十二指肠溃疡。

【用法和用量】口服：每次100mg，每天3次，1周后减为每次50mg，每天3次，饭后服用，疗程4～6周。

【不良反应】①结构与醛固酮相似，故可引起水、钠潴留而出现水肿、血压升高、低血钾，甚至发生心力衰竭，此时应停药，服用氨苯蝶啶消除水肿；②可有头痛、腹泻、潮红等。

【注意事项】①心、肝、肾功能不全及老年人慎用；②不可与洋地黄同时服用；③对十二指肠溃疡疗效转差，现已较少应用。

【剂型和规格】片剂：50mg。胶囊剂：50mg。

吉法酯　Gefarnate

【其他名称】合欢香叶酯，胃加强 G，Wycakon G。

【药理作用特点】本药主要成分为吉法酯，能促进胃黏膜前列腺素和己糖胺的分泌，加速新陈代谢，调节肠胃功能和胃酸分泌，加强对胃黏膜的保护作用，促进溃疡组织细胞修复、再生和溃疡愈合。

【适应证】适用于治疗胃炎、胃溃疡、十二指肠溃疡、胃痉挛等。

【用法和用量】口服：每次 1～2 片，每天 3 次，饭后服用，疗程 4～6 周，病情较重者可连续服用 3 个月。

【不良反应】可有头晕、下腹隐痛等，可自行消失，不必停药。

【注意事项】孕妇以不用为宜。

【剂型和规格】片剂：0.4g。

丙谷胺　Proglumide

【其他名称】二丙谷酰胺，Gastridine。

【药理作用特点】本药化学结构与胃泌素分子的末端结构相似，可与胃泌素竞争其受体，抑制胃酸分泌，并促进胃黏膜细胞的新陈代谢，具有保护胃黏膜的作用。此外本药还能增加胃黏液中葡萄糖胺的含量，提高胃黏液屏障功能，有利于溃疡的愈合；并有缓解胃肠道平滑肌痉挛的作用。

【适应证】适用于胃溃疡、十二指肠溃疡、胃炎；近来发现有促进胆汁的分泌，可能具有部分溶石作用，用于治疗泥沙样胆石症。

【用法和用量】口服：每次 0.4g，每天 3～4 次，餐前 15 分钟服用，疗程 4～8 周。

【不良反应】偶有口干、腹胀或食欲减退、失眠等。

【注意事项】抑酸作用不如 H_2 受体阻断剂。

【剂型和规格】片剂:0.2g。

三甲硫苯嗪　Trithiozine

【其他名称】溃疡愈康,溃消净,Tritiozine。

【药理作用特点】本药具有良好的抑制胃酸分泌和抗溃疡作用,能抑制基础胃酸分泌和由组胺、五肽胃泌素及食物所引起的胃酸分泌,有中等程度的镇静作用,但无抗胆碱、抗组胺或神经节阻断作用,对消化性溃疡所引起的疼痛有良效。其作用机制可能与促进内源性前列腺素合成有关。

【适应证】适用于胃溃疡、十二指肠溃疡、胃炎及十二指肠炎,弥漫性胃黏膜糜烂等。

【用法和用量】口服:每次 300mg,每天 3 次。

【不良反应】少数患者可有困倦、乏力、口干、头痛、头晕、手指和脚趾发麻、蛋白尿、血清转氨酶升高等,停药后可恢复,如反应严重而不能耐受(如手指、脚趾发麻时)或有过敏者应立即停药。

【注意事项】①高空作业及各类驾驶人员慎用;②孕妇及肝功能不全者忌用。

【剂型和规格】胶囊剂:150mg。

贝奈克酯　Benexate

【其他名称】苄奈酸酯,Benexate hydrochloride P-cyclodextrin clathrate,Ulgut。

【药理作用特点】本药为防御机制增强型胃溃疡治疗药,能直接作用于胃黏膜,增加胃黏膜血流量,促进胃黏膜内黏液糖蛋白的生物合成,增加内源性前列腺素,抑制实验性溃疡的发生,显示广谱抗溃疡作用。

【适应证】适用于治疗胃溃疡。

【用法和用量】口服:每次400mg,每天2次,早餐后及睡前服。

【不良反应】①可有恶心、便秘、软便等消化道症状;②偶有头痛、困倦、皮疹、瘙痒、血清转氨酶升高等。

【注意事项】①孕妇禁用;②脑血栓、心肌梗死及血栓性静脉炎患者及存在消耗性凝血障碍者慎用。

【剂型和规格】胶囊剂:200mg。

硫糖铝 Sucralfate

【其他名称】胃溃宁,舒克菲,Ulcerlmin。

【药理作用特点】本药为胃黏膜保护剂和抗溃疡药。口服后在胃酸中解离为氢氧化铝和硫酸蔗糖复合物,前者以凝胶形式发挥抗酸作用,后者为一种黏稠的多聚体,可与黏膜创伤病灶表面带正电荷的蛋白质结合形成一层保护膜,覆盖于溃疡或糜烂面,有利于胃黏膜的再生和溃疡愈合。此外,本药能与胃蛋白酶和胆盐结合,降低它们对黏膜的损害,能促进胃黏液和重碳酸盐的分泌,增加胃黏膜血流量,促进前列腺素的合成,发挥其保护胃黏膜的作用。

【适应证】适用于治疗消化性溃疡、反流性食管炎、慢性胃炎和幽门螺杆菌感染,并能防护各种损伤因子对胃黏膜的损害。

【用法和用量】口服:片剂,每次1g,每天3~4次,空腹嚼碎后服;口服混悬剂每次5~10ml(1~2g),每天2~4次,用前摇匀,疗程4~6周;胶囊剂成人每次1g,每天4次,餐前1小时及睡前服用。

【不良反应】长期服用可出现便秘。

【注意事项】①因吸收入人体内的少量铝主要从肾脏排出,所以肾功能不全患者慎用,更不应长期服用;②不宜与碱性药物或抑制胃酸分泌的药物合用。

【剂型和规格】咀嚼片剂:250mg。胶囊剂:250mg。口服混悬剂:2g/10ml。

磷酸铝 Aluminium phosphate

【其他名称】吉福士，吉福士胃乳，Colpos。

【药理作用特点】本药由均质的磷酸铝凝胶与天然琼脂糖凝胶、果糖凝胶适宜比例配制而成，具有很强的黏膜覆盖作用，保护胃壁不受胃酸及胃蛋白酶的侵蚀，以加速溃疡的愈合。它是一种中性缓冲剂，遇到胃酸即游离成 Al^{3+} 及 PO_3^{4-}，PO_3^{4-} 与 H^+ 迅速结合，使 pH 很快升高并持续而稳定地维持在 3.5～5 之间，同时不影响正常的消化功能、不引起酸反激作用。此外本药有促进黏液分泌，促进溃疡组织的呼吸及肉芽新生作用，促进血液凝固作用。与氢氧化铝相比，本药中和胃酸的能力较弱而缓慢，但本药不引起体内磷酸盐的丢失，不影响磷、钙平衡。凝胶剂的磷酸铝形成的胶体保护性薄膜能隔离并保护损伤组织。本药在体内几乎不吸收。

【适应证】适用于胃及十二指肠溃疡及反流性食管炎等酸相关性疾病的抗酸治疗，能缓解胃酸过多引起的反酸等症状。

【用法和用量】口服：通常每天 2～3 次，或在症状发作时服用，每次 1～2 包，相当于 20g 凝胶，请于使用前充分振摇均匀，亦可伴开水或牛奶服用。根据不同适应证在不同的时间给予不同的剂量：①食管疾病于饭后给药；②食管裂孔、胃－食管反流、食管炎于饭后和晚上睡觉前服用；③胃炎、胃溃疡于饭前半小时前服用；④十二指肠溃疡于饭后 3 小时及疼痛时服用。

【不良反应】偶可引起便秘，可给予足量的水加以避免，并建议同时服用缓泻剂。

【注意事项】①慢性肾衰竭患者及高磷血症者禁用；②每袋磷酸铝凝胶含蔗糖 2.7g，糖尿病患者使用本药时，不超过 1 袋；③对卧床不起或老年患者，有时会有便秘现象，此时可采用灌肠法；④本药与泼尼松龙、阿莫西林、丙吡胺及西咪替丁并用，可能引起相互作用。

【剂型和规格】凝胶剂：20g。

尿囊素铝　Aldioxa

【其他名称】二羟基尿囊素铝，尿羟铝，胃肠宁，复方尿囊素。

【药理作用】可直接作用于胃黏膜。动物实验结果证明，本药能加速损伤部位正常肉芽组织的生长及促进黏膜上皮细胞的再生。按 W-Kill 及 B-Scott 法（乳酪凝固法）用复方尿囊素 4% 混悬液，几乎能全部抑制胃酶的活性。按 K-Schaut 法，10 分钟后能抑制活力至 10% 以下，其作用能持续 100 分钟以上。实验动物注射组胺使其胃液分泌亢进后，再给服尿囊素铝，能使游离酸度、总酸度显著下降，pH 为 5.8，持续 3 小时以上。大白鼠造成实验性溃疡后给以尿囊素铝口服治疗，并与服氢氧化铝组作对照实验，治愈率有明显差别，以前者稍佳。

【适应证】适用于胃溃疡、十二指肠球部溃疡及慢性胃炎。

【用法和用量】口服：每次 2～3 片，每天 3 次，饭后 2～3 小时服用。

【不良反应】①可出现轻微口干，胃部不适感；②个别病例在服药期出现乳房胀痛感，但停药后都逐渐消失；③长期应用有便秘等。

【注意事项】胃、十二指肠溃疡球部为慢性疾病，服用本药有效者应继续服用 3～6 个月。

【剂型和规格】片剂：100mg，含尿囊素 55mg，氢氧化铝 45mg。

胃膜素　Gastric mucin

【其他名称】胃黏膜素，Gastron。

【药理作用特点】本药是从猪胃内壁提取的抗胃酸糖蛋白，能在胃内形成膜覆盖在溃疡面上，减少胃酸的刺激，促进溃疡愈合。本药也有降低胃液酸度，拮抗消化酶的作用。

【适应证】适用于胃溃疡和胃酸过多症。

【用法和用量】口服:每次 1～3g,每天 4 次,空腹服用。

【不良反应】无明显不良反应。

【剂型和规格】胶囊剂:0.3g。粉剂:50g,100g。

☆ 复方胃膜素(胃铋镁):含本药碱式碳酸镁、次碳酸铋各25%,碳酸钙 22.5%,维生素 U 2.5%,用于胃酸过多,胃及十二指肠溃疡等。口服:每次 2g,每天 3 次。

普劳诺托 Plaunotol

【其他名称】Kelnac。

【药理作用特点】本药是从泰国大戟科巴豆属植物 *Croton Sublyratus* Kurz 的茎叶中提出的有效成分,是防御因子增强型抗溃疡药,对多种实验性溃疡有抑制与促进溃疡愈合的作用。本药能减轻由阿司匹林引起的胃黏膜电位差降低及前列腺素 PGE_2 及 PGI_2 的减少,能增加胃黏膜血流量,抑制胃液分泌,降低胃酸及胃蛋白酶的活性,促进胃黏膜内黏液物质的生成,增强胃黏膜抵抗力及其再生作用。

【适应证】适用于治疗胃溃疡。

【用法和用量】口服:每次 80mg,每天 3 次。

【不良反应】①可有腹部不适、胀满感;②偶见血清转氨酶上升以及皮疹、皮肤瘙痒等。

【注意事项】①出现皮疹、瘙痒时应终止用药;②孕妇、老人及小儿安全性尚未确定,应慎用;③哺乳期妇女忌用。

【剂型和规格】胶囊剂:80mg。细粒剂:80mg/g。

螺佐呋酮 Spizofurone

【其他名称】Maon,AG 629。

【药理作用特点】本药为黏膜防御型抗溃疡药。能增加胃黏膜血流量,促进胃黏膜合成前列腺素 E_2,抑制阿司匹林引起的胃黏膜黏液分泌量减少,抑制胃黏膜电位差下降及酸向胃黏膜逆向扩散。动物实验表明，本药能抑制实验性急性胃溃疡，并有促进慢性胃溃疡愈合的作用，还可抑制乙醇、酸及碱引起的胃黏膜损伤。

【适应证】适用于治疗胃溃疡。

【用法和用量】口服：每次 80mg，每天 3 次，饭后服用。需要时增至每天 4 次。

【不良反应】偶见恶心、胃部不适、腹部胀满、便秘、软便及血清转氨酶上升等。

【注意事项】①使用中若出现瘙痒感等过敏症状时，应终止给药；②孕妇、小儿用药的安全性尚未确定，服药期间应避免哺乳。

【剂型和规格】片剂：80mg。

曲昔匹特　Troxipide

【其他名称】卓西皮德，Aplace。

【药理作用特点】本药系具有哌啶醇苯甲酰胺结构的抗溃疡药物，具有抑制各种实验性溃疡的作用，促进胃溃疡的修复；增加胃黏膜血流量，激活胃黏膜的代谢，使胃黏膜氧耗量及 ATP 含量增加；增加胃黏膜内前列腺素的含量，以及使胃黏膜组成成分正常化，增加黏多糖含量。

【适应证】适用于治疗胃溃疡，并可改善急性胃炎慢性胃炎急性发作期的胃黏膜病变，如糜烂、出血、发红及水肿。

【用法和用量】口服：每次 100mg，每天 3 次，于饭后服用，根据年龄、症状适当增减。

【不良反应】可有头重感、全身倦怠、心悸、瘙痒、便秘、腹胀、嗳气以及 SGOT、SGPT、ALP 和 γ-GT 轻度升高。

【注意事项】①对孕妇和小儿的安全性未确定；②用药期间应停止授乳，如出现月经异常，乳汁分泌等，应停止给药并适当处理。

【剂型和规格】片剂:50mg,100mg。

醋氨己酸锌 Zinc acexamate

【其他名称】卫可欣。

【药理作用特点】本药可保护胃黏膜,并可轻度抑制胃酸分泌。口服可有少量的锌吸收到血液中,吸收的锌在体内有广泛的分布。本药的半衰期约为1.31小时,主要经胃肠道随粪便排出体外,吸收的锌有很少量经肾排出体外。

【适应证】适用于治疗胃及十二指肠溃疡。

【用法和用量】口服:每次0.15~0.3g,每日3次,饭后服用,疗程4~6周。

【不良反应】可有头晕、恶心、呕吐、便秘等,但一般不影响治疗。

【注意事项】①早孕期妇女禁用;②肾功能不全者慎用;③长期连续服用可能影响血铜浓度,如治疗需要,应间隔一定时间分别服用;④本药与四环素同时服用会抑制后者的吸收,故不宜同时服用。

【剂型和规格】片剂:0.15g。胶囊剂:0.15g。

胸腺蛋白 Thymus protein

【其他名称】欣洛维。

【药理作用特点】本药主要成分为从健康乳猪新鲜胸腺中提取的蛋白质。体外细胞培养试验证明本药对内皮及成纤维细胞有促增殖作用;研究表明,本药能直接对不同因素所致的胃溃疡模型有明显的预防和治疗作用,其特点是通过增强胃黏膜Na^+-K^+-ATP酶活力和提高胃黏液细胞功能、增加胃黏膜前列腺素合成及降低血浆内皮素水平等机制,达到保护和营养胃黏膜、促进其损伤修复的作用。

【适应证】适用于胃溃疡患者的治疗;也用于十二指肠溃疡

患者的治疗。

【用法和用量】口服：每次30mg，每日2次（早晚餐后2～3小时服用），30天为一个疗程。

【注意事项】①对本药过敏者禁用；②孕妇及哺乳期妇女用药尚不明确；③若出现絮状沉淀，则禁止使用。

【剂型和规格】口服溶液剂：30mg/6ml。

米多利明 Midoriamin

【药理作用特点】本药为维生素 B_1、水溶性叶绿素钴复合物，能显著增加胃部血流量，可与胃黏膜结合形成保护层，阻止应激溃疡时黏多糖含量的降低，促进胃黏膜黏多糖及黏液分泌，能激活胃黏膜代谢，增加胃黏膜内源性前列腺素 PGE_2、PGI_2。

【适应证】适用于治疗胃溃疡。

【用法和用量】口服：每次10mg，每天4次，于饭前1小时及睡前服。

【不良反应】偶有食欲不振、便秘等，不需停药。

【注意事项】孕妇及小儿的安全性尚未确定，不宜使用。

【剂型和规格】片剂：5mg。

索法酮 Sofalcone

【其他名称】苏法抗，Solon。

【药理作用特点】本药是从中药广豆根中开发出的有效成分，能扩张胃黏膜血管，增加胃组织血流量；抑制前列腺素分解酶5-羟基前列腺素脱氢酶，增加胃组织内前列腺素的含量；可使动物实验性溃疡模型构成胃壁的有效成分硫酸化黏蛋白的含量增加，促进胃黏膜的修复，利于溃疡愈合。

【适应证】适用于治疗胃溃疡。

【用法和用量】口服：每次100mg，每天3次。

【不良反应】偶见口渴、便秘、胃灼热等，但都较轻而且可逆，一般不必停药。

【注意事项】妊娠期用药安全性尚未确定，故孕妇应慎用。

【剂型和规格】胶囊剂：50mg，100mg。细粒剂：100mg/g。

替普瑞酮 Teprenone

【其他名称】戊四烯酮，施维舒，Selbex，Tetraprenylacetone。

【药理作用特点】本药为萜（terpene）的衍生物，是增强黏膜抵抗力的抗溃疡药物。本药可以促进胃黏膜、胃黏液中的高分子糖蛋白、磷脂质含量增加，增加黏液层的疏水性，维持黏液层的正常结构和功能，从而提高黏膜的防御功能。本药还可以增加局部内源性前列腺素（尤其是 PGE_2）的合成，改善胃黏膜血流，促进胃黏膜上皮细胞的修复和再生，使已受损的胃黏膜甚至溃疡得以恢复。

【适应证】适用于胃溃疡、胃炎。

【用法和用量】口服：每次 50mg（胶囊剂）或 0.5g（细粒剂），每天 3 次，饭后半小时内口服。可根据年龄、症状酌情适当增减。

【不良反应】偶见头痛、便秘、腹胀、腹泻、口渴、恶心、腹痛及血清转氨酶轻度上升、血胆固醇上升、颜面发红、发热感、皮疹和瘙痒，一般停药后可迅速消失。

【剂型和规格】胶囊剂：50mg。细粒剂：100mg/g。

麦滋林 -S 颗粒 Marzulene-S granules

【药理作用特点】本药由 L- 谷氨酰胺和水溶性薁（azulene）两种成分所组成。L- 谷氨酰胺系自绿叶蔬菜中分离提取得到的一种人体非必需氨基酸，可增加葡萄糖胺、氨基已糖、黏蛋白的生物合成和促进溃疡组织再生等多种生物活性，对胃黏膜有明显的保护作用，对非甾体类抗炎药诱发的胃黏膜损伤有预防和治疗作用。水溶性薁是从菊科植物的花中提取出来的一种物质，它具有抗炎和抑制胃蛋白酶活性的作用，能增加黏膜内前

列腺素 E_2 的合成，促进肉芽形成和上皮细胞新生的作用。本药1g中含有L-谷氨酰胺990mg、水溶性薁3mg。二者的联合应用，可增强胃和十二指肠黏膜的防御功能。

【适应证】适用于治疗慢性胃炎、胃溃疡和十二指肠溃疡。

【用法和用量】口服：每次0.67g，每天3次。

【不良反应】①可有消化道反应，如恶心、呕吐、便秘、腹泻及胃饱胀感；②偶见面部潮红。

【剂型和规格】颗粒剂：0.67g。

米索前列醇　Misoprostol

【其他名称】喜克溃，米索普特，Cytotec，Miso。

【药理作用特点】本药为前列腺素 E_1 类似物，可直接作用于胃的壁细胞，抑制胃酸的分泌。此外还有增加黏液与碳酸氢根离子分泌，增加黏膜血流量，对膜结构的稳定作用，促进上皮修复等作用，因而增加了对胃、十二指肠黏膜的保护作用，促进消化性溃疡愈合或减轻症状。

【适应证】适用于胃、十二指肠溃疡，预防使用非甾体类抗炎药物所引起的溃疡。

【用法和用量】口服：每次200mg，每天4次，餐前和晚睡前服用，疗程4~8周，溃疡未愈合者可延到12周。

【不良反应】一般剂量安全而无严重不良反应。①可有腹痛和腹泻，大多较轻，可自限，不影响治疗；②因腹泻重而停药者（1%）少数患者可有恶心、头痛和头晕；③有子宫收缩作用，可导致孕妇流产、月经过多和阴道出血。

【注意事项】①孕妇和对前列腺素类药物过敏者禁用；②脑血管或冠状动脉疾病者慎用。

【剂型和规格】片剂：200mg。

罗沙前列醇 Rosaprostol

【其他名称】Rosal。

【药理作用特点】本药为合成的前列腺素制剂，能减少胃酸的分泌，提高胃液中 N- 乙酰神经氨酸浓度，防止非甾体类抗炎药物所引起的胃损伤，促进胃溃疡的愈合，对胃及十二指肠黏膜细胞均有保护作用。

【适应证】适用于治疗胃及十二指肠溃疡、胃炎、十二指肠炎以及医源性胃及十二指肠病变。

【用法和用量】口服：每次 500mg，每天 4 次。

【不良反应】可有腹痛、腹泻、便秘、恶心、头痛。

【注意事项】①对本药过敏者禁用；②可能引起支气管收缩，故不应用于支气管哮喘、阻塞性支气管肺部疾患患者；③妊娠、哺乳期妇女、青光眼患者慎用。

【剂型和规格】片剂：500mg。

奥诺前列素 Ornoprostil

【其他名称】Alloca，Ronok。

【药理作用特点】本药为前列腺素类抗溃疡药，可增加胃黏膜血流量，扩张胃黏膜微小血管，使胃黏膜糖蛋白量增加，对胃酸分泌有抑制作用，对胃黏膜细胞有保护作用，对实验性溃疡有促进愈合的作用。

【适应证】适用于治疗胃、十二指肠溃疡和胃炎。

【用法和用量】口服：每次 5mg，每天 4 次。餐间及临睡前服用，可按年龄、症状适当增减。

【不良反应】①可有血清转氨酶上升、腹胀、腹泻、恶心、呕吐；②可有头晕、头痛、自汗、心悸；③可有胃溃疡出血、鼻出血、血小板减少、月经不调；④偶有皮疹、荨麻疹等。

【注意事项】①孕妇和对本药过敏者禁用；②有药物过敏史者与出血性溃疡病患者慎用；③小儿用药的安全性尚未确定。

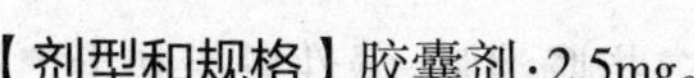

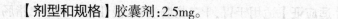

【剂型和规格】胶囊剂：2.5mg。

恩前列素　Enprostil

【其他名称】Gardrin，Fundyl。

【药理作用特点】本药系前列腺素 E_2 类似物，作用与米索前列醇类似，能有效地抑制多种刺激引起的胃酸分泌，也抑制胃泌素的释放，同样抑制胃蛋白酶分泌，具有明显的细胞保护作用。对长期服用奥美拉唑引起的高胃泌素血症也有显著减轻作用，而米索前列醇对血清胃泌素无影响。此外，其作用时间较长，一次用药后可抑制胃酸 12 小时。本药能增进结肠和子宫的收缩，降低正常血胆固醇者的脂蛋白浓度，减少食物的血糖浓度。

【适应证】适用于胃及十二指肠溃疡和胃炎。

【用法和用量】口服：每次 35mg，每天 2 次，疗程 4～8 周。

【不良反应】①可有胃肠道反应如腹痛、腹泻、恶心、便秘；②偶有头痛。

【注意事项】孕妇及对本药过敏者禁用。

【剂型和规格】胶囊剂：35mg。

枸橼酸铋钾　Bismuth potassium citrate

【其他名称】胶体次枸橼酸铋，得乐，迪乐，德诺，Colloidal bismuth subcitrate，De Nol，CBS。

【药理作用特点】本药是氢氧化铋和枸橼酸的铬合盐。其中和胃酸的作用很弱，但能刺激胃肠黏膜上皮细胞分泌黏液，有利于机体对受损伤细胞的自身修复，并能在酸性环境下形成不溶性铋盐，沉积在胃黏膜上，与蛋白质紧密结合形成稳定的螯合物。胃黏膜损伤部位暴露出更多的蛋白，因此覆盖的铋盐也较多，这一覆盖层隔绝了胃酸、酶及食物对溃疡黏膜的侵蚀，促进黏膜再生，使溃疡愈合。此外本药能刺激内源性前列腺素合成，刺激重碳酸盐的分泌，还有良好的杀灭幽门螺杆菌的作用。

【适应证】适用于胃、十二指肠溃疡、慢性胃炎和十二指肠炎、功能性消化不良、非甾体类抗炎药所致的胃黏膜损伤以及抗幽门螺杆菌感染。

【用法和用量】口服:每次120mg,每天4次,分别于每餐前半小时和晚餐后2小时吞服,不可嚼碎。液剂:每次5ml,加温开水20ml,每天4次,餐前半小时和晚餐后2小时口服。连续服用4周为一疗程,必要时在间隔2个月后进行第二疗程。

【不良反应】本药不易吸收,安全性高,仅极少数患者出现轻微和暂时的不良反应,如头痛、中上腹痛、恶心、呕吐、腹泻和皮疹。

【注意事项】①重金属铋具有神经毒性,本药虽吸收很少,但经肾脏排泄慢,故不可长期大量服用,用药期间也不要同时服用乐得胃、胃速乐等含铋的复方制剂,以避免铋中毒;②服用本药后大便会变黑(若应用液体状态或颗粒剂或嚼碎服药可引起舌和牙齿变色及口腔异味),停药后自行消失;③肾功能不全患者和孕妇禁用;④以溶液剂的疗效为优,但因有氨味,有些患者不能耐受。

【剂型和规格】溶液剂:560ml。片剂:120mg。胶囊剂:110mg。冲剂:110mg。

甘草锌 Licorzinc

【药理作用特点】本药为豆科植物甘草的根中的有效成分与锌结合的有机锌制剂。甘草与锌都是用途极其广泛的药物:甘草中的抗溃疡成分能增加胃黏膜细胞的己糖胺成分,提高胃黏膜的防御能力,延长胃上皮细胞寿命,加速溃疡愈合;微量元素锌有促进黏膜再生和加速溃疡愈合的作用,两者结合可产生协同或相加的抗溃疡等作用。

【适应证】适用于治疗胃、十二指肠溃疡,也可预防和治疗缺锌引起的多种疾病,以及用于治疗青春期痤疮、复发性口腔溃

疡等。

【用法和用量】口服:每次0.25～0.5g,每天3次,疗程4～6周。

【不良反应】少数患者在连续服用后,可出现保钠排钾和轻度水肿等,停药或对症处理后可消失。

【注意事项】严重高血压及心、肾功能不全者禁用。

【剂型和规格】胶囊剂:0.25g,0.5g。

常用抗酸及胃黏膜保护药物还包括思密达,具体内容参见第五章。

第三章　胃肠解痉药物

阿托品　Atropine

【药理作用特点】本药为阻断 M 胆碱能受体的抗胆碱药，能解除平滑肌的痉挛（包括解除血管痉挛、改善微血管循环）；抑制腺体分泌；解除迷走神经对心脏的抑制，使心跳加快；散大瞳孔，使眼压升高；兴奋呼吸中枢。

【适应证】适用于：①缓解内脏绞痛（包括胃肠痉挛引起的疼痛、肾绞痛、胆绞痛、胃及十二指肠溃疡）和麻醉前给药；②治疗感染中毒性休克、锑剂引起的阿－斯综合征及有机磷中毒；③眼科疾病（如角膜炎、虹膜睫状体炎等）。

【用法和用量】①缓解内脏绞痛：每次皮下注射 0.5mg。②抢救感染中毒性休克：成人每次 1～2mg，小儿 0.03～0.05mg/kg，静注，每 15～30 分钟 1 次，2～3 次后如情况不见好转可逐渐增加用量，至情况好转后即减量或停药。③治疗锑剂引起的阿－斯综合征：发现严重心律失常时，立即静注 1～2mg（用 5%～25% 葡萄糖液 10～20ml 稀释）同时肌注或皮下注射 1mg，15～30 分钟后再静注 1mg。如患者无发作，可根据心律及心率情况改为每 3～4 小时皮下注射或肌注 1mg，48 小时后如不再发作，可逐渐减量，最后停药。④治疗有机磷中毒：与解磷定等合用时：对中度中毒，每次皮下注射 0.5～1mg，隔 30～60 分钟 1 次；对严重中毒，每次静注 1～2mg，隔 15～30 分钟 1 次，病情稳定后，逐渐减量并改为皮下注射。单用时：对轻度中毒，每次皮下注射 0.5 ~ 1mg,隔 30 ~ 120 分钟 1 次;对中度中毒,每次皮下注射 1 ~ 2mg,隔 15 ~ 30 分钟 1 次;对重度中毒,即刻静注 2 ~ 5mg,以后每次 1 ~ 2mg,隔 15 ~ 30 分钟 1 次,根据病情逐渐减量和延长间隔时间。⑤用于麻醉前给药:皮下注射 0.5mg,可减少麻醉过程中支气管黏液分泌,预防术后引起的肺炎,并可消除吗啡对呼吸的抑制。⑥用于眼科:可使瞳孔放大,调节功能麻痹。用 1% ~ 3% 眼药水滴眼或眼膏涂眼。

【不良反应】常有口干、眩晕、严重时瞳孔放大、皮肤潮红、心率加快、兴奋、烦躁、谵语、惊厥。

【注意事项】①一般情况下,口服极量为每次 1mg,每天 3mg;皮下或静脉注射极量为每次 2mg。用于有机磷中毒及阿-斯综合征时,可根据病情决定用量。②青光眼及前列腺肥大患者禁用。③滴眼时应按住内眦部,以免流入鼻腔吸收中毒。④阿托品中毒解救,用量超过 5mg 时,即产生中毒,但死亡者不多,因中毒量(5 ~ 10mg)与致死量(80 ~ 130mg)相距甚远。急救口服阿托品中毒者可洗胃、导泻,以消除未吸收的阿托品。兴奋过于强烈时,可用短效巴比妥类或水合氯醛。呼吸抑制时用尼可刹米。另外可皮下注射新斯的明 0.5 ~ 1mg,每 15 分钟 1 次,直至瞳孔缩小,症状缓解为止。

【剂型和规格】片剂;0.3mg。滴眼剂:取硫酸阿托品 1g,氯化钠 0.2g,无水磷酸二氢钠 0.4g,无水硫酸二氢钠 0.47g,羟安乙酯 0.03g,蒸馏水加至 100ml 配成。注射剂:0.5mg/1ml,1mg/2ml,5mg/1ml。

山莨菪碱 Anisodamine

【其他名称】654,654-1,654-2。

【药理作用特点】本药为 M 受体阻断剂,作用与阿托品相似,可松弛平滑肌,解除血管痉挛,尤其是微血管痉挛。其散瞳和抑制腺体分泌较弱,极少引起中枢兴奋症状。

【适应证】适用于:①平滑肌痉挛:如胃、十二指肠溃疡、胆道痉挛等;②感染性休克:如暴发型流行性脑脊髓膜炎和中毒性痢疾所引起的休克;③各种神经痛:如三叉神经痛和坐骨神经痛;④眼底疾患:如中心性视网膜炎、视网膜色素变性、视网膜动脉血栓等;⑤血管性疾患:如脑血栓形成和脑血管痉挛、瘫痪、血管神经性头痛、血栓栓塞性脉管炎等;⑥有机磷农药中毒;⑦其他:如眩晕和突发性耳聋等。

【用法和用量】一般性疾病:肌注或静注,每次 5 ~ 10mg,每天 1 ~ 2 次,也可经稀释后静滴;口服:每次 5 ~ 10mg,每天 3 次。特殊应用:①抢救感染性休克:静注成人每次 10 ~ 40mg;小儿 0.3 ~ 2mg/kg,必要时每 10 ~ 30 分钟重复 1 次,并根据病情调整剂量;病情好转后应逐渐延长间隔时间,直至停药;②治疗脑血栓形成:每天 30 ~ 40mg,加入 5% 葡萄糖液中静滴;③治疗严重三叉神经痛:每次 15 ~ 20mg,肌注,每天 1 ~ 2 次;④治疗血栓塞性脉管炎:静注,每次 10 ~ 15mg,每天 1 次。

【不良反应】①可有口干、面红、轻度散瞳、视近物模糊;②可见心动过速和排尿困难,必要时可以 0.5 ~ 1mg 新斯的明或 2.5 ~ 5mg 加兰他敏对抗之,以解除排尿困难症状。

【注意事项】脑出血急性期及青光眼患者忌用。

【剂型和规格】片剂 5mg,10mg。注射剂:5mg/1ml,10mg/1ml,20mg/1ml。

丁溴东莨菪碱　Scopolamine butylbromide

【其他名称】解痉灵,Hyoscine butylbromide,Buscopan。

【药理作用特点】本药为外周抗胆碱药,除对平滑肌有解痉作用外,尚有阻断神经节及神经肌肉接头的作用,但对中枢的作用较弱。本药能选择性地缓解胃肠道、胆道及泌尿道平滑肌的痉挛和抑制其蠕动,而对心脏、瞳孔以及唾液腺的影响较小,故很少出现类似阿托品引起的中枢神经兴奋、扩瞳、抑制唾液分泌

等副反应。本药口服不易吸收。肌注或静注后,一般在 3~5 分钟内产生药效,维持时间约 2~6 小时。

【适应证】适用于:①胃、十二指肠、结肠纤维内镜检查的术前准备,内镜逆行胰胆管造影和胃、十二指肠、结肠的气钡低张造影或计算机腹部体层扫描的术前准备,可有效地减少或抑制胃肠道蠕动,使检查效果满意,图像清晰,成功率高;②治疗各种病因引起的胃肠道痉挛、胆绞痛、肾绞痛或胃肠道蠕动亢进等,疗效确切,比阿托品、山莨菪碱的作用强,有起效快、副作用小的特点。

【用法和用量】肌注、静注或溶于葡萄糖注射剂、0.9% 氯化钠注射剂中静脉滴注。静注时速度不宜过快。成人每次 20~40mg,或一次用 20mg,间隔 20~30 分钟后用 20mg。

【不良反应】可出现口渴、视力调节障碍、嗜睡、心悸、面部潮红、恶心、呕吐、眩晕、头痛等。

【注意事项】①如出现过敏反应及时停药。②皮下或肌注时要注意避开神经与血管。如需反复注射,不要在同一部位,应左右交替注射。③青光眼、前列腺肥大所致排尿困难、严重心脏病、器质性幽门狭窄或麻痹性肠梗阻患者禁用。④幼乳儿及小儿慎用。

【剂型和规格】注射剂:20mg/1ml。

溴丙胺太林 Propantheline bromide

【其他名称】普鲁本辛。

【药理作用特点】本药有较强的抗外周胆碱作用,对胃肠道 M 胆碱受体选择性较大。其特点对胃肠道平滑肌具有选择性。抑制胃肠平滑肌的作用较强而持久;对汗腺及胃液分泌也有不同程度的抑制作用。

【适应证】适用于治疗胃炎、胆汁排泄障碍、胰腺炎、多汗症、胃及十二指肠溃疡、妊娠呕吐等。

【用法和用量】口服:成人每次15~30mg,每天3~4次,饭前服。

【不良反应】可有口干、视力模糊、尿潴留、便秘、头痛、心悸等。

【注意事项】青光眼和心脏功能不全者慎用。

【剂型和规格】片剂:15mg。

颠茄片　Belladonna tablets

【药理作用特点】本药主要成分是莨菪碱,有解除胃肠道痉挛,抑制胃液分泌作用。

【适应证】适用于胃肠道平滑肌痉挛及溃疡病的辅助治疗。

【用法和用量】口服:成人,每次8~16mg,每天3次。

【不良反应】①较常见的有口干、便秘、出汗减少、口鼻咽喉及皮肤干燥、视力模糊、排尿困难(老人);②少见的情况有眼睛痛、眼压升高、过敏性皮疹及疱疹。

【注意事项】①对本品过敏者、哺乳期妇女、前列腺肥大、青光眼患者禁用;②孕妇及高血压、心脏病、反流性食管炎、胃肠道阻塞性疾患、甲状腺功能亢进、溃疡性结肠炎患者慎用;③如服用过量或发生严重不良反应,请立即就医;④本品性状发生改变时禁止使用;⑤应将本药放在儿童不能触及的地方。

【剂型和规格】片剂:8mg。

苯羟甲胺　Diphemine

【其他名称】痛痉平,地伐明,Bengamin。

【药理作用特点】本药为抗胆碱药,能抑制胃肠道及其他平滑肌痉挛,抑制腺体分泌,此外还有镇静作用、抗组胺作用。

【适应证】适用于治疗胃痉挛、胃痛、胃及十二指肠溃疡等。

【用法和用量】口服:成人,每次1~3mg,每天3~4次。

【不良反应】可有口干、口苦、便秘等。

【剂型和规格】片剂:1mg。

甲溴贝那替秦　Methylbenactyzium Bromide

【其他名称】溴甲乙胺痉平,服止宁。

【药理作用特点】本药有解痉及抑制胃酸分泌作用,能减轻胃及十二指肠患者的症状。

【适应证】适用于治疗胃及十二指肠溃疡、胃痛、胆石绞痛、多汗症和胃酸过多症。

【用法和用量】口服:成人每次 10~20mg,每天 3 次,饭后服;最大剂量每次可达 30mg,如胃酸过多,为预防溃疡发展,宜于睡前再给药 1 次。

【不良反应】可有口干、排尿困难、瞳孔散大及便秘等。

【注意事项】青光眼患者忌用。

【剂型和规格】片剂:10mg。

溴甲阿托品　Atropine methobromide

【其他名称】胃疡平。

【药理作用特点】本药为季铵类抗胆碱药,为阿托品的甲基溴化物,药理作用与阿托品相似。

【适应证】适用于治疗胃及十二指肠溃疡、胃酸过多、胃炎、慢性下痢、痉挛性大肠炎等。

【用法和用量】口服:成人,每次 1~2mg,每天 4 次,饭后半小时及睡前半小时服用。

【不良反应】偶有瞳孔散大、口渴,排尿困难、便秘等。

【注意事项】青光眼及泌尿系患者忌用。

【剂型和规格】片剂:1mg,2mg。

异可利定　Isocorydine

【药理作用特点】本药为一种非特异性平滑肌解痉剂，对多种刺激引起的肠、子宫、胆道及支气管平滑肌有明显的松弛作用；尚有扩张冠状动脉等作用。

【适应证】适用于治疗胃肠、胆、胰、子宫、血管等痉挛所致疼痛。

【用法和用量】口服：每次10mg，每天3次。

【不良反应】①少数患者有轻微口干、恶心、呕吐、嗜睡、心悸、头昏及面部潮红，一般可自行消失；②偶见过敏反应。

【剂型和规格】片剂：10mg。

辛戊胺　Octamylamine

【其他名称】戊胺庚烷，新握克丁。

【药理作用特点】本药解除平滑肌痉挛作用强而迅速，还有中等强度的收缩周围血管及增强心肌收缩力的作用。

【适应证】适用于治疗溃疡病、胃炎、胆囊炎、胆石症引起的腹痛等。

【用法和用量】肌注：每次1~2ml。口服复方滴剂：每次20~40滴，每天3~4次。

【不良反应】①偶有恶心、神经过敏、头痛等；②注射可引起血压升高。

【注意事项】不宜用于高血压患者。

【剂型和规格】注射剂：每支含药握可丁氨基磺酸盐0.06g，戊胺庚烷氨基磺酸盐0.08g。

贝那替秦　Benactyzine

【其他名称】胃乐康，胃复康。

【药理作用特点】本药为抗胆碱药，有解除平滑肌痉挛的作用。

【适应证】适用于治疗胃及十二指肠溃疡、胃炎、胃痉挛等。

【用法和用量】口服:成人,每次1～3mg,每天3次,饭前服。

【不良反应】可能产生四肢麻木感、恶心、感觉迟钝、口渴、嗜睡、头晕、运动失调等。

【注意事项】青光眼患者禁用。

【剂型和规格】片剂:1mg。

獐牙菜苦素 Swertiamarin

【药理作用特点】本药对大鼠离体十二指肠、子宫、胆囊平滑肌以及胆管括约肌的自主节律性活动均有抑制作用,并能对抗乙酰胆碱、去甲肾上腺素等对上述器官的兴奋作用。临床应用证明本药对胃肠道、胆道平滑肌痉挛性疼痛有明显的解痉镇痛作用,还有一定的镇静作用,且无过敏性和刺激性。口服吸收良好。

【适应证】适用于治疗胃肠痉挛、胃肠炎、肠蛔虫症、胆道蛔虫症、胆囊炎、胆石症及其他胆道疾患引起的疼痛。

【用法和用量】口服:成人每次100～200mg,小儿每次5～7mg/kg。一般用药1次即可奏效,少数病例在4小时后重复给药1次。

【不良反应】少数患者可有轻微口干、潮红、头昏、嗜睡、呕吐等,但不影响治疗,不经处理即能在短时间内消失。

【剂型和规格】胶囊剂:50mg,100mg,200mg。

第四章　增强胃动力及止吐药物

一、增强胃动力药

多潘立酮　Domperidone

【其他名称】哌双咪酮，吗丁林，胃得乐，Motilium。

【药理作用特点】本药是一作用较强的多巴胺受体拮抗剂，具有外周阻滞作用，不透过血脑屏障。静注本药5分钟后，胃排空速率加快，并能消除阿扑吗啡引起的胃排空缓慢。胃镜检查表明，本药可使幽门舒张期直径增大，而不影响胃运动和分泌功能。本药易吸收，口服、肌注、静注或直肠给药均可。口服或直肠给药吸收迅速，分别为15～30分钟和1小时，以胃肠局部药物浓度最高，其代谢主要在肝脏，以无活性的代谢产物随胆汁排出。半衰期约7～8小时。

【适应证】适用于偏头痛、痛经、颅外伤及颅内病灶、放射治疗以及左旋多巴、非甾体类抗炎药等引起的恶心、呕吐；对老年因各种器质性或功能性胃肠道障碍引起的恶心有效；也用于慢性胃炎、慢性萎缩性胃炎、胆汁反流性胃炎、反流性食管炎及腹胀、上腹疼痛、恶心、嗳气、厌食等消化不良症状。

【用法和用量】①肌注：每次10mg，必要时可重复给药；②口服：每次10～20mg，每天3次，饭前服；直肠给药：每次60mg，每天2～3次。

【不良反应】①可有惊厥、流涎、平衡失调、眩晕等锥体外系症状；②有致月经失调的报道。

【注意事项】①孕妇用药应权衡利弊，谨慎使用；②抗胆碱药可能拮抗本药的作用；③婴儿由于血脑屏障功能未发育完全，可能引起神经方面的副作用；④栓剂最好在直肠排空时插入肛门。

【剂型和规格】片剂：10mg。栓剂：60mg。注射剂：10mg/1ml。混悬液：1mg/1ml。

西沙比利 Cisapride

【其他名称】普瑞博思，Prepulside。

【药理作用特点】本药是一种胃肠道动力药，可加强并协调胃肠运动，防止食物滞留及反流。其作用机制主要是选择性促进肌层神经丛节后乙酰胆碱的释放（在时间和数量上），从而增强胃肠的运动，但不影响黏膜下神经丛，因此不改变黏膜的分泌。在动物试验中，本药能加速胃蠕动和排空，增强胃窦－十二指肠的消化活性，并能增加小肠、大肠的蠕动，缩短肠运动的时间。在人体，本药可增强食管、胃和十二指肠的收缩和蠕动，改善胃窦－十二指肠的协调功能，从而防止胃－食管和胃－十二指肠反流，加强胃和十二指肠的排空，并可促进小肠和大肠的蠕动。由于本药不抑制乙酰胆碱的活性，也无多巴胺受体阻断作用，因此不增加胃酸分泌，也不影响血浆催乳素的水平。本药口服后吸收迅速，1～2小时达峰值浓度，半衰期约为10小时，口服给药的绝对生物利用度约为40%，血药浓度随口服剂量（5～20mg）成比例增加，在稳定状态下，口服5mg或10mg每天3次，早晨服药前与晚上的谷－峰血浓度分别波动在10～20ng/ml和20～60ng/ml与20～40ng/ml和50～100ng/ml之间，稳态血浆浓度与治疗持续时间无关。血浆蛋白结合率约为97.5%，主要经氧化脱羟和芳香族的羟基化作用被代谢，几乎全部的代谢产物近似均等的经粪、尿排泄，乳汁排泄很少。

【适应证】适用于由神经损伤、神经性厌食、迷走神经切断术或部分胃切除术引起的轻瘫；也适用于X线、内镜检查呈阴性的上消化道不适；对反流性食管炎也有良好作用，其疗效与雷尼替丁相同，与后者联用时其疗效可能得到加强；还适用于假性肠梗阻导致的推进性蠕动不足和胃肠内容物滞留和慢性便秘；对于采取体位和饮食措施仍不能控制的幼儿慢性、过多性反胃及呕吐也可用本药治疗。

【用法和用量】口服：每次5mg或10mg，每天3～4次。

【不良反应】①由于可促进胃肠活动，故可能发生瞬时性腹部痉挛、腹泻、腹鸣，此时可考虑酌减剂量，当幼儿或婴儿发生腹泻时应酌减剂量；②偶见可逆性肝功能异常，并有可能伴有胆汁淤积；③个别可影响中枢神经系统，导致惊厥性癫痫、锥体外系反应和尿频等；④有过敏、轻度头痛、头晕的报道。

【注意事项】①对胃肠道功能增加的患者可能有害，应注意观察；②虽不影响精神运动功能，不引起镇静和嗜睡，但可加速中枢抑制剂如巴比妥类和酒精的吸收，因此使用时应注意；③无胚胎毒性也无致畸作用，但小于34周的早产儿应慎用；④对本药过敏者及哺乳妇女禁用；⑤对于老年人由于半衰期延长，故治疗剂量应酌减；⑥肝、肾功能不全者开始剂量可减半，以后根据治疗效果及可能发生的副作用及时调整剂量；⑦由于本药系通过促进肠肌层节后神经释放乙酰胆碱而发挥胃肠动力作用，因此抗胆碱药可降低本药效应；⑧服用本药后，胃排空速率加快，如同服经胃吸收的药物，其吸收率可能降低，而经小肠吸收的药物其吸收速率可能会增加（如苯二氮䓬类、抗凝剂、醋胺酚及H_2受体阻断剂等），对于个别与本药相关的药物需确定其剂量时，最好监测其血药浓度。

【剂型和规格】片剂：5mg，10mg。

伊托必利 Itopride

【其他名称】瑞夏啉。

【药理作用特点】本药为胃肠促动力药，具多巴胺 D_2 受体阻滞和乙酰胆碱酯酶抑制的双重作用，通过刺激内源性乙酰胆碱释放并抑制其水解而增强胃和十二指肠运动，促进胃排，并具有中度催吐作用。本药口服吸收迅速给药 30 分钟血药达峰，半衰期约为 6 小时，多次给药血清药物浓度与单次给药相同，本药以药物原形 4%～5%、代谢物 75% 通过尿液排泄，动物试验体内主要分布于肝胆肾脑和消化系统，中枢系统分布很少。

【适应证】适用于功能性消化不良引起的各种症状，如上腹不适、餐后饱胀、食欲缺乏、恶心、呕吐等。

【用法和用量】口服：成人每次 50mg，每日 3 次，饭前服用。根据年龄症状适量酌减。

【不良反应】①偶可出现皮疹、发热、瘙痒感等；②可有腹泻、腹痛、便秘、唾液增加等；③偶尔会出现头痛、刺痛、睡眠障碍等；④偶尔会出现白血球减少，确认出现异常时应停止给药；⑤偶尔会出现尿素氮、肌酐上升；⑥偶尔会出现胸背部疼痛、疲劳、手指发麻、手抖等。

【注意事项】①儿童不宜使用；②孕妇及哺乳妇女用药安全性未确定，应慎用；③高龄患者用药易出现副作用，使用时应注意；④可增强乙酰胆碱的作用，故使用时应注意；⑤与抗胆碱药及具有肌肉松弛作用的药物（地西泮类、氯唑沙宗等）联合应用，可相互抵消作用。

【剂型和规格】片剂：50mg。胶囊剂：50mg。

莫沙必利　Mosapride

【其他名称】贝络纳。

【药理作用特点】本药为消化道促动力剂，属选择性 5- 羟色胺 4（$5\text{-}HT_4$）受体激动剂，通过兴奋胃肠道胆碱能中间神经元及肌间神经丛的 $5\text{-}HT_4$ 受体促进乙酰胆碱的释放，从而增强胃肠道运动，改善功能性消化不良患者的胃肠道症状，不影响胃酸的分泌。本药与大脑突触膜上的多巴胺 D_2、5-HT_1、5-HT_2 受体无亲和力，因而没有这些受体阻滞所引起的锥体外系的副作用。本药主要从胃肠道吸收，分布以胃肠、肝肾局部药物浓度最高，血浆次之，脑内几乎没有分布。健康成人空腹一次口服本药 5mg，吸收迅速，血药峰浓度为 30.7ng/ml，达峰时间为 0.8 小时，半衰期为 2 小时，血浆蛋白结合率为 99.0%。本药在肝脏中由细胞色素 P450 中的 CYP3A4 酶代谢，主要代谢产物为脱 -4-氟苄基莫沙必利，经尿液和粪便排泄。

【适应证】适用于功能性消化不良伴有胃灼热、嗳气、恶心、呕吐、早饱、上腹胀等消化道症状；也可用于胃食管反流性疾病、糖尿病性胃轻瘫及部分胃切除患者的胃功能障碍。

【用法用量】口服：每次 5mg，每日 3 次，饭前服用。

【不良反应】①可有腹泻、腹痛、口干、皮疹及倦怠、头晕等；②偶见嗜酸性粒细胞增多、三酰甘油升高及谷草转氨酶（AST）、谷丙转氨酶（ALT）、碱性磷酸酶（AKP）、γ-谷氨酰转肽酶（GGT）升高。

【注意事项】①对本药过敏者禁用；②孕妇及哺乳期妇女用药，因其安全性未确定，应避免使用；③老年人用药需注意观察，发现副作用应立即进行适当的处理，如减量用药；④服用一段时间（通常为 2 周）后消化道症状没有改变时，应停止服用；⑤与抗胆碱药物（如硫酸阿托品、溴化丁基东莨菪碱等）合用可能减弱本药的作用。

【剂型和规格】片剂（枸橼酸盐）：5mg。

二、止 吐 药

甲氧氯普胺　Metoclopramide

【其他名称】胃复安，灭吐灵，灭吐宁，氯普胺，Paspertin，

Primperan, Maxolon。

【药理作用特点】本药可通过阻滞多巴胺受体而作用于延脑催吐化学感应区，具有强大的中枢性镇吐作用。本药还可加强上部肠段的运动，促进小肠蠕动和排空，松弛幽门窦和十二指肠，从而提高食物通过率，这些作用也可增强本药的镇吐效应。对中枢神经系统其他部位的抑制作用轻微，故较少引起催眠作用。口服后自胃肠道迅速吸收，有明显的首过效应。本药主要以游离型、结合型或代谢产物自尿中排泄，也可自乳汁排出。

【适应证】适用于：①因脑部肿瘤手术、肿瘤的放疗及化疗、脑外伤后遗症、急性颅脑损伤以及药物引起的呕吐；②对于胃胀气性消化不良、食欲不振、嗳气、恶心、呕吐也有较好疗效；③海空作业引起的呕吐及晕车；④增加食管括约肌压力，从而减少全身麻醉时胃肠道反流所致吸入性肺炎的发生率，可减轻钡餐检查时的恶心、呕吐反应，促进钡剂通过十二指肠，插管前服用，有助于顺利插管；⑤对糖尿病性胃轻瘫、胃下垂等有一定疗效，也可用于幽门梗阻及对常规治疗无效的十二指肠溃疡；⑥减轻偏头痛引起的恶心，并可能由于提高胃提高率而促进麦角胺的吸收；⑦因有催乳作用，可用于乳量严重不足的产妇；⑧胆道疾病和慢性胰腺炎的辅助治疗。

【用法和用量】①口服：每次 5～10mg，每天 10～30mg，饭前 30 分钟服用；②肌注：每次 10～20mg，每天剂量一般不宜超过每千克体重 0.5mg，否则易引起锥体外系反应。

【不良反应】①可有倦怠、嗜睡、头晕等；②可有便秘、腹泻、皮疹、男子乳房发育等，但较少见；③大剂量或长期应用可能因阻断多巴胺受体而使胆碱能受体相对亢进，导致锥体外系反应（特别是年轻人），表现为帕金森综合征，可出现肌震颤、头向后倾、斜颈、阵发性双眼向上注视、发音困难、共济失调等，可用苯海索等抗胆碱药治疗；④注射给药可能引起直立性低血压。

【注意事项】①嗜铬细胞瘤、癫痫、进行放射治疗或化疗的乳癌患者以及孕妇禁用；②胃肠道活动增强可导致危险的病例,如机械性肠梗阻、胃肠道出血等禁用;③对胎儿的影响尚待研究;④遇光变成黄色或棕色后,毒性增强;⑤吩噻嗪类药物能增强本药的锥体外系作用,不宜合用;⑥抗胆碱药(丙胺太林、阿托品、颠茄等)能减弱本药增强胃肠道运动的效应,两药合用应予注意;⑦可降低西咪替丁的口服生物利用度,两药若必须合用,服药时间应间隔1小时;⑧能增加对乙酰氨基酚、氨苄西林、左旋多巴、四环素等的吸收速率,地高辛的吸收应合用本药而减少。

【剂型和规格】片剂:5mg。注射剂:10mg/1ml。

格拉司琼 Granisetron

【其他名称】格雷西龙,格雷西隆,凯瑞特,凯特瑞,康泉,枢星,格兰西隆,格兰西龙,谷尼色创,Kytril,BRL-43694。

【药理作用特点】本药为一种强效高选择性外周和中枢神经系统5-HT_3受体拮抗剂,通过对腹部上端小肠向心神经纤维和孤束核或呕吐化学感受区的5-HT_3受体的阻断作用,抑制抗肿瘤药物和放疗引起的恶心呕吐。但本药不能抑制由阿扑吗啡诱发的狗的呕吐,也不抑制由吗啡诱发的雪貂的呕吐,表明本药主要作用于5-HT_3受体。动物止吐试验结果表明,本药呈现良好的量-效关系,止吐效力较昂丹司琼强5~11倍。健康志愿者1次快速静注本药20μg/kg或40μg/kg后,平均高峰浓度为13.7mg/L,C_{max}和曲线下面积与剂量呈线性关系,但半衰期、表观分布容积和清除率无大的改变。在癌症患者体内,本药的表观分布容积为2.2~3.3L/kg,健康志愿者1次静脉注射本药后呈双相消除,半衰期为2.3~5.9小时,而患者为9.2~12小时,多次重复给药4天后血浓度达稳态,此后逐渐减少,未见蓄积性,本药主要可使70%的肿瘤患者在接受化疗后24小时内完全停止呕吐。临床试验中比较了本药与昂丹司琼的止吐疗效,认为对中等致吐的抗肿瘤化疗,两者的疗效相同,而对顺铂引起的高度

呕吐，本药则较昂丹司琼更有效。

【适应证】适用于化疗或放疗所致的恶心、呕吐。

【用法和用量】将本药以注射用生理盐水 20～50ml 稀释后，于化疗或放疗前每天 1 次静脉滴注，成人剂量每次 40μg/kg，或给予标准剂量 3mg，如症状未见改善，可再增补 1 次，对老年患者及肾功能不全者一般不需调整剂量。每 1 疗程可连续使用 5 天。

【不良反应】①可有头痛、便秘、嗜睡、腹泻、AST 和 ALT 暂时性升高；②也观察到血压变化，但停药后即消失，一般不需处理；③未发现锥体外系反应及其他严重副反应。

【注意事项】①仅限于化疗引起的强烈恶心和呕吐，作为止吐剂使用；②小儿用药的安全性尚未确定，故禁用本药；③孕妇使用的安全性也未确定，故应权衡利弊，慎重使用；④哺乳妇女使用时应停止哺乳；⑤对本药或有关化合物过敏者禁用；⑥可减慢胃肠道运动，故消化道运动障碍患者使用时应严密观察；⑦宜临用时配制，稀释后贮存在无菌、避光和室温条件下，时间不超过 24 小时；⑧不应与其他药物混合于同一溶液中使用。

【剂型和规格】注射剂：3mg/3ml。

昂丹司琼　Ondansetron

【其他名称】枢复宁，奥丹西龙，Zofran。

【药理作用特点】本药为一高度选择性的 5-HT_3 受体拮抗剂，能抑制由化疗和放疗引起的恶心、呕吐，其作用机制目前还不清楚。一般认为，化疗和放疗可引起小肠的嗜铬细胞释放 5-HT_3，并通过 5-HT_3 受体引起迷走神经兴奋从而导致呕吐反射，而昂丹司琼可阻断这一反射发生。本药不影响行为效率，无镇静作用，且不改变血浆催乳素水平。口服吸收迅速；单剂量 8mg，为 1.5 小时，高峰浓度为 30ng/ml，口服生物利用度为 60%，表观分布容积约为 140L，$t_{1/2}$ 约为 3 小时，血浆蛋白结合率为 70%～76%，主要自肝脏代谢，代谢产物自尿及粪便排泄，50% 以内的本药以原形自尿排出。老年人由于代谢减慢，服用本药后消除半衰期可延长（5 小时），同时口服生物利用度提高（65%），严重肝功能障碍的患者系统清除率可显著减少，清除半衰期可延长至 15～32 小时，同时口服生物利用度可接近 100%。

【适应证】适用于治疗由于化疗及放疗引起的恶心、呕吐；也适用于预防和治疗手术后引起的恶心。

【用法和用量】（1）治疗由化疗和放疗引起的恶心呕吐：①成人：给药途径及剂量应视患者情况因人而异，剂量一般为 8～32mg，对可引起中度呕吐的化疗和放疗，应在患者接受治疗前，缓慢静注 8mg，或在治疗前 1～2 小时口服 8mg，之后间隔 12 小时口服 8mg。对可引起严重呕吐的化疗和放疗，可于治疗前缓慢注射本药 8mg，之后间隔 2～4 小时再缓慢注射 8mg，共 2 次；也可将本药加入 50～100ml 生理盐水中于化疗前静脉滴注，滴注时间为 15 分钟。对可能引起严重呕吐的化疗，也可于治疗前将本药与 20mg 地塞米松磷酸钠合用静滴，以增强本药的疗效。对于上述疗法，为避免治疗后 24 小时出现恶心、呕吐，均应持续让患者服药，每次 8mg，每天 2 次，连服 5 天。②儿童：化疗前按体表面积计算，每平方米注射 5mg，12 小时后再口服 4mg，化疗后应持续给予患者口服 4mg，每天 2 次，连服 5 天。③老年人：可依成年人给药法给药，一般不需调整。（2）预防或治疗手术后呕吐：①成人：一般可于麻醉诱导同时静脉滴注 4mg，或于麻醉前 1 小时口服 8mg，之后每隔 8 小时口服 8mg，共 2 次。已出现术后恶心、呕吐时，可缓慢滴注 4mg 进行治疗。②肾衰竭患者：不需调整剂量、用药次数和用药途径。③肝衰竭患者：由于本药主要于肝脏代谢，对中度或严重肝功能衰竭患者每天用量不超过 8mg。静脉滴注时，本药在下列溶液中是稳定的（在室温或冰箱中可保持稳定 1 周）：0.9% 氯化钠注射剂、5% 葡萄糖注射剂、复方氯化钠注射剂和 10% 甘露醇注射剂，但本药仍应

于临用时配制。

【不良反应】可有头痛、头部和上腹部发热感、静坐不能、腹泻、发疹、急性张力障碍性反应、便秘等；部分患者可有短暂性转氨酶升高；罕见支气管痉挛、心动过速、低钾血症、心电图改变、癫痫大发作等。

【注意事项】①本药对动物无致畸作用，但对人类无此经验，故应十分慎重，怀孕期间（尤其是头3个月）除非用药的益处大大超过可能引起的危险，否则不宜使用；②由于可经乳汁分泌，故哺乳妇女服用时应停止哺乳；③有过敏史或对本药过敏者禁用。

【剂型和规格】注射剂：4mg/1ml，8mg/2ml。片剂：4mg，8mg。

托烷司琼　Tropisetron

【其他名称】托普西龙，呕必停，Navoban。

【药理作用特点】本药为外周神经元和中枢神经系统内 5-HT_3 受体的高选择性抑制剂。抗癌药物或放疗可激发小肠黏膜的嗜铬细胞释放 5-HT_3，诱导呕吐反射，造成恶心和呕吐。本药选择性抑制这一反射中外周神经系统 5-HT_3 受体的兴奋，并可能对中枢神经系统 5-HT_3 受体传递的迷走神经传入后区有影响，这种双重作用阻断了呕吐反射中神经介质的化学传递，从而对化疗和放疗引起的呕吐有治疗作用。健康志愿者的药代动力学结果表明本药口服吸收迅速、完全，2.2 小时内吸收口服 100mg 剂量的 95% 以上，血药高峰时间为 2～3.5 小时，高峰浓度为 21.7～29.0mg/L，静注高峰浓度为 82～84mg/L，口服半衰期为 8.6～41.9 小时，静注半衰期为 7.3～30.3 小时，表观分布容积为 554.1L，约 8% 的本药以原形从尿中排出，70% 以代谢物从尿中排出，粪中排出约占 15%，几乎均为代谢物，在非正常代谢人中，尿中原形排出比例大于正常代谢者。

【适应证】适用于治疗癌症化疗引起的恶心、呕吐。

【用法和用量】每天 5mg，总疗程 6 天。静脉给药，在化疗前将本药 5mg 溶于 100ml 生理盐水、林格氏液或 5% 葡萄糖注射剂中缓慢静注。口服给药，每天 3 次，每次 1 粒胶囊(5mg)，于进食前至少 1 小时服用或于早上起床后立即用水送服。疗程 2～6 天，轻症者可适当缩短疗程。

【不良反应】常规剂量下的不良反应多为一过性，常见有头晕、头痛、便秘、疲劳及胃肠功能紊乱，如腹痛和腹泻。

【注意事项】①对本药过敏者及妊娠妇女禁用；②哺乳妇女不宜应用，儿童暂不推荐使用；③本药可能对血压有一定影响，故高血压未控制的患者每天剂量不宜超过 10mg；④与食物同服可使吸收略延迟；⑤与利福平或其他肝酶诱导剂合用，可使本药血浆浓度降低，故代谢正常者需增加剂量。

【剂型和规格】注射剂：5mg/1ml。胶囊剂：5mg。

阿扎司琼 Azasetron

【其他名称】欧立康定，坦斯克，阿扎西隆，那扎色创，安世通，欧立亭，怡苏林，Serotone。

【药理作用特点】本药为选择性 5-HT_3 受体拮抗剂，可有效抑制顺铂等抗肿瘤药物引起的恶心和呕吐。本药对 5-HT_3 受体有高度的亲和力，作用强度比甲氧氯普胺强约 410 倍，是昂丹司琼的 2 倍，几乎和格雷司琼等同。本药静脉注射 0.1mg/kg 或 0.3mg/kg，对顺铂或多柔比星、环磷酰胺所致犬的呕吐有止吐作用；0.3mg/kg 几乎完全抑制放疗引起的犬的呕吐。本药主要自肾脏排泄。

【适应证】适用于细胞毒类药物化疗引起的呕吐。

【用法和用量】静脉注射：每日 1 次，每次 10mg，用 40ml 0.9% 氯化钠注射液稀释后，于化疗前 30 分钟缓慢静脉注射。

【不良反应】偶有头痛、头重、焦虑、烦躁感、口渴、脸色苍白、冷觉、心慌、AST 和 ALT 值升高、皮疹、发热、畏寒、疲倦感、

双足痉挛等。

【注意事项】①因老年人肾功能减退，使用本药后持续血药浓度较高，故老年人使用时须注意观察其状态，一旦发生不良反应，应减量（如减至 5mg）；②孕妇或哺乳妇女应慎用；③小儿禁用；④本品见光易分解，启封后应立即使用，注意避光。

【剂型和规格】注射剂：10mg/2ml。片剂：10mg。

氯波必利　Clebopride

【药理作用特点】本药为高选择性的苯甲酰胺类多巴胺受体拮抗剂。可促进胃肠道动力、加速胃肠蠕动，加强并协调胃肠运动；具有抑制恶心和止吐作用。健康的成年人口服本药 0.68mg 约 1.6 小时后达到血药高峰，平均值 0.88ng/ml。另外由尿中排除氯波必利、脱苄胺氯波必利以及它们各自的葡萄糖醛酸的结合体，连续口服给药(每次 0.68mg，每天 3 次，共 5 天)没有蓄积性。

【适应证】适用于胃食管反流、功能性消化不良、糖尿病性胃轻瘫和恶心呕吐时的对症治疗。

【用法和用量】口服：首次服用半片(0.34mg)，每日 2～3 次，每次 0.68mg。早晚或餐前 30 分钟服用。

【不良反应】偶见口干、头昏、倦怠、乏力、嗜睡、腹泻、腹痛等，停药后即可恢复正常。

【注意事项】①对本药过敏者及机械性胃肠道梗阻、帕金森病患者禁用；②有上述不良反应的驾驶员、机械操作者，于工作时禁用；③孕妇慎用；哺乳期妇女尚不明确；④儿童及高龄者慎用；⑤与抗胆碱能药物合用，有可能减弱本药作用，因而不能同时应用。

【剂型和规格】片剂：0.68mg。

三氯叔丁醇　Chlorobutanol

【其他名称】氯丁醇。

【药理作用特点】本药有止吐及局麻、镇静作用。

【适应证】适用于恶心、呕吐、晕车、晕船、失眠及局部疼痛等；也可用作防腐剂。

【用法和用量】口服：每次0.3～0.5mg。

【不良反应】①可有心血管毒性，使血压急剧下降；②偶见神经系统毒性及抽搐、意识丧失、呼吸抑制等；③偶见严重过敏反应。

【剂型和规格】片剂：0.1mg。

萘二磺乙乳胆铵 Aclatonium napadisilate

【其他名称】阿克吐，Abovis。

【药理作用特点】本药为平滑肌及消化道运动功能增强药，对胃、肠及胆道有兴奋作用，以对胃幽门前庭部位的作用最强，对消化道其他部位的作用比胃弱。此外，还能使胆道末端运动亢进，胆囊内压升高，促进胆汁向十二指肠排出。对切断迷走神经及吗啡所致的运动功能低下状态也有很强作用。不论对健康或慢性胃炎及手术患者，均有促进胃内容物排出的作用。口服本药后2～4小时可达到最高血药浓度，多分布于消化道组织，肝、肾、血中分布较少。吸收后代谢快，在血、肝中代谢产物为胆碱、磷酸胆碱、卵磷脂等。于尿中可监测到乳酸乙酯等（28小时尿中乳酸乙酯排泄约43%）。

【适应证】适用于消化道功能异常（如恶心、呕吐、食欲不振、腹胀等）、慢性胃炎、胆道运动障碍、消化道术后等。

【用法和用量】口服：每次20～25mg，每天3次。可视年龄、症状酌情增减。

【不良反应】可有胃部不适、腹痛、腹泻、困倦、发汗等。

【注意事项】①对副交感神经有兴奋作用，对哮喘、甲状腺功能亢进、消化性溃疡（活动期）、癫痫患者不宜使用；②与抗胆碱酯酶剂联用可使本药作用增强，故在联合伍用时给药量要酌减。

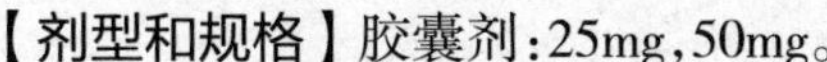

【剂型和规格】胶囊剂:25mg,50mg。

硫乙拉嗪　Thiethylperazine

【其他名称】硫乙哌丙嗪,吐来抗,Torecan。

【药理作用特点】本药可抑制催吐化学敏感区和呕吐中枢而产生镇吐作用。用于治疗全身麻醉或眩晕所致的恶心呕吐,对吗啡和哌替啶所产生的恶心呕吐有效。对于因放射线照射或应用氮芥等细胞毒药物所致的呕吐也有效。

【适应证】适用于类似内耳眩晕症的一系列病种的治疗,效果较好,但不适用于防止晕动症。

【用法和用量】口服:成人每次10mg,通常一天剂量为10~30mg。

【不良反应】①偶见倦怠、眩晕、口鼻干燥、心搏过速和食欲缺乏等;②全身麻醉苏醒后的患者,在服用本药后30分钟以内,偶有中度的低血压产生,但未见有延迟发生的低血压症;③和其他吩噻嗪类药物一样,可出现锥体外系的兴奋症状,儿童和妇女特别敏感,这些症状大多在治疗后1~2天后出现,但停药后可自行消失;④在一般剂量下不致损害肝脏或血液系统。

【注意事项】①如用于制止全身麻醉苏醒后的恶心和呕吐,必须在麻醉终了后才能给本药,以避免可能出现的麻醉苏醒延迟;②与中枢抑制药合用时必须特别注意;③孕妇慎用;④患癫痫的孕妇、儿童、昏迷患者及严重抑郁患者禁用。

【剂型和规格】片剂:10mg。

第五章　止泻药物及微生态制剂

洛哌丁胺　Loperamide

【其他名称】氯苯哌酰胺，腹泻定，易蒙停，Imodium，Blox，lopemid，Elcoman。

【药理作用特点】本药化学结构与氟哌啶醇及哌替啶相类似，但其治疗量对中枢神经系统无任何作用。主要作用于肠壁上的阿片受体，阻止乙酰胆碱及前列腺素的释放，从而抑制肠道平滑肌的收缩，减少肠蠕动，延长食物在小肠内的停留时间，增加水分及电解质的吸收。口服后 4～6 小时达到血药浓度高峰，主在肝内代谢，由胆汁排出，少量由肾脏排泄，半衰期 7～15 小时。

【适应证】适用于急性腹泻及各种病因引起的慢性腹泻，如溃疡性结肠炎、克罗恩病、肠易激综合征、短肠综合征等；对胃肠部分切除术后及甲亢引起的腹泻也有效。

【用法和用量】①急性腹泻：首剂口服 4mg，以后每次腹泻后服 2mg，直至腹泻停止，每天总量不超过 16mg，儿童用量减半；②非感染性腹泻：首剂口服 4mg，调整剂量至大便正常，维持剂量每天 2～6mg，儿童酌减，发生便秘后立即停药；1～5 岁儿童按 0.02mg/kg 给药。

【不良反应】①可有口干、眩晕、头痛、恶心、腹胀、食欲不振、过敏性皮炎、失眠等，一般停药后可消失；②过量服用可引起便秘、嗜睡、肌肉紧张、瞳孔缩小、呼吸缓慢等。

【注意事项】①治疗急性腹泻超过48小时、慢性腹泻10天后如仍不缓解,即应停药;②如本药中毒,可用纳洛酮解毒;③严重肝功能异常者慎用;④因使用抗生素所致伪膜性肠炎、婴幼儿、孕妇不宜使用;⑤严重中毒性或感染性腹泻禁用,以免止泻后加重中毒症状;⑥可增加中枢神经抑制性药物的作用,故不宜合用;⑦不明原因腹痛、肠梗阻、消化道出血者禁用。

【剂型和规格】胶囊剂:2mg。溶液剂:30ml,每毫升含盐酸洛哌啶胺0.2mg。

复方地芬诺酯　Compound diphenoxylate

【其他名称】止泻宁,复方苯乙哌啶,Lomotil compound。

【药理作用特点】本药为地芬诺酯与阿托品的复方制剂,前者为哌替啶的同类物。本药可直接作用于肠道平滑肌,通过抑制黏膜感受器消除局部黏膜的蠕动反射而减弱肠蠕动。还可增加肠道的节段性收缩,延迟肠内容物的通过,利于肠道内水分的吸收,口服迅速吸收,一般2小时内达到血药浓度高峰。半数患者12小时内起效,由于成瘾性小,故已代替阿片制剂,成为广泛有效的非特异性止泻药。

【适应证】适用于急、慢性腹泻;对功能性腹泻如肠易激综合征,慢性肠炎如溃疡性结肠炎、放射性肠炎等也有很好疗效。

【用法和用量】口服:每天2~4次,每次2.5~5mg,首剂加倍,饭后服用。症状控制后减量或停药。

【不良反应】①可有口干、烦躁、嗜睡、失眠、恶心、腹胀、食欲不振等,停药后可消失;②过量服用(一次40~60mg)可产生吗啡样欣快感;③长期服用也可产生依赖性,并具有致畸作用。

【注意事项】①严重肝功能异常者慎用;②因使用抗生素所致伪膜性肠炎、孕妇不宜使用;③严重中毒性或感染性腹泻禁用,以免止泻后加重中毒症状;④可增加中枢神经抑制性药物的作用,不宜合用;⑤不明原因腹痛、肠梗阻、消化道出血者禁用。

【剂型和规格】片剂：每片含盐酸地芬诺酯 2.5mg，硫酸阿托品 0.025mg。

碱式碳酸铋　Bismuth subcarbonate

【其他名称】次碳酸铋，碳酸氧铋，Bismuth oxycarbonate，Basic bismuth oxycar-bonate。

【药理作用特点】本药能吸收肠道内毒素、细菌和病毒。还能与黏液蛋白结合形成保护膜，具有保护黏膜、收敛、止泻作用。

【适应证】适用于腹泻、慢性胃肠炎、胃及十二指肠溃疡等。

【用法和用量】口服：每天 3 次，每次 0.3～0.9g，饭前服。

【不良反应】①长期大量服用可引起便秘；②有致可逆性精神失常的报道。

【注意事项】① 3 岁以下儿童禁用；②严重中毒性或感染性腹泻应首先控制感染；③可影响其他药物的吸收。

【剂型和规格】片剂：0.3g，0.5g。

鞣酸蛋白　Tannalbin

【其他名称】单那尔宾，Albuminate，Albutanin，Albumine tannate。

【药理作用特点】本药服用后在胃内不分解，在小肠处分解出鞣酸，使肠黏膜表层蛋白凝固，形成一层保护膜，减少渗出、减轻刺激及肠蠕动，有收敛、止泻作用。

【适应证】适用于急性胃肠炎及各种非细菌性腹泻、小儿消化不良等；也可外用于湿疹、溃疡处。

【用法和用量】口服：每天 3 次，每次 1～2g，空腹服。

【不良反应】用量过大可致便秘。

【注意事项】①能影响胃蛋白酶、胰酶、乳酶生等消化酶类的活性，故不宜同服；②用于治疗细菌性肠炎时应首先控制感染。

【剂型和规格】片剂：0.25g，0.5g。

碱式硝酸铋　Bismuth subnitrate

【其他名称】次硝酸铋，次硝苍，硝酸氧铋，Bismuth oxynitrate，Basic bismuth nitrate。

【药理作用特点】本药药理作用同次碳酸铋，具有保护黏膜、收敛、止泻作用。

【适应证】适用于腹泻、慢性胃肠炎、胃及十二指肠溃疡等。

【用法和用量】口服：每天3次，每次0.3～2g。

【不良反应】大量服用可致亚硝酸中毒。

【剂型和规格】片剂：0.3g，0.5g。

蒙脱石散　Montmorillonite powder

【其他名称】思密达，双八面体蒙脱石，Dioctahedral smectite，Smecta。

【药理作用特点】本药主要成分为双八面体蒙脱石，系双八面体层纹结构的微粒，颗粒直径细小，为1～3mm，层与层之间还可滑动，使其具有很大的表面积。由于其独特的结构，特殊的不均匀带电性，因而具有加强、修复消化道黏膜，固定、清除多种病原体和毒素的作用。口服本药后，药物可均匀覆盖在肠腔表面，持续达6小时之久。思密达可减少肠运动失调，恢复肠蠕动的正常节律，维护肠道的输送和吸收功能。另外思密达可减慢肠细胞转变速度，促进肠细胞的吸收功能，减少分泌，缓解幼儿由于双糖酶降低或缺乏造成糖脂消化不良所致的渗透性腹泻。本药可通过和肠黏液分子间的相互作用，增加黏液凝胶的内聚力、黏弹性和存在时间，从而加强黏液屏障，保护肠细胞顶端和细胞间桥免受损害。

【适应证】适用于急性和慢性腹泻、慢性胃肠炎、胃及十二指肠溃疡、反流性食管炎及结肠疾病等，尤以治疗小儿急性腹泻效果为佳。

【用法和用量】口服：成人每天3次，每次1袋；2岁以上幼儿每天2～3次，每次1包；1～2岁幼儿，每天1～2次，每次1包；1岁以下幼儿，每天1包，分2次服。治疗腹泻时，首次剂量加倍。食管炎患者宜于饭后服用。将本药溶于半杯温水中送服。

【不良反应】少数可出现便秘，可适当减少剂量。

【注意事项】①服用时可能影响其他药物的吸收，故应间隔1小时左右服用；②治疗细菌性腹泻时，宜与抗生素联合应用，效果更佳。

【剂型和规格】散剂：每包含双八面体蒙脱石3g，葡萄糖0.749g，糖精钠0.007g，香兰素0.004g。

药用炭　Medical charcoal

【其他名称】活性炭，Activated charcoal。

【药理作用特点】本药为活性化炭末，炭末分子间空隙多，表面积大，能吸附可导致腹泻及腹部不适的多种刺激物，减轻其对肠壁的刺激而减少肠蠕动，起到止泻作用。可吸附胃肠道内毒物，抑制其吸收。本药口服不吸收，仍由肠道排出。

【适应证】适用于腹泻、胃肠胀气、食物中毒、生物碱中毒等；也可与硫酸镁合用，以排出胃肠道内细菌及毒物。

【用法和用量】口服：每天3次，每次1～3g，饭前服。如用于治疗食物或生物碱中毒，可口服30～100g，同时服用泻盐。

【不良反应】长期服用可影响营养物质的吸收，导致发育不良。

【注意事项】①3岁以下儿童不宜久用；②可吸附维生素、抗生素、磺胺类、生物碱、乳酶生等，对胃蛋白酶、胰酶等消化酶类的活性也有影响，不宜同服；③用于解毒时，应在中毒后30分

钟内服用，剂量不小于30g；如已知服用的毒物量，应服用5～10倍于毒物量的活性炭，服用后应即刻给予泻药，加强疗效。

【剂型和规格】片剂：0.15g，0.3g，0.5g。

硅碳银　Agysical

【其他名称】矽碳银。

【药理作用特点】本药为收敛、吸附性止泻药，其中硅可保护肠黏膜，炭有吸附作用，银有杀菌作用。

【适应证】适用于急性肠炎、肠内异常发酵等。

【用法和用量】口服：成人每天3～4次，每次1～3片，空腹口服；儿童每天3次，每次1片，空腹口服。

【不良反应】过量服用可致便秘。

【剂型和规格】片剂：含药用炭60mg，白陶土240mg，氯化银1.5mg。

氢氧化铝凝胶　Aluminum hydroxide gel

【药理作用特点】本药为收敛性止泻药，口服后与胃酸发生反应产生氯化铝，有收敛止泻作用。

【适应证】适用于慢性腹泻的对症治疗。

【用法和用量】口服：成人每天3～4次，每次10～15ml；儿童每天3～4次，每次2～8ml。

【不良反应】过量服用可致便秘。

【剂型和规格】凝胶剂：500ml。

复方樟脑酊　Tincture camphor compound

【药理作用特点】本药为阿片制剂，作用于肠壁及中枢神经系统的阿片受体，兴奋胃肠道平滑肌及括约肌，增强其张力，减弱胃肠蠕动，延长其内容物滞留时间，并对中枢神经系统有抑制作用，抑制排便而止泻。

【适应证】适用于较严重的急性非细菌感染性腹泻时的对症治疗。

【用法和用量】口服：每天 3 次，每次 2 ~ 5ml。

【注意事项】严重中毒性或感染性腹泻应首先控制感染，否则滥用本药可加重病情。

【剂型和规格】酊剂：每毫升含阿片酊 0.05ml，此外还含有樟脑、苯甲酸和八角茴香油等。

固本益肠片

【药理作用特点】本药为中药制剂，具有加强体内免疫功能，增进食欲，修复肠道溃疡组织，抗炎消肿，止泻止痛之功效。

【适应证】适用于慢性腹泻、肠易激综合征、溃疡性结肠炎、慢性结肠炎等疾病。

【用法和用量】口服：每天 3 次，每次 8 片，儿童酌减。

【注意事项】用药期间忌食生冷、辛辣、油腻食物。

【剂型和规格】片剂：0.32g。

酪酸梭状芽孢杆菌 Clostridium butyricum

【其他名称】酪酸菌，宫入菌，米雅 BM 颗粒，Miya BM granules。

【药理作用特点】本药为含有酪酸芽孢杆菌的活菌制剂。酪酸菌为人体肠道内的正常菌群，它不但与双歧杆菌、乳酸杆菌等有益菌共生并促进其繁殖，而且还抑制肠道内有害菌的生长和阻止有害毒素的产生。本药可补充肠道内正常菌群的数量、能纠正菌群失调，并在肠道黏膜表面定植、建立起强大的生物屏障，阻止有害菌的侵入，还可产生维生素 B 及酪酸，后者为肠上皮组织再生的重要能源之一。

【适应证】适用于急性和慢性腹泻、肠易激综合征、伪膜性肠炎、消化不良等疾病的对症治疗。

【用法和用量】口服:每天 3 次,每次 2 片,儿童酌减。

【注意事项】与抗生素同服时可影响疗效。

【剂型和规格】片剂:含芽孢酪酸菌 0.5 亿个。

整肠生 Entrocoordinatibiogen

【药理作用特点】本药为由地衣芽孢杆菌无毒菌株 BL20386 制成的生物制剂,利用地衣芽孢杆菌具有拮抗肠道致病菌且促进生理性有益菌的增长的作用,调整人体肠道的微生态环境。

【适应证】适用于治疗急慢性腹泻、各种肠炎及肠道菌群失调症。

【用法和用量】口服:每天 3 次,每次 2~4 粒。

【剂型和规格】胶囊剂:含地衣芽孢杆菌 >0.5 亿个。

粪肠球菌 M74 活菌制剂 Enterococcus Faecium M74

【其他名称】佳士康,Gastriferm。

【药理作用特点】本药有效成分为活的肠球菌 M74,它是人体肠道中自然存在的一种非致病菌,能发酵糖类产生乳酸,对致病菌的繁殖有抑制作用,它附着于肠壁不会因腹泻而被冲洗排出体外。

【适应证】适用于各种原因引起的肠道菌群失调,防治外出旅游引起的“水土不服”、急慢性腹泻等。

【用法和用量】口服:成人每天 2 次,每次 1~2 粒;儿童每天 1 次,每次 1 粒。

【不良反应】无明显不良反应。

【剂型和规格】胶囊剂:250mg。

口服嗜酸乳杆菌胶囊
Lactobacillus Acidophilus Capsule

【其他名称】乐托尔,Lacteol fort。

【药理作用特点】本药为由人粪分离得到的嗜酸乳杆菌,由于采用真空冷冻干燥法,细菌经过热处理已经灭活,故本药含菌量高且稳定。体外及动物实验证明,嗜酸乳杆菌代谢过程中产生的乳酸及结构未明的抗生素有直接的抑菌作用。本药所含的维生素 B 能刺激肠道内正常产酸菌群的生长。其代谢产物对肠黏膜有非特异性免疫刺激作用,能增加免疫球蛋白的合成。

【适应证】适用于急、慢性腹泻的对症治疗。

【用法和用量】口服:胶囊剂每天 2 次,每次 2 粒,成人首剂加倍,婴儿每天 2 次,每次 1 ~ 2 粒,饭前服;散剂每天 2 次,每次 1 袋,成人首剂加倍,婴儿每天 2 次,每次 1 袋。

【注意事项】由于菌株已经灭活,故与抗生素同服时不影响疗效。

【剂型和规格】胶囊剂:每粒含灭活冻干的嗜酸乳杆菌 50 亿个和中和后冻干的培养基 80mg;散剂:每袋含灭活冻干的嗜酸乳杆菌 50 亿个和中和后冻干的培养基 160mg。

促菌生 Cerebiogen

【药理作用特点】本药为蜡样芽孢杆菌 DM423 菌株制成的活菌制剂。其可调节人体内肠道菌群失调,消耗肠内多余的氧气,降低肠道内 pH,创造适合生理性厌氧菌生长环境,从而抑制致病菌和条件致病菌。

【适应证】适用于慢性腹泻、婴幼儿腹泻、肠易激综合征、伪膜性肠炎、痢疾等;对肝炎患者也有改善症状、消除腹胀、增加食欲的作用。

【用法和用量】口服:每天 3 次,每次 2 ~ 4 粒,饭后服用,儿童酌减。

【注意事项】与抗生素同服时可影响疗效。

【剂型和规格】胶囊剂:0.2g。

复合乳酸菌胶囊 Lactobacillus Complex Capsules

【其他名称】聚克通,Polyacton。

【药理作用特点】本药为乳酸乳杆菌、嗜酸乳杆菌和乳链球菌制剂。其特点为本药为不受胃液影响的肠溶性胶囊制剂,对多种抗生素具有抵抗性,可在肠内固定繁殖。本药定植于肠道内,迅速繁殖,形成生物学屏障,分解葡萄糖产生乳酸,使肠道内pH降低,抑制致病菌的繁殖生长。补充肠道内有益细菌数量,纠正菌群失调,恢复和维持肠道内微生物生态系统的稳定和正常,改善肠道运动功能。

【适应证】适用于急慢性腹泻、婴幼儿腹泻、肠易激综合征、伪膜性肠炎、痢疾等;对肝炎、肝硬化、肝癌患者有消除腹胀、增加食欲的作用。

【用法和用量】口服:每天3次,每次2粒。

【不良反应】无明显不良反应。

【剂型和规格】胶囊剂:含活菌 >0.5 亿个。

口服双歧杆菌活菌散剂
Live Bifidobacterium Powder

【其他名称】丽珠肠乐,回春生,Bifidobacterium。

【药理作用特点】本药为双歧杆菌活菌制剂,系革兰阳性无芽孢厌氧菌。双歧杆菌是人体内正常有益的生理性细菌,从婴儿出生后几小时到人体死亡都存在,并且在肠道内占有绝对优势,对人体具有营养及保护等功能。双歧杆菌通过磷壁酸与肠黏膜上皮细胞结合,与其他厌氧菌共同占据肠黏膜表面,形成生物学屏障,阻止致病菌的入侵及定植。它在代谢过程中产生乳酸和醋酸,降低肠道内pH和氧化还原电位(EH),有利于抑制致病菌生长，维持肠道菌群平衡。

【适应证】适用于各种原因所致肠菌群失调疾病（如急慢性肠炎、腹泻、便秘等肠功能紊乱）的防治，以及与菌群失调所致的血内毒素升高有关的疾病（如急慢性肝炎、肝硬化等）的辅助治疗。

【用法和用量】口服：每天 3 次，每次 1～2 粒，饭后服用，儿童酌减。

【注意事项】与抗生素同服时可影响疗效。

【剂型和规格】胶囊剂：0.35g，含活菌 >0.5 亿个。

第六章　催吐及促泻药物

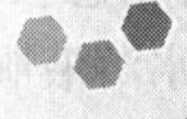

一、催　吐　药

阿扑吗啡　Apomorphine

【其他名称】Apomorphine。

【药理作用特点】本药是吗啡的衍生物，但只有轻微的止痛作用，它能直接刺激催吐化学感受区。皮下注射后能在几分钟内引起呕吐。由于胃饱满时更有效，常在皮下注射后不久饮水200～300ml。胃内容物以及十二指肠上段反流物等都能完全呕出。

【适应证】适用于中等及不能施行洗胃术的患者。

【用法和用量】皮下注射：成人0.08mg/kg，通常一次2～5mg，极量一次5mg；儿童0.06mg/kg。

【注意事项】①本药和吗啡及其衍生物有交叉过敏反应，应注意；②下列情况宜慎用或禁用：心力衰竭或心衰先兆、腐蚀性中毒、张口反射抑制、醉酒状态、已有昏迷或有严重呼吸抑制、阿片和巴比妥类或其他中枢神经抑制药所导致的麻痹状态、癫痫发作先兆、休克前期；③幼儿及老年对阿扑吗啡的易感性增高，应慎用；④药品变为绿色时禁用。

【剂型和规格】注射剂：6mg。

硫酸锌　Zinc sulfate

【其他名称】皓矾，锌矾。

【药理作用特点】本药可刺激胃黏膜感受器，反射性地作用于呕吐中枢而引起呕吐。

【适应证】适用于食物中毒及排除胃内毒物急救。

【用法和用量】口服：每次 0.2～2g，配成水溶液服用。

【不良反应】①超量服用可有急性胃肠炎、腹痛、腹泻；②偶见皮疹、胃肠道出血，罕见肠穿孔。

【注意事项】①消化道溃疡患者禁用；②宜餐后服用，以减少胃肠道刺激；③孕妇及哺乳期妇女慎用。

【剂型和规格】颗粒剂：25mg（含锌量 5.7mg），50mg（含锌量 11.4mg）。

酒石酸锑钾　Antimony potassium tartrate

【药理作用特点】本药为抗血吸虫药，内服少量可刺激消化道反射性地兴奋呕吐中枢而催吐。

【适应证】适用于食物中毒及排除胃内毒物急救。

【用法和用量】口服：每次 30～60mg，同时饮水。

【不良反应】可有过敏反应。

【注意事项】针剂如有沉淀，即不能使用。

【剂型和规格】注射剂：0.1g/10ml。

吐 根 糖 浆

【药理作用特点】本药为中药吐根和瓜蒂制剂。

【适应证】适用于食物中毒及排除胃内毒物急救。

【用法和用量】口服：每次 15～30ml。

【注意事项】小儿及年老体弱患者忌用。

【剂型和规格】口服液。

二、促　泻　药

硫酸镁　Magnesium sulfate

【其他名称】硫苦，泻盐，Epsom salt，Salamarum。

【药理作用特点】本药：①口服后不易被肠壁吸收，使肠道内渗透压升高，阻止肠道内水分的吸收，使肠内容积增大，肠道扩张而刺激肠壁引起导泻作用。还可促使胆囊收缩素释放，从而刺激肠道引起下泻。②口服高浓度硫酸镁或经十二指肠导管直接注入十二指肠可在局部刺激十二指肠黏膜，反射性地引起胆囊收缩和胆总管括约肌松弛而发挥利胆作用。③由静脉途径给药可提高细胞外液镁离子浓度，从而抑制中枢神经系统，也可减少运动神经末梢乙酰胆碱的释放量，阻断外周神经肌肉接头，而产生镇痉、镇静、松弛骨骼肌的作用，也能降低颅内压。④静脉给药，过量镁离子可直接舒张周围血管平滑肌，引起交感神经节冲动传导障碍，从而使血管扩张，血压下降。另外本药50% 溶液外用热敷患处，有消炎去肿的功效。

【适应证】适用于：①便秘、肠内异常发酵、服用驱虫药后导泻；②与活性炭合用治疗食物或药物中毒；③手术、放射性检查及纤维结肠镜检查前的肠道准备，作用迅速，服用 2～4 小时后可排便，如空腹同时饮大量清水，约 1 小时后可排出液性大便；④口服 33% 的本药溶液可有利胆作用，用于治疗阻塞性黄疸和慢性胰腺炎；⑤静脉给药还用于治疗惊厥、子痫、尿毒症、破伤风、高血压脑病及急性肾性高血压危象；⑥对于频繁发作心绞痛，而其他治疗效果不佳的患者有一定效果；⑦外用可消炎去肿。

【用法和用量】①导泻：口服，每次 5～20g，清晨空腹，与 400～1000ml 清水同服。②利胆：口服，每天 3 次，每次 3～5g，饭前或两餐之间服用。也可服用 33% 的硫酸镁溶液，每次 10ml。③抗惊厥、降血压：肌注，25% 的硫酸镁溶液，每次 4～10ml；静滴，25% 的本药溶液以 5% 的葡萄糖注射剂稀释成 1% 浓度后缓慢静滴。④治疗心绞痛：可将 10% 的本药溶液 10ml 用葡萄糖注射剂稀释后缓慢静脉注射，每天 1 次，连续注射 10 天左右。

【不良反应】本药苦味强烈，可引起恶心；导泻时服用过量、过高浓度本药溶液时，可引起组织大量水分丢失，而致脱水。

【注意事项】①静脉注射较为危险，必须注意患者呼吸、血压；②有中毒现象时，可静脉注射 10% 的葡萄糖酸钙注射剂 10ml，以行解救；③消化道出血、急腹症患者及孕妇、月经期妇女禁用本药导泻；④中枢神经抑制药物（如苯巴比妥）中毒患者禁用本药导泻，以免镁离子吸收，加重抑制；⑤肾功能不全、心肌损害、心肌传导阻滞、呼吸疾病患者慎用；⑥可使氯氮䓬、氯丙嗪、双香豆素、地高辛和异烟肼等药物的效应和作用下降；⑦能与四环素、土霉素结合成不吸收的复合物；⑧与钙离子发生拮抗效应。

【剂型和规格】原粉溶液剂：33%；注射剂：1g/10ml，1g/20ml，2.5g/10ml。

☆ 白色合剂（White mixture）：由硫酸镁 30g，轻质碳酸镁 5g，薄荷水适量，配制成 100ml 溶液，口服，每次 15～30ml。

☆ 一二三灌肠液：由 50% 的硫酸镁溶液 30ml，甘油 60ml，蒸馏水 90ml 配成，常用于各种便秘的灌肠治疗。

比沙可啶 Bisacodyl

【其他名称】便塞停，吡啶亚甲双酚酯，Dulcolax，Bisacolax。

【药理作用特点】本药是接触性缓泻药，可直接作用于肠道黏膜，刺激其感觉末梢神经，促进肠蠕动而导致排便。一般通过直肠给药后，约 15～60 分钟可引起排便。治疗剂量下只有 5% 本药被吸收，其余主要由粪便排出，少量以葡萄糖醛酸化物的形式自尿排出。

【适应证】适用于各种便秘、消化道检查或手术前的肠道准备。

【用法和用量】口服:成人每次 10mg,10 岁以下儿童 5mg,睡前服用。直肠给药:成人每次 10mg,10 岁以下儿童每次 5mg,晨起用。

【不良反应】①可引起轻度腹痛;②偶见腹部剧烈痉挛,多于排便后自行缓解。

【注意事项】①急腹症患者及孕妇禁用;②服用前后 2 小时不得服用牛奶或抗酸剂。

【剂型和规格】片剂:5mg。

拉克替醇 Lactitol

【其他名称】天晴康欣。

【药理作用特点】本药为降血氨药和缓泻剂。本药系二糖,在小肠内不被水解吸收,而以原形进入结肠。主要被结肠内微生物中的拟杆菌和乳酸杆菌降解,生成醋酸、丙酸和丁酸,从而酸化结肠内容物,降低了肠道 pH,使铵离子形成铵盐而难以透过肠黏膜进入门静脉,抑制了游离氨的生成和吸收,并使粪便氮排泄增加。那些分解本药的细菌也能吸收氨,在体外培养的粪便样品中加入本药后粪便中的氨含量减少。本药能影响结肠菌群,增加原生菌,抑制前致癌酶的活力,抑制腐败菌。动物(大鼠)实验证明拉克替醇可显著降低模型动物血中及脑中氨浓度,减少昏迷发生。本药分解成有机酸后提高了结肠内的渗透压,从而增加了液体流入,因此本药有轻泻作用。

【适应证】适用于急、慢性肝性脑病和慢性便秘的治疗。

【用法和用量】口服:肝性脑病推荐初始剂量为每日 0.6g/kg,分 3 次就餐时服用。便秘适宜的剂量是每日排便 1 次,一般在服药几小时后出现导泻作用。少数患者初次服用可能在 2~3

天后才有疗效。成人(包括老年患者)起始剂量为每日 20g 于早餐或晚餐时 1 次用。每天 10~15g 的剂量可以维持每日排便 1 次的通便疗效。儿童平均的日服剂量为 0.25g/kg。

【不良反应】常见胃肠胀气、腹部胀痛和痉挛,易发生于服药初期。

【注意事项】①肠道不通畅(肠梗阻、人造肛门等)患者不得服用;②不能与促排钾药物(噻嗪类利尿剂、皮质类固醇、两性霉素)合用,本药会促进这些药物的作用;③不能与胃酸中和剂和新霉素同时服用,这些药物会阻止本药对肠道内容物的酸化作用,但不影响药物对便秘的导泻治疗。

【剂型和规格】散剂:5g。

酚酞 Phenolphthalein

【其他名称】非诺夫他林,果导,Phenaloin,Laxin,Laxone,Laxalol。

【药理作用特点】本药口服后在肠道内遇胆汁及碱性肠液形成可溶性钠盐,刺激结肠黏膜,促进其蠕动,并阻止肠液被肠壁吸收而起缓泻作用。本药有少量经小肠吸收,部分经肠肝循环,又作用于肠腔,这种肠肝循环延长了作用时间,故药效可持续 3~4 天,适用于习惯性便秘。

【适应证】适用于习惯性便秘,尤其是老年患者。服药 8 小时左右排便。

【用法和用量】口服:睡前,每次 0.05~0.2g,每天不超过 0.24g;2~5 岁儿童每天 15~20mg;6 岁以上每天 30~60mg。

【不良反应】①长期服用者可引起皮疹、皮炎、肠炎、出血倾向等过敏反应,应及时停药;②与碱性药物合用可引起大便变色;③过量服用可引起过度腹泻、腹绞痛。

【注意事项】①婴儿禁用;②孕妇及哺乳期妇女慎用;③阑尾炎、直肠出血未明确诊断前、充血性心力衰竭、高血压、肠梗阻

患者禁用；④长期服用可引起依赖性，并可引起血糖增高、血钾降低。

【剂型和规格】片剂：0.05g，0.1g。

多库酯钠　Docusate sodium

【其他名称】辛多酯磺酸钠，磺琥辛酯钠，Dioctyl sodium sulfosuccinate，Doxinate。

【药理作用特点】本药为一种表面活性剂，具有湿润及软化大便的作用。服后可使脂肪类物质及水分浸透大便，对于肠道无刺激。

【适应证】适用于治疗排便无力，如肛门、直肠疾病患者，或术后便秘患者。

【用法和用量】口服：成人每天1次，每次50～100mg；6～12岁儿童每天5mg/kg，分次服用。

【注意事项】本药可促进液体石蜡吸收产生不良反应，故不宜合用。

【剂型和规格】片剂：10mg，50mg。

甘露醇　Mannitol

【药理作用特点】本药为利尿剂。利用其口服不吸收的特点，服用其高浓度水溶液后，在肠腔内形成高渗环境，促进肠道内液体分泌，达到通便导泻的作用。由于可提高血浆渗透压，亦可作为脱水剂，治疗颅内高压和青光眼。

【适应证】适用于肠道准备。

【用法和用量】口服：于肠镜检查前3小时，服用20%的甘露醇250ml，随后饮水1000ml左右。

【注意事项】用本药准备肠道后，在进行肠镜检查及治疗时，禁止使用高频电切或电凝，以免发生爆炸。

【剂型和规格】注射剂：50g/200ml。

山梨醇 Sorbitol

【药理作用特点】本药为甘露醇的同分异构体，作用与甘露醇相似但较弱，口服具有导泻作用。

【适应证】适用于肠道检查前的准备。目前已少用。

【用法和用量】口服：于肠镜检查前 3 小时，服用 25% 的山梨醇 250ml，随后饮水 1000ml 左右。

【注意事项】同甘露醇。

【剂型和规格】注射剂：62.5g/250ml，25g/100ml。

硫酸钠 Natrium sulfate

【其他名称】芒硝，元明粉。

【药理作用特点】本药口服后硫酸根不易吸收，在肠道内形成高渗溶液刺激其蠕动，产生导泻作用。其作用较硫酸镁弱。

【适应证】适用于治疗习惯性便秘，尤其适用于促进毒物的排出，如中枢神经抑制性药物的中毒、可溶性钡盐的中毒；亦可用于肠镜检查前的肠道准备；外敷可消炎止痛。

【用法和用量】口服：每次 5～20g，用水溶解后服用。

【注意事项】心血管系统疾病患者、肾功能不全及孕妇忌用。

【剂型和规格】粉剂。

氢氧化镁合剂 Magnesium hydroxide mixture

【其他名称】镁乳，Milk of magnesia。

【药理作用特点】本药渗透性泻药，作用同硫酸钠。

【适应证】适用于治疗习惯性及老年体弱的便秘。

【用法和用量】口服：成人每天 1 次，每次 30ml，晚睡前服用；儿童每天 1 次，每次 0.5～1ml/kg，睡前服用。

【不良反应】使用过量可引起脱水。

【注意事项】肾功能不全者长期服用可引起高镁血症，严重者可发生低血压和呼吸抑制。

【剂型和规格】混悬剂:500ml。

杜秘克　Duphalac

【药理作用特点】本药主要成分为乳果糖。口服后在大肠被糖分解菌所代谢,产生乳酸、蚁酸及二氧化碳,使肠道内酸化,尤其是增加了近端结肠中酸的含量及细菌生长。使食物通过肠道的时间缩短,大便在结肠中滞留的时间也减少,以免水分的过度吸收,润滑大便,起到缓泻的作用。另外由于肠道内环境酸化,抑制 NH_3 的吸收,故本药可降低血氨,对于血氨升高引起的肝性脑病有治疗作用。

【适应证】适用于便秘及预防肝性脑病。

【用法和用量】①便秘:口服,顿服。严重病例:起始剂量每天 30~45ml,维持剂量每天 15~25ml;中度病例:起始剂量每天 15~30ml,维持剂量每天 10~15ml;轻度病例:起始剂量每天 15ml,维持剂量每天 10ml。6~14 岁儿童:起始剂量每天 15ml,维持剂量每天 10ml;1~6 岁儿童:起始剂量每天 5~10ml,维持剂量每天 5~10ml;婴儿:起始剂量每天 5ml,维持剂量每天 5ml。②肝性脑病:口服,每天 3 次,每次 30~50ml。并依照个体耐受情况适当调整。

【不良反应】偶见腹胀、腹痛,剂量过大可出现腹泻。

【注意事项】禁用半乳糖饮食的患者慎用。

【剂型和规格】糖浆剂:300ml,每毫升含乳果糖 667mg。

舒立通　Agiolax

【其他名称】导肠粒。

【药理作用特点】本药为含植物药材的复方制剂,其中含 81% 的卵叶车前草种子及果壳,和 18% 的番泻果实。卵叶车前草子的纤维在水中膨胀形成黏液团,番泻苷对肠壁有轻微刺激作用,可增加大便体积,使大肠蠕动正常,产生温和的缓泻作用。

【适应证】适用于急性和慢性便秘以及调节产后妇女的肠活动功能;对长期卧床、结肠手术后排便困难的患者也有效。

【用法和用量】口服:每天 1~2 次,每次 1~2 茶匙,晚饭后或早餐前服用,不应嚼碎,用水送服。起效后根据个体情况减至每天 1~2 次,每次 1/2~1/4 茶匙。

【注意事项】①肠梗阻及胃肠道痉挛者禁用;②勿与收敛剂或止泻剂如地芬诺酯、咯哌丁胺、氢氯化物及鸦片制剂合用。

【剂型和规格】颗粒剂:100g,250g。

康赐尔 Konsyl

【其他名称】欧车前草亲水胶体,Psyllium hydrophilic mucilloid。

【药理作用特点】本药是一种无刺激性的、纯天然的植物纤维素,由棕色车前草的果实——车前子外壳提炼而成,服用本药后,可吸收胃肠道内的液体,使粪便软化,易于排出。是一种可长期使用的缓泻剂,有一定的减肥作用。

【适应证】适用于急、慢性便秘及精神因素所致便秘。

【用法和用量】口服:每天 1~3 次,每次 6g,饭后半小时服用。儿童减半。服用时需将本药用 300ml 凉开水调匀,3 分钟之内服下,服后多饮水。如为协助减肥,应于饭前半小时服用。

【不良反应】可有原因不明的腹痛。

【注意事项】①炎症性肠病、肠梗阻、消化道出血者禁用;②服用时需有足够的液体,否则可能引起本药膨胀,阻塞喉咙或食管,导致梗噎;③如患者有吞咽困难,勿服本药。

【剂型和规格】散剂:6g。

大黄散 Rhubarb powder

【药理作用特点】本药为接触性蒽醌类泻药,口服后在结肠

内被细菌分解为蒽醌，刺激肠壁，增强推进性肠蠕动和减少水、电解质的吸收而排便。对小肠吸收无影响。

【适应证】适用于习惯性及老年体弱的便秘。

【用法和用量】口服：每天 1 次，每次 0.5g，晚上睡前服用。

【不良反应】服药后尿中排出大黄酸，尿液可成黄色；当尿液为碱性时，可成紫红色。

【剂型和规格】粉剂：0.5g。

甘油 Glycerine

【其他名称】丙三醇，Glycerol，Glycyl alcohol。

【药理作用特点】本药能润滑和刺激肠壁，软化大便，使之容易排出。由于可提高血浆渗透压，可作为脱水剂，治疗颅内高压和青光眼。外用具有吸湿作用，使局部组织软化，用于治疗冬季皮肤皲裂干燥。还可作为溶媒，溶解水杨酸、硼酸、苯酚等。

【适应证】适用于便秘；也适用于青光眼急性发作及白内障手术前降低眼压；还适用于治疗肠水肿、颅内高压及皮肤皲裂。

【用法和用量】①治疗便秘：使用栓剂，每次 1 枚，塞入肛门；也可使用本药 50% 溶液灌肠；②降低眼压及颅内压：口服，每天 1～2 次，每次 50% 的甘油溶液 200ml；③治疗冬季皮肤皲裂：以 10%～20% 的溶液涂抹患处。

【不良反应】口服可引起头痛、咽部不适、口干、恶心、呕吐、腹泻等，停药后好转。

【剂型和规格】口服液（50% 甘油盐水）：临时配制。栓剂：含甘油 2.7g，无水碳酸钠 0.067g，硬脂酸 0.27g，蒸馏水 0.33ml。

☆ 复方甘油注射剂：250ml，500ml。

☆ 甘油果糖注射剂：250ml，500ml。用甘油 100g，果糖 50g，氯化钠 9g，加注射用水至 1000ml。

开塞露　Glycerol enema

【药理作用特点】本药为治疗便秘的直肠用溶液剂。系将含山梨醇、硫酸镁或甘油的溶液装入特制的塑料容器内制得。

【适应证】适用于便秘。

【用法和用量】每次 1～2 枚，有便意而排便困难时使用。儿童酌减。使用前需将容器顶端刺破，注意需将锐利的边缘剪钝，表面可涂抹油脂少许，缓慢插入肛门，然后将药液挤入直肠内。

【剂型和规格】栓剂：①含山梨醇、硫酸镁：每枚 20ml，内含山梨醇 45%～50%（g/g），硫酸镁 10%（g/ml），羟苯乙酯 0.05%，苯甲酸钠 0.1%；②含甘油：每枚 20ml，内含甘油 55%（ml/ml）。

液状石蜡　Liquid paraffin

【其他名称】液体石蜡，石蜡油，Paraffin oil，Albolene。

【药理作用特点】本药为一种矿物质油，在肠道内不易消化吸收，同时也妨碍水分的吸收，因而能使大便稀释变软，易于粪便排出。

【适应证】适用于老年体弱以及有高血压、疝气、痔疮、动脉瘤等患者的便秘，以免排便用力，加重病情。

【用法和用量】口服：每天 2～3 次，每次 10～20ml。或每次 30ml，睡前服。

【不良反应】①长期服用可干扰脂溶性维生素的吸收；②曾经有本药诱发大肠癌、胸膜间皮细胞增生、间皮瘤的报道，使用时应重视。

【剂型和规格】液体：500ml。

蓖麻油　Castor oil

【其他名称】蓖麻籽油，Ricinus oil。

【药理作用特点】本药为刺激性泻药，口服后在小肠上部被脂肪水解酶水解，释放出有刺激性的蓖麻油酸钠，刺激小肠引起下泻。另外本药还可形成甘油，润滑肠道内容物，有利于粪便排出。

【适应证】适用于外科手术及消化道检查前的肠道准备；也可治疗习惯性便秘，服用后2～8小时起效。

【用法和用量】口服：每次10～20ml，睡前服。如用于清洁肠道，每次30～40ml，提前5～6小时服用。

【不良反应】可有恶心，泻后有短期的便秘及反射性盆腔内充血。

【注意事项】①月经期、妊娠期及腹部炎症患者忌用；②可促进脂溶性药物在肠道内吸收，不宜同服。

【剂型和规格】液体：500ml。

☆ 芳香蓖麻油：每1000ml含蓖麻油921ml，90%乙醇20ml，糖精150mg，薄荷油5ml。

第七章 肝脏疾病治疗药物

谷氨酸 Glutamic acid

【其他名称】麸氨酸，氨基戊二酸，Aminoglutaric acid，Glutacid，Glusate。

【药理作用特点】本药静滴后可与血中过多的氨结合成为无害的谷氨酰胺，由尿排出，减轻肝性脑病症状。谷氨酸还参与脑蛋白质代谢与糖代谢，促进氧化过程，改善中枢神经系统功能，减少癫痫小发作的次数。还可用于胃酸缺乏症。本药尚有促进红细胞生成的作用。与硫酸亚铁合用，治疗初孕期的恶心反应。

【适应证】适用于防治肝性脑病及严重肝功能不全；也适用于其他原因引起的昏迷复苏期及神经系统疾病的辅助治疗。

【用法和用量】口服：每天 3 次，每次 2～3g；静滴：每次 11.5g，用 5%～10% 的葡萄糖注射剂 250～500ml 稀释后缓慢滴注，每天用量不超过 23g。

【不良反应】①输注过快可引起流涎、颜面潮红及呕吐；②大剂量使用可致碱血症。

【注意事项】①肾功能不全及无尿患者忌用；②与抗胆碱药物合用可影响后者的药理作用，故不宜与碱性药物合用；③治疗同时应注意对电解质的监测。

【剂型和规格】片剂：0.3～0.5g。注射剂：0.3g/20ml（谷氨酸钠）；6.3g/20ml（谷氨酸钾），用于肝性脑病、酸血症同时有低血钾症患者，常与谷氨酸钠注射剂以 1∶2～1∶3 的比例混合应用；1g/10ml（谷氨酸钙），用于肝性脑病、神经衰弱、脑外伤、脑功能减退及癫痫小发作，每天或隔天 1 次，每次 1g，用 50% 的葡萄糖注射剂稀释后缓慢静注。

精氨酸　Arginine

【其他名称】胍氨基戊酸，Guanidine-amino valeric acid，Argivene。

【药理作用特点】本药参与鸟氨酸循环，促进体内尿素的生成，从而降低血氨水平。

【适应证】适用于血氨增高引起的肝性脑病，尤其适合于伴有碱中毒及忌用谷氨基酸钠的患者。

【用法和用量】静滴：每天 1 次，每次 15～20g，以 5%～10% 的葡萄糖注射剂 500～1000ml 稀释，缓慢滴注（一般在 4 小时以上）；口服：每天 3 次，每次 0.75～1.5g。

【不良反应】输注过快可引起流涎、潮红及呕吐等。

【注意事项】①使用其盐酸盐时，可能引起高氯性酸血症，故肾功能不全及无尿患者忌用；②大量使用时注意防止酸中毒；③与乙酰谷酰胺合用可增强祛氨作用。

【剂型和规格】片剂：0.25g。注射剂：5g/20ml。

☆ 精谷氨酸注射剂：每支 20ml。含精氨酸 2.7g，谷氨酸 2.3g。静滴每次 60～80ml，以 5% 葡萄糖注射剂稀释后注射。

氨酪酸　Aminobutyric acid

【其他名称】γ-氨酪酸，γ-氨基丁酸，γ-Aminobutyric acid，Gammalon，GABA。

【药理作用特点】本药有降低血氨及促进脑细胞新陈代谢的作用，在体内与血氨结合生成尿素排出体外。另外，本药还可能是一种中枢介质，能增强葡萄糖磷酸酯酶的活性，恢复脑细胞功能。

【适应证】适用于:①各种类型的肝性脑病,一般认为对肝性脑病的抽搐、躁动有效;②尿毒症、催眠药及煤气中毒等所致昏迷的苏醒剂;③口服可用于治疗脑血管障碍引起的偏瘫、记忆语言障碍、儿童智力发育迟缓及神经幼稚症等。

【用法和用量】静滴:每天1次,每次1~4g,用5%~10%葡萄糖注射剂250~500ml稀释后于2~3小时内滴完。口服:每天3次,每次1g。儿童酌减。

【不良反应】①输注过快或稀释浓度过高可引起血压下降,甚至休克;②大剂量使用时可出现运动失调、肌无力、呼吸抑制等。

【注意事项】静滴过程中如出现胸闷、气短、头晕、恶心等症状时,应立即停药。

【剂型和规格】片剂:0.25g。注射剂:1g/5ml。

胱氨酸　Cystine

【药理作用特点】本药有促进细胞氧化还原,改善肝功能,促进白细胞增生的功能。

【适应证】适用于治疗肝炎、脱发症、白细胞减少症等。

【用法和用量】口服:每天3次,每次50mg;肌注:每天1次,每次25mg。

【注意事项】①对本品过敏者禁用;②当药品形状发生改变时禁止使用。

【剂型和规格】片剂:50mg。注射剂:25mg/5ml。

蛋氨酸　Methionine

【其他名称】甲硫氨酸。

【药理作用特点】本药为人体必需氨基酸之一,在体内合成胆碱过程中提供甲基。胆碱通过其促进磷脂的合成,参与合成脂蛋白。肝内的脂肪就是以合成脂蛋白的形式被运输到肝外组织中加以利用或储存。故本药有促进肝内脂肪代谢及保肝、解毒的功能。

【适应证】适用于治疗肝炎、肝硬化、脂肪肝及酒精、磺胺类药物中毒的辅助治疗。

【用法和用量】口服:每天3次,每次1~3g,饭后服。

【注意事项】肝性脑病患者忌用。

【剂型和规格】片剂:0.5g。

☆ 东宝肝泰片:主要成分为蛋氨酸、重酒石酸胆碱、维生素B_{12}等。每片0.3g,口服,每天3次,每次3片,2个月为一个疗程。

谷胱甘肽 Glutathion

【其他名称】Tathion。

【药理作用特点】本药是甘油醛磷酸脱氢酶的辅基,又是乙二醛酶及磷酸丙糖脱氢酶的辅基,参与体内三羧酸循环及糖代谢。还能激活体内的巯基酶等多种酶,从而促进三大营养物质代谢,还能影响细胞代谢过程。

【适应证】适用于保护肝脏,抑制脂肪肝的形成;也适用于改善中毒性肝炎和感染性肝炎的症状。

【用法和用量】肌肉或静脉注射:每天1~2次,每次50~100mg。用本药所配制的2ml维生素C注射剂溶解后使用。

【注意事项】注射时不得与维生素B_{12}、维生素K_3、泛酸钙、乳清酸抗组胺制剂、磺胺及四环素制剂混合使用。

【剂型和规格】粉针剂:50mg。

左旋多巴 Levodopa

【药理作用特点】本药通过血脑屏障后,进入脑细胞,经多巴脱羧酶的作用变为多巴胺,以补充神经递质,改善中枢神经冲动的传导,并恢复中枢神经系统的正常功能。此外本药还有抗震颤麻痹的作用。

【适应证】适用于肝性脑病。

【用法和用量】静滴：每天 1 次，每次 0.3 ~ 0.4g，加入 5% 葡萄糖注射剂 500ml 中滴注，患者完全清醒后减量至每天 0.2g，继续治疗 1 ~ 2 天后停药；鼻饲或灌肠：每天 1 次，每次 5g，加入生理盐水 100ml 中使用。

【不良反应】可增强患者的性功能。

【注意事项】①应力求使用患者能够苏醒的最小剂量，不宜盲目追求患者苏醒，以致用量过大；②消化性溃疡、高血压、精神病、糖尿病、心律失常及闭角型青光眼患者禁用。

【剂型和规格】片剂：50mg，100mg。注射剂：50mg。

门冬氨酸钾镁　Potassium magnesium aspartate

【其他名称】天冬酸钾镁，Panangin，Sparagin。

【药理作用特点】本药是门冬氨酸钾盐和镁盐的混合物。门冬氨酸是体内草酰乙酸的前体，在三羧酸循环起重要作用。本药还参与鸟氨酸循环，促进氨与二氧化碳的代谢，使之生成尿素，降低血中氨和二氧化碳的含量。门冬氨酸与细胞有很强的亲和力，可作为钾离子的载体，使钾离子进入细胞内，促进细胞除极化和细胞代谢，维持其正常功能。镁离子是生成糖原及高能磷酸酯不可缺少的物质，可增强门冬氨酸钾盐的疗效。

【适应证】适用于病毒性肝炎高胆红素血症，血氨升高引起的肝性脑病及其他急慢性肝炎；也适用于低血钾症、洋地黄中毒引起的心律失常、心肌炎后遗症、慢性心功能不全等。

【用法和用量】静滴：每天 1 次，每次 1 ~ 2g，用 10 倍容量的 5% ~ 10% 葡萄糖注射剂稀释后缓慢滴注。儿童酌减。口服：每天 3 次，每次 0.15 ~ 0.3g。

【不良反应】输注过快可引起恶心、呕吐、潮红、热感、皮疹及血压下降。

【注意事项】①肾功能不全、高血钾、重度房室传导阻滞患者禁用；②不可肌注。

【剂型和规格】片剂：0.15g。注射剂：1g/10ml。

支链氨基酸　Branched chain amino acid

【其他名称】肝脑清氨基酸。

【药理作用特点】本药由缬氨酸、亮氨酸及异亮氨酸组成，用于体内后可调节血浆中支链氨基酸和芳香氨基酸的比值。因芳香氨基酸主要经肝脏代谢，当肝功能严重损害时，出现代谢障碍，引起血浆中芳香氨基酸浓度增高，透过血脑屏障后，造成脑内芳香氨基酸浓度升高而引起肝性脑病。支链氨基酸能竞争性抑制芳香氨基酸透过血脑屏障，从而改善肝性脑病的症状，使肝性脑病患者苏醒，提高存活率。此外，本药对肝功能不全所致的低蛋白血症也有一定疗效，可提高血浆蛋白含量，降低血浆中非蛋白氮和尿素氮含量，有利于肝细胞再生及肝功能恢复。

【适应证】适用于肝性脑病、重症肝炎、肝硬化、慢性肝炎的治疗；也可用于肝炎肝性脑病及肝功不全的蛋白营养缺乏症的治疗。

【用法和用量】静滴：每天 1～2 次，每次 250～500ml，每分钟不宜超过 40 滴，一般 10 天为 1 个疗程。

【不良反应】输注过快可引起恶心、呕吐等，老年及危重患者尤为注意。

【注意事项】治疗同时应注意对电解质的监测。

【剂型和规格】注射剂：250ml，每 100ml 中含亮氨酸 1.32g，异亮氨酸 1.08g，缬氨酸 1.08g。

☆ 支链氨基酸 3H 注射液：每 100ml 中含亮氨酸 1.65g，异亮氨酸 1.35g，缬氨酸 1.25g。

肝细胞促生素
Hepatocyte growth promoting factors

【其他名称】促肝细胞生长素，HGPF。

【药理作用特点】本药能促使肝细胞 DNA 合成。蛋白质合成和细胞分裂，从而起到促进肝细胞再生和修复的作用。

【适应证】适用于急性重症肝炎、亚急性重症肝炎、慢性重症肝炎和肝硬化。

【用法和用量】静滴：每天 1 次，每次 80 ~ 120mg，用 10% 葡萄糖注射剂稀释后滴注。疗程视病程而定。

【不良反应】注射后偶有发热。

【注意事项】对合并肝癌及肝硬化有恶变倾向者是否适用，有待进一步研究。

【剂型和规格】粉针剂：20mg。

齐墩果酸 Oleanolic acid

【其他名称】Oleanol，Caryophyllin。

【药理作用特点】本药能明显降低试验性肝损害动物的血清丙氨酸氨基转移酶，减轻肝细胞的变性、坏死以及肝组织的炎症反应和纤维化过程，促进肝细胞再生及修复。

【适应证】适用于急慢性肝炎，具有降酶、纠正异常蛋白代谢、改善肝病症状的作用。

【用法和用量】口服：①急性肝炎，每天 3 次，每次 2 ~ 3 片，1 个月为一疗程；②慢性肝炎，每天 3 次，每次 3 ~ 4 片，3 个月为一疗程。

【不良反应】有引起血小板减少的报道。

【注意事项】长期服用者需定期检查血小板计数。

【剂型和规格】片剂：1mg，20mg。

马洛替酯 Malotilate

【其他名称】慢肝灵,二噻茂酯,Kantec,Hepation,NKK-105。

【药理作用特点】本药可作用于肝细胞,促进RNA合成,激活核糖体而提高蛋白质合成能力,从而减轻肝细胞坏死,促进肝功能恢复,抑制肝脏纤维化的发展。能促使血清总蛋白、白蛋白、胆碱酯酶和血清总胆固醇上升。

【适应证】适用于治疗慢性肝炎及肝硬化。

【用法和用量】口服:每天3次,每次0.2g。

【不良反应】①可有皮疹、瘙痒、食欲不振、恶心、呕吐、腹痛、腹泻、口干、头痛等;②偶见红细胞减少、白细胞减少、嗜酸性粒细胞增多、转氨酶升高。

【注意事项】对本药过敏者及孕妇、小儿慎用。

【剂型和规格】片剂:0.1g。

联苯双酯 Bifendate

【其他名称】合三,Biphenyldicarboxylate。

【药理作用特点】本药是我国研制的治疗肝炎的降酶药物,是合成五味子丙素的一种中间体。动物实验表明,对四氯化碳引起的血清谷丙转氨酶升高有明显的降低作用,减轻肝脏的变性、坏死,促进肝细胞再生及肝功能的改善。

【适应证】适用于急慢性肝炎,降低SGPT的作用快,幅度大。但停药后有反跳现象。

【用法和用量】口服:片剂,每天3次,每次25mg;滴丸,每天3次,每次15mg。SGPT降至正常后,逐渐减量,维持3~6个月。

【不良反应】个别患者可出现轻度恶心,一般不影响治疗。

【剂型和规格】片剂:25mg,50mg。滴丸剂:1.5mg。

雅博司 Hepa merz

【其他名称】阿波莫斯。

【药理作用特点】本药为L-鸟氨酸(L-ornithine)、天门冬氨酸(L-aspartate)的浓缩注射剂,有迅速降低血氨,纠正氨基酸代谢失常,改善肝性脑病症状,保护及促进肝细胞再生,促进肝功能恢复的作用。

【适应证】适用于急、慢性肝病(包括肝硬化、脂肪肝)及肝炎引起的血氨升高,尤其适用于血氨相关性肝性脑病。

【用法和用量】静滴:急性肝炎每天1次,每次1~2支;慢性肝炎及肝硬化每天1次,每次2~4支;肝性脑病每6小时1次,每次4支。

【注意事项】①大剂量使用时,应注意监测血中及尿中的尿素含量;②严重肾衰竭患者禁用。

【剂型和规格】注射剂:10ml,内含鸟氨酸及天门冬氨酸5g。

美他多辛 Metadoxine

【其他名称】维生素B_6焦谷氨酸盐,Pyridoxine pyroglutamate。

【药理作用特点】本药对酒精性肝病的生化机制有积极作用。可使肝脏ATP浓度增加,细胞内氨基酸转运增加。并能明显提高乙醛脱氢酶的活性,加快乙醛代谢成乙酸盐,从而加速血浆及尿中乙醇及乙醛的清除。能使色氨酸吡咯酶不被乙醇抑制。

【适应证】适用于急慢性酒精中毒、酒精性肝炎、酒精性脂肪肝及肝硬化。

【用法和用量】口服:每天1次,每次1g或30ml;肌注:每天1次,每次300~600mg。

【不良反应】长期或大量服用本药,偶可发生周围神经疾病,暂停服药后多可自行减退。

【注意事项】对本品过敏者和支气管哮喘患者禁用。

【剂型和规格】片剂：500mg。溶液剂：500mg/15ml。注射剂：300mg/5ml。

双环醇　Bicyclol

【其他名称】百赛诺。

【药理作用特点】本药对四氯化碳、D-氨基半乳糖胺、对乙酰氯基酚引起的小鼠急性肝损伤的氨基转移酶升高、小鼠免疫性肝炎的氨基转移酶升高有降低作用，肝脏组织病理形态学损害有不同程度的减轻。体外试验结果显示，本药对肝癌细胞转染人乙肝病毒的2-2-15细胞株具有抑制HBeAg、HBV-DNA、HBsAg分泌的作用。健康志愿者口服双环醇片剂（25mg/次）的药代动力学特征符合一房室模型及一级动力学消除规律。本药吸收半衰期为0.84小时，消除半衰期为6.26小时，药峰时间为1.8小时，药峰浓度为50ng/ml。峰浓度（C_{max}）和浓度-时间曲线下面积（AUC）与剂量成正比，而其他药代动力学参数如吸收半衰期、消除半衰期、分布容积、清除率及达峰时间均不随剂量明显改变，符合线性动力学特征。多次给药与单次给药相比，药代动力学参数无显著性差异，提示常用剂量多次重复给药体内药量无过量蓄积现象。餐后口服双环醇可使峰浓度（C_{max}）升高，对其他动力学参数无影响。该药在人体内主要代谢产物为4'-羟基和4-羟基双环醇。

【适应证】适用于治疗慢性肝炎所致的氨基转移酶升高。

【用法和用量】口服：成人常用剂量一次25mg，必要时可增至50mg，每日3次，最少服用6个月或遵医嘱，应逐渐减量。

【不良反应】①患者对本药有很好的耐受性，极个别患者有皮疹发生，皮疹明显者可停药观察，必要时可服用抗过敏药；②个别患者出现头晕。

【注意事项】①对本药和本药中其他成分过敏者禁用；②用药期间应密切观察患者临床症状，体征和肝功能变化，疗程结束后也应加强随访；③有肝功能失代偿者如胆红素明显升高、低白蛋白血症、肝硬化腹水、食管静脉曲张出血、肝性脑病及肝肾综合征慎用；④尚无本药对孕妇及哺乳期妇女的研究资料，同其他药物一样，应权衡利弊，谨慎使用；⑤ 12 岁以下儿童及 70 岁以上老年患者的最适剂量尚待确定。

【剂型和规格】片剂：12.5mg，25mg。

苦参素 Matrine

【其他名称】博尔泰力，天晴复欣，丹盛，赛辰，奥麦特林。

【药理作用特点】本药①可直接抗乙型和丙型肝炎病毒在乙型肝炎病毒基因转染的人肝癌细胞系 2-2-15 细胞中，氧化苦参碱对 HBV-DNA 转染的细胞株 2-2-15 细胞分泌的 HBsAg 和 HBeAg 有抑制作用，在一定范围内随着药物浓度增加而作用时间延长，抑制率逐渐增高，在同一浓度和同一作用时间下，都表现为对 HBeAg 的抑制率对 HBsAg 的抑制率；②诱生内源性干扰素：苦参素不仅通过抗病毒来治疗病毒性肝炎，而且能调节免疫，诱生内源性干扰素来抑制病毒；③保护肝细胞，改善肝功能：苦参素能非常显著地降低 DHBV 感染鸭血清 DHBV-DNA 水平；保护四氯化碳或 D- 半乳糖胺盐酸盐所致小鼠肝损伤，明显降低其血清 ALT、AST 水平；苦参素能提高肝微粒体细胞色素 P450 含量，并增强乙基吗啡 N- 脱甲基酶对硝基茴香醚 O- 脱甲基酶和苯丙芘羟化酶的活性，形态上使肝细胞滑面内质网增生，表明苦参素是细胞色素 P450 诱导剂；苦参素还能抑制 TNF（肿瘤坏死因子）释放，降低血清 TNF；④抗肝纤维化：苦参素能抑制肝成纤维细胞增殖及Ⅲ型胶原 mRNA 表达，直接抗肝纤维化；降低血清透明质酸、Ⅳ型胶原、肿瘤坏死因子及肝组织羟脯氨酸含量以及肝组织内肝细胞变性、坏死、炎症活动度，间接抗纤维化；⑤升高白细胞：苦参素最早应用于肿瘤科和血液科，抗肿瘤和升高肿瘤患者放、化疗后白细胞；很多慢性肝炎患者和肝

硬化患者同时有免疫低下、白细胞减少，苦参素在治疗肝炎的同时能升高患者白细胞，有其独特的优势；⑥抗肿瘤。在不同剂量给药时，氧化苦参碱的药代动力学参数无明显变化，表明氧化苦参碱的药代动力学性质为非剂量依赖性。氧化苦参碱的效应明显滞后于血药浓度，即效应不与血药浓度直接相关，而与效应室浓度呈良好的相关性，效应与效应室浓度之间的关系符合 S 型 E_{max} 模型。同样，在有效治疗浓度范围内，氧化苦参碱的药效学性质也非剂量依赖性。氧化苦参碱的消除半衰期在 0.5 小时左右，为快速消除类，在临床上欲维持期望的有效浓度，给药方式以滴注为宜。建议临床滴注时先快速滴注 30 分钟，然后改为慢速滴注，以维持有效的血药浓度。氧化苦参碱主要在肝脏及小肠中代谢，以原形或苦参碱的形式经肾脏排泄为主，部分经粪便排出。

【适应证】适用于慢性乙型病毒性肝炎、肿瘤患者放疗、化疗后升高白细胞和其他原因引起的白细胞减少症、过敏性皮肤病。

【用法和用量】静滴：每次 600mg，每 1 次，连续用药 3 个月为 1 个疗程；口服：每次 200mg，每天 2～3 次。

【不良反应】患者对本药有良好的耐受性，不良反应发生率低。①常见恶心、呕吐、口苦腹泻、上腹不适或疼痛；②偶见皮疹、胸闷、发热，症状一般可自行缓解；③偶有头晕、恶心、胸闷、注射部位发红，不需治疗可自行消失。

【注意事项】①严重肾功能不全者不建议使用本药；②肝衰竭者、孕妇及哺乳妇女慎用；③儿童用药尚无儿童用药经验；④老年患者用药应减量。

【剂型和规格】胶囊剂：0.1g。粉针剂：0.2g。注射剂（天晴复欣）：0.6g/100ml，5g/100ml，0.2g/100ml，0.6g/100ml，0.9g/100ml，0.2g/250ml，2.25g/250ml。

甘草酸二铵 Diammonium glycyrrhizinate

【其他名称】甘利欣,肝利欣。

【药理作用特点】本药是中药甘草有效成分的第三代提取物,具有较强的抗炎、保护肝细胞膜及改善肝功能的作用。药理实验证明,小鼠口服能减轻因四氯化碳、硫代乙酰胺和D-氨基半乳酸引起的血清谷丙转氨酶及谷草转氨酶升高。本药还能明显减轻D-氨基半乳酸对肝脏的形态损伤和改善免疫因子对肝脏形态的慢性损伤。静脉注射后约有92%以上的药物与血浆蛋白结合,平均滞留时间为8小时;在体内以肺、肝、肾分布最高,其他组织分布很低,主要通过胆汁从粪便中排出,部分从呼吸道以二氧化碳形式排出,尿中排出为少量。

【适应证】适用于伴有谷丙转氨酶升高的急、慢性病毒性肝炎的治疗。

【用法和用量】静脉注射:每次150mg,每日1次,以10%葡萄糖注射液250ml稀释后缓慢滴注。

【不良反应】①可有食欲不振、恶心、呕吐、腹胀以及皮肤瘙痒、荨麻疹、口干和水肿;②心脑血管系统常见头痛、头晕、胸闷、心悸及血压增高。以上症状一般较轻,不影响治疗。

【注意事项】①严重低钾血症、高钠血症、高血压、心衰、肾衰竭患者禁用;②孕妇不宜使用;③新生儿、婴幼儿的剂量和不良反应尚未确定,暂不用;④本药未经稀释不得进行注射;⑤治疗过程中应定期检测血压、血清钾、钠浓度,如出现高血压、血钠潴留、低血钾等情况应停药或适当减量。

【剂型和规格】注射剂:0.15g/250ml,0.15g/250ml。

硫普罗宁 Tiopronin

【其他名称】治尔乐,凯西莱,Thiopronin,Thiola。

【药理作用特点】本药能使肝细胞线粒体中的ATPase活性减低,使ATP含量升高,电子传递功能恢复,从而改善肝细胞功能，对抗各类肝损害的负效应。本药还可促进肝细胞再生，表现为可使乳酸脱氢酶活性、DNA 含量及总蛋白含量升高。由于本药具有巯基，能与自由基可逆性结合成为二硫化合物，因此可作为自由基清除剂。本药还可促进重金属由体内经多种代谢途径排出，降低其在肝肾中的蓄积，保护肝功能和多种物质代谢酶。本药还对细胞免疫有显著的抑制作用，对肝脏纤维化有一定的预防作用。本药通过抑制造成白内障的生化素的应激反应，抑制晶体蛋白的凝集，故对老年性白内障及有玻璃体混浊的患者也有一定疗效。另外还具有减少组织胺的渗出，降低血管通透性的作用，故可用于治疗荨麻疹、皮炎、湿疹、痤疮等皮肤病。

【适应证】适用于病毒性肝炎、酒精性肝炎、药物性肝炎、重金属中毒性肝炎、脂肪肝及肝硬化早期、老年性白内障、玻璃体混浊、荨麻疹、皮炎、湿疹、痤疮等。

【用法和用量】口服：每天 3 次，每次 0.1g。

【不良反应】①可有皮肤瘙痒、皮疹等过敏反应；②可见食欲不振、恶心、呕吐、腹痛、腹泻或味觉异常等；③长期服用可能出现蛋白尿、肾病综合征，应减量或停药。

【注意事项】出现过敏反应及蛋白尿后应停药。

【剂型和规格】片剂：0.1g。

奥拉米特　Orazamide

【其他名称】乳清酸氨咪酰胺，阿卡明，肝乐明，Crazanide，Aicamin，AICA orotate。

【药理作用特点】本药是嘌呤及嘧啶衍生物的前体，使核酸代谢平衡，纠正三大营养物质代谢异常，防止肝细胞坏死、纤维化及脂肪肝，促进肝细胞再生，改善血清蛋白代谢水平。能使黄疸指数、转氨酶、溴代磺酚肽廓浊、锌浊等迅速改善，减少腹水量。

【适应证】适用于急慢性肝炎、脂肪肝、肝硬化等。

【用法和用量】口服：每天 3 次，每次 0.2g，30 天为一疗程，一般需 2～3 疗程。

【不良反应】偶有恶心、呕吐等胃肠道不适。

【剂型和规格】片剂：0.1g。

青霉胺　Penicillamine

【其他名称】D-青霉胺，二甲基半胱氨酸，D-Penicillamine，Dimethylcysteine。

【药理作用特点】本药是一种含巯基的氨基酸，能断裂二硫键，分解巨球蛋白和类风湿因子，使免疫复合物去聚合，且抑制免疫球蛋白的分泌，从而减少免疫复合物在补体参与下造成的肝细胞损害。此外，还能抑制脯氨酸酶的羟化作用，抑制肝内前胶原纤维转变为胶原纤维，有防止肝脏纤维化的作用。本药尚有明显的排铜作用。

【适应证】适用于自身免疫性慢性活动性肝炎、肝豆状核变性（Wilson 病）。

【用法和用量】口服：①自身免疫性慢性活动性肝炎，每天 3 次，每次 0.1～0.3g，6 个月为一疗程；②肝豆状核变性，成人每天 3 次，每天总量 20～25mg/kg，症状缓解后改为间歇服药，但需终身服用，剂量大小以每天尿铜排出量达 0.2mg 为准；儿童每天 3 次，每天总量 20mg/kg。

【不良反应】①可有厌食、恶心、呕吐、溃疡病活动、口腔炎、口腔溃疡、味觉异常、白细胞和血小板减少、蛋白尿等；②偶有皮肤瘙痒、荨麻疹、发热、关节疼痛和淋巴结肿大等过敏反应。

【注意事项】①肾功能不全、粒细胞缺乏症、再生障碍性贫血患者、孕妇及对青霉素类药过敏患者禁用；②与青霉素有交叉过敏反应，可先用小剂量脱敏。

【剂型和规格】片剂：0.125g。

胰高血糖素 Glucagon

【其他名称】高血糖素,果开康。

【药理作用特点】本药与胰岛素、高渗葡萄糖三者联合应用,可使肝内糖原合成增加,促进肝细胞再生。

【适应证】适用于重症肝炎。

【用法和用量】静滴:每天 1 次,每次 1 ~ 2mg 加普通胰岛素 6 ~ 12U 溶于 10% 葡萄糖溶液 500ml 静脉输注,2 ~ 3 周为一疗程。

【不良反应】可有恶心、呕吐等。

【注意事项】上述疗法对重症肝炎早期患者疗效较好,对肝功能严重损害伴有深昏迷或消化道出血者疗效较差。

【剂型和规格】粉针剂:1mg,10mg。

硫酸新霉素 Neomycin sulfate

【药理作用特点】本药血氨主要来自肠道,大部分是血液循环中的尿素弥散至肠腔,经肠道细菌(主要为大肠杆菌)分泌的尿素酶分解而成为 NH_3 与 CO_2。本药为氨基苷类抗生素,能抑制肠道内细菌生长,减少氨的形成而降低血氨。

【适应证】适用于肝性脑病患者。

【用法和用量】口服:成人每天 4 次,每次 0.5 ~ 1g;儿童每天 4 次,每天总量 50 ~ 100mg/kg。

【不良反应】因本药有 1% ~ 3% 可被肠道吸收,长期应用有可能引起肾功能和听力损害,应予注意。

【剂型和规格】片剂:0.1g。

维丙胺 Diisopropylamine ascorbate

【其他名称】维丙肝,抗坏血酸二异丙胺。

【药理作用特点】本药为维生素 C 的衍生物,对肝细胞有解毒和保护作用,能降低 SGPT,促进肝细胞功能恢复。此外,还有降血脂作用。

【适应证】适用于急、慢性肝炎及慢性迁延性肝炎,并有降血脂作用。

【用法和用量】口服:每天 3 次,每次 50~75mg;肌注:每天 1 次,每次 80~160mg。15~30 天为一疗程。

【不良反应】偶有恶心、头晕及血压下降。

【剂型和规格】胶囊剂:0.1g。注射剂:40mg/ml,80mg/ml,160mg/ml。

水飞蓟素 Silymarin

【其他名称】益肝灵,利肝素,利肝隆,Legalon,Hepadestal。

【药理作用特点】本药为菊科植物水飞蓟的种子脱脂后分离出的总黄酮苷。具有明显的保护及稳定肝细胞膜,促进肝细胞恢复,改善肝功能的作用。对四氯化碳、硫代乙酰胺、毒蕈碱、鬼笔碱、猪屎豆碱等毒物引起的肝损伤均具有不同程度的保护治疗作用。

【适应证】适用于治疗急慢性肝炎、早期肝硬化、脂肪肝、中毒或药物性肝病。

【用法和用量】口服:每天 3 次,每次 77mg,2~3 个月为一疗程。

【不良反应】偶见头晕、上腹不适、胸闷等,一般不影响治疗。

【注意事项】①对本品过敏者慎用;②对孕妇和哺乳期妇女的安全性尚未确定。

【剂型和规格】片剂:38.5mg。

水飞蓟宾 Silybin

【其他名称】西利宾胺,四利宾,水林佳。

【药理作用特点】本药为总黄酮水飞蓟素的成分之一。作用同水飞蓟素。

【适应证】同水飞蓟素。

【用法和用量】口服：每天 3 次，每次 70mg。

【不良反应】偶见头晕、上腹不适、胸闷等，一般不影响治疗。

【注意事项】①对本品过敏者慎用；②对孕妇和哺乳期妇女的安全性尚未确定。

【剂型和规格】片剂：35mg。

水飞蓟宾葡甲胺盐 Silibinin-N-methylglucamine

【其他名称】四利宾胺。

【药理作用特点】本药为水飞蓟宾与葡甲胺的结合物，较水飞蓟宾易溶于水，故其吸收迅速，疗效更佳。

【适应证】适用于急慢性肝炎、早期肝硬化、脂肪肝、中毒或药物性肝病。

【用法和用量】口服：每天 3 次，每次 0.1g。

【不良反应】偶有头晕，上腹部不适等。

【剂型和规格】片剂：含水飞蓟宾葡甲胺盐 50mg（相当于水飞蓟宾 35.6mg）。

原卟啉钠 Protoporphyrin disodium

【其他名称】保肝能，Protoporphyrin sodium，NAPP。

【药理作用特点】本药为猪或牛血液中提取的原卟啉水溶性钠盐。具有促进细胞呼吸、改善糖及蛋白质代谢、抗补体结合等作用。肝功能不全时，肝汁卟啉与金属卟啉排泄增多，肝中金属卟啉减少，过氧化氢酶活力降低。原卟啉是机体血红蛋白、肌红蛋白、细胞色素、过氧化氢酶的组成成分。补充原卟啉后可在肝细胞内激发卟啉和金属卟啉明显增多，阻止肝内过氧化氢酶活性降低,减轻肝细胞变性坏死,恢复细胞功能。

【适应证】适用于治疗急性肝炎、慢性迁延性和活动性肝炎,可使肝病症状改善,降低转氨酶、锌浊度及黄疸指数。

【用法和用量】口服:每天3次,每次10~20mg。儿童酌减。

【不良反应】①可有细胞色素沉着,停药后可消退;②有时有头晕、上腹不适及皮疹等。

【注意事项】①有遗传卟啉症家族史者禁用;②夏季服用时应避免阳光照射;③加服核黄素可减轻色素沉着症状。

【剂型和规格】肠溶片剂:10mg,20mg。

磷酸胆碱 Phosphorylcholine

【其他名称】氯磷胆碱。

【药理作用特点】本药参加磷脂的合成,具有保肝、促进脂质代谢、抗脂肪肝的作用。本药还能加速甲基转移,提供活性甲基,加速肝细胞再生。另外,在体内可参与合成乙酰胆碱,活化自主神经系统。可分解组胺,具有解毒作用。

【适应证】适用于治疗急性黄疸性和非黄疸性肝炎、慢性迁延性和活动性肝炎;也可治疗肝硬化、脂肪肝及肝中毒等。

【用法和用量】口服:每天2~3次,每次0.25~0.5g;皮下或肌内注射:每天1~2次,每次0.2g。小儿酌减。

【不良反应】少数患者用后有轻度恶心、皮疹等。

【剂型和规格】胶囊剂:0.25g。注射剂:0.2g/2ml。

核糖核酸 Ribonucleic acid

【药理作用特点】本药从猪肝中提取分离而得。可促进肝细胞蛋白质合成,改善氨基酸代谢,促使病变肝细胞恢复正常,降低SGPT。还可激活B、T淋巴细胞产生大量淋巴因子和杀伤细胞,增强机体免疫力。

【适应证】适用于慢性迁延性肝炎、慢性活动性肝炎及肝硬化的治疗；也适用于恶性肿瘤的免疫治疗。

【用法和用量】肌肉或皮下注射：隔天1次，每次6mg，注射时以等量无菌注射用水稀释；静脉注射：每天1次或隔天1次，每次50mg。3个月为一疗程。

【不良反应】可有头晕、恶心、发热、皮疹等。

【注意事项】过敏体质者慎用。

【剂型和规格】粉针剂：6mg，10mg。注射剂：10mg/2ml。

葡醛内酯　Glucurolactone

【其他名称】葡萄糖醛酸内酯，克劳酸，肝泰乐，葡醛酸，Glucurone glucuronolactone，Glucolactone，Guronsan，Dicurone，Glycurone。

【药理作用特点】本药进入体内后转化为葡萄糖醛酸，使肝淀粉酶活性降低，阻止糖原分解，增加肝糖原含量，减少脂肪贮存。还可与肝内及肠道内毒物结合，具有解毒作用。本药还是构成结缔组织及胶原的重要成分。

【适应证】适用于急慢性肝炎、早期肝硬化、食物及药物中毒；也适用于治疗关节炎及胶原性疾病。

【用法和用量】口服：每天3次，每次0.1～0.2g，儿童减半；肌注或静注：每天1～2次，每次0.1～0.2g。

【不良反应】偶见颜面潮红、胃肠不适等，一般减量或停药后可消失。

【剂型和规格】片剂：50mg，100mg。胶囊剂：100mg。注射剂：0.1g/2ml，0.2g/2ml。

葡萄糖醛酸钠　Sodium glucuronate

【其他名称】肝舒宁。

【药理作用特点】本药进入体内后不必经过转化，即可释放出葡萄糖醛酸发挥作用。作用同葡萄糖醛酸内酯。

【适应证】同葡醛内酯。

【用法和用量】口服、肌注或静注：每天 1 次，每次 100～200mg。

【剂型和规格】注射剂：133mg/2ml，266mg/2ml，665mg/2ml。

二氯醋酸二异丙胺
Diisopropylamine dichloroacetate

【其他名称】肝乐，利肝能，DADA。

【药理作用特点】本药可作为机体合成胆碱所需甲基的供体，有解毒、改善肝功能、减少肝脏脂肪沉积等作用。并能舒张血管，增加脑供血量。

【适应证】适用于急慢性肝炎、早期肝硬化、脂肪肝及大脑供血不足的辅助治疗。

【用法和用量】口服：每天 1～3 次，每次 20～40mg；肌注：每天 1～2 次，每次 20～40mg。

【不良反应】可有头晕、恶心、腹痛、口渴、食欲不振、牙龈肿胀等。

【剂型和规格】片剂：含二氯醋酸二异丙胺 20mg，葡萄糖酸钙 19.48mg。注射剂：1ml，2ml，每毫升含二氯醋酸二异丙胺 20mg，葡萄糖酸钙 19mg。

肝胆能　Galle-Donau

【其他名称】对－甲基苯甲醇烟酸酯，安尼查芬，Galle-Donau。

【药理作用特点】本药为复方制剂，由对－甲基苯甲醇(p-tolylmethylcarbinol)和α-萘乙酸(α-naphthylacetic acid)组成。对－甲基苯甲醇烟酸酯为一种油状液体，具有促进胆汁分泌及保肝的作用。α-萘乙酸为一种有机弱酸，有促进胆汁分泌、抗炎及保肝作用，其利胆作用强、持续时间长，用药后 3 小时达到

血药浓度高峰，持续 4 小时左右。本药中含有酯化的烟酸，可缓解伴有炎症过程的胆道痉挛所致的疼痛。

【适应证】适用于整个胆道系统的急慢性炎症，如肝炎、胆管炎、胆囊炎、胆石症、胆绞痛及黄疸；也适用于胆汁分泌功能不全患者进食脂肪性饮食所引起的消化不良性疼痛；用于 X 线造影时，可提高胆囊和胆管的显影率。

【用法和用量】口服：每天 3 次，每次 1～2 片，饭前 30 分钟服用。用于胆囊造影时，于注射前、注射后 20 分钟及 50 分钟各服 5 片。用于口服造影剂的胆囊造影时，在每次服用造影剂时同服本药 2 片。

【不良反应】可有轻度腹泻、便秘、一过性转氨酶升高等。

【注意事项】①严重肝功能不全、胆管阻塞、胆囊气肿及肝性脑病患者禁用；②长期服用可影响肾功能，应注意监测。

【剂型和规格】片剂：含对－甲基苯甲醇烟酸酯 37.5mg，α－萘乙酸 75mg。

肌苷　Inosine

【其他名称】次黄苷，次黄嘌呤核苷，Hypoxanthosine，Hypoxanthine riboside。

【药理作用特点】本药可在体内转变为肌苷酸和三磷酸腺苷，参与细胞能量代谢和蛋白质合成，提高各种酶，特别是辅酶 A 与丙酮酸氧化酶的活性，从而使细胞在缺氧状态下继续进行代谢，活化肝脏功能，促进受损肝细胞恢复。本药尚有升高白细胞、血小板的作用。

【适应证】适用于肝炎、肝硬化、白细胞及血小板减少症、心肌炎、风湿性心脏病、中心性视网膜炎及视神经萎缩等疾患的辅助治疗。

【用法和用量】①慢性迁延性肝炎、慢性肝炎及肝硬化：口服：每天 3 次，每次 0.2～0.6g；肌注或静注：每天 1～2 次，每次 0.2～0.6g；②白细胞血小板减少症：口服：每天 3 次，每次 0.2～0.6g；肌注或静注：每天 1～2 次，每次 0.2～0.6g；③中心性视网膜炎、视神经萎缩：球后注射：每天 1 次，每次 0.2g，5 天为一疗程。

【不良反应】①可有轻度上腹不适；②静注可出现颜面潮红、恶心、胸部灼热感等。

【注意事项】不能与氯霉素、双嘧达莫、硫喷妥钠、乳清酸等注射液配伍。

【剂型和规格】片剂：0.2g。水剂：0.2g。注射剂：0.1 g，0.2g。

肌醇 Inositol

【其他名称】肌糖，环己六醇，纤维醇，Cyclohexanehexol，Hexahydroxycyclohexane。

【药理作用特点】本药能促进肝内脂肪代谢，有防治脂肪肝及降血脂的作用。

【适应证】适用于治疗脂肪肝、动脉硬化、高脂血症。

【用法和用量】口服：每天 3 次，每次 0.5～1g。

【不良反应】尚未见不良反应报道。

【剂型和规格】片剂：0.25g。

甘草酸单铵 Potenline

【其他名称】甘草甜素，强力宁，甘草酸铵，甘草皂甙，Glycyrrhizin。

【药理作用特点】本药有肾上腺皮质激素样作用，但无其副作用。可使血清中 γ- 干扰素量增加，减轻肝细胞变性坏死，防止肝纤维化形成，促进肝细胞再生。可抑制炎症反应，治疗过敏性疾病。

【适应证】适用于治疗慢性迁延性及慢性活动性肝炎肝炎、急性肝炎、肝中毒、早期肝硬化及过敏性疾病。

【用法和用量】静滴：每天1次，每次40～80ml加入10%葡萄糖注射剂250～500ml中静滴。

【不良反应】偶有胸闷、口干、低血钾及血压升高等。

【注意事项】长期使用应注意监测血钾及血压。

【剂型和规格】注射剂：20ml，含甘草酸单铵40mg，L-半胱氨酸32mg，甘氨酸0.4mg。

牛磺酸 Taurine

【其他名称】2-氨基乙磺酸。

【药理作用特点】本药为从中药牛黄中提取的有效成分。牛磺酸与胆酸结合可增加胆汁通透性，降低肝脏胆固醇含量，减少胆固醇结石的形成。还可通过对中枢5-HT系统及儿茶酚胺系统的作用降低体温。在动物试验中，有降压、减慢心率的作用。可逆转钙离子对心肌的不良影响，具有强心作用。另外还有松弛骨骼肌、降低血糖、保护视力的作用。

【适应证】适用于急慢性肝炎、脂肪肝、胆囊炎等。

【用法和用量】口服：每天3次，每次0.5g。儿童每天2次，每次0.5g。

【剂型和规格】片剂：0.5g。冲剂：5g，含牛磺酸0.5g。胶囊剂：0.5g。

肝得健 Essentiale

【药理作用特点】本药为复方制剂，可使肝细胞膜组织再生，协调磷脂与细胞膜组织之间的功能，可使肝脏的脂肪代谢、蛋白质合成及解毒功能恢复正常。本药具有良好的亲脂性，其有效成分结构与细胞膜磷脂基本相同，并含有大量的不饱和脂肪酸，能保护肝脏细胞结构及对磷脂有依赖性的酶系统，防止肝细胞坏死及结缔组织增生。

【适应证】适用于不同原因引起的脂肪肝、急慢性肝炎、肝硬化、肝性脑病及继发性肝功能失调。

【用法和用量】口服：每天 3 次，每次 2 粒。重症患者可予静滴，每天 1 次，每次 20～40ml，2 周后改为口服。

【注意事项】静滴时需与非电解质溶液配制使用，不能加入其他药物。

【剂型和规格】胶囊剂：含 EPL（必需磷脂，成分为天然的胆碱－磷酸二甘油酯、亚油酸、亚麻酸及油酸）175mg、维生素 B_1 3mg、维生素 B_2 3mg、维生素 B_6 3mg、维生素 B_{12} 0.03mg、烟酰胺 25mg、维生素 E 33mg。注射剂：5ml，内含 EPL1g、维生素 B_6 5mg、维生素 B_{12} 0.15mg、烟酰胺 100mg、泛酸钠 3mg。

肝立健　Simepar

【药理作用特点】本药为复方制剂，能促进肝脏排泄与代谢功能，促进受损肝细胞恢复，增加肝脏的解毒能力。

【适应证】适用于慢性肝炎、早期肝硬化及脂肪肝；与某些对肝脏有损害的药物同服，可有保肝作用。

【用法和用量】口服：每天 3 次，每次 1～2 粒，饭后服用。维持剂量每天 1～2 粒。

【剂型和规格】胶囊剂：含水飞蓟素 70mg，维生素 B_1 4mg，维生素 B_2 4mg，维生素 B_6 4mg，维生素 B_{12} 1.2mg，泛酸钙 8mg，烟酰胺 12mg。

叶绿素铜钠肝宝
Chlorophyllin copper complex sodium

【其他名称】肝宝，Bilsan。

【药理作用特点】本药为复方制剂，可防止肝脏脂肪聚积，预防肝细胞硬化，改善肝脏功能。本药还具有促进胆汁分泌，促进脂肪消化吸收，消除胃肠胀气等作用。

【适应证】适用于消化系统失调、胃肠胀气、黄疸病及肝炎后的调补；也适用于胆囊切除术后综合征。

【用法和用量】口服：每天 3 次，每次 1 粒，饭后服用。

【注意事项】胆管阻塞及急性重症肝炎患者忌用。

【剂型和规格】胶囊剂：含胆碱枸橼二氢盐 100mg，肌醇 100mg，维生素 B_1 3mg，维生素 B_2 2.5mg，维生素 B_6 0.5mg，维生素 B_{12} 0.3mg，泛酸钙 8mg，烟酰胺 20mg，蛋氨酸 100mg，牛胆浸膏 60mg，去氢胆酸 60mg。

肝隆　Hepaloges

【药理作用特点】本药为复方制剂，可改善肝脏功能。促进脂肪代谢，促进胆汁分泌等作用。

【适应证】适用于急慢性肝炎、脂肪肝、肝硬化及胆囊术后的治疗。

【用法和用量】口服：每天 3 次，每次 1～2 片，饭后服用。一般疗程为 2～3 个月。

【注意事项】严重肾功能不全和肝性脑病患者忌用。

【剂型和规格】片剂：复方糖衣片。

疗尔健　Hepadif

【其他名称】肉毒碱乳清酸盐，DNA-221。

【药理作用特点】本药是肉毒碱（维生素 Bt）和乳清酸（维生素 B_{13}）组成的有机复合盐，服用后在体内分解为肉毒碱和乳清酸。肉毒碱在脂肪代谢过程中有着重要作用，其可促进长链脂肪酸进入线粒体内氧化，并控制线粒体内游离辅酶 A 转化为乙酰辅酶 A 的速率，是脂肪代谢的生物激动剂，具有抗脂肪肝的作用。乳清酸为核酸合成的前体，可促进损伤细胞 DNA 和蛋白质合成及酶系统正常化，从而可以达到促肝细胞再生的作用。另外，本药还为肝病患者提供多种维生素及辅酶。可使肝脏的脂肪代谢、蛋白质合成及解毒功能恢复正常。使肝脏对酒精的代谢正常化。本药具有降酶迅速、不反跳的特点。

【适应证】适用于不同原因引起的脂肪肝、急慢性肝炎、肝硬化、药物或化学性物质引起的肝中毒。

【用法和用量】口服：每天2～3次，每次2粒。静脉输注：重症患者可予每天1次，每次1～2瓶。须与非电解质溶液配制滴注，一般用5%～10%葡萄糖注射剂500ml。

【不良反应】如不稀释直接静滴，可引起注射局部严重的静脉炎和疼痛。

【注意事项】①静滴时需与非电解质溶液配制使用，不能加入其他药物；②静脉输注时应稀释。

【剂型和规格】胶囊剂：451mg，含肉毒碱乳清酸盐150mg、肝脏提取的抗毒素12.5mg、盐酸腺嘌呤2.5mg、盐酸吡哆醇25mg、维生素B_2 0.5mg、维生素B_{12} 0.125mg。注射剂：942.05mg，内含肉毒碱乳清酸盐300mg、肉毒碱的盐酸盐184mg、肝脏提取的抗毒素25mg、盐酸吡哆醇25mg、维生素B_{12} 0.25mg、腺苷5mg。

强力新 Minophagen-C

【药理作用特点】本药作用同强力宁。可抑制抗原－抗体复合物形成，减轻肝细胞变性、坏死和结缔组织增生，恢复肝细胞功能，并使血清中γ－干扰素量增加。

【适应证】适用于急性肝炎、慢性迁延性肝炎、慢性活动性肝炎及早期肝硬化等。

【用法和用量】静滴：每天1次，每次80～120mg溶于10%葡萄糖注射剂500ml中静滴。1～2个月为一疗程。

【不良反应】偶有胸闷、口干、低血钾及血压升高等。

【注意事项】长期使用应注意监测血钾及血压。

【剂型和规格】注射剂：40mg，80mg。

一水乳梨醇　Lactitol monohydrate

【药理作用特点】本药以原形进入结肠，被肠内微生物降解产生醋酸、丙酸、丁酸，从而使肠道内环境酸化，抑制氨的吸收。

【适应证】适用于治疗及预防肝性脑病。

【用法和用量】口服：视病情及耐受情况而定，起始剂量为每天(0.5～0.7g)/kg，分3次服用，可根据个体反应适当调整；亦可以40%的水溶液经胃管内注入，每天1次，每次1～2g/kg。

【不良反应】可出现胃肠胀气，数天后症状可自行缓解。

【注意事项】肠梗阻患者禁用。

【剂型和规格】散剂：10g。

乳果糖　Lactulose

【其他名称】半乳糖苷果糖，Duphalac，Cephalac，Gartinar。

【药理作用特点】本药含一分子乳糖和一分子果糖。服用后在结肠被细菌代谢，产生乳酸、醋酸、蚁酸和二氧化碳，使肠道内环境酸化，促进肠道内 NH_3 转化为 NH_4^+，由粪便排出，从而减少血氨吸收，对治疗由血氨升高所引起的肝性脑病有效。

【适应证】适用于防治急慢性肝性脑病，并具有缓泻作用。

【用法和用量】口服：每天2～4次，每次10～15g。根据病情及患者对导泻作用的耐受情况酌情调整服用剂量。一般每天2～4次糊状大便为宜。

【不良反应】服用剂量较大时可出现腹胀、腹痛、腹泻。

【注意事项】注意防止过多腹泻所引起的脱水及电解质紊乱。

【剂型和规格】溶液剂(60%)：5g/10ml。

☆ 杜秘克口服液：每瓶300ml，每毫升含乳果糖667mg。

山豆根注射液

【其他名称】肝炎灵注射剂。

【药理作用特点】本药由豆科植物山豆根(*Sophoratankinensis*)的根经提取有效成分而制成。山豆根性苦寒,有清热、解毒、消肿、止痛之功效。动物实验证明,本药能使四氯化碳中毒的小鼠受损的肝脏组织的变性、坏死减轻,并有明显的再生修复倾向。本药还可增加免疫调节功能,降低 SGPT。

【适应证】适用于治疗慢性肝炎,降酶作用好。同时适用于肝硬化早期转氨酶增高患者。

【用法和用量】肌注:每天 1~2 次,每次 2ml,2~3 个月为一疗程。

【不良反应】少数患者可出现口咽干燥、咽喉痒感、轻度头晕、注射处疼痛等。

【注意事项】停药后有些患者可有反跳现象,但加大剂量或重复疗程同样有效。

【剂型和规格】注射剂:35mg(总生物碱)/2ml。

肝 复 乐

【药理作用特点】本药系中药制剂,由党参、白术、鳖甲、沉香、柴胡等 20 余种中草药提炼而成,具有疏肝健脾、化瘀软坚、解毒抗癌之功效。实验证明本药可抑制乙肝病毒的复制,促进肝细胞功能恢复,降低转氨酶。本药还能提高机体免疫力,杀伤肿瘤细胞。

【适应证】适用于病毒性肝炎、肝硬化及肝腹水;对原发性肝癌、乳腺癌、食管癌、胃癌、结肠癌等消化道肿瘤也有一定作用。

【用法和用量】口服:每天 3 次,每次 6 片。2~3 个月为一疗程,可长期服用。

【不良反应】个别患者可有腹泻。

【注意事项】有明显出血倾向者慎用。

【剂型和规格】片剂:0.3g。薄膜片剂:0.5g。溶液剂:100ml。

肝加欣

【其他名称】苷唯克。

【药理作用特点】本药在体内可诱发产生干扰素，促进免疫反应，杀灭肝炎病毒。其所含成分参与肝脏组织代谢，防止脂肪沉积，避免脂肪肝发展为肝硬化。本药还可抑制肝脏内胶原蛋白的增生，参与胶原蛋白的分解和转化，以达到治疗肝硬化的目的。

【适应证】适用于病毒性肝炎、早期肝硬化、脂肪肝等。

【用法和用量】口服：每天3次，每次4～6片。

【不良反应】无明显毒副作用。

【注意事项】孕妇及哺乳期妇女慎用。

【剂型和规格】片剂（复方制剂）。

清开灵

【药理作用特点】本药有保护肝脏，促进肝细胞修复的作用。并有清热解毒，镇静安神的作用。

【适应证】适用于急慢性肝炎、中毒性肝炎等；也适用于肺炎、高热等。

【用法和用量】肌注：每天1次，每次2～4ml；静滴：每天1次，每次20～40ml，用10%葡萄糖或生理盐水注射剂200ml稀释后缓慢滴注。

【不良反应】无明显毒副作用。

【剂型和规格】注射剂：2ml，内含牛黄、黄芩、金银花等。

瓜蒂素

【药理作用特点】本药为葫芦科植物甜瓜的果梗提取物。能使受损肝细胞及其代谢障碍明显减轻，还可阻止肝细胞变性及纤维组织增生。

【适应证】适用于治疗慢性活动性及迁延性肝炎,具有改善临床症状、降酶、退黄之功效。

【用法和用量】口服:每天 3 次,每次 3~5 片。

【不良反应】可有轻度头晕、上腹不适等。停药后无反跳现象。

【剂型和规格】片剂:0.3mg。

葫 芦 素

【药理作用特点】本药为葫芦科植物甜瓜的果梗提取物,有效成分为葫芦素 B 及葫芦素 E。本药能激发细胞免疫功能,阻止肝细胞脂肪变性,抑制纤维组织增生。具有降酶、退黄、消除腹水、改善蛋白代谢的功能。

【适应证】适用于治疗慢性迁延性肝炎。

【用法和用量】口服:每天 3 次,每次 0.1~0.3mg,饭后服。儿童酌减。一般疗程为 2 个月。

【不良反应】部分患者初期可有食欲不振、上腹不适等。

【剂型和规格】片剂:0.1mg。

紫草素 Shikonin

【其他名称】紫草醌,紫草宁,紫根素。

【药理作用特点】本药对大肠杆菌、伤寒杆菌、痢疾杆菌、绿脓杆菌、金黄色葡萄球菌及病毒有抑制作用。

【适应证】适用于治疗急性黄疸性或非黄疸性肝炎及慢性肝炎;也适用于扁平疣等的治疗。

【用法和用量】肌注:每天或隔天 1 次,每次 2mg,10~30 天为一疗程。

【剂型和规格】注射剂:2mg/2ml。

云 芝 肝 泰

【药理作用特点】本药是云芝提取物，可通过提高免疫功能而对病毒感染及肝炎有较好疗效。

【适应证】适用于慢性迁延性肝炎和慢性活动性肝炎。

【用法和用量】口服：每天 2 ~ 3 次，每次 5g，温开水冲服。

【不良反应】无明显不良反应。

【剂型和规格】冲剂：5g。

消黄灵注射剂

【药理作用特点】本药有清热、消炎、杀菌、退黄及解毒的作用。

【适应证】适用于急慢性肝炎，尤以重症黄疸性肝炎疗效更佳；对新生儿溶血性黄疸也有较好疗效。

【用法和用量】静滴：成人每天 1 次，每次 50 ~ 100ml，用 5% ~ 10% 葡萄糖注射剂或生理盐水注射剂 500ml 稀释后滴注；新生儿每天 2 次，每次 25 ~ 50ml 或加入 10% 葡萄糖注射剂 50ml 混匀后静滴。

【不良反应】无明显不良反应。

【剂型和规格】注射剂：100ml，内含茵陈、黄芩等。

茵栀黄注射剂

【药理作用特点】本药有清热、利湿、解毒、降黄及降低谷丙转氨酶的作用。

【适应证】适用于急、慢性肝炎。

【用法和用量】静滴：每天 1 次，每次 10 ~ 20ml，用 10% 葡萄糖注射剂 250 ~ 500ml 稀释后滴注。肌注：每天 1 次，每次 2 ~ 4ml。

【不良反应】无明显不良反应。

【注意事项】如发现本药有结晶或固体析出，可用沸水湿热溶解后使用。

【剂型和规格】注射剂：2ml，内含茵陈提取物 12mg，栀子提取物 6.4mg，黄芩苷 40mg。

常用肝脏疾病治疗药物还包括辅酶 A（具体内容参见第十四章），香菇多糖、猪苓多糖（具体内容参见第十二章）。

第八章　利胆药物

曲匹布通　Trepibutone

【其他名称】舒胆通，三乙氧苯酰丙酸，胆灵，三乙丁酮，Supacal。

【药理作用特点】本药为非胆碱能作用的胆道扩张剂，能强烈地选择性地松弛胆道平滑肌，并能直接抑制奥狄括约肌收缩，具有明显的解痉止痛作用，而没有阿托品、山莨菪碱类药物的口干、发热、心悸及吗啡类所致的胆压升高等副作用。本药还能促进胆汁及胰液的分泌，有利于改善食欲，消除腹胀。

【适应证】适用于治疗胆囊炎、胆石症、胆道运动障碍、胆囊手术后综合征及慢性胰腺炎等。

【用法和用量】口服：每天 3 次，每次 1 片，饭后服。疗程 2 ~ 4 周。

【不良反应】轻微，对中枢神经系统、心血管系统、消化系统及肾功能几乎没有不良反应。

【注意事项】①孕妇禁用；②完全性胆道梗阻及急性胰腺炎患者慎用。

【剂型和规格】片剂：40mg。

非布丙醇　Febuprol

【其他名称】舒胆灵，苯丁氧丙醇，Valbil，H33。

【药理作用特点】本药有明显的促进胆汁分泌作用。动物实验证明，将本药注入大鼠十二指肠后3小时内胆汁分泌可增加50%，且本药刺激所分泌的胆汁中胆酸的质与量及胆汁中总固体浓度均无变化。此外，本药还具有松弛胆管平滑肌及胆道口括约肌，降低血清胆固醇含量的作用。本药90%经胃肠道吸收，代谢率达99%，其中85%由胆汁排出，4%由尿排出。

【适应证】适用于胆囊炎、胆石症、胆道手术后综合征及高胆固醇血症等；对急性黄疸性肝炎和慢性肝炎也有一定疗效。

【用法和用量】口服：每天3次，每次0.1～0.2g，饭后服。

【不良反应】部分患者可有一过性胃部不适。

【剂型和规格】胶丸剂：0.05g。片剂：0.05g。

羟甲烟胺　Nicotinylmethylamide

【其他名称】胺羟甲基烟酰胺，Hydroymethylnicotinamide，Oxymethylnicotinamid，Bilocid。

【药理作用特点】本药为利胆保肝药，并有抑菌作用，对胆道及肠道细菌均有抑制作用。

【适应证】适用于胆囊炎、胆管炎、肝功能障碍、肝源性黄疸、胆石症、胃十二指肠炎、急性肠炎、结肠炎及胃溃疡等。

【用法和用量】口服：成人每天3次，每次2片，连服2～4天后，改为每天4片，分2～3次服用；重症患者每2小时服用1次；小儿每天3次，每次1/2～1片。静脉注射：开始每天1次，每次1～2支，以后可改为隔日1支。

【剂型和规格】片剂：0.5g。注射剂：0.4g/10ml。

苯丙醇　Phenylpropanol

【其他名称】利胆醇，Livonal，Ethylbenzyl alcohol，Phenylcholon。

【药理作用特点】本药有促进胆汁分泌的作用，用后可减轻腹胀、腹痛、恶心、厌油等症状，并有促进消化、增进食欲、排出胆

石、降低血清胆固醇含量的作用。

【适应证】适用于治疗胆囊炎、胆石症、胆道感染、胆道手术后综合征及高胆固醇血症等。

【用法和用量】口服:每天3次,每次0.1~0.2g,饭后服。如治疗超过3周,每天服用剂量不宜超过0.1~0.2g。

【不良反应】部分患者可有胃部不适,减量或停药后可缓解。

【注意事项】胆道完全性阻塞患者禁用。

【剂型和规格】胶丸剂:0.1g,0.2g。

考来烯胺 Colestyramine

【其他名称】消胆胺,胆酪胺,Cholestyramine。

【药理作用特点】本药为苯乙烯型强碱性阴离子交换树脂,口服后不吸收,在肠道内以其阴离子换取胆酸,形成不被吸收的络合物,阻止胆汁酸的肠肝循环,并经肠道排出,从而降低胆盐的血液浓度而减轻皮肤瘙痒。

【适应证】适用于不完全梗阻性黄疸缓解皮肤瘙痒。

【用法和用量】口服:每天3~4次,每次2~4g。

【剂型和规格】粉剂:4.0g。

复方阿嗪米特 Compound azintamide

【其他名称】泌特。

【药理作用特点】本药是由阿嗪米特、胰酶、纤维素酶、二甲硅油四种药物组成的复方肠溶片剂。主药之一阿嗪米特为一种强效促进胆汁分泌的药物,其不仅增加胆汁分泌量,而且可以增加胆汁中固体成分的分泌量,也可增加体内胰酶的分泌量,提高胰酶的消化功能。胰酶内含淀粉酶、蛋白酶和脂肪酶,可以用于改善糖类、脂肪、蛋白质的消化与吸收,恢复机体的正常消化功能。纤维素酶有消化吸收纤维和改善酶功能作用。二甲硅油有消除腹胀作用。本药有显著的利胆助消化及改善肝功能作用。

【适应证】适用于治疗因肝、胆、胰疾患引起的胆汁分泌不足或消化酶缺乏所导致的食欲缺乏、厌油、腹胀、腹泻、消化不良、嗳气等多种消化不良症，特别适用于胆石症、胆囊炎、慢性胰腺炎、胆囊切除术后以及外科胆石症、胆囊切除术后 T 管引流患者和肝病恢复期的消化不良的治疗；亦可用于治疗高胆固醇血症。

【用法和用量】口服：成人每日 3 次，每次 1～2 片，餐后服用。

【注意事项】急性肝功能障碍者、胆石症引起胆绞痛者、胆管阻塞及急性肝炎患者禁用。

【剂型和规格】肠溶片剂：每片含阿秦米特 75mg，胰酶 700mg，纤维素酶 4000 10mg，二甲硅油 50mg。

茴三硫　Anethol trithione

【其他名称】胆维他。

【药理作用特点】本药为分泌性利胆药，可使胆汁分泌增多，促进胆酸、胆色素分泌。本药能明显增强肝脏谷胱甘肽水平，显著增强谷氨酰半胱氨酸合成酶、谷胱甘肽还原酶和谷胱甘肽硫转移酶活性，降低谷胱甘肽过氧化酶活性，从而增强肝细胞活力，有效保护肝脏免受肝毒性物质的损害，同时可促进唾液分泌，促进胃肠蠕动和肠管内气体排出。

【适应证】适用于治疗胆囊炎、胆管炎、胆石症以及消化不良、急慢性肝炎；还可用于解酒。

【用法和用量】口服：成人一般每日 3 次，每次 12.5～25mg；5～10 岁儿童，每日 25～50mg；10～15 岁儿童，每日 50～75mg。

【不良反应】①偶有恶心、腹泻、腹胀或软便等；②长期用药可引起甲亢。

【注意事项】①胆道完全梗阻患者忌用；②甲亢病患者、孕妇或哺乳期妇女慎用;③出现荨麻疹样红斑时应立即停药。

【剂型和规格】片剂:12.5mg,25mg。

胆酸钠 Sodium cholate

【其他名称】牛黄胆酸钠,胆盐,胆酸钠,Bile salts。

【药理作用特点】本药为胆汁中提取的胆盐混合物,由胆酸、牛磺酸及甘氨酸等结合而成,能刺激肝细胞分泌胆汁,增加其固体成分,促进脂肪的乳化及吸收,有利于脂溶性维生素的吸收。

【适应证】适用于胆道瘘管长期引流的患者,以补充胆汁分泌的不足;也适用于脂肪消化不良及慢性胆囊炎。

【用法和用量】口服:每天 3 次,每次 0.2 ~ 0.4g。

【注意事项】胆道完全性阻塞及严重肝肾功能减退患者禁用。

【剂型和规格】片剂:0.1g。胶囊剂:0.2g。

去氢胆酸 Dehydrocholic acid

【其他名称】脱氢胆酸,Dehydrocholin。

【药理作用特点】本药为胆酸的合成衍生物,可促进胆汁分泌,但其固体成分并不增加,另有促进脂肪消化吸收的作用。但不能增加口服维生素 K 的吸收。

【适应证】适用于治疗胆囊炎、胆石症、胆囊及胆道功能失调、胆囊切除术后综合征及某些肝脏疾病。

【用法和用量】口服:每天 3 次,每次 0.25 ~ 0.5g;静脉注射:每天 0.5g,以后可根据病情加至每天 2.0g。与阿托品或硫酸镁合用可试用于胆道小结石的排出。

【注意事项】胆道完全性梗阻及严重肝肾功能减退者忌用。

【剂型和规格】片剂:0.25g。注射剂(钠盐):0.5g/10ml,1.0g/10ml,2.0g/10ml。

熊去氧胆酸 Ursodeoxycholic acid

【其他名称】优思弗,Ursodesoxycholic acid,Deursil,Destolit,Ursofalk,Ursacol,Urso,Ursochol,Udca。

【药理作用特点】本药长期服用本药可增加胆汁酸的分泌,同时导致胆汁酸成分的变化,使本药在胆汁中的含量增加。本药还能显著降低胆汁中胆固醇及胆固醇酯的克分子数和胆固醇的饱和指数,从而有利于结石中胆固醇的溶解。本药在体外对胆固醇的溶解速率虽然低于鹅去氧胆酸,但其在体内对胆固醇的溶解效果却优于后者。如两药合用,促使胆汁中胆固醇的含量及饱和度的降低作用均大于单独用药,也大于两药的相加作用。胆石症患者使用本药后,血脂无特殊变化,长期使用本药可增加外周血血小板计数。本药为肠肝循环药物,口服后主要由回肠迅速吸收,在肝内与甘氨酸或牛磺酸结合,从胆汁中排入小肠,参加肠肝循环。用于仅有少量药物进入血液循环,因此血药浓度很低。本药物的治疗作用与其在胆汁中的药物浓度有关,而与血药浓度无关。

【适应证】适用于不宜手术治疗的胆固醇性结石。应用本药物治疗时,病例选择十分重要,对胆囊功能基本正常、结石直径在 5mm 以下、X 线能透过及非钙化型的浮动胆固醇性结石有较高的治疗效果。结石的大小与溶石的成功率密切相关,直径小于 5mm 者为 70%,5~10mm 之间者为 50%。由于表面积 / 体积的比值较大,故较小的结石对治疗反应较好。本药不能溶解胆色素结石、混合结石及不透过 X 线的结石;对中毒性肝损害、胆囊炎、胆道感染及胆汁性消化不良有一定疗效。

【用法和用量】口服:利胆,每天 3 次,每次 50mg,进餐时服;溶胆石,每天 2 次,每次 200~300mg。疗程最短为 6 个月,6 个月后影像学检查无效者可停药。如结石有部分溶解,可继续服药至完全溶解。如治疗过程中有反复胆绞痛发作,症状无改善甚至加重或出现明显结石钙化时,应中止治疗,并行外科手术。

【不良反应】可有腹泻、便秘、瘙痒、头痛、上腹不适、胰腺炎及心动过缓等。

【注意事项】①急性胆囊炎、胆管炎发作期、胆道完全梗阻、严重肝功能减退者及孕妇忌用；②不宜与考来烯胺或含氢氧化铝的制酸剂同时服用，以免影响本药吸收；③口服避孕药可影响本药疗效。

【剂型和规格】片剂：50mg。胶囊剂：250mg。

鹅去氧胆酸　Chenodeoxycholic acid

【其他名称】Chendal，Chenodesoxycholanic acid，Cheno-dex，CDCA。

【药理作用特点】本药为熊去氧胆酸的异构体，溶石机制及功效与熊去氧胆酸基本相同。能选择性地减少胆固醇的合成及分泌，使胆汁中的胆固醇由饱和状态变为不饱和状态，从而阻止胆结石形成，并使已形成的胆固醇结石溶解。由于其服药量大，耐受性差，腹泻发生率高，并且对肝脏有一定毒性，目前已较少使用。

【适应证】适用于预防和治疗胆固醇性结石；对混合性结石及胆色素性结石也有一定疗效。

【用法和用量】口服：每天 3 次，每次 0.25 ~ 0.5g。一般疗程为 1 ~ 2 年。

【不良反应】①可有腹泻、瘙痒、头晕、腹胀等；②个别可诱发胆绞痛及肝功异常。

【注意事项】①孕妇、肠炎及肝病患者禁用；②急性胆囊炎和糖尿病患者忌用。

【剂型和规格】片剂：0.25g。胶囊剂：0.25g。

羟甲香豆素　Hymecromone

【其他名称】胆通，Himecol，Cantabiline，Crodimon，Imecromone，

Mendiaxon，Lipha。

【药理作用特点】本药为香豆素的衍生物。药理试验证明，本药毒性低，利胆作用明显，对奥狄括约肌有舒张作用，有利于胆汁排泄及胆总管结石的排出，并具有解痉、镇痛作用。

【适应证】适用于治疗胆囊炎、胆石症、胆道感染、胆囊术后综合征。

【用法和用量】口服：每天 3 次，每次 0.4g。

【不良反应】可有头晕、腹胀、胸闷、皮疹及腹泻等，停药后可缓解。

【注意事项】梗阻性黄疸及传染性黄疸患者慎用。

【剂型和规格】片剂：0.2g。胶囊剂：0.2g，0.4g。

☆ 复方胆通片（胶囊）：含胆通，穿心莲，茵陈，大黄等。口服：每天 3 次，每次 2 片（粒）。

桂美酸 Cinametic acid

【其他名称】利胆酸。

【药理作用特点】本药有促进胆汁排泄，松弛奥狄括约肌的作用，并能使血清胆固醇浓度降低。

【适应证】适用于治疗慢性胆囊炎、胆石症及胆道感染的辅助治疗。

【用法和用量】口服：每天 3 次，每次 0.2g。

【不良反应】少数患者可有轻度腹泻等不适，无需特殊处理。

【剂型和规格】片剂：0.2g。

反羟苯环己酸 Cycloxylic acid

【其他名称】利胆通，环烃氧醛酸，Plecton。

【药理作用特点】本药能促进胆汁排泄，降低血清胆固醇含量，对抗结石的形成。

【适应证】适用于预防和治疗胆结石、胆性消化不良及胆囊手术后恢复治疗。

【用法和用量】口服:每天 3 次,每次 40mg,饭前服。

【不良反应】部分患者可有腹泻,停药后可缓解。

【注意事项】胆道阻塞、胆囊肿胀及肝性脑病患者禁用。

【剂型和规格】片剂:40mg。

亮菌甲素　Armillarisin A

【其他名称】假蜜环菌素 A。

【药理作用特点】本药由亮菌即环菌属假蜜环菌(*Armillariella tabescens*)中提取,亦可人工合成,有促进胆汁分泌的作用,对胆道口括约肌有明显的解痉作用。此外本药可能还有促进免疫功能及增强吞噬细胞吞噬的作用。

【适应证】适用于急性胆道感染,疗效与抗生素略相近,但对胆道有梗阻的患者效果不明显;也适用于治疗慢性肝炎及慢性胃炎。

【用法和用量】①治疗急性胆道感染:肌注:每 6~8 小时 1 次,每次 1~2mg(每毫克以氯化钠注射剂或苯甲醇注射剂 1ml 溶解),急性症状控制后改为每天 2 次,每次 1~2mg。一般 7~10 天为一疗程;②治疗病毒性肝炎:肌注:每天 2 次,每次 2mg,1 个月为一疗程;③治疗慢性胃炎:口服:每天 3 次,每次 10mg,2~3 个月为一疗程。

【不良反应】可有上腹不适或轻微腹泻,停药后症状可消失。

【注意事项】对本品过敏者禁用。

【剂型和规格】注射剂:1mg。片剂:5mg。

柳氨酚　Osalmide

【其他名称】利胆酚,羟苯水杨胺,Driol,Yoshichol,

Oxyphenamide。

【药理作用特点】本药有促进胆汁分泌和松弛胆道括约肌的作用。对总胆管结石有一定的排石作用。

【适应证】适用于治疗胆囊炎、胆道炎、胆石症、胆囊手术后综合征。

【用法和用量】口服：每天 3 次，每次 0.1～0.25g，饭后服。

【不良反应】部分患者可有皮疹、胃部不适等，一般停药后可缓解。

【剂型和规格】片剂：0.25g。

单辛精　Monooctanoin

【药理作用特点】本药为一种胆固醇溶解剂，每毫升约能溶解胆固醇 120mg。本药易被胰酶及其他消化性酯酶水解释放出脂肪酸，随之被吸收、代谢和排出。

【适应证】适用于治疗胆道胆固醇结石。

【用法和用量】连续灌注法：经 T 管直接插入总胆管的导管或经内镜置入的胆管给药，灌注压不超过 10cmH_2O，灌注速度在每小时 3～5ml。用餐时可中断给药。疗程 7～21 天，消除胆结石成功率为 50%～80%。如 10 天内未见结石缩小或消失，应终止治疗。

【不良反应】可有胃部不适、呕吐、腹痛等，此多与给药速度有关，一般完成治疗后 1 周内消失。

【注意事项】①黄疸、胆道感染、十二指肠溃疡及肠炎患者禁用；②孕妇、哺乳期妇女及儿童慎用。

【剂型和规格】溶液剂灭菌：120ml。

羟甲香豆素　Hymecromone

【其他名称】胆立克，胆通，爱活胆通，Eulektrol。

【药理作用特点】本药可溶解胆石，对早期胆固醇性结石及孤立性、混合性胆固醇结石有效，并具有松弛支气管平滑肌的作用。

【适应证】适用于单发性及单发性胆固醇性结石，对新形成的细小结石疗效显著；也适用于预防胆囊结石手术后的复发。

【用法和用量】口服：每天 3 次，每次 0.1g，饭后服。必要时剂量可加倍。

【注意事项】孕妇禁用。

【剂型和规格】胶囊剂：0.1g。

双氯芬酸钠　Diclofenac Sodium

【其他名称】乐活可，露化胆钙，Rowachol，Neo-rowachol。

【药理作用特点】本药是由几种萜类成分组成的复合制剂，作用与鹅去氧胆酸相似。能加强肝脏血流，增加胆汁分泌，提高肝胆功能，解除痉挛，消炎杀菌，抑制胆石形成和增大。

【适应证】适用于急慢性胆囊炎、胆石症、胰腺炎及肝炎等肝胆疾患，尤其适用于预防胆结石手术后复发。

【用法和用量】口服：每天 4 次，每次 1～2 粒。胆绞痛时即服 6 粒，必要时 20 分钟再服 1 次。剧痛者每次口服 10 粒。

【不良反应】服药后可有轻微的胡椒或樟脑气味。

【剂型和规格】胶囊剂：含薄荷脑 32mg，薄荷酮 6mg，α－蒎烯 13.6mg，β－蒎烯 3.4mg，冰片 5mg，Zineol 2mg，橄榄纳加至 100mg。

羟甲烟胺　Nicotinylmethylamide

【其他名称】利胆素，Hepats。

【药理作用特点】本药具有保护肝细胞，刺激胆汁分泌的作用。

【适应证】适用于胆囊运动障碍、胆囊炎及胆石症、胆囊切除术后综合征等。

【用法和用量】口服：每天3次，每次1g，维持剂量减半，饭时或饭后服用。

【注意事项】肝功能严重不良、胆道梗阻、胆囊积脓及肝性脑病患者禁用。

【剂型和规格】糖衣片剂：0.5g。

宝灵肝胆护理丸

【药理作用特点】本药为脱胆固醇的胆提取物，是最强烈的胆汁分泌激素，能供给肝脏多种促进胆汁分泌成分，油酸钠能协助肠道排除胆汁。因而可以防止胆汁沉淀而阻止胆囊、胆管内结石形成。

【适应证】适用于胆囊炎、胆石症、黄疸、胆囊运动障碍、便秘及肝硬化等症。

【用法和用量】口服：每天3次，每次4～6粒。饭后服用。

【注意事项】胆道完全梗阻患者禁用。

【剂型和规格】胶囊剂：含脱胆固醇的胆提取物100mg，油酸钠100mg。

熊胆肝泰

【药理作用特点】本药为由黑熊引流之胆汁，经干燥制成熊胆粉，并配以茵陈、栀子、板蓝根等中草药制成的纯中药灭菌口服液。熊胆具有清热解毒，抗菌消炎的功能。可增加肝脏血流量及胆汁的分泌，降低转氨酶，促进肝细胞再生和肝功能的恢复。熊胆的有效成分熊去氧胆酸（UDCA）对于胆囊炎有很好的治疗效果，对于胆石症具有溶石、排石的疗效。

【适应证】适用于胆囊炎、胆石症、黄疸、急慢性肝炎、肝硬化等。

【用法和用量】口服：每天2～3次，每次10ml。饭后服用。

【不良反应】无明显不良反应。

【剂型和规格】糖浆剂:10ml。

华沙利胆丸　Stomach liver bile capsules

【药理作用特点】本药是由多种植物经提炼而成的一种高纯度植物药剂。试验证明本药可增加肝脏血流量,促进胆汁分泌及排石、预防结石形成的功能。也能抗炎抑菌,控制胆道感染。松弛胆道平滑肌,起到解痉止痛的作用。

【适应证】适用于急慢性胆囊炎、胆石症、胆汁反流性胃炎、慢性肝炎、脂肪肝等。

【用法和用量】口服:每天3次,每次2粒。饭前服用。

【不良反应】除极个别患者出现轻微腹泻外,未见其他不良反应。

【注意事项】胆道完全梗阻患者禁用。

【剂型和规格】胶囊剂:每粒300mg,含飞镰果130mg,洋蓟果20mg,蒲公英叶15mg,田基黄61mg,野菊花20mg,蜜蜂花叶10mg,郁金根25mg,波尔多叶15mg,薄荷油4mg。

复方柠檬烯

【药理作用特点】本药系芸香科植物甜橙的果皮经科学的工艺提取的具有生理活性的有效成分,主要成分为柠檬烯、橙皮苷及植物甾醇等的复合物,有利胆溶石、理气开胃、消炎止痛的作用。

【适应证】适用于治疗胆囊炎、胆石症、胆道感染、胆道手术后综合征及消化不良等。

【用法和用量】口服:每天3次,每次3~5粒。

【剂型和规格】胶囊剂:含复方柠檬烯挥发油0.1ml。

常用利胆药物还包括胆石清片,具体内容参见第十八章。

第九章 胰腺疾病治疗药物

抑肽酶 Aprotinin

【其他名称】Trasylol。

【药理作用特点】本药能抑制胰蛋白酶及糜蛋白酶，阻止胰腺中其他活性蛋白酶原的激活及胰蛋白酶原的自身激活。还能抑制纤维蛋白溶酶和纤维蛋白溶酶原的激活因子，阻止纤维蛋白溶酶的活化；能抑制血管舒张血管，增加毛细血管通透性，降低血压的作用。

【适应证】适用于各型胰腺炎的治疗与预防；也适用于治疗和预防各种纤维蛋白溶解所引起的急性出血及各种严重休克状态（见第十三章常用止血及抗凝血药物）。

【用法和用量】第1、2天每天注射5万~10万U，首剂用量应大一些，缓慢静脉推注（每分钟不超过2ml）。维持剂量应采用静滴，一般每天4次，1天量2万~4万U。

【不良反应】①少数过敏体质患者用药后可能引起过敏反应，应停药；②注射过快时，有时出现恶心、发热、瘙痒、荨麻疹等。

【剂型和规格】注射剂：1万U，5万U，10万U，50万U。

乌司他丁 Ulinastatin

【其他名称】尿胰蛋白酶抑制剂。

【药理作用特点】本药系从人尿提取精制的糖蛋白，属蛋白酶抑制剂，具有抑制胰蛋白酶等各种胰酶活性的作用，常用于胰腺炎的治疗。此外，本药尚有稳定溶酶体膜、抑制溶酶体酶的释放和抑制心肌抑制因子产生等作用，故而可用于急性循环衰竭的抢救治疗当中。健康正常男性 30 万 U/10ml 静脉注射给药后，3 小时内血药浓度直线下降，清除半衰期为 40 分钟；给药后 6 小时给药量的 24% 从尿中排泄。

【适应证】适用于急性胰腺炎和慢性复发性胰腺炎；也用于急性循环衰竭的抢救辅助用药。

【用法和用量】静脉滴注：急性胰腺炎、慢性复发性胰腺炎，初期每次 10 万 U 溶于 500ml 5% 葡萄糖注射液或 0.9% 氯化钠注射液中静脉滴注，每次静滴 1～2 小时，每日 1～3 次，以后随症状消退而减量。急性循环衰竭，每次 10 万 U 溶于 500ml 5% 葡萄糖注射液或 0.9% 氯化钠注射液中静脉滴注，每次静滴 1～2 小时，每日 1～3 次，或每次 10 万 U 溶于 2ml 0.9% 氯化钠注射液中，每日缓慢静脉推注 1～3 次。并可根据年龄、症状适当增减。

【不良反应】①偶见白细胞减少、嗜酸性粒细胞增多、恶心、呕吐、腹泻及 AST、ALT 上升；②注射部位偶见血管痛、发红、瘙痒感、皮疹等；③偶见过敏，出现过敏症状应立即停药，并适当处理。

【注意事项】①对本药过敏者禁用；②孕妇和可能妊娠妇女慎用，哺乳妇女如必须使用应避免哺乳；③有药物过敏史、对食品过敏者或过敏体质患者慎用；④儿童用药的安全性尚未确定；⑤高龄患者应适当减量；⑥用于急性循环衰竭时，应注意不能代替一般的休克疗法（输液法、吸氧、外科处理、抗生素等），休克症状改善后即终止给药；⑦使用时须注意，本药溶解后应迅速使用；⑧本药避免与加贝酯或 Gelobulin 制剂混合使用。

【剂型和规格】注射剂：2.5 万 U，5 万 U，10 万 U。

奥曲肽 Octreotide

【其他名称】善得定，善宁，Sandostatin。

【药理作用特点】本药是一种人工合成的八肽环状化合物，具有与天然内源性生长抑素相似作用，但作用较强且持久，半衰期较天然内源性生长抑素长30倍。本药具有多种生理活性，如抑制生长激素、促甲状腺素胃肠道和胰内泌素的病理性分泌过多，对胃酸、胰酶、胰高血糖素和胰岛素的分泌也有抑制作用。本药能降低胃运动和胆囊排空，抑制缩胆囊素-胰酶泌素的分泌，减少胰酶分泌，对胰腺实质细胞膜有直接保护作用。本药可抑制胃肠蠕动，减少内脏血流量和降低门脉压力，减少肠道过度分泌，并可增强肠道对水和钠的吸收。皮下注射后(50～100mg)迅速吸收，T_{max} 为0.5～1小时，$t_{1/2}$ 为90～120分钟。静注本药25～200mg，$t_{1/2\alpha}$ 为9～14分钟，$t_{1/2\beta}$ 为72～98分钟，并随剂量而异。

【适应证】适用于重型胰腺炎、门脉高压引起的食管静脉曲张出血、应激性溃疡及消化道出血；也适用于缓解由胃肠及胰内分泌系统肿瘤所引起的症状；还适用于突眼性甲状腺肿、肢端肥大症及胃肠道瘘管。

【用法和用量】①重型胰腺炎：0.1mg，皮下注射，每天3～4次，疗程5～14天。严重者可静脉给药；0.1mg静注，随后每小时25～50mg静脉滴注。②治疗门脉高压引起的食管静脉曲张出血：0.1mg缓慢静注随后每小时25～50mg静脉滴注，连续滴注至少48小时。③应激性溃疡及消化性溃疡出血：每次0.1mg，皮下注射，每天3次，连用3～5天，严重者可静脉给药，用法同②。④胰损伤或手术后胰瘘：每次0.1mg皮下注射，每天3次，7～14天或直至瘘管闭合。以后每次0.1mg皮下注射，每天3次，共7天。⑤预防胰手术术后并发症：手术前1小时，每次0.1mg皮下注射，以后每次0.1mg皮下注射，每天3次，共7天。⑥消化系内分泌肿瘤(血管活性肠肽瘤、胃泌素瘤、胰高糖素瘤和类瘤）：每次 0.1mg 皮下注射，每 8 小时 1 次。⑦肢端肥大症和甲亢性突眼症：每次 0.1mg 皮下注射，每 8 小时 1 次。

【不良反应】①主要有注射部位疼痛或针刺感，一般在 15 分钟后缓解；②可有厌食、恶心、呕吐、腹泻、腹部痉挛疼痛等；③偶见高血糖、胆石、糖耐受异常和肝功能异常者。

【注意事项】①对本药过敏者、孕妇、哺乳期妇女和儿童禁用；②肾、胰腺功能异常和胆石症患者慎用；③少数患者长期治疗有形成胆石的报道，故在治疗前和治疗后应每 6～12 个月进行胆囊超声波检查 1 次；④对胰岛素瘤患者，本药可加重低血糖程度，并延长时间应注意观察。

【剂型和规格】注射剂：0.1mg。

胰酶胶囊　Pancreatin capsules

【其他名称】得每通，Creon。

【药理作用特点】本药为多种酶的混合物，能抑制胰酶替代药品，每粒胶囊含胰酶 150mg，相当于脂肪酶 10 000 欧洲药典单位，淀粉酶 800 欧洲药典单位，蛋白酶 600 欧洲药典单位，对脂肪、碳水化合物及蛋白质有水解作用。胶囊口服后，在胃内几分钟内溶解，释放出数百颗超微微粒，微粒经肠溶包衣，可避免在胃酸中失活，并在胃内与食糜充分混合。在 pH>5.5 时，肠溶包衣在十二指肠近端迅速崩解，在 30 分钟内大于 80% 的活性酶迅速释放。本药仅在胃肠道发挥作用，在肠部发挥消化作用后，自身也被消化。无吸收及其他药代动力学数据。

【适应证】适用于胰腺疾病引起的胰腺外分泌不足以及由此引起的消化不良，如常见于慢性胰腺炎、囊性纤维化、胰腺切除术后、肿瘤引起的胰腺管或胆总管阻塞；胰酶替代治疗亦用于胰腺疼痛、老年性胰腺外分泌不足。

【用法和用量】初始剂量每次 1～2 粒，与餐同服，然后根据症状调整剂量。有效剂量一般为每天 5～15 粒。

【不良反应】偶有腹泻、便秘、胃不适感、恶心、皮疹等。

【注意事项】①宜用水整粒吞服,忌嚼碎后服用;②胰酶替代治疗禁用于胰腺炎早期;③禁用于已知对猪蛋白制品过敏者;④孕哺乳期妇女慎用。

【剂型和规格】胶囊剂:150mg。

加贝酯　Gabexate

【药理作用特点】本药为一种非肽类的蛋白酶抑制剂,可抑制胰蛋白酶、激肽释放酶、纤维蛋白溶酶、凝血酶等蛋白酶的活性,从而制止这些酶所造成的病理生理变化。

【适应证】适用于急性轻型(水肿型)胰腺炎。

【用法和用量】仅供静脉滴注。每次100mg,治疗开始3天,每天用量300mg,症状减轻后改为生天100mg,疗程6~10天。先以5ml注射用水注入冻干粉针瓶内,待溶解后注入5%葡萄糖液或林格液500ml中,供静脉点滴用。点滴速度控制在每小时1mg/kg以内,不宜超过2.5mg/kg。

【不良反应】①少数患者滴注后可出现注射血管局部疼痛、皮肤发红等刺激症状及轻度浅表静脉炎;②偶有皮疹、颜面潮红及过敏症状;③极个别病例可能发生胸闷、呼吸困难和血压下降等过敏性休克现象,一旦发现应及时停药或抢救。

【注意事项】①对多种药物有过敏史者及孕妇、儿童禁用;②勿将药液注入血管外,多次使用应更换注射部位;③药液应新鲜配制,随配随用。

【剂型和规格】冻干粉针剂:0.1g。

注射用生长抑素　Somatostatin for injection

【其他名称】思他宁,Stilamin。

【药理作用特点】本药是人工合成的环状十四氨基肽,可抑制生长激素、甲状腺刺激激素。胰岛素和胰高血糖素的分泌,并抑制胃酸分泌。它还影响胃肠道的吸收、动力、内脏血流和营养功能，抑制胃泌素和胃蛋白酶的分泌，而且可明显减少内脏器官的血流量，而又不引起体循环动脉血压的显著变化。本药还可抑制胰高血糖素的分泌。$t_{1/2}$ 大约 1.1～3 分钟，肝脏患者 $t_{1/2}$ 为 1.2～4.8 分钟，慢性肾衰患者 $t_{1/2}$ 为 2.6～4.9 分钟。

【适应证】适用于：①重症胰腺炎；②上消化道出血，包括食管静脉曲张出血；③胰瘘、胆瘘、肠瘘的辅助治疗；④胰腺外科手术后并发症的预防和治疗；⑤酮症酸中毒。

【用法和用量】①重症胰腺炎：首先以 250mg 负荷剂量缓慢静注，而后以每小时 250mg 速度持续应用 3～5 天；②上消化道出血，包括食管曲张出血的治疗：首先以 250mg 缓慢静推，而后以每小时 250mg 速度给予持续静滴，大出血停止后（一般在 12～24 小时内），治疗应继续 48～72 小时以防再次出血；③胰瘘、胆瘘、肠瘘的辅助治疗：以每小时 250mg 的速度静脉连续点滴给药，直到瘘管闭合（2～20 天），瘘管闭合后继续进行 1～2 天，逐渐停药，以防反跳作用；④胰腺外科手术后并发症的预防和治疗：在手术开始时，作为辅助治疗，以每小时 250mg 速度点滴给药，手术后持续静滴 5 天；⑤糖尿病酮症酸中毒：静脉滴注，以每小时 100～500mg 速度给药，作为胰岛素治疗（10U 冲击后每小时 1～4.8U 静滴）的辅助措施，在 4 小时内可使血糖恢复正常，也可以在 3 小时内缓解酮症酸中毒。

【不良反应】①少数患者可有恶心、眩晕、脸红；②注射速度大每分 50mg 时可产生呕吐；③治疗初期可致短暂血糖水平下降。

【注意事项】对本药过敏者及孕产妇禁用。

【剂型和规格】注射剂：3mg。

甲磺酸卡莫司他　Camostat mesilate

【药理作用特点】本药为非肽类蛋白酶抑制剂，它的作用机制为口服后迅速作用于机体的激肽生成系统、纤维蛋白溶解系统、凝血系统及补体系统，抑制这些体系的酶活性的异常亢进，从而抑制慢性胰腺炎的症状缓解疼痛，降低淀粉酶的值。本药口服吸收迅速，给药 40 分钟后，其活性代谢物，4- 苯乙酸即达血药浓度的峰值。血中半衰期为 73 分钟。给药后 5～6 小时内从尿中的排泄量为 20%，尿中大部分的代谢物为 4- 胍基苯甲酸，其少量为 4- 苯乙酰。

【适应证】适用于胰腺炎。

【用法和用量】口服 200mg，每天 3 次。并可根据病情需要，适当增减。

【不良反应】①可出现皮疹、瘙痒等过敏症状；②少数病例有食欲减退、口渴、腹部不适、胃脘痛及便秘等。

【注意事项】①进行胃液引流及必须禁食、禁水的严重患者禁用；②孕妇及小儿慎用。

【剂型和规格】片剂：100mg。

甲磺酸奈莫司他　Nafamostat mesilate

【药理作用特点】本药为合成的蛋白酶抑制剂，对胰蛋白酶、血纤维蛋白酶、纤维蛋白酶、激肽释放酶及补体系统经典途径的 GY、GS 等胰蛋白酶样丝氨酸蛋白酶有很强的选择性抑制作用，体外对与 α_2 巨球蛋白结合的胰蛋白酶也有抑制作用，还可抑制由胰腺炎引起的胰酶活性上升以及进入血中的酶活性，对胰蛋白酶，肠激酶及内毒素经胰管逆行注入而引起的各种实验性胰腺炎，均可降低其死亡率，本药还有改善激肽释放酶激活引起的激肽原总量减少，本药主要分布于肾、肝、肺、胰等，于开始滴注后 60～90 分钟血药浓度达高峰值，然后从血中迅速消失，24 小时后从尿中排泄量为 30%。

【适应证】适用于急性胰腺炎、慢性胰腺炎急性恶化、胰管造影后的急性胰腺、外伤性胰腺炎及手术后急性胰腺炎等的症

状改善。

【用法和用量】静滴：每天1～2次，每次10mg溶于5%葡萄糖注射剂500ml，静滴约2小时，并可酌情增减。

【不良反应】①有时可出现皮疹、红斑、瘙痒等过敏症状；②可有谷草转氨酶和谷丙转氨酶上升；③可有腹泻、静脉炎、血小板增加、白细胞减少、胸部不适和头晕等。

【注意事项】①对本药有过敏史者禁用；②孕妇及小儿慎用；③用药期间若出现休克，应立即停药；④溶解后应迅速使用。

【剂型和规格】注射剂；10mg。

乌司他丁 Urinastatin

【其他名称】尿抑制素。

【药理作用特点】本药系从人尿中提取的糖蛋白，具有抑制胰蛋白酶等各种胰酶的作用。另还有稳定溶酶体膜，抑制溶酶体酶的释放，抑制心肌MDF的产生，改善休克的循环状态，经临床试验与抑肽酶对照进行双盲试验对各种休克有明显疗效，本药静注后血浆浓度迅速下降，生物半衰期约为24分钟，消除半衰期40分钟，给药6小时后从尿中排泄量为24%。

【适应证】适用于急性胰腺炎、慢性复发性胰腺炎的急性恶化期；也适用于急性循环障碍、出血性休克、外伤性休克。

【用法和用量】静滴：急性胰腺炎、慢性复发性胰腺炎的急性恶化期初始剂量为每天1～3次，每次2.5万～5万U溶于500ml液体，滴注时间为1～2小时；或每次1万U溶于2ml输液，可酌情适当增减。

【不良反应】可见粒细胞减少、谷草转氨酶和谷丙转氨酶上升、腹泻、面部发红、瘙痒感及血管瘤等。

【注意事项】①对本药过敏、有过敏史、过敏体质患者及曾用过本药者慎用；②孕妇、哺乳妇女及小儿慎用；③本药不能代替其他抗休克疗法，休克症状改善后应停药；④溶解后应立即使用；⑤避免与甲磺酸加贝酯制剂或球蛋白制剂混合注射。

【剂型和规格】注射剂（冻干）：2.5万U，5万U，10万U。

第十章　炎性肠病治疗药物

巴柳氮钠　Balsalazide sodium

【其他名称】塞莱得，Colazide。

【药理作用特点】本药是一种高效低毒新型结肠炎治疗药，为美沙拉嗪（5-氨基水杨酸）的前体药物，它是由美沙拉嗪通过偶氮键与一个非活性载体相连组成的，其设计的目的在于改进溃疡性结肠炎患者在使用柳氮磺胺吡啶或其他5-氨基水杨酸衍生物治疗时的耐受性。5-氨基水杨酸类用于治疗溃疡性结肠炎的可能机制包括：改变肠道微生物体系；改变黏膜内前列腺素合成及电解质交换；阻止致炎介质（NO、LTs、血栓素和血小板激活因子）的合成和释放；阻止天然杀伤细胞、肥大细胞、中性粒细胞、黏膜淋巴细胞各巨噬细胞的作用；限制活性氧的产生等。通过对巴柳氮钠和美沙拉嗪进行随机双盲临床研究，结果表明，101名患者分别口服两种药物4、8、12周后，巴柳氮钠和美沙拉嗪的有效率分别为64%、78%、88%和43%、45%和57%。巴柳氮钠在10天内可缓解症状，而美沙拉嗪则需要25天。本药口服给药后，原形药物可达结肠，在结肠经细菌酶的作用使偶氮键断裂，从而在炎症部位释放美沙拉嗪，防止了美沙拉嗪在胃肠道上部释放，使之吸收减少，从而有助于降低全身性不良反应。在偶氮键断开后，美沙拉嗪仅吸收20%，而且很快由体内循环系统清除，这也有助于减少不良反应的危险。单剂量口服2.25g巴柳氮钠，对于大部分受试者而言，血药浓度服药后

1～2小时达到最大，4小时后降至检测限（10ng/ml）以下。代谢物4-氨基苯甲酰基-β-丙氨酸、N-乙酰基-4-氨基苯甲酰基-β-丙氨酸、5-氨基水杨酸和N-乙酰基-5-氨基水杨酸在大约服药后4小时出现，并在9～10小时达到最高浓度。在服用剂量下5-氨基水杨酸（部分以N-乙酰基-5-氨基水杨酸存在）粪及尿回收平均值为41%，载体分子为34.6%。粪便中回收5-氨基水杨酸6.28%和N-乙酰基-5-氨基水杨酸15.9%；尿中几乎没有5-氨基水杨酸（N-乙酰基-5-氨基水杨酸尿中回收19.1%）。虽然在粪便中未找到完整的母体药物代谢产物，但发现4-氨基苯甲酰基-β-丙氨酸。这些结果与母体化合物吸收少相吻合，该母体化合物在服用之后数小时内即分解，在结肠中释放5-氨基水杨酸和4-氨基苯甲酰基-β-丙氨酸。5-氨基水杨酸的乙酰化发生在结肠的表皮细胞内。一些游离5-氨基水杨酸及乙酰化的5-氨基水杨酸被吸收，剩余的从粪便中排出。溃疡性结肠炎缓解期的成年患者口服巴柳氮3～6g至少1年后，按顿服1.5g折算各项药动学参数为：C_{max}为0.324μmol/L，C_{min}为0.035μmol/L，0～12小时*AUC*为1.34μmol/L，清除率4.5L/小时，仅有0.14%的原形药物经尿排泄。5-ASA及N-乙酰化5-ASA在血浆中的浓度通常高于巴柳氮，C_{max}分别为3.95μmol/L和4.80μmol/L。在大于60岁的受试者中巴柳氮的药代动力学性质未发生改变。轻度肾衰的患者较肾功能正常患者的C_{min}为高，而血浆清除率较低。

【适应证】适用于溃疡性结肠炎及轻中度急、慢性结肠炎。

【用法和用量】口服：急性溃疡性结肠炎时每天6.75g，溃疡性结肠炎的维持治疗每天3g。

【不良反应】可有头痛、腹痛、腹泻、恶心和呕吐等。

【剂型和规格】颗粒剂：0.75g/2.5g。胶囊剂：750mg。片剂：750mg。

硫唑嘌呤　Azathioprine

【其他名称】依木兰，Imuran，Imurel，Imurek，AZP。

【药理作用特点】本药巯嘌呤（6-MP）的衍生物，在体内分解为巯嘌呤而起作用。本药具有嘌呤拮抗作用，故可抑制免疫活性细胞 DNA 的合成，从而抑制淋巴细胞的增殖，即阻止抗原敏感淋巴细胞转化为母细胞，产生免疫抑制作用，可用于溃疡性结肠炎治疗。

【适应证】适用于溃疡性结肠炎、慢性活动性肝炎、类风湿性关节炎、全身性红斑狼疮、自身免疫性溶血性贫血、重症性肌无力、硬皮病等自身免疫性疾病；也适用于异体移植时抑制免疫排斥，多与皮质激素并用，或加用抗淋巴细胞球蛋白，疗效较好。由于其不良反应较多而严重，对自身免疫性疾病不作为首选药物，通常是在单用皮质激素不能控制时才使用。

【用法和用量】口服：每天 1～4mg/kg，一般每天 100mg，可连服数月。用于器官移植时，每天 2～5mg/kg，维持量每天 0.5～3mg/kg。

【不良反应】①大剂量及用药过久时可严重骨髓抑制，导致粒细胞减少，甚至再生障碍性贫血，一般在 6～10 天后出现；②可有中毒性肝炎、胰腺炎、脱发、黏膜出血、视网膜出血、肺水肿以及厌食、恶心、口腔炎等；③有诱发癌瘤的报道。

【注意事项】①肾功能不全患者应适当减量；②肝功能不良者禁用；③可能致畸胎，孕妇慎用。

【剂型和规格】片剂：100mg。

奥沙拉秦钠　Olsalazine sodium

【其他名称】奥柳氮钠，Azodisal sodium，ADS。

【药理作用特点】本药作用和作用机制类似柳氮磺吡啶，由一个偶氮键连接两个 5- 氨基水杨酸组成，口服后在小肠不吸收，到达末端回肠和结肠后才能被细菌裂解成二分子有效的

5-ASA 而发挥其局部抗炎作用。

【适应证】适用于急慢性溃疡性结肠炎、克罗恩病;也可作为缓慢期的维持治疗。

【用法和用量】成人起始剂量为每天 1.5g,分 3 次饭后口服,必要时增至每天 3g,儿童每天 20~40mg,维持量成人每天 1g,分 2 次饭后口服,儿童每天 15~30mg;对不能耐受 SASP 治疗患者,改用本药,约 82% 患者可接受治疗。

【不良反应】可有腹泻、肠痉挛、头痛、失眠、关节痛、皮疹、消化不良等。

【注意事项】对水杨酸过敏者、严重肾功能不全者及孕妇禁用。

【剂型和规格】胶囊剂:0.25g。

5-氨基水杨酸 Mesalazine

【药理作用特点】本药即柳氮磺吡啶的有效成分,由于药片外面包有烯酸树脂,口服后药物在通过肠道时缓慢释放,使回肠末端及结肠内达到有效浓度,效果较好。药物半衰期为 60 分钟,40% 与血浆蛋白结合,乙酰化代谢产物的半衰期为 8~10 小时,80% 与血浆蛋白结合,极少通过胎盘,乳汁中无分泌。

【适应证】适用于溃疡性结肠炎。

【用法和用量】常用剂量:每天 1.2~2.4g,分次口服(本药 1.2g 相当于 SASP 2g)。最大剂量可达每天 2.4~4.4g。对重症患者可使用较大剂量,但疗效不一定比每天 1.2g 为优。灌肠剂量为每天 0.4g,每晚 1 次。

【不良反应】少数患者偶有头痛、腹痛、腹泻、恶心等,但无贫血、精子减少等。

【注意事项】①由于服用后在肠道内释放,故不能与乳果糖及能使 pH 降低的药物共用,以免影响药物释放而减低药效;②肾功能不全者禁用;③老年人慎用。

【剂型和规格】片剂:0.4g。

美舒仿 Mexaform

【药理作用特点】本药主要成分为氯碘羟喹和泛喹酮,能作用于阿米巴滋养体,对肠梨形虫、滴虫、革兰阴性杆菌亦有抑制作用。

【适应证】适用于肠炎、细菌或寄生虫感染性结肠炎、未定性腹泻、手术后气胀。

【用法和用量】常用剂量为1片,每天3次。

【不良反应】久用可能引起周围神经性病、骨髓组织病及眼神经损伤,出现时应停用。

【注意事项】甲状腺功能亢进者、对碘过敏者及肝、肾衰竭患者禁用。

【剂型和规格】片剂:每片含氯碘羟喹200mg,奥芬溴铵2mg,泛喹酮20mg。

美沙拉秦肠溶片
Mesalazine enteric-coated tablets

【其他名称】颇得斯安缓释片,Pentasa。

【药理作用特点】本药含纯美沙拉嗪微囊而制成的缓释片。主要成分为美沙拉嗪,即5-氨基水杨酸。赋形剂包括聚维酮、乙基纤维素、硬脂酸镁、滑石粉及微晶纤维素。本药对肠壁炎症有显著作用,对发炎的肠壁结缔组织效用尤佳。

【适应证】适用于溃疡性结肠炎及克罗恩病。

【用法和用量】最好整粒吞服,也可掰开或用水冲服,但绝不可嚼碎或压碎。成人:溃疡性结肠炎,(急性发作)每天4次,每次1g。(维持治疗)每天3次,每次500mg。克罗恩病,每天4次,每次1g。2岁以上儿童:每天分服20~30mg/kg。应用栓剂为每天1次,每次1g,塞入肛门,使用前须先排便。

【不良反应】可引起轻微胃部不适。

【注意事项】①对水杨酸类药及本药赋形剂过敏者禁用；②肾、肝功能不全者慎用；③儿童不宜使用；④出现皮疹时应暂停使用；⑤怀孕及哺乳患者应遵医嘱使用。

【剂型和规格】片剂：500mg。栓剂：1g。

常用炎性肠病治疗药物还包括柳氮磺吡啶，具体内容参见第十一章。

第十一章 抗感染药物

一、细菌感染治疗药物

青霉素 Benzylpenicillin

【其他名称】青霉素 G，苄青霉素，盘尼西林，Penicillin G，Penicillin。

【药理作用特点】本药属 β- 内酰胺类抗生素，对大多数革兰阳性细菌和阴性球菌、某些革兰阴性杆菌、各种螺旋体及放线菌有强大抗菌作用。①革兰阳性细菌：溶血性链球菌和肺炎球菌对青霉素均极敏感，草绿色链球菌对青霉素也大多高度敏感。肠球菌对青霉素的敏感性较其他链球菌为差，也有高度耐药的菌株。不产生青霉素酶的金黄色葡萄球菌和部分表皮葡萄球菌对青霉素敏感，而产生青霉素酶者均高度耐药。革兰阳性杆菌如炭疽杆菌、白喉杆菌、破伤风杆菌和梭状芽孢杆菌属以及李斯特菌菌均对青霉素高度敏感。②革兰阴性细菌：脑膜炎球菌、流感杆菌和百日咳杆菌一般对青霉素均较敏感，某些拟杆菌和产碱杆菌则呈中度敏感，其他革兰阴性杆菌则对苄青霉素耐药。本药为繁殖期杀菌剂，其作用机制为抑制细菌有关的转肽酶，阻止细胞壁黏肽合成中的交叉连接步骤，使正处于繁殖分裂期的细菌细胞壁合成发生障碍，致菌体细胞壁损坏，使细胞因渗透压等原因发生溶解而死亡。黏肽结构是细菌细胞壁的特有成分,人和动物的细胞无细胞壁,所以青霉素具有高度的抗菌选择性作用。

【适应证】青霉素是治疗敏感细菌所致感染的首选药物。①适用于敏感金黄色葡萄球菌、溶血性链球菌、肺炎球菌、脑膜炎球菌、厌氧菌(脆弱拟杆菌除外)等所致的各种感染,如扁桃体炎、猩红热、蜂窝织炎、丹毒、肺炎、骨髓炎、败血症、产褥热、心内膜炎等。治疗严重感染时须与其他抗生素(如氨基苷类)合用。②适用于脑膜炎球菌所致的流行性脑脊髓膜炎。③适用于白喉、破伤风、气性坏疽、炭疽、放线菌病、钩端螺旋体病、梅毒等。④适用于敏感拟杆菌、产碱杆菌等所致的各种感染。

【用法和用量】青霉素的剂量应按不同细菌及其药敏程度、不同疾病及其感染部位、严重程度等而定。①肌注:治疗一般感染时,成人为每天80万~160万U,儿童为每天3万~5万U/kg,分2~3次给药。病情严重或细菌比较不敏感时,青霉素的剂量可适当增大,如化脓性脑膜炎、感染性心内膜炎等患者的剂量为每天240万~2000万U,儿童为每天20万~40万U/kg,分4~6次间歇快速静滴。青霉素钾肌注时疼痛显著,以2%苯甲醇溶液溶解后肌注可减轻疼痛,但可能发生注射后疼痛再现的现象,偶可发生局部硬结而影响吸收。②静滴:浓度一般为1万U/ml,不宜超过2万U/ml。每天用量较大的患者,应根据病情及血清钾、钠浓度来选用钾盐或钠盐。由于本药毒性低微,故患者有肾功能损害时,一般剂量的青霉素仍可照常给予,但如应用大剂量静滴,则应根据肾功能情况适当调整用量。③气溶吸入:青霉素的水溶液可供气溶吸入,每次20万~40万U,每天1~2次,溶液浓度为10万~20万U/ml。

【不良反应】①主要不良反应是过敏反应,引起过敏反应的重要致敏原为青霉噻唑蛋白,主要在青霉发酵过程中形成。此外,青霉素本身及其溶液在室温放置过程中由于分子重新排列而形成的青霉烯酸,进入人体后可与蛋白质或多肽分子结合,成为青霉噻唑蛋白或青霉噻唑多肽等抗原物质,导致过敏反应。

表现为胸闷、气短、呼吸困难、窒息感、冷汗、面色苍白、发绀、脉弱、血压下降、昏迷、抽搐、大小便失禁等。抢救必须迅速及时，分秒必争。②治疗过程中有时可发生二重感染。③大剂量应用钠盐有可能发生低血钾、代谢性碱中毒和高钠血症。④大剂量静滴应用钾盐则可发生高血钾，甚至影响心肌兴奋性，有发生心脏停搏的危险。⑤肌注钾盐时局部疼痛较显著。

【注意事项】①应用本药前必须详细询问病史，包括青霉素、链霉素及其他药物过敏史，以及变态反应性疾病史；②应用本药前必须做皮肤过敏试验，如停药7天再用时，须重做试验；③青霉素注射器应专用，不得用注射过其他药物的注射器，亦不得用注射过青霉素的注射器再注射其他药物；④青霉素钠或青霉素钾溶液稀释后应立即使用，不宜放置过久，以避免效价降低和裂解产生致敏原；⑤青霉素钾可供静滴，但不可推注；钠盐必要时可静脉推注；⑥应用大剂量青霉素钾或钠时，需注意钠、钾离子平衡，肾功能不良者及老年患者尤应注意。

【剂型和规格】粉针剂：0.12g（20万U），0.24g（40万U），0.48g（80万U），0.6g（100万U）。

普鲁卡因青霉素　Procaine Benzylpenicillin

【其他名称】普青，青霉素混悬剂，Procaine，Penicillin G，Duracillin，Crystcillin。

【药理作用特点】本药为繁殖期杀菌剂，作用与青霉素同，但较持久。

【适应证】与青霉素类似。适用于敏感菌所致的轻度感染。

【用法和用量】仅供肌注，成人每天40万～160万U，儿童每天40万～80万U，婴儿每天5万U/kg，分1～2次肌注。作预防应用时，于术前肌注80万U，术后每天80万U，连续2天。

【不良反应】与青霉素钾、钠一样，亦可发生各种过敏反应如过敏性休克、血清病样反应等，并可引起神经精神障碍，表现为短暂精神失常，伴有幻觉、定向力障碍，也有表现为忧郁、夸大或类似癔病样发作，患者呈极度焦虑，并有眩晕、耳鸣、失语等，一般停药后短期内能逐渐恢复。肌注处疼痛较青霉素稍轻。

【注意事项】同青霉素，并须加做普鲁卡因皮肤过敏试验，且不宜与其他药物抽吸在同一注射器内做肌注，以避免发生理化性质变化。

【剂型和规格】粉针剂：40 万 U（普鲁卡因青霉素 30 万 U，青霉素钠或钾 10 万 U），80 万 U（普鲁卡因青霉素 60 万 U，青霉素钠或钾 20 万 U）。

苄星青霉素　Benzathine Benzylpenicillin

【其他名称】苄星青，比西林，长效西林，Benzathine penicillin，Benzethacil，Dibenzyl penicillin，Bicillin。

【药理作用特点】本药作用与青霉素基本相同。因水中溶解度极小，肌注后贮存于局部，缓慢释出青霉素被吸收。血浓度较低，但维持时间较长。

【适应证】适用于敏感细菌引起的轻、中度感染。但不适用于急性严重感染。

【用法和用量】仅供深部肌内注射，成人每次 120 万 U，每月 1 次，或每次 60 万 U，每 15 天 1 次；儿童剂量酌减。以注射用水配制成混悬液后应用。

【不良反应】与青霉素相似。

【剂型和规格】粉针剂：60 万 U，120 万 U。

苯唑西林　Oxacillin

【其他名称】苯唑青霉素，苯甲异噁唑青霉素，新青霉素Ⅱ，Bactocill，Prostaphlin。

【药理作用特点】本药抗菌作用方式同青霉素，特点是耐青霉素酶，对耐青霉素的葡萄球菌有效，但对青霉素敏感的葡萄球菌和链球菌等的作用较青霉素弱得多。

【适应证】适用于耐青霉素的葡萄球菌感染；也适用于耐青霉素葡萄球菌与链球菌或肺炎球菌引起的混合感染。

【用法和用量】口服：成人每次0.5～1g，每4～6小时1次；儿童每50～100mg/kg，分剂量每4～6小时1次。肌注：每次0.25～1g，每4～6小时1次。静脉给药：与肌注相同剂量，以5～10ml注射用水或生理盐水溶解后缓慢静脉注射；亦可用静滴给药。食物可减少本药从胃肠吸收，故口服时最好在餐前1～2小时进行。

【不良反应】与青霉素相似。

【注意事项】①对青霉素过敏患者忌用；②新生儿和肝功能不良患者慎用。

【剂型和规格】粉针剂：0.5g。胶囊剂：0.25g。

萘夫西林　Nafcillin

【其他名称】乙氧萘青霉素，新青霉素Ⅲ，Nafcil，Unipen。

【药理作用特点】本药作用与苯唑西林相似，具有耐青霉素酶和在胃酸中稳定的特点，可口服。

【适应证】适用于耐青霉素的金黄色葡萄球菌感染及耐药金黄色葡萄球菌与链球菌或肺炎球菌的混合感染。

【用法和用量】肌注：成人每次500mg，每4～6小时1次；儿童每次25mg/kg，每天2次。口服：成人每次0.25～1g，每4～6小时1次；儿童每次6.25～12.5mg/kg，每天4次；新生儿每次10mg/kg，每天3～4次。餐前1～2小时服用。

【不良反应】同青霉素。静脉注射可能发生静脉炎，特别是在老年患者。肌注给药有时可能有转氨酶升高。

【注意事项】对青霉素过敏者忌用。

【剂型和规格】粉针剂：0.5g。胶囊剂：0.25g。

氨苄西林　Ampicillin

【其他名称】氨苄青霉素，氨苄青，Ampicil，Aminobenzyl penicillin。

【药理作用特点】本药抗菌作用方式同青霉素，但抗菌谱较广，对革兰阳性菌和革兰阴性菌都有效，对肠球菌的作用优于青霉素。对革兰阴性菌的作用与氯霉素、四环素相似，特别是对流感杆菌、伤寒杆菌和大肠杆菌的大多数菌株都较敏感；对淋球菌、脑膜炎菌、变形杆菌、布氏杆菌、痢疾杆菌较敏感，但对绿脓杆菌无效。本药不耐青霉素酶，对耐药的金黄色葡萄球菌、变形杆菌、大肠杆菌无效。痢疾杆菌、伤寒杆菌、B组流感嗜血杆菌对本药的耐药性亦已有报道。

【适应证】适用于敏感菌引起的感染，如胆道感染、肺炎、儿童脑膜炎、尿路感染、败血症和伤寒、肠球菌心内膜炎等。

【用法和用量】轻、中度感染，每次250～500mg，每6小时1次，可口服、肌注、静注或静滴给药。儿童剂量减半。对无并发症的淋病可单剂量口服本药2～3.5g和丙磺舒1g。

【不良反应】与青霉素相似。斑状丘疹是本药过敏反应的特征，而青霉素是以荨麻疹为特征。口服有恶心、呕吐和腹泻等反应。少数患者有血清转氨酶升高、假膜性结肠炎、假单胞菌和念珠菌二重感染发生。

【注意事项】①对青霉素过敏者忌用；②有感染性单核白细胞增多的患者不宜使用，因为它们对本药诱导的皮疹特别敏感；③肾功能损伤患者应减少剂量。

【剂型和规格】胶囊剂：0.25g。干糖浆剂：0.125g/5ml。粉针剂：0.5g。

阿莫西林　Amoxicillin

【其他名称】羟氨苄青霉素，广林，Amolin bristamox，Clamoxyl，Larocin，BRL-2333。

【药理作用特点】本药对革兰阳性球菌(链球菌、肺炎球菌、敏感的葡萄球菌)作用较强,对绿色链球菌、肠球菌的作用优于青霉素。对其他细菌的作用较差,对耐青霉素的金黄色葡萄球菌无效。革兰阴性菌中对淋球菌、脑膜炎球菌、流感杆菌、百日咳杆菌、大肠杆菌、伤寒副伤寒杆菌、痢疾杆菌、奇异变形杆菌及布氏杆菌等作用也较强,但易产生耐药性。肺炎杆菌、吲哚阳性变形杆菌及绿脓杆菌对本药不敏感。微生物对本药和氨苄西林有完全的交叉耐药性。

【适应证】适用于敏感菌所致的胆道、呼吸道、尿路感染;也适用于幽门螺杆菌所致的消化性溃疡、活动性胃炎以及伤寒、副伤寒、淋病等。

【用法和用量】成人每天 1 ~ 4g,分 3 ~ 4 次服;小儿每天 50 ~ 100mg/kg,分 3 ~ 4 次服。

【不良反应】偶见皮疹、瘙痒、荨麻疹、腹泻、恶心和呕吐。

【注意事项】①对青霉素过敏及有过敏史者禁用;②出现轻型皮疹等不必停药,可给以抗组织胺药并注意观察,严重者停止使用。

【剂型和规格】胶囊剂:125mg,250mg。粉针剂:0.5g。

磺苄西林　Sulbenicillin

【其他名称】磺苄青霉素,卡他西林,Sulfocillin,Lilacillin,Kedacillin。

【药理作用特点】本药是一种广谱半合成青霉素,对绿脓杆菌、变形杆菌等革兰阴性菌及革兰阳性菌有较强的抗菌作用,其体内抗菌作用及临床疗效优于羧苄西林,对耐药的金黄色葡萄球菌的抗菌作用明显优于氨苄西林,对 β- 内酰胺酶比氨苄西林及羧苄西林更为稳定。

【适应证】适用于绿脓杆菌、变形杆菌、克勒菌及大肠杆菌等革兰阴性菌所致的感染,如一般化脓性感染、胆道感染、尿路感染、烧伤及鼻窦炎等；也适用于金黄色葡萄球菌、溶血性链球菌等引起的呼吸道感染以及败血症、心内膜炎及脑脊髓膜炎等。

【用法和用量】静注：成人每次1～2g，每天2～4次，或每天4～8g，静滴。儿童每天40～80mg/kg，最大剂量可达每天180mg/kg。

【不良反应】与青霉素相同，但肌注局部疼痛比青霉素轻。

【注意事项】①青霉素过敏者禁用；②肾、肝功能严重损伤者慎用；③与庆大霉素合用宜分开注射。

【剂型和规格】粉针剂：0.5g，1g，2.5g。

替卡西林　Ticarcillin

【其他名称】羧噻吩青霉素，BRL-2288。

【药理作用特点】本药抗菌谱与羧苄西林相似。但对绿脓杆菌的活性比羧苄西林强2～4倍，同羧苄西林一样，本药不耐青霉素酶，某些绿脓杆菌菌株可较快产生耐药性，而且这两种抗生素间常发生交叉耐药性。其抗菌作用亦可被庆大霉素或妥布霉素增强。

【适应证】适用于严重的革兰阴性菌感染，特别是绿脓杆菌感染。

【用法和用量】①治疗绿脓杆菌所致的严重感染，成人每天15～20g，分剂量每4～8小时1次，缓慢静注或30～40分钟静滴；儿童每天200～300mg/kg，分剂量给予。与丙磺舒1g合用，每天3次，可提高和延长血浓度，但有肾功能损伤者不能合用，并应降低替卡西林的剂量。②治疗无复合症的尿路感染，成人常用剂量为每天3～4g，分剂量肌注或缓慢静注；儿童每天50～100mg/kg。

【不良反应】同羧苄西林相似。

【剂型和规格】粉针剂：1g。

哌拉西林 Piperacillin

【其他名称】氧哌嗪青霉素，哔哌西林，哌氨苄青霉素，Pipril，Orocin。

【药理作用特点】本药为广谱半合成青霉素，对革兰阳性菌和革兰阴性菌均有良好的抗菌活性，对革兰阳性菌的效能略低于氨苄西林，但对绿脓杆菌、肺炎杆菌、黏质沙雷菌等的抗菌活性优于氨苄西林、羧苄西林、磺苄西林及呋布西林等青霉素类。对厌氧菌、肠球菌和部分沙雷菌及对青霉素敏感的金黄色葡萄球菌也有效。但对能产生β-内酰胺酶的金黄色葡萄球菌则完全无效。对大肠杆菌作用较弱。

【适应证】适用于绿脓杆菌、各型变形杆菌、肠杆菌、流感杆菌、伤寒杆菌、淋球菌、粪链杆菌以及其他敏感菌，包括部分拟杆菌所致的感染（对中枢感染疗效不确切），如败血症、胆道感染、感染性心内膜炎、尿路感染、腹腔和宫腔感染、伤口和手术感染等。

【用法和用量】静注或静滴：每天4～12g，分3～4次。严重感染可用每天12～24g；儿童按100～300mg/kg，分3～4次使用。

【不良反应】①少数患者可出现皮疹、皮肤瘙痒及发热；②偶见肝功能异常和血象改变，但大多为可逆性，停药后即逐渐消失。

【注意事项】①对青霉素过敏者忌用；②本药与庆大霉素、丁胺卡那霉素或与头孢菌素类抗生素合用有协同作用，但不宜置同一容器中混合使用，以免相互影响效价；③使用非去极化肌松药者慎用。

【剂型和规格】粉针剂：0.5g，1g，2g。

阿帕西林 Apalcillin

【其他名称】萘啶青霉素，Lumota，PC-904。

【药理作用特点】本药抗菌谱较氨苄西林和羧苄西林广。对革兰阳性菌(包括厌氧球菌和杆菌)、革兰阴性菌均有较高活性。在体内比较研究,对绿脓杆菌引起的小鼠感染,本药作用比羧苄西林强7~10倍,对高毒力菌株也强4~7倍;对大肠杆菌强2~15倍;对肺炎杆菌强8倍;对溶血性链球菌强2倍。

【适应证】适用于敏感的革兰阳性或阴性菌感染,如胆道感染、呼吸道感染、尿路感染、妇科和手术感染、眼耳鼻喉科感染等。

【用法和用量】肌注:每次2~3g,每天2次;小儿每天60~200mg/kg,分3~4次。

【不良反应】可有皮疹、头痛、发热、腹泻、恶心及血清转氨酶升高。

【剂型和规格】粉针剂:1g,2g,3g。

舒他西林　Sultamicillin

【其他名称】注射用优立新,青霉烷砜/氨苄青霉素,氨苄青霉素/舒巴克坦钠,注射用舒氨西林,Unasyn vial,Unasyn injection,Sulbactam/ampicillin(1∶2),SBTPC,SBT/aBPC(1∶2)。

【药理作用特点】本药为氨苄西林(氨苄青霉素)和青霉烷砜钠的混合物,重量(效价)比为2∶1。青霉烷砜为一不可逆β-内酰胺酶抑制剂,结构非常类似青霉素,与β-内酰胺酶间的亲和力远高于β-内酰胺抗生素,因而与氨苄西林组成复合制剂能有效地保护该抗生素不被水解,维持其原有的抗菌活性。一些对氨苄西林产生抗药性的病菌如葡萄球菌属、流感杆菌、淋球菌、脆弱拟杆菌及某些肠杆菌菌株,由于氨苄西林与青霉烷砜合用后,又再次恢复了对氨苄西林的感染性。青霉烷砜本身几乎无抗菌活性,所以不会干扰合用的抗生素。青霉烷砜的药动学特性与氨苄西林类似,两者的组织穿透性也类似,因此合用后能迅速而安全地达到有效血清浓度,且不增加毒性。

【适应证】适用于治疗由敏感菌引起的感染如腹膜炎、鼻窦炎、中耳炎、呼吸道感染、细菌性肺炎、尿道感染、肾盂肾炎、胆囊炎、子宫内膜炎、盆腔蜂窝织炎、细菌性败血症、脑膜炎、皮肤和软组织感染、骨和关节感染等。

【用法和用量】肌注、静注：常用量为每天 1.5～12g，6～8 小时 1 次，轻症可 12 小时 1 次。新生儿与婴幼儿用量为每天 150mg/kg，每隔 6～8 小时注射 1 次。

【不良反应】①常见有皮疹、瘙痒及其他皮肤反应；②胃肠道反应可见恶心、呕吐、腹泻；③偶见有贫血、血小板减少、嗜酸性粒细胞增多与白细胞减少，停药后可自行消失；④极少数病例出现转氨酶升高；⑤肌注局部疼痛，静注少数人可引起静脉炎。

【注意事项】①对青霉素类抗生素过敏者禁用；②新生儿特别是早产儿慎用；③同其他抗生素一样，应警惕二重感染，一旦出现应停药；④延长治疗时应定期检查肝、肾、造血系统功能。

【剂型和规格】粉针剂：0.75g。

口服用舒他西林酯 Sultamicillin oral

【其他名称】口服用优立新，Unasyn oral。

【药理作用特点】本药为氨苄西林与青霉烷砜（1∶1 分子比）以甲烯基相结合，形成的双酯结构化合物，制成甲苯磺酸盐供医疗用。在体内经酯酶作用，解离出氨苄西林和青霉烷砜起联合的抗菌作用。

【适应证】同注射用舒他西林。

【用法和用量】每次 375mg，每天 2～4 次，在饭前 1 小时或饭后 2 小时服用。

【不良反应】与注射用舒他西林相同。

【剂型和规格】片剂：375mg（效价）。

替莫西林 Temocillin

【药理作用特点】本药为耐 β- 内酰胺酶的半合成青霉素，抗菌谱包括除绿脓杆菌以外的需氧革兰阴性菌，尤对大多数的大肠杆菌、沙门菌属、志贺菌属、肺炎杆菌、变形杆菌属、肠杆菌属、沙雷菌属和枸橼酸菌属等均有抑制作用。对 β- 内酰胺类抗生素耐药的肠杆菌属大多对本药仍敏感。

【适应证】适用于敏感革兰阴性菌所致的胆道感染、腹膜炎、尿路感染、软组织感染、呼吸道感染、败血症、手术后创口感染和脓肿、淋病等。

【用法和用量】肌注：成人及 14 岁以上青少年每次 0.5 ~ 1g，每 12 小时 1 次。

【不良反应】偶见皮肤瘙痒等过敏反应。

【注意事项】①对青霉素敏者禁用；②肾功能不全者应减小剂量。

【剂型和规格】粉针剂：0.5g，1g。

头孢唑啉 Cefazolin

【其他名称】先锋霉素 V，先锋啉，凯复卓，头孢菌素 V，Ancef，Cefalin，Kefzol，Zolicef。

【药理作用特点】本药对葡萄球菌（包括产酶菌株）、链球菌（肠球菌除外）、肺炎球菌、大肠杆菌、奇异变形杆菌、克雷伯杆菌、流感嗜血杆菌等有抗菌作用。本药的特点是对革兰阴性菌的作用较强，对葡萄球菌的 β- 内酰胺酶耐性较强。

【适应证】适用于敏感菌所致的胆道、呼吸道、泌尿生殖系、皮肤软组织、骨和关节等的感染；也可用于心内膜炎、败血症、咽和耳部感染。

【用法和用量】静注或静滴：革兰阳性菌所致轻度感染，每次 0.5g，每天 2 ~ 3 次；中度或重度感染，每次 0.5 ~ 1g，每天 3 ~ 4 次；极重度感染，每次 1 ~ 1.5g，每天 4 次。儿童每天 40mg/kg，分次给予；重度可用到每天 100mg/kg。新生儿每次不超过 20mg/kg，每天 2 次。

【不良反应】肝、肾毒性低，不良反应少。①偶见休克及过敏反应，少见头痛、头晕、全身倦怠感、恶心、呕吐及食欲不振等；②少数患者可致转氨酶、尿素氮升高和蛋白尿、白细胞或血小板减少、嗜酸性粒细胞增高；③也可致念珠菌引起的二重感染；④少数静注时可引起静脉炎。

【注意事项】①对本药过敏者禁用；②对青霉素及头孢菌素类有过敏史及有过敏体质者慎用；③严重肾功能损害者慎用；④新生儿、小儿亦应严密观察；⑤避免不必要的大剂量使用，防止肾毒性，肾功能不全者应减量；⑥不能与氨基苷类药物混合注射；⑦供肌注的粉针剂中含利多卡因，不可静注。

【剂型和规格】粉针剂：0.5g。

头孢拉定　Cefradine

【其他名称】先锋霉素Ⅵ，头孢雷定，头孢环己烯，先锋瑞丁，菌必清，己环胺菌素，环己烯头孢菌素，Velosef vial，Cefran，Cefro，Cepdine，Cephradine，Eskacef，Sefril。

【药理作用特点】本药抗菌性能类似头孢氨苄。对革兰阳性菌作用与头孢氨苄相仿，对革兰阴性菌作用较弱，对耐药性金黄色葡萄球菌和耐其他一些广谱抗生素的克雷伯肺炎杆菌有较强的杀菌作用。对溶血性链球菌、肺炎球菌、白喉杆菌、梭杆芽孢杆菌、炭疽杆菌、大肠杆菌、产气杆菌、变形杆菌、流感杆菌及奈瑟菌等均有作用，对肠球菌及沙雷菌作用差，对绿脓杆菌无作用。

【适应证】适用于泌尿系统、呼吸系统及软组织感染，如肾盂肾炎、膀胱炎、支气管炎及肺炎（包括肺炎杆菌引起的大叶性肺炎）；也适用于猩红热、肠炎及痢疾等。

【用法和用量】肌注、静注：成人每天 1～3g，分 4 次给药，儿童每天 50～100mg/kg。

【不良反应】①胃肠反应多见，如恶心、呕吐、腹泻、便稀；②偶见药疹；③少数患者可出现嗜酸性粒细胞增多、暂时性白细胞下降及中性粒细胞减少等；④对肾脏无毒性，但可出现尿素氮和转氨酶升高。

【注意事项】①对头孢菌素过敏者禁用；②孕妇用本药的安全性未确定，应慎用；③本药和青霉素有部分交叉过敏反应；④患者可出现糖尿假阳性反应；⑤注射液须现配现用。

【剂型和规格】粉针剂：0.5g。胶囊剂：0.5g。

头孢硫脒 Cefathiamidine

【其他名称】先锋霉素 18，C-18。

【药理作用特点】本药为我国创制的一种第一代头孢菌素，对金黄色葡萄球菌的抗菌作用与头孢噻吩近似，对草绿色链球菌、溶血性链球菌、肺炎链球菌、白喉杆菌、产气荚膜杆菌、破伤风杆菌等革兰阳性菌有良好的抗菌作用。对脑膜炎球菌、卡他球菌、大肠杆菌、肺炎克雷伯杆菌、奇异变形杆菌等革兰阴性菌也有一定的抗菌作用。本药的特点是对肠球菌、流感嗜血杆菌有较好的抗菌作用。

【适应证】适用于敏感菌所致的肝及胆道感染、腹膜炎、肺炎、心内膜炎、肺脓肿、尿路感染、妇科感染以及咽峡炎、扁桃体炎和皮肤软组织感染等。

【用法和用量】肌注或快速静滴：成人每天 2～8g，儿童每天 50～150mg/kg，分 2～4 次给药。

【不良反应】与头孢唑啉相似。①主要为变态反应，包括皮疹、发热和即刻反应，见于少数患者；②非蛋白氮和谷丙转氨酶升高者偶见；③个别患者出现中性粒细胞减少，停药后可迅速恢复正常；④念珠菌属等二重感染见于个别人。

【注意事项】对本药过敏者禁用；其余与头孢唑啉相似。

【剂型和规格】粉针剂：0.5g，1g。

头孢孟多　Cefamandole

【其他名称】头孢羟唑，先锋羟苄唑，头孢孟多甲酸酯钠，羟苄唑头孢菌素，羟苄四唑头孢菌素，Kefadol，Mandokef Neocefal，Mandol vial，Cefadole。

【药理作用特点】本药杀菌力强，抗菌谱广，对革兰阳性菌的抗菌作用与头孢噻啶及头孢唑啉相近，对革兰阴性菌的抗菌作用优于第一代头孢菌素而不及第三代头孢菌素。本药对大肠杆菌、克雷伯菌属、变形菌属、肠杆菌属、沙门菌属及流感杆菌等革兰阴性菌；乙型链球菌、葡萄球菌属及肺炎球菌等革兰阳性菌；肠厌氧杆菌属及梭状菌属等厌氧菌有效。但对其他厌氧菌作用差；对阴沟杆菌、沙雷杆菌及产气杆菌不敏感；对肠球菌和绿脓杆菌无效。

【适应证】适用于敏感菌所致的尿路感染；也适用于消化道、胆道、腹腔、呼吸系统（下呼吸道）、骨和关节、皮肤和软组织等部位的感染及败血症等。

【用法和用量】静注或滴注：成人一般感染，每次 0.5～1g，每天 4 次；较重感染：每次 1g，每天 6 次；极严重感染，可用到每天 12g。儿童一般为每天 50～100mg/kg，极重感染可用到 200～250mg/kg，分次给予，但不能超过成人剂量。

【不良反应】本药毒性低于头孢唑啉。①可见药疹、荨麻疹及药物热等过敏反应；②可见嗜酸性粒细胞增多、血小板和中性粒细胞减少；③某些患者可出现谷草转氨酶、谷丙转氨酶和碱性磷酸酶升高及肾损害等。

【注意事项】①对头孢菌素过敏者禁用。②有过敏史的患者或对青霉素有过敏史者应慎用。③孕妇及 3 个月以下婴儿使用的安全性问题未确定，使用时应注意。④肾功能不全者应用本药时，应适当减量，调整方式视患者肾功能损害程度、感染的严重性以及菌株的敏感性而定。⑤与氨基苷类抗生素合用有相加或协同作用，同时肾毒性也增加。为防止增加肾毒性，避免与强效利尿剂同时使用。与氨基苷类合用时，应分开注射于不同部位。⑥大剂量时可导致出血倾向。

【剂型和规格】粉针剂：0.5g，1g。

头孢西丁 Cefoxitin

【其他名称】噻吩甲氧头孢菌素，甲氧头霉噻吩，美福仙，Cefoxitin Sodium，Mefoxin vial。

【药理作用特点】本药作用与第二代头孢菌素相似。对革兰阳性菌抗菌性能弱，对革兰阴性菌作用强。对大肠杆菌、克雷伯杆菌、流感嗜血杆菌、淋球菌、奇异变形杆菌、吲哚阳性变形杆菌等有抗菌作用。本药还对一些厌氧菌有良好抗菌作用，如消化球菌、消化链球菌、梭杆芽孢杆菌及拟杆菌(包括脆弱拟杆菌)对本药敏感。绿脓杆菌、肠球菌和阴沟肠杆菌的多数菌株对本药不敏感。

【适应证】适用于敏感的革兰阴性菌和厌氧菌所致的腹腔、下呼吸道、泌尿生殖系、骨和关节、皮肤和软组织等部位感染；也可用于败血症。

【用法和用量】成人：每次 1～2g，每天 3～4 次。肾功能不全者按其肌酐清除率制订给药方案，肌酐清除率为 30～50ml/分者，每 8～12 小时用 1～2g；10～20ml/分者，每 12～24 小时用 1～2g；5～9ml/分者，每 12～24 小时用 0.5～1g；<5ml/分者，每 24～48 小时用 0.5～1g。

【不良反应】与第一、二代头孢菌素相似。

【注意事项】对本药过敏者禁用。其他注意事项与第一、二代头孢菌素类似。

【剂型和规格】粉针剂：1g，2g。

头孢噻肟　Cefotaxime

【其他名称】氨噻肟头孢菌素，西孢克拉瑞，头孢氨噻肟，凯福隆，Claforan vial，Cefotax，HR-756，Zariviz，CTX。

【药理作用特点】本药为第三代头孢菌素，其抗菌谱比头孢呋辛更广，对革兰阴性菌的活性更强，而且对绿脓杆菌有效，并耐青霉素酶和β-内酰胺酶。本药对产生或不产生青霉素酶的金黄色葡萄球菌的活性与头孢唑啉相似，对许多革兰阴性菌包括奈氏淋球菌、脑膜炎球菌、大肠杆菌、克雷伯菌、普通和奇异变形杆菌、肠杆菌及嗜血流感杆菌等的活性比头孢呋辛和头孢西丁强数倍至数百倍。本药对奈氏淋球菌包括产生β-内酰胺酶的菌株和奈氏脑膜炎球菌的活性较青霉素和四环素强，对绿脓杆菌的作用较羧苄西林强4倍，对嗜血流感杆菌的作用与氨苄西林相似或更强，对某些耐庆大霉素的革兰阴性杆菌特别是绿脓杆菌、克雷伯菌、肠杆菌的作用亦较头孢孟多、头孢呋辛或头孢西丁强。脆弱拟杆菌对本药亦敏感。

【适应证】适用于敏感菌引起的感染，如胃肠道及胆道感染、尿路感染、呼吸道感染、眼耳鼻喉感染、败血症、心内膜炎、脑膜炎、腹膜炎、皮肤及软组织感染、骨科感染、妇科感染以及创伤、烫伤和手术后感染等。

【用法和用量】肌注或静注：中度感染，每次1g，每次2次；严重感染，可达每天12g，分3～4次给予。新生儿每天50mg/kg，分2～3次给予。治疗淋病可以1g单剂量肌注或静注。静滴：以1～2g溶解于40～100ml注射用水、氯化钠注射液、右旋糖酐注射液或其他合适的液体，20～60分钟滴完。

【不良反应】与其他头孢菌素类抗生素相似。①可见皮疹、发热、瘙痒、恶心、腹泻、呕吐及其他消化道症状；②可有头重感、静脉炎、肌注局部疼痛、酸性粒细胞增多、白细胞减少及谷草转氨酶和谷丙转氨酶升高，有些病例在继续用药过程中可自行消失，有的则在停药后恢复正常。

【注意事项】①对头孢菌素类过敏者禁用；②对青霉素类过敏者慎用；③孕妇（尤其怀孕 3 个月内）慎用；④一旦发生过敏性休克，应及时对症处理；⑤肾功能损害者不能合用强利尿剂；⑥肾衰患者剂量应减 1/4 ~ 1/2；⑦使用时应现配现用，溶解后的溶液变深黄或棕色即不能再用；⑧不能与碳酸氢钠混用。

【剂型和规格】粉针剂：0.5g，1g，2g。

头孢哌酮 Cefoperazone

【其他名称】先锋必素，先锋必，头孢氧哌唑，氧哌羟苯唑头孢菌素，先锋松，头孢氧哌羟苯唑，Cefobid vial，Cefobis，Dardum，Cefozone，Kephazon。

【药理作用特点】本药对革兰阳性菌和阴性菌均有较强作用，其中对金黄色葡萄球菌、肺炎球菌、溶血性链球菌、草绿色链球菌、大肠杆菌、奇异变形杆菌、伤寒杆菌及弗氏痢疾杆菌敏感；对肠球菌与鼠伤寒杆菌无作用。本药对绿脓杆菌，尤其是对庆大霉素耐药的绿脓杆菌仍敏感，对厌氧菌如脆弱拟杆菌、厌氧球菌、非芽孢杆菌及芽孢杆菌也有抗菌作用。

【适应证】适用于敏感菌引起的各种感染，如胆道感染、腹膜炎、呼吸系统感染、泌尿系统感染、败血症、脑膜炎、生殖系统感染、皮肤及软组织感染等，尤其适用于对青霉素过敏及肾功能不全而不能选用氨基苷类抗生素者。

【用法和用量】肌注、静注、静滴：成人常用量为每天 2 ~ 4g，每 12 小时 1 次。严重感染病例可增至每天 8 ~ 12g。儿童每天 50 ~ 200mg/kg，分 2 ~ 4 次给药。

【不良反应】与其他头孢菌素的副作用相似。①短时的腹泻较常发生；②可见皮疹、发热、腹泻及暂时性嗜酸性粒细胞增多；③可有谷草转氨酶、谷丙转氨酶、碱性磷酸酶升高。

【注意事项】①对头孢菌素类抗生素过敏者禁用；②对青霉素或其他药物过敏者慎用；③孕妇及哺乳妇、婴幼儿慎用；

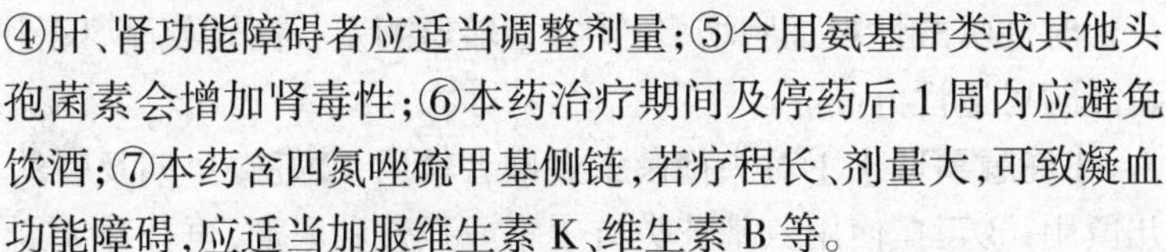

④肝、肾功能障碍者应适当调整剂量;⑤合用氨基苷类或其他头孢菌素会增加肾毒性;⑥本药治疗期间及停药后1周内应避免饮酒;⑦本药含四氮唑硫甲基侧链,若疗程长、剂量大,可致凝血功能障碍,应适当加服维生素K、维生素B等。

【剂型和规格】粉针剂:0.5g,1g,2g。

头孢他啶　Ceftazidine

【其他名称】头孢噻甲羧肟,噻甲羧肟头孢菌素,复达欣,头孢塔齐定,头孢齐定,凯复定,Fortaz,Fortum,Spectrum,Glazidine,Kefadim,Eposerin,Modocin,Tazidime,CTZ,CAZ。

【药理作用特点】本药主要作用于细胞壁上的蛋白质,抑制细胞壁的合成,从而起杀菌作用。抗菌谱似头孢噻肟,对绿脓杆菌作用优于头孢磺苄和氨基苷类抗生素。绝大多数病原菌株,包括对氨基苷类、青霉素类及其他头孢菌素耐药细菌对本药敏感,如金黄色葡萄球菌、表皮葡萄球菌、化脓性链球菌、肺炎球菌等革兰阳性菌;大肠杆菌、其他假单胞菌、肺炎杆菌及其他克雷伯菌属、变形菌属、肠杆菌属、沙雷菌属、沙门菌属、志贺菌属、流感杆菌、副流感菌、脑膜炎球菌及淋球菌等革兰阴性菌;消化球菌属、消化链球菌属、梭杆菌属及拟杆菌属(许多脆弱拟杆菌是抗药的)等厌氧菌。

【适应证】适用于敏感菌引起的严重感染,如腹膜炎、败血症以及患血液病或恶性肿瘤的免疫抑制性患者合并的感染,也用于烧伤、胃肠道感染、呼吸系统、泌尿系统、耳鼻咽喉以及皮肤和软组织。对老年和肾衰竭患者,可安全地替代氨基苷类使用。

【用法和用量】肌注、静注、静滴:成人每天1~6g,分2~3次;儿童及新生儿每天20~50mg/kg,分2~3次;肾功能障碍者适当减量。

【不良反应】①可见斑丘疹、荨麻疹、瘙痒及哮喘等过敏反应;②偶见胃肠道反应、泌尿系统念球菌病、阴道炎、头痛、眩晕及暂时性嗜酸性粒细胞增多；③谷草转氨酶及谷丙转氨酶、碱性磷酸酶可逆性升高。

【注意事项】①对头孢菌素过敏者禁用；②妊娠早期及婴幼儿慎用；③正在使用氨基苷类抗生素或强效利尿剂，再合并大剂量使用本药时应注意；④不要与碳酸氢钠配伍。

【剂型和规格】粉针剂：0.5g，1g，2g。

头孢克肟　Cefixime

【其他名称】世福素，Cefspan Capsules，CFIX。

【药理作用特点】本药口服广谱头孢菌素，对革兰阳性菌中的链球菌属、肺炎球菌以及革兰阴性菌中的淋球菌、黏膜炎布拉汉球菌、大肠杆菌、克雷伯菌属、沙雷菌属、变形杆菌属、流感杆菌的抗菌作用较其他口服头孢菌素更强。本药对各种细菌产生的 β - 内酰胺酶极为稳定，但对金黄色葡萄球菌、粪链球菌及绿脓杆菌无效。

【适应证】适用于敏感菌引起的胆道感染、呼吸道感染、尿道感染、猩红热、中耳炎及鼻窦炎等。

【用法和用量】口服：每次 50～100mg，每天 2 次；重症每次 200mg。6 个月以上儿童每次 1.5～3mg/kg，每天 2 次；重症加倍。空腹服。

【不良反应】①可见皮疹、瘙痒及发热等过敏反应；②偶见呕吐、腹泻、食欲不振、粒细胞减少、嗜酸性粒细胞增多及肝、肾功能异常；③罕见休克症状、头痛、头晕、血小板减少、恶心、腹胀、便秘、伪膜性结肠炎、念珠菌菌群交替症以及维生素 B 族和维生素 K 缺乏症。

【注意事项】①对本药过敏者及婴幼儿、孕妇禁用；②对 β - 内酰胺剂过敏、肾功能不良以及全身状况差者慎用。

【剂型和规格】胶囊剂：50mg，100mg。细粒剂：50mg。

头孢甲肟　Cefmenoxime

【其他名称】氨噻肟唑头孢菌素，头孢氨噻肟唑，氨噻肟唑，倍司特克，Cefmenoxime Hemihydrochloride，Bestcall，CMX。

【药理作用特点】本药对革兰阴性和阳性的需氧菌和厌氧菌均有抗菌作用。革兰阴性菌中，对大肠杆菌和肺炎杆菌的抗菌作用比头孢替安稍强，明显强于第一代的头孢唑啉，对流感杆菌、变形杆菌、黏质沙雷菌、柠檬酸杆菌属及肠杆菌属的抗菌作用也比头孢替安强，显著强于头孢唑啉，对拟杆菌属也有很强的抗菌作用。在革兰阳性菌中，对化脓性链球菌及肺炎球菌的抗菌作用比头孢替安及头孢唑啉强。本药对消化球菌属、消化链球菌属也有强大的抗菌作用，对β-内酰胺酶稳定。相对而言，本药对葡萄球菌属的作用不如第一、二代头孢菌素，对绿脓杆菌、肠杆菌和肠球菌作用差。

【适应证】适用于敏感菌引起的败血症、肝及胆道感染、腹膜炎、脑膜炎、呼吸道感染、脓胸、尿路感染、前庭大腺炎、女性生殖器感染以及烧伤和手术创口继发感染等。

【用法和用量】肌注、静注、静滴：通常成人每天1~2g（效价），分2次静注。难治性或重症感染可增至每天4g（效价），分2~4次给药。另外还可将1次用量0.5~2g加入葡萄糖液、电解质或氨基酸制剂等输液里，在0.5~2小时内静脉点滴。

【不良反应】①少数人偶尔会发生休克症状，如出现不适感、口内感觉异常、喘息、眩晕、耳鸣及发汗等，应停药；②有时可发生过敏反应，表现为皮疹、荨麻疹、红斑、瘙痒、发热、淋巴结肿胀及关节痛等；③偶有腹痛、腹泻、呕吐及黏液血便；④有时可出现谷草转氨酶、谷丙转氨酶、碱性磷酸酶和尿素氮升高，以及少尿、蛋白尿等现象；⑤偶可出现粒细胞减少及嗜酸性粒细胞增多、红细胞减少等现象。

【注意事项】①对本药过敏者禁用；②过敏者体质、严重肾功能障碍以及对头孢菌素类或青霉素类有过敏史者应慎用；

③孕妇用药的安全性尚未确定，宜慎用；④由于饮酒后会出现潮红、恶心、脉搏加快、多汗及头痛等症状，因此用药期间或用药后至少 1 周内避免饮酒；⑤用药期间最好定期检查肝、肾功能；⑥静注速度宜缓慢，以免引起血管肿胀及血栓性静脉炎；⑦应现用现配，药液放置不得超过 12 小时。

【剂型和规格】粉针剂：静脉用 0.5g，1g；肌注用 0.5g。附溶媒。

头孢唑肟 Ceftizoxime

【其他名称】头孢去甲噻肟，益保世灵，安保速灵，去甲酰氧甲基唑肟头孢菌素，Epocelin vial，Cefizox，Ceftizoxime，CZX。

【药理作用特点】本药抗菌谱广，与头孢噻肟相似。对本药敏感菌有肺炎球菌、链球菌（肠球菌除外）、大肠杆菌、克雷伯杆菌属、奇异变形杆菌、吲哚阳性变形杆菌及流感杆菌等。此外，对多种头孢菌素耐药的枸橼酸杆菌属、肠杆菌属、沙雷菌属以及包括拟杆菌的厌氧菌有很强的抗菌活性。对绿脓杆菌作用差，其他假单胞菌和肠球菌对本药耐药。本药对 β- 内酰胺酶稳定。

【适应证】适用于敏感菌所致的败血症、胆道感染、心内膜炎、创伤和烧伤的继发性感染、肺炎、支气管炎、支气管扩张感染、肺脓肿、脓胸、肾盂肾炎、前列腺炎及骨髓炎等。

【用法和用量】肌注、静注、静滴：成人一般每天 2～4g，分 2～4 次；对重症、难治症成人可增至每天 4g；儿童每天 25～150mg/kg。

【不良反应】①偶可发生休克；②可见皮疹、荨麻疹、瘙痒、发热及淋巴结肿大等过敏反应；③可发生血象变化；④偶见谷草转氨酶和谷丙转氨酶、碱性磷酸酶及胆红素升高，可见尿素氮上升、肌酐值升高、尿少及蛋白尿等肾功能异常；⑤偶见腹痛、腹泻及血便等胃肠反应；⑥可见念珠菌感染、维生素 B 和 K 缺乏症。

【注意事项】①对本药过敏者禁用；②对青霉素和头孢菌素

类抗生素过敏，本人或家族中有过敏体质者慎用；③给药期间，一旦出现不适感、口内异常感、眩晕及出汗等症状时，应立即停药，以防休克；④严重肾功能障碍者应相应适当减少剂量或延长给药间隔时间；⑤与氨基苷类合用，需要分开给药；与强效利尿药合用会增加肾毒性；⑥孕妇、新生儿、早产儿用药安全性尚未确定，应慎重；⑦为防止血管疼痛和血栓性静脉炎，宜缓慢注入；⑧应现用现配，药物配成溶液后室温不超过7小时，冰箱中不超过48小时；⑨用药期间偶见粒细胞减少、嗜酸性粒细胞增多、溶血性贫血及血小板减少等，应采取相应的措施。

【剂型和规格】粉针剂：0.5g，1g，2g。

头孢匹罗 Cefpirome

【其他名称】头孢吡隆，氨噻吡戊头孢，Cefrom，CPR。

【药理作用特点】本药对全部试验菌（革兰阳性、阴性及选择的厌氧菌）均具高度活性，对青霉素敏感和耐药的葡萄球菌的最小抑菌浓度（MIC）在0.313～0.781μg/ml，显著地优于头孢他啶（CAZ）和头孢噻肟（CTX）。抗链球菌的活性最强，对绿脓杆菌的MIC与CAZ相当，在<10μg/ml时全部试验菌均被抑制，在<0.1μg/ml时能抑制所有的大肠杆菌和沙门菌，抗柠檬酸菌活性较强。抗克雷伯肠杆菌属、抗高度耐药的肠杆菌、抗沙雷菌等活性亦较强。抗摩根变形杆菌活性大于CTX及CAZ。抗变形杆菌、专属性厌氧菌类（脆弱拟杆菌等）与CTX和CAZ相当。抗流感嗜血杆菌次于CTX，是CAZ的1/4。抗破伤风梭状芽孢杆菌及厌氧消化链球菌活性比CAZ高。本药抗金黄色葡萄球菌、表皮葡萄球菌、化脓性链球菌、粪肠球菌的MIC显示活性高于CTX、CAZ及CTM（头孢替安）。抗肺炎链球菌与CTX相同，比CAZ及CTM高16～32倍。抗奇异变形菌和变通变形菌比CTX、CAZ稍弱。抗流感嗜血菌比CTX弱。抗绿脓杆菌比CAZ弱。抗肺炎克雷伯菌和霍氏普罗威登斯菌与CTX相同，比CAZ、

CTM 高 4 ~ 8 倍。抗黏质沙雷菌与 CAZ 一样。抗大肠杆菌、阴沟肠杆菌、弗氏柠檬酸菌、摩氏摩根菌和不动杆菌比 CTX、CAZ、CTM 高 2 ~ 256 倍。

【适应证】适用于各种细菌感染,包括耐药性金黄色葡萄球菌、绿脓杆菌、肠杆菌及柠檬酸细菌等感染。

【用法和用量】静注:成人每次 1g;儿童 20mg/kg,可根据病情增加到 40 ~ 80mg /kg。

【不良反应】少而短暂。可有腹泻、食欲不振及皮疹等。

【剂型和规格】注射剂:1g。

头孢曲松 Ceftriaxone

【其他名称】头孢三嗪,菌必治,头孢三嗪噻肟,头孢氨噻三嗪,头孢泰克松,氨噻三嗪头孢菌素,罗氏芬,CeftriaxioneRocephin。

【药理作用特点】本药为第一个半合成广谱长效头孢菌素,作用类似头孢氨噻肟,对革兰阴性菌作用强,特别是对脑膜炎双球菌、淋病双球菌、副流感杆菌、大肠杆菌、克雷伯杆菌敏感;对革兰阳性菌作用中等,如肺炎球菌及链球菌;对第一代头孢菌素耐药的革兰阴性菌仍有效。对本药耐药的菌有解胨拟杆菌、支原体属、分枝杆菌属及真菌等。本药对多数 β- 内酰胺酶稳定。

【适应证】适用于敏感菌所致的感染症,如呼吸系统感染(尤其是肺炎)、耳鼻喉感染、泌尿系统感染、脓毒症、脑膜炎、防御功能减退所致等感染、骨和关节感染、皮肤和软组织感染及生殖系统感染(包括淋病),一般疗效均满意;也适用于预防手术感染;还可用于创伤感染和腹部感染。

【用法和用量】肌注、静注或静滴:成人和 12 岁以上儿童每次 0.5 ~ 2g,每天 1 次,严重感染和细菌中度感染时可增至每次 4g,每次给药间隔 12 小时。婴幼儿按每天 20 ~ 80mg/kg 计,给药间隔为 24 小时。疗程根据疾病而定。

【不良反应】①胃肠道系统：腹泻、恶心、呕吐、口炎及舌炎；②过敏反应：皮疹、皮炎、瘙痒、荨麻疹、水肿及多形性红斑；③血液系统：酸性粒细胞增多、血肿或出血、血小板减少、白细胞减少、粒细胞减少和溶血性贫血；④其他：头痛、眩晕、肝酶升高、少尿、血清肌酐增高、生殖系统真菌感染、寒战和过敏反应等。上述不良反应停药后可自行消失。少数患者静注后会发生静脉炎（缓慢注射可避免）。

【注意事项】①对头孢菌素过敏者及孕妇（尤其是怀孕3个月以内）禁用；②对青霉素过敏者可能对本药有交叉过敏反应；③严重肝功能不良者应查血药浓度，用药期间定期查血象；④本药与氨基苷类药物有相加或协同作用，这对绿脓杆菌及粪链球菌引起的危及生命的感染很重要，但两药联用时，必须分开给药；⑤本药不能加入哈特曼液及林格液等含有钙的溶液中使用，本药与含钙剂或含钙产品合并用药有可能导致致死性结局的不良后果；⑥使用时应现用现配，新配液室温可保存6小时，5℃以下可保存24小时，溶液呈黄色不影响疗效。

【剂型和规格】粉针剂：0.25g，0.5g，1g。

头孢磺啶　Cefsulodin

【其他名称】头孢磺吡苄，磺吡苄头孢菌素，达克舒林，头孢磺吡酮，Takesulin vial，Monaspor，Pseudononil，Pseudocef，Spizef，CFS。

【药理作用特点】本药抗菌谱狭窄，主要对绿脓杆菌有很强的特异性杀菌作用（最小抑制浓度为1.5μg/ml）。其抗菌作用与庆大霉素、地贝卡星（双去氧卡那霉素）等氨基苷类抗生素几乎相同，且和它们无交叉耐药性；较羧苄西林强16～32倍，较磺苄西林约强10倍。本药对绿脓杆菌产生的β-内酰胺酶稳定性很高。耳、肾毒性和副作用均较小。

【适应证】适用于对本药敏感的绿脓杆菌引起的败血症、腹膜炎、肺炎、支气管炎、支气管扩张并发症、肾盂肾炎、膀胱炎、前列腺周围组织炎、创伤和烧伤的继发性感染及中耳炎及角膜溃疡等，尤其适用于青霉素和氨基苷类抗生素治疗无效的绿脓杆菌感染。

【用法和用量】肌注、静注和静滴：通常成人每天 0.5 ~ 1g（效价），严重感染每天 2g，败血症可增至每天 4g，根据年龄或病情适当调整剂量。静注用生理盐水或葡萄糖液溶解，分 2 ~ 4 次给药。肌注时用所附溶媒溶解。

【不良反应】类似其他头孢菌素，偶见过敏性休克、皮疹、瘙痒、恶心、呕吐及腹痛，谷草转氨酶、谷丙转氨酶、尿素氮、肌酐可升高，血小板减少和白细胞增多等。

【注意事项】①对本药有过敏休克者禁用；②对头孢菌素类或青霉素有过敏反应者、有支气管哮喘及皮疹等过敏体质者、严重肾功能不良者及孕妇慎用；③出现上述不良反应时，应立即停药及对症处理；④与其他头孢菌素一样，和利尿剂合用可增加肾毒性，应慎用；⑤用药期间应定期做肝、肾功能及血象检查。

【剂型和规格】粉针剂：0.5g（肌注），1g（静注）。

头孢米诺 Cefminox

【其他名称】美士灵，Meicelin。

【药理作用特点】本药为头霉素衍生物，由半合成法制取，制成品为七水合物钠盐。对革兰阴性和阳性菌均有广谱抗菌作用，特别对大肠杆菌、克雷伯菌属、流感杆菌、变形杆菌属及脆弱拟杆菌有很强的抗菌作用。对大肠杆菌、变形杆菌及脆弱拟杆菌等各种细菌产生的β- 内酰胺酶稳定。对链球菌（肠球菌除外）敏感。本药尚对细菌细胞壁中肽聚糖生成脂蛋白起阻碍作用，脂蛋白结构为革兰阴性菌所特有，故本药对革兰阴性菌的作用较其他同类药物为强。

【适应证】适用于敏感菌所致的胆道、腹腔、扁桃体、呼吸道、泌尿道及子宫等部位的感染，也可用于败血症。

【用法和用量】静注或静滴：成人每次1g，每天2次；儿童每次20mg/kg，每天3～4次。败血症时，成人可用到每天6g，分3～4次给予。本药静注，每1g药物用20ml注射用水、葡萄糖液或生理盐水溶解。滴注时，每1g药物溶于100～200ml输液中，滴注1～2小时。

【不良反应】①偶见皮疹、皮肤发红、瘙痒、发热、恶心、呕吐、食欲不振、腹泻、血象改变及肝肾功能异常；②罕见休克、伪膜性结肠炎、口炎、念珠菌二重感染、维生素B族与维生素K缺乏症以及全身倦怠感。

【注意事项】①对本药过敏者及新生儿、早产儿、孕妇禁用；②用前最好进行皮试，对本药有过敏史者禁用；③对青霉素类或头孢烯类过敏、过敏体质、严重肾功能不全以及全身状况差者慎用；④避免与速尿等利尿药合用，以免增加肾毒性；⑤不宜与氨茶碱及磷酸吡哆醛混合，以免效价降低并出现变色；⑥本药仅供静脉给药，注射时应尽可能缓慢。

【剂型和规格】粉针剂：0.5g，1g。

头孢替坦　Cefotetan

【其他名称】头孢替坦二钠，Cefotetan Disodium，Yamatetan，CTT。

【药理作用特点】本药为广谱头孢菌素，主要对多种革兰阴性需氧及厌氧菌有强大的抗菌作用，如对大肠杆菌、柠檬酸杆菌属、克雷伯菌属、肠杆菌属、沙雷菌属、变形杆菌属及流感杆菌的抗菌作用比头孢美唑和头孢西丁强。对革兰阳性菌如葡萄球菌属、链球菌属的抗菌作用比较弱。对各种细菌产生的β-内酰胺酶均极稳定，对β-内酰胺酶产生菌也有很强的抗菌作用。但对肠球菌和绿脓杆菌几乎无抗菌作用。

【适应证】适用于敏感菌引起的败血症、胆道感染、腹膜炎、烧伤和手术伤口等浅表性继发感染、扁桃体炎、呼吸系统感染、脓胸、尿路感染、妇科感染及前庭大腺炎等。

【用法和用量】肌注：每天1～2g，分2次（每0.5g以0.5%利多卡因液溶解）。静注或静滴：成人每天1～2g，病情严重者可增至每天4g，分2次；儿童每天40～60mg/kg，病情严重者可增至每天100mg/kg，分2～3次。

【不良反应】①个别患者可出现皮疹、瘙痒、药物热等过敏反应；②偶见血象改变、肝功能异常、肾功能异常及腹泻；③罕见休克症状、恶心、呕吐、全身倦怠、菌群交替症、念珠菌病及维生素B、K缺乏症等。

【注意事项】①本药用前最好进行皮试，有本药过敏史者禁用；②乳儿、小儿及对利多卡因或酰苯胺类局麻药过敏者禁止肌注；③对青霉素、头孢烯类过敏者及过敏体质、严重肾病的患者慎用；④给药期间和给药后1周避免饮酒；⑤与呋喃苯胺酸等利尿药并用时，应注意肾功能。

【剂型和规格】粉针剂：0.25g，0.5g，1g。

头孢美唑　Cefmetazole

【其他名称】头孢美他唑，氰唑甲氧头孢菌素，先锋美他醇，Cefmetazon vial，CMZ。

【药理作用特点】本药具有广泛的抗革兰阴性、阳性菌及厌氧菌的作用。其抗革兰阴性菌及厌氧菌的抗菌谱比第一代头孢菌素广，也不同于其他第三代头孢菌素，它对葡萄球菌和其他革兰阳性菌也有较强的抗菌作用，特别对大肠杆菌、肺炎杆菌及奇异变形杆菌效果很好，对吲哚阳性变形杆菌也有效。

【适应证】适用于敏感菌所致的败血症、胆道感染、腹膜炎、呼吸系统感染、泌尿系统感染及子宫感染；也适用于对青霉素、头孢菌素及氨基苷类无效的感染症。

【用法和用量】静注、静滴：成人每天1～2g，分2次；儿童每天25～100mg/kg，分2～4次。重症成人可增至每天4g；儿童增至每天150mg/kg。静注时，每1g用10ml注射用水或葡萄糖液或生理盐水溶解后缓慢推入。静滴时，用5%葡萄糖液或生理盐水溶解、稀释后滴入。

【不良反应】①可发生过敏反应，表现为皮疹、荨麻疹、瘙痒及药物热，有时还偶尔出现口内感觉异常、气喘、头晕、耳鸣、出汗等休克体征，出现这种情况应立即停药，并适当给予处理；②有报道应用其他头孢菌素可出现严重结肠炎，伴发热、腹痛及黏液性血便，内镜检查证明为伪膜性结肠炎，所以应用本药后出现腹痛和腹泻应注意；偶尔还有恶心和呕吐；③偶见嗜酸性粒细胞增多、白细胞和红细胞减少；④偶见谷草转氨酶和谷丙转氨酶、碱性磷酸酶及尿素氮升高；⑤可能有头痛、眩晕等。

【注意事项】①对本药过敏者禁用；②为防止发生过敏反应特别是过敏性休克，应详细询问病情及过敏史，并做皮试；③对其他头孢菌素过敏、本人或亲属中有过敏体质以及严重肾损害者慎用；④不可与利尿剂合用；⑤大剂量给药可引起血管疼痛，所以应注意注射部位和方法，速度宜慢；⑥药物溶解后室温保存不得超过24小时。

【剂型和规格】粉针剂：0.25g，0.5g，1g。

头孢匹胺　Cefpiramide

【其他名称】头孢吡四唑，Sepatren，CPM。

【药理作用特点】本药对革兰阳性菌如葡萄球菌、链球菌、消化球菌、消化链球菌等作用强，对绿脓杆菌等不酵解葡萄糖的革兰阴性杆菌也显示强大作用，故有学者根据其抗菌性能，将其归属于第四代头孢菌素。

【适应证】适用于敏感菌引起的胆道感染、腹膜炎、肺炎、呼吸道感染（包括慢性呼吸系统疾病的继发感染）、妇产科感染、尿路感染、脑膜炎、败血症及口腔外科感染等。

【用法和用量】肌注、静注或静滴：成人每天1～2g，病重时可增至4g，分2～3次。儿童每天30～80mg/kg，病重时可增至每天150mg/kg，分2～3次。

【不良反应】①可见皮疹、瘙痒及发热等过敏反应；②偶见胃肠反应、血象改变、肝功能改变、少尿及蛋白尿等；③罕见头痛、休克、肠道菌群改变引起的口炎、念珠菌病，有时可造成维生素B、K缺乏症；④肌注有时可引起局部疼痛、硬结；⑤大量静注罕见血管痛及血栓性静脉炎。

【注意事项】①皮试阳性者禁用；②肌注禁用于早产儿、新生儿及小儿和对利多卡因或酰苯胺类局部麻醉药有过敏史的患者；③对青霉素类过敏、过敏体质、严重肝肾病以及全身状况差者慎用；④用药期间及用药后1周内应避免饮酒；⑤其余注意事项同其他孢菌素类。

【剂型和规格】肌注粉针剂：0.5g。静注用粉针剂：0.25g，0.5g，1g。均含苯甲酸钠作稳定剂。

头孢吡肟　Cefepime

【其他名称】头孢匹美，头孢泊姆，马斯平，Maxipine，BMT-28142，MY-28142。

【药理作用特点】本药为第四代头孢菌素，呈电中性的两性离子，具有高度的水溶性，能快速穿透革兰阴性菌外膜带负电的微孔通道，对许多β-内酰胺酶具有低亲和力，其作用部位为许多主要的青霉素结合蛋白（PBPs），包括阴沟杆菌和大肠杆菌的PBP_2和PBP_3，大肠杆菌的PBP_1和$PBP_{1A/1B}$，从而影响细菌细胞壁的合成和代谢。其杀菌力强，抗菌谱广，对革兰阳性菌包括金黄色葡萄球菌（包括产β-内酰胺酶株）、化脓性链球菌、腐生葡球菌、肺炎链球菌（包括青霉素MIC为0.1～1.0μg/ml的耐青霉素株）及其他溶血性链球菌等有明显抗菌作用；对革兰阴性菌包括假单孢菌、埃希大肠杆菌、克雷伯菌、肠杆菌、变形杆菌、乙酸钙不动杆菌、嗜水气单孢菌、嗜二氧化碳噬细胞菌、枸橼酸菌、空肠弯曲菌、阴道加德纳菌、嗜血杆菌、奈瑟球菌、沙门菌、沙雷菌、志贺菌、耶尔森菌等亦有很好的抗菌作用，对嗜麦芽假单孢菌无效；对厌氧菌包括类杆菌、产气荚膜梭状菌等也有很好的抗菌作用，对脆弱类杆菌和艰难梭状菌无效。本药在尿液、胆汁、腹膜液、水疱液、气管黏膜、痰液、前列腺液、阑尾、胆囊中均能达到治疗浓度。其平均血浆消除半衰期为2.0小时。健康受试者静脉注射头孢吡肟2g，每8小时一次，连续9天，未见药物蓄积现象。总清除率为120ml/分，几乎全部经肾脏排出，尿液中头孢吡肟原形为给药量的85%。本药与血清蛋白的结合率低于19%，且与血药浓度无关。老年与年轻健康受试者静脉单剂注射同一剂量，前者*AUC*较高，肾清除率较低。肾功能不全的患者消除半衰期延长。需接受透析的患者平均半衰期为13小时，连续腹膜透析患者为19小时。肝功不全患者的药代动力学无改变。

【适应证】适用于敏感菌引起的感染：腹腔感染（包括腹膜炎及胆道感染），下呼吸道感染（包括肺炎和支气管炎），泌尿道感染，皮肤及皮肤软组织感染，妇产科感染，败血症等。

【用法和用量】静脉或深部层肌内注射，成人（13岁以上）中、轻度感染的常用剂量1次1g，每日2次，疗程7～10天，严重感染的剂量1次2g，每天2～3次，可根据病种或病情适当增减剂量，对肾功不全（肌酐清除率≤50ml/分）患者，应调整剂量。

【不良反应】①可有胃肠道症状，如恶心、呕吐、腹泻、便秘、腹痛、消化不良等；②可有变态反应症状，如皮疹、瘙痒、发热；③可有心血管系统反应，如胸痛、心动过速等；④可有呼吸系统反应，如咳嗽、咽喉疼痛、呼吸困难；⑤可有中枢神经系统反应，如头痛、眩晕、失眠、感觉异常、焦虑、精神混乱；⑥可有实验室结果异常，如谷丙转氨酶、谷草转氨酶、碱性磷酸酶、总胆红素升高；嗜酸性粒细胞增多；贫血，血小板减少，凝血酶原或凝血时间延长，无溶血的Coombs试验阳性；一过性尿素氮和（或）血肌酐升高，一过性白细胞减少或中性粒细胞减少；还可有乏力、盗汗、阴道炎、外周水肿、疼痛、背痛等。

【注意事项】①对头孢吡肟或 L- 精氨酸、β- 内酰胺类抗生素有过敏反应者禁用；②孕妇及哺乳期妇女慎用；③肾功能不全患者减量使用；④治疗期间出现腹泻时应考虑伪膜性肠炎的可能性；⑤本药不宜与甲硝唑、万古霉素、庆大霉素、硫酸妥布霉素、硫酸奈替米星合用；⑥ 13 岁以下儿童用药尚不明确。

【剂型和规格】粉针剂：0.5g，1g，2g。

头孢唑喃　Cefuzonam

【其他名称】Cosmosin，CZON。

【药理作用特点】本药对葡萄球菌属、链球菌属及对甲氧西林和头孢烯类耐药的金黄色葡萄球菌等革兰阳性菌有良好的抗菌作用；对大肠杆菌、克雷伯菌属、变形杆菌属及流感杆菌有较强的抗菌作用；对肠杆菌属、沙雷杆菌属及拟杆菌属等革兰阴性菌也有良好的抗菌作用。本药对 β- 内酰胺酶稳定。

【适应证】适用于敏感菌引起的败血症、肝胆感染、腹膜炎、呼吸道感染、扁桃体炎、脑膜炎、骨髓炎、关节炎、骨盆死腔炎、子宫旁结缔组织炎、肛周脓肿以及外伤、手术创口的继发感染。

【用法和用量】静注或静滴：成人每天 1 ~ 2g，分 2 次，重症可增至每天 4g（效价），分 2 ~ 4 次；儿童每天 40 ~ 80mg/kg，重症可增至每天 200mg/kg，分 3 ~ 4 次。静滴时，每次加入 100ml 输液中滴注 1 小时。

【不良反应】①可见皮疹、瘙痒及发热等过敏反应；②偶见恶心、呕吐、食欲不振、腹痛、腹泻等胃肠道反应，粒细胞减少、嗜酸性粒细胞增多等血象改变，以及肝、肾功能异常；③罕见休克症状、血小板减少、红细胞减少、伪膜性结肠炎、痉挛、全身倦怠感、面部潮红、心律失常、口炎、念球菌菌群交替症，以及维生素 B、K 缺乏症。

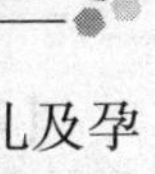

【注意事项】①对本药过敏者禁用；②早产儿、新生儿及孕妇忌用；③对青霉素、头孢菌素类有过敏史、过敏体质、肾功能不全以及全身状况差者慎用；④用药期间应定期检查肝、肾功能和血象；⑤与其他头孢菌素及速尿等利尿药并用可增加肾毒性，应慎用；⑥本药仅供静注，速度宜慢。

【剂型和规格】粉针剂：0.25g，0.5g，1g。

氨曲南　Aztreonam

【其他名称】噻肟单酰胺菌素，氨曲安，Primbactam，Primbactin，Azactam，SO-2676。

【药理作用特点】本药是一种单酰胺环类的新型β-内酰胺抗生素，抗菌谱主要包括革兰阴性菌如大肠杆菌、克雷伯杆菌、沙雷杆菌、奇异变形杆菌、吲哚阳性变形杆菌、枸橼酸杆菌、流感嗜血杆菌、绿脓杆菌、其他假单胞菌、某些肠杆菌属及淋球菌等。与头孢他啶和庆大霉素相比，对产气杆菌及阴沟肠杆菌的作用强于头孢他啶，但弱于庆大霉素；对绿脓杆菌的作用弱于头孢他啶，与庆大霉相近；对其他病原菌的作用都较两者为优（对某些菌则与头孢他啶接近）。

【适应证】适用于敏感的革兰阴性菌所致的感染，包括腹腔感染、胆道感染、肺炎、胸膜炎、骨和关节感染、皮肤和软组织感染，尤其适用于尿路感染，也用于败血症。由于本药有较好的耐酶性能，当微生物对青霉素类、头孢菌素类、氨基苷类等药物不敏感时，应用本药常有效。

【用法和用量】一般感染：每天2～4g，分2～3次给予。严重感染：每次2g，每天4次。肌注：每1g药物加液体3～4ml溶解。静注：每1g药物，加液体10ml溶解，缓慢推注。静滴：药物1g加液体50ml以上溶解，20～60分钟滴完。注射用溶媒可选择注射用水、生理盐水、林格液、乳酸钠林格液、5%～10%葡萄糖液、葡萄糖氯化钠注射液等。

【不良反应】①可见皮疹、紫癜、瘙痒等皮肤症状；②可有腹泻、恶心、呕吐、味觉改变、黄疸以及药物性肝炎等消化道症状；③可有血栓性静脉炎、注射部位肿胀等局部刺激症状；④可有神经系统症状、阴道炎、口腔损害、乏力、眩晕、出血等。

【注意事项】①对本药过敏者禁用；②本药与青霉素之间无交叉过敏反应，但对青霉素过敏者及过敏体质者仍须慎用；③本药的肝毒性低，但对肝功能已受损的患者应观察其动态变化。

【剂型和规格】粉针剂：0.5g，1g（分别含精氨酸0.39g和0.78g，有稳定和助溶作用）。

拉氧头孢　Latamoxef

【其他名称】羟羧氧酰胺菌素，拉他头孢，拉塔莫塞，注射用噻吗氧，噻吗灵，噻吗氧酰胺菌素，头孢羟羧氧，氧杂头霉素二钠，双钠羟羧氧酰胺菌素，Shiomarin vial，Festamoxin，Lamoxactam，Moxam，Maxalactam sodium。

【药理作用特点】本药是半合成的氧头孢烯类抗生素，抗菌性能与第三代头孢菌素相近，抗菌谱与头孢噻肟近似。本药对多种革兰阴性菌有良好抗菌作用；大肠杆菌、流感杆菌、克雷伯杆菌、各型变形杆菌、肠杆菌属、枸橼酸杆菌及沙雷杆菌等对本药高度敏感；对厌氧菌（拟杆菌）亦有良好的抗菌作用。此外，由于本药的耐β-内酰胺酶的性能强，因而各种微生物对本药耐药性低。本药对绿脓杆菌和不动杆菌作用较差，对革兰阳性菌如金黄色葡萄球菌和肺炎球菌等的作用比头孢噻吩、头孢唑啉和青霉素弱。

【适应证】适用于上述敏感菌所致的胆道感染、肺炎、气管炎、胸膜炎以及皮肤和软组织感染、骨和关节、五官、创面等部位的感染及泌尿生殖（女性）系统感染。为革兰阴性菌脑膜炎首选药。

【用法和用量】肌注、静滴：成人每天2～4g，儿童每天

40～80mg/kg，分2～3次给药。

【不良反应】①过敏反应，表现为休克、皮疹、荨麻疹、瘙痒、药物热及Coombs试验（抗人球蛋白试验）阳性；②肠胃反应，如呕吐、恶心、食欲不振、腹泻及腹痛等；③暂时性血液系统异常，如嗜酸性粒细胞增多、血小板减少、凝血时间延长和出血、白细胞减少；④有时出现谷草转氨酶、谷丙转氨酶、碱性磷酸酶及胆红素升高；⑤大剂量会引起肾功能障碍；⑥有时出现头痛、全身倦怠感、菌群交替现象等。静注可引起静脉炎，肌注局部疼痛。

【注意事项】①对本药过敏者及曾对利多卡因等局麻剂过有过敏者忌用；②对青霉素、头孢菌素过敏及有出疹、哮喘过敏体质者、肾功能障碍者慎用；③本药与利尿剂合用有增加肾毒性的危险，应慎重；④药物应现用现配，室温保存不超过12小时，冷藏亦不超过24小时；⑤用药期间可适当补充维生素B、K；⑥注射速度宜慢。

【剂型和规格】粉针剂：0.25g，0.5g，1g。

亚胺培南/西拉司丁钠 Imipenem/cilastatin sodium

【其他名称】伊米配能/西司他丁钠，注射用泰宁，亚胺硫霉素/西司他丁钠，泰能，Tienam，Primaxin，Im/Ci，Tienam vial。

【药理作用特点】本药为具有碳青霉烯环的硫霉素类抗生素，由链霉菌培养液中分离出硫霉素经半合成制取，西拉司丁系由合成法制取。亚胺培南对革兰阳性及阴性菌（需氧和厌氧）均有抗菌作用。肺炎链球菌、化脓性链球菌、金黄色葡萄球菌、大肠杆菌、克雷伯杆菌、不动杆菌部分菌株、脆弱拟杆菌及其他拟杆菌、消化球菌和消化链球菌的部分菌株对本药甚敏感；粪链球菌、表皮链球菌、流感嗜血杆菌、奇异变形杆菌、沙雷杆菌、产气肠杆菌、阴沟肠杆菌、绿脓杆菌、气性坏疽梭菌及难辨性梭状芽孢杆菌等对本药也相当敏感。特别对金黄色葡萄球菌、粪链球菌、绿脓杆菌及脆弱拟杆菌的抗菌作用比头孢唑肟、头孢哌酮等头孢菌素药强得多。对β-内酰胺酶稳定，且对绿脓杆菌、大肠杆菌等革兰阴性菌产生的β-内酰胺酶具有抑制作用。亚胺培南单独应用时，受肾肽酶的影响可分解，在尿中只能回收少量的原形药物。西拉司丁本身没有抗菌作用，也不影响亚胺培南的抗菌作用，但西拉司丁为肾肽酶抑制剂，可保护亚胺培南在肾脏中不受破坏，因此在尿中回收的原形药物可达70%。西拉司丁阻抑亚胺培南的排泄，并减轻药物的肾毒性。

【适应证】适用于敏感菌引起的败血症、肝胆感染、腹膜炎、感染性心内膜炎、骨髓炎、关节炎、创伤继发感染、呼吸道感染、脓胸、前列腺炎、女性生殖器官感染、角膜溃疡、全眼球炎、皮肤和软组织感染等。

【用法和用量】静滴或肌注：据病情以亚胺培南计，每次0.25～1g，每天2～4次。对中度感染可每次1g，每天2次。静滴用溶媒可用生理盐水或5%～10%葡萄糖液，每0.5g药物用溶媒100ml，制成5mg/ml液体缓滴。肌注溶媒可用1%利多卡因注射液，以减轻疼痛。

【不良反应】①可见恶心、呕吐、腹泻、皮疹、发热、瘙痒、低血压、头晕、嗜睡、肝肾功能异常、血象改变、静脉炎和血栓静脉炎及注射部位疼痛；②罕见头痛、眩晕、肌阵挛、心悸、心动过速、胸部不适、换气困难、耳鸣、听觉暂时性丧失、伪膜性结肠炎、胃灼热、面部水肿、潮红及关节痛、无力、虚弱、念珠菌病等；③使用本药时常可发现红色尿，这是由于药物使尿着色，并非血尿。

【注意事项】①对本药过敏者禁用；②12岁前忌用；③对β-内酰胺剂过敏者及孕妇、哺乳妇慎用；④肾功能不良者应适当减量；⑤可与氨基苷类等其他抗生素合用，但不应混合使用；⑥应现用现配，用生理盐水溶解的药液室温存放不能超过10小时，用葡萄糖液溶解的药液只能存放不超过4小时；⑦不可与含乳酸钠的输液配伍。

【剂型和规格】粉针剂：分别含等量的亚胺培南、西拉司丁，

0.25g、0.5g、1g 及适量的碳酸氢钠作稳定剂。

帕尼培南 / 倍他米隆 Panipenem/Betamipron

【其他名称】康彼灵，康彼宁，Carbenin，Papm/Bp。

【药理作用特点】本药对以金黄色葡萄球菌、肠球菌为代表的革兰阳性菌，肠杆菌、绿脓杆菌为代表的革兰阴性菌及拟杆菌属等有抗菌作用。本药对细菌的增殖期影响极小，但对以往的 β- 内酰胺类药物杀菌力弱的稳定期早期具有杀菌作用。

【适应证】适用于敏感菌引起的各种感染性疾病，如败血症、胆囊炎、胆管炎、肝脓肿、腹膜炎、感染性心内膜炎、丹毒、蜂窝织炎、淋巴管(结)炎、肛周炎、骨髓炎、关节炎、外伤烧伤手术创伤等浅表性继发感染、咽喉炎(脓肿)、扁桃体炎(脓肿)、扁桃体周围炎(脓肿)、急慢性支气管炎、支气管扩张症(感染时)、慢性呼吸系统疾病的继发感染、肺炎、肺脓肿、脓胸、肾盂肾炎、膀胱炎、前列腺炎、副睾炎、盆腔炎、道格拉斯窝脓肿、子宫附件炎、宫内感染、宫旁结缔组织炎、前庭大腺炎、髓膜炎、角膜溃疡、眼窝感染、全眼球炎(含眼内炎)、中耳炎(含乳突炎)、鼻窦炎、化脓性唾液腺炎(耳下腺炎、颌下腺炎、舌下腺炎)、颌骨炎及颌骨周围蜂窝织炎。

【用法和用量】静滴：成人每天 1g，分 2 次，30 分钟滴完；可根据年龄及症状适当增减剂量，重症或顽固性感染可增至每天 2g，分 2 次静滴，但成人每次 1g 静滴时，须 1 小时以上滴完。小儿一般每天 30 ~ 60mg/kg，分 3 次，每次 30 分钟滴完；可根据年龄及症状适当增减，重症或顽固性感染时可增量至每天 0.1g/kg，分 3 ~ 4 次静滴。

【不良反应】主要为皮疹、嗳气、呕吐以及谷丙转氨酶和谷草转氨酶升高、嗜酸性粒细胞增多等。

【注意事项】本药静滴前应用 100ml 以上生理盐水或 5% 葡萄糖注射液等溶解后使用。

【剂型和规格】粉针剂：0.5g。

哌拉西林 / 他唑巴坦　Piperacillin/Tazobactam

【其他名称】氧哌嗪青霉素钠 / 他唑巴坦，索顺，Zosyn。

【药理作用特点】本药为又一种与 β- 内酰酶抑制剂组成的复方抗生素，此前已有阿莫西林、氨苄西林和替卡西林。细菌对 β- 酰胺类抗生素最常见的耐药性是产生 β- 酰胺酶，β- 酰胺酶抑制剂可通过使微生物产生的 β- 酰胺酶失活，而保护和增强抗生素的抗菌作用。他唑巴坦与克拉维酸钠同属 β- 酰胺酶抑制剂，能抑制大多数已确定的 β- 酰胺酶，对 β- 酰胺酶具有强和广谱的抑制作用。他唑巴坦是青霉素核的衍生物，但是它有最小的固有的抗菌活性。当与氧哌嗪西林复合在一起时，他唑巴坦抑制 β- 酰胺酶，导致协同作用，扩大了哌拉西林的抗菌谱，包括对单用哌拉西林不敏感的某些细菌。哌拉西林 / 他唑巴坦如同第一代头孢菌素类如头孢唑啉那样对革兰阳性需氧菌有效，并像第三代头孢菌素如头孢曲松对革兰阴性菌那样有效。它对肠球菌的效力可与氨苄西林相比拟，对厌氧菌的效能类似于甲硝唑。因为本药具有广谱抗菌作用，因此，对怀疑有多种细菌感染的患者可能有效。

【适应证】适用于腹腔内、妇科、皮肤科和下呼吸道的感染；也用于军团获得性肺炎；还用于败血症、尿路感染和骨关节炎症等。

【用法和用量】静脉滴注：成人剂量每 6 小时 3.375g，7 ~ 10 天为 1 个疗程。滴注应缓慢，至少 30 分钟以上。

【不良反应】①常见胃肠道反应，如腹泻、便秘、恶心及食欲减低；②有时可出现头痛、失眠、皮疹和瘙痒；③局部反应如静脉炎少见。

【注意事项】同哌拉西林或其他广谱青霉素。①对青霉素、头孢菌素类或 β- 内酰胺酶抑制剂有过敏史的患者禁忌使用本

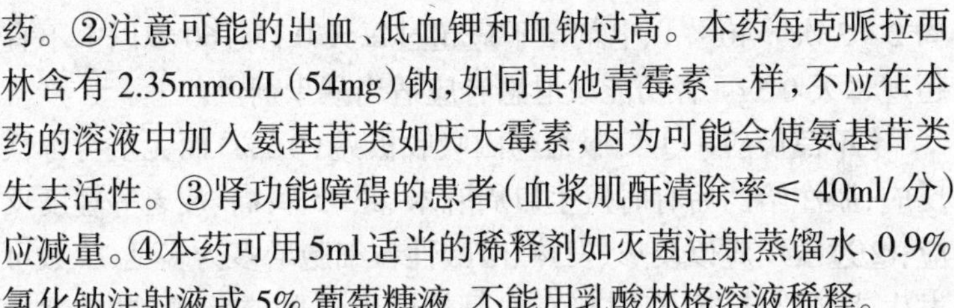

药。②注意可能的出血、低血钾和血钠过高。本药每克哌拉西林含有 2.35mmol/L（54mg）钠，如同其他青霉素一样，不应在本药的溶液中加入氨基苷类如庆大霉素，因为可能会使氨基苷类失去活性。③肾功能障碍的患者（血浆肌酐清除率≤ 40ml/ 分）应减量。④本药可用 5ml 适当的稀释剂如灭菌注射蒸馏水、0.9% 氯化钠注射液或 5% 葡萄糖液，不能用乳酸林格溶液稀释。

【剂型和规格】注射剂：2.25g，3.375g，4.5g，其中含派拉西林钠分别相当于 2g、3g 和 4g，含他唑巴坦分别相当于 0.25g、0.375g 和 0.5g。

链霉素　Streptomycin

【药理作用特点】本药对结核杆菌有强大作用，对许多革兰阴性菌如大肠杆菌、肺炎杆菌、肠杆菌属、奈氏淋球菌、奈氏脑膜炎球菌、沙门菌属、痢疾杆菌、布氏杆菌属、巴氏杆菌属、某些变形杆菌和个别绿脓杆菌菌株有抗菌作用。革兰阳性菌中，仅对葡萄球菌某些菌株敏感，对其他大多数革兰阳性菌都无效。一般剂量对肠球菌无抗菌作用，但与青霉素合用则有协同作用而呈杀菌作用。本药在碱性介质中抗菌作用较强。最初对链霉素敏感的细菌多数都易产生耐药性，产生耐药的速度比青霉素快而且耐药程度高。某些细菌在治疗后 2 ~ 3 天即产生耐药，但结核杆菌产生耐药较慢，以第 4 ~ 8 周为最普遍。链霉素与双氢链霉素之间有完全交叉耐药性，在链霉素与卡那霉素、新霉素和巴龙霉素之间有部分交叉耐药性。

【适应证】适用于结核病治疗，并作为第一线治疗药与异烟肼等合用，以减少耐药性的产生；亦可用于腹膜炎；还可用于鼠疫、兔热病、布氏杆菌病。

【用法和用量】肌注：成人每天 0.75 ~ 1g，分 1 ~ 2 次给予。早产儿和新生儿每天 10 ~ 20mg/kg，1 个疗程不超过 10 天。儿童每天 15 ~ 30mg/kg，分 2 次给予，长期治疗宜每天 20mg/kg，每周2～3次。40岁以上剂量不应超过每天0.75g，60岁以上不宜超过每天0.5g。肾功能减退患者应适当减少剂量。

【不良反应】①口服给药因吸收极差（0.5%）而无全身毒性反应，肌注给药后有时发生口周麻木、眩晕、头痛、疲乏等轻度反应；②过敏反应以皮疹、发热、嗜酸性粒细胞增多为多见，少数可发生剥脱性皮炎，有时伴有血管神经性水肿或紫癜，过敏性休克也可能发生；③最严重的毒性反应是对第八对脑神经的损害作用，特别是对前庭神经的损害，表现为眩晕、头痛、恶心、呕吐等；耳蜗损害一般发生较迟，主要症状是耳鸣、耳聋，这与链霉素的剂量、血浓度及患者的年龄、肾功能等有关，40岁以上的人更易发生；若妊娠妇女使用，亦可导致胎儿第八对颅脑神经损伤。

【注意事项】①肾功能损伤患者、老年人、新生儿和早产儿应按排泄减少的程度减小剂量；②有肝、肾功能损伤的患者应慎用，并作血药浓度监测；③有耳病的患者不宜使用链霉素，但可用于美尼埃综合征；④因有神经肌肉阻滞作用，重症肌无力患者须小心应用。

【剂型和规格】粉针剂：0.5g，1g。

卡那霉素　Kanamycin

【药理作用特点】本药对大多数革兰阴性菌包括大肠杆菌、克雷伯菌、变形杆菌、沙雷菌、沙门菌和痢疾杆菌等作用强；对嗜血流感杆菌、布氏杆菌和奈瑟菌也很敏感；绿脓杆菌和拟杆菌则常耐药。革兰阳性菌中仅金黄色葡萄球菌和表皮葡萄球菌敏感。对结核杆菌亦有效。细菌对卡那霉素易产生耐药性，并与新霉素、巴龙霉素有交叉耐药性，与链霉素有部分交叉耐药性。

【适应证】适用于敏感革兰阴性菌感染的短期治疗，如败血症、肺炎、尿路感染、大肠杆菌性脑膜炎等；也用于无合适药物的金黄色葡萄球菌感染；也用于肝性脑病，有降低血氨作用。

【用法和用量】肌注：成人每次0.5g，每天2次；严重感染可用每次0.5g，每8小时1次，疗程不宜超过14天。儿童每天15mg/kg。50岁以上患者剂量应适当减少。治疗肝性脑病每天8～12g，分次用。除危重患者外，一般不用静滴给药。

【不良反应】与链霉素相似，但耳毒性较大，并且以损伤听力为主，用药时间过长可引起不可逆的听力损害；肾毒性亦较链霉素多见；尚可引起第九对脑神经功能暂时性损害，表现为后1/3味觉丧失。

【注意事项】①较度感染或有听力损伤的患者不宜使用本药；②在治疗期间如出现耳鸣或眩晕，应立即停药；③老年患者或疗程超过15天的患者应小心观察耳毒症状；④有肾损伤的患者应慎用并减少剂量；⑤重症肌无力患者或正在应用有神经肌肉阻滞作用的药物、抗凝剂、止吐剂和其他有耳毒作用的药物患者应慎用。

【剂型和规格】注射剂：0.5g。粉针剂：0.5g，1g。

庆大霉素　Gentamycin

【药理作用特点】本药抗菌作用较链霉素、新霉素和卡那霉素强，对革兰阴性菌如大肠杆菌、肠杆菌、克雷伯菌、沙门菌属、沙雷菌、痢疾杆菌、变形杆菌和绿脓杆菌都有较强作用。革兰阳性菌中除金黄色葡萄球菌高度敏感外，对其他细菌抗菌活性较差。对结核杆菌某些菌株也有效。葡萄球菌、绿脓杆菌和其他革兰阴性菌均可对本药产生耐药性，并与新霉素、卡那霉素和妥布霉素等有交叉耐药性。

【适应证】适用于敏感的革兰阴性菌引起的严重感染，如败血症、腹腔感染、骨髓炎、肺炎、脑膜炎和尿路感染等。与羧苄西林联用可增强疗效并延缓耐药性产生。庆大霉素常与青霉素联合治疗肠球菌心内膜炎，亦可与耐酶青霉素或头孢菌素类联用治疗金黄色葡萄球菌心内膜炎等。

【用法和用量】肌注：成人每次1～1.5mg/kg，每8小时1次。儿童可用成人剂量，但婴儿和新生儿每天可用5～7.5mg/kg，分剂量给予。用药时间一般限于7～10天。肾功能减退患者应按肾功能测定结果计算剂量。静滴：用于严重感染患者，剂量与肌注相同，用5%～10%葡萄糖液或5%葡萄糖盐水50～100ml稀释后20～30分钟内滴完。口服：用于肠道感染或肠道术前准备，成人每天240～640mg，儿童每天10～15mg/kg，分4次服。

【不良反应】与链霉素相似，耳毒性中对前庭损害比听力损伤更多见，肾功能损伤患者更易发生，严重烧伤感染患者局部外用者亦可能出现。

【注意事项】①肾功能减退患者应减小剂量，并经常测定血浆浓度，如果血浆峰浓度达到10～12μg/ml或谷浓度大于2μg/ml，应调整剂量；②如果出现耳毒症状，应立即停药；③正在应用其他有耳毒性、肾毒性或有神经肌肉阻滞作用药物的患者应用本药时应小心；④止吐剂可掩盖耳毒症状，应予注意；⑤禁用于有过敏史或对其他氨基苷类抗生素过敏的患者。

【剂型和规格】注射剂：20mg（2万U），40mg（4万U），80mg（8万U）。片剂：20mg，40mg。滴眼剂：40mg。

妥布霉素　Tobramycin

【其他名称】妥布拉霉素，乃柏欣，托霉素，泰星，Nebcin-vial，Distobram，Obracin，Tobracin，Tobradistin，Tobrasix。

【药理作用特点】本药抗菌谱与庆大霉素相似，主要包括革兰阴性菌如绿脓杆菌、大肠杆菌、克雷伯杆菌、肠杆菌属、吲哚阴性和阳性变形杆菌、枸橼酸杆菌和普鲁威登菌；对于绿脓杆菌的作用较庆大霉素强3～5倍；对庆大霉素中度敏感的绿脓杆菌，对本药高度敏感，也比多黏菌素B强；对庆大霉素耐药的绿脓杆菌株本药也敏感；但对其他革兰阴性菌，本药的作用则低于庆大霉素；对金黄色葡萄球菌有抗菌作用，对链球菌无效。

【适应证】适用于革兰阴性菌引起的严重感染，特别是绿脓杆菌、大肠杆菌及肺炎杆菌等引起的胆道和泌尿道感染、脑膜炎、烧伤败血症及呼吸道，也可用于革兰阴性和阳性菌引起的混合感染，但不用于单纯金黄色葡萄球菌感染。

【用法和用量】肌注：一般每天 1.5 ~ 5mg/kg，分 2 ~ 3 次，疗程 7 ~ 10 天。

【不良反应】主要对听力及肾脏有毒性，但较庆大霉素为低，血浓度控制在 10μg/ml 以下比较安全；可见恶心、呕吐、头痛、皮疹、转氨酶升高、粒细胞减少及血小板下降等。

【注意事项】①对氨基苷类抗生素或本药过敏者禁用；②肾功能减退者应适当减少剂量或延长给药间隔时间；③长期大剂量使用时，应检查肝肾功能、血常规和听力；④与头孢菌素等合用可增加肾毒性，应注意；不宜与损害神经及有肾毒性的其他药物合用。

【剂型和规格】粉针剂和注射剂：80mg。

地贝卡星　Dibekacin

【其他名称】双去氧卡那霉素，达苄霉素，Dideoxykanamycin B，Panimycin，DKB。

【药理作用特点】本药为卡那霉素衍生物，抗菌谱和庆大霉素相似。对革兰阳性菌及阴性菌有杀菌作用，尤其对绿脓杆菌、变形杆菌及对多种药物有耐药性的大肠杆菌、肺炎杆菌、葡萄球菌有很强的抗菌作用。其抗菌活性一般不及庆大霉素强，但抗绿脓杆菌作用强于庆大霉素。

【适应证】适用于敏感菌引起的败血症、腹膜炎、扁桃体炎、脓肿、疖、蜂窝织炎、支气管炎、肺炎、肾盂肾炎、膀胱炎、中耳炎及术后感染等。

【用法和用量】肌注：成人每天 0.1 ~ 0.2g；小儿每天 2 ~ 4mg/kg，分 1 ~ 2 次给药。静滴：成人每天 0.1g，分 2 次溶于

100～300ml 输液中，0.5～1 小时滴完。肌肉或静脉给药剂量均应随年龄和症状适当增减。肾功能损害者剂量每次 50mg，根据损害的程度延长用药间隔时间，轻、中度损害间隔 12 小时，重度损害间隔 24～72 小时。

【不良反应】毒性较卡那霉素稍强。①有时可引起休克、眩晕、耳鸣及听力减退等第八对脑神经障碍；②偶有肝和肾功能障碍、胃肠道反应、维生素缺乏症、皮疹、头痛或口唇麻木感等。

【注意事项】①对氨基苷类抗生素或杆菌肽有过敏史者禁用；②孕妇、本人及家属有因链霉素致听力减退者忌用；③肝、肾功能不全者及老年人慎用；④本药可加重葡聚糖及海藻酸钠等血液代用品引起的肾毒性，故应避免与血液代用品合用；⑤与麻醉剂和肌松剂合用时应慎重，以免引起呼吸抑制；⑥避免与利尿剂合用，以免加重耳、肾毒性；⑦与羧苄西林、磺苄西林、哌拉西林等混合使用可降低本药活性，故应分别单独给药。

【剂型和规格】粉针剂：100mg。

核糖霉素　Ribostamycin

【其他名称】威他霉素，威斯他霉素，维生霉素，Vistamycin，Ibistacin，Landamycine，Ribomycin，Ribostamin。

【药理作用特点】本药抗菌谱与卡那霉素相似，对葡萄球菌、链球菌、肺炎球菌、肺炎杆菌、大肠杆菌和部分变形杆菌菌株有效，抗菌作用较卡那霉素略弱。本药对绿脓杆菌及结核杆菌无效。细菌对本药与卡那霉素有一定的交叉耐药性。

【适应证】适用于敏感菌所致的腹膜炎、呼吸系统感染、化脓性感染、骨髓炎及泌尿系统感染等。

【用法和用量】肌注：成人每天 1g，分 2 次；小儿每天 20～40mg/kg，分 1～2 次给药。

【不良反应】偶见有皮疹、注射部位疼痛、头痛、麻木、耳鸣以及尿素氮和转氨酶轻度升高等。

【注意事项】①本药虽无绝对禁忌证，但 12 岁以下儿童一般不宜使用；用于小儿时，耳肾毒性均比其他氨基苷类少而轻；②肾功能不全者慎用；③偶尔也可引起听神经损害，长期用药应进行听力检查；④与右旋糖酐、葡聚糖及海藻酸钠等血浆代用品合用可增加肾毒性，不宜并用；⑤微生物对本药与卡那霉素及新霉素等常有交叉耐药性。

【剂型和规格】粉针剂：0.5g，1g。

小诺米星　Micronomicin

【其他名称】小诺霉素，沙加霉素，相模霉素，6-N′- 甲基庆大霉素，Sagamicin，MCR，XK-62-2。

【药理作用特点】本药为广谱抗生素，对绿脓杆菌、变形杆菌、沙雷菌属及对卡那霉素等耐药的大肠杆菌、克雷伯菌属、肠杆菌属、葡萄球菌属有强大抗菌活性，杀菌性强。其抗菌机制为抑制细菌蛋白质合成，同时有破坏细菌膜的作用。

【适应证】适用于敏感菌引起的感染如败血症、腹膜炎、呼吸系统感染、尿路感染及敏感菌引起的眼睑炎、急性泪腺炎、泪囊炎、结膜炎及角膜炎等。

【用法和用量】肌注：尿路感染，每次 120mg，每天 2 次；其他感染，每次 60mg，每天 2～3 次。儿童按每天 3～4mg/kg，分 2～3 次给药。滴眼：每次 2～3 滴，每天 3～4 次。

【不良反应】偶见休克、皮疹、瘙痒、红斑等过敏症状以及肝肾功能损害、眩晕、耳鸣、重听、白细胞减少、消化功能紊乱、注射部位疼痛或硬结、维生素 B 和 K 缺乏症等。

【注意事项】①对本药、氨基苷类及杆菌肽过敏者禁用；②因链霉素引起听力下降者最好不用本药；③肝、肾功能障碍者和老人、孕妇及全身状况差者慎用；④用药一般不超过 14 天；⑤避免与右旋糖酐、麻醉剂、肌松剂、利尿酸和速尿等并用，以免增加耳和肾毒性；⑥避免与羧苄西林和磺苄西林混合给药，以防降低本药抗菌活性。

【剂型和规格】注射剂:60mg,120mg。滴眼剂:3mg/ml。

新霉素 Neomycin

【其他名称】Dextromycin,Fradiomycin,Framycetin,Myacyn,Myciguent,Neomin,Nivemycin,FRM。

【药理作用特点】本药为广谱抗生素,抗菌谱与卡那霉素相似,对革兰阴性菌和阳性菌、抗酸杆菌和放线杆菌属都有效,对葡萄球菌的作用比链球菌强,有些变形杆菌和假单胞菌属对本药亦敏感,对梭状芽孢杆菌属的作用变异不定。本药能明显而迅速地抑制肠道内大肠杆菌属。脓液、渗出液、胃肠分泌液、细菌生长产物和酶均不影响本药的抗菌作用。与卡那霉素之间有完全交叉耐药性。金黄色葡萄球菌和肠道细菌可对本药出现耐药性。本药口服吸收很少。

【适应证】口服适用于婴儿腹泻、中毒性消化不良,减少肠道菌群产生氨,故也用作肝性脑病患者的辅助治疗及肠道手术前用于清除肠腔细菌等;局部适用于皮肤、黏膜的感染,如烧伤、创伤、溃疡、脓疱病、传染性皮肤病、疖、痈、外耳炎、结膜炎和眼睑炎等。

【用法和用量】口服:成人每次0.5~1g,每天3~4次;儿童每天25~50mg/kg,分4次服。外用:用于皮肤黏膜及眼部,每天2~3次,用0.5%软膏涂于患处;或生理盐水5mg/ml作湿敷、冲洗或灌洗用。

【不良反应】①口服易引起稀便、恶心、腹泻及吸收不良;②有时会发生箭毒样毒性反应(呼吸麻痹),可用新斯的明或氯化钙解救;③大面积外用与长期口服仍可因吸收而导致耳聋;④剂量超过每天40mg/kg时,可引起肾脏损害;⑤对新生儿可能产生听神经损害。

【注意事项】①口服治疗不宜超过3~4天;②肾功能不良

及听觉障碍者忌用；③腹腔内注入大量新霉素后可引起呼吸骤停，应禁忌。

【剂型和规格】片剂：0.1g，0.25g。

红霉素 Erythromycin

【其他名称】Emycin，Erycin，Erythrocin，Erythrogram，Ethryn，Ilotycin，Pantomicina，Torlamicina，EM。

【药理作用特点】本药通过抑制细菌蛋白质合成而产生抗菌作用，依浓度和微生物类型可呈抑菌作用或杀菌作用，在pH8.5以下随着pH增加而抗菌活性增强。抗菌谱与青霉素相似，对大多数革兰阳性菌（包括对青霉素耐药菌株）和某些革兰阴性菌包括奈瑟菌、嗜血流感杆菌、百日咳杆菌有较强抗菌活性；对螺旋体、某些立克次体、衣原体和肺炎支原体也有效；对革兰阳性厌氧菌如真杆菌、丙酸杆菌、乳酸杆菌、多数消化球菌、破伤风杆菌、产气荚膜杆菌和放线菌等本药亦敏感。敏感微生物的MIC为0.1～2μg/ml。葡萄球菌和链球菌等在体外对红霉素可迅速产生耐药性，但在体内短期治疗中还不是严重问题；延长治疗时间则耐药菌株增多。红霉素与其他大环内酯类抗生素、林可霉素和克林霉素之间有交叉耐药性，与氯霉素也有一定交叉耐药性。

【适应证】本药是青霉素较好的替代品，用于耐青霉素菌引起的感染和对青霉素过敏患者的感染，如链球菌感染、肺炎球菌感染、梭状芽孢杆菌感染、白喉、百日咳、梅毒、淋病等，也用于心内膜炎和风湿热的预防等。

【用法和用量】口服：成人250mg，每6小时1次，严重感染可用每天2～4g；儿童每天30～50mg/kg，严重感染可加倍，空腹服。静滴：成人每天1～2g，儿童每天20～30mg/kg，分3～4次滴注，用灭菌注射用水溶解（不可用氯化钠注射液）后，以5%葡萄糖注射液稀释为浓度不超过0.1%的溶液滴注。局部应用：

以 0.5% 或 1% 软膏或眼膏涂布。

【不良反应】①胃肠道反应如恶心、呕吐、腹痛、腹泻等，在大剂量服用时较易发生；②偶见皮疹和药物热；③口服后二重感染虽可发生，但亦少见；④大剂量应用或肝、肾功能减退患者偶见可逆性听觉障碍；⑤肌注可引起局部疼痛，乳糖酸酯静注可发生血栓性静脉炎。

【注意事项】①有过敏史患者忌用；②肝功能减退患者慎用。

【剂型和规格】片剂：0.125g，0.25g。注射剂：0.25g，0.3g（乳糖酸盐）。眼膏剂：0.5%。软膏剂：0.5%，1%。

琥乙红霉素 Erythromycin Ethylsuccinate

【其他名称】乙琥红霉素，利君沙，Lijunsha。

【药理作用特点】本药为红霉素 -2′- 乙基琥珀酸酯，是酯化红霉素的一种。在体内水解，释放出红霉素而起抗菌作用。因无味，且在胃液中稳定，故可制成不同的口服剂型，供儿童和成人应用。

【适应证】适用于链球菌引起的扁桃体炎、猩红热、白喉及带菌者、淋病、李斯特菌病、肺炎链球菌下呼吸道感染（以上适用于不耐青霉素的患者），对于军团菌肺炎和支原体肺炎，本药可作为首选药；也用于流感杆菌引起的上呼吸道感染、金黄色葡萄球菌皮肤及软组织感染、梅毒、肠道阿米巴病等。

【用法和用量】口服：成人每天 30mg/kg，分 4 次给予，或每次 400mg，每天 4 次。儿童每天 30 ~ 40mg/kg，分 4 次，或体重 <5kg 者，每天 40mg/kg；5 ~ 7kg 者，每次 50mg，每天 4 次；7 ~ 11kg 者，每次 100mg，每天 4 次；11 ~ 23kg 者，每次 200mg，每天 4 次；23 ~ 45kg 者，每次 300mg，每天 4 次；>45kg 者，按成人量。

【不良反应】可发生食欲不振、恶心、呕吐、腹痛、腹泻、胃部不适、便秘、药物热及药疹等。

【注意事项】①严重肝损害者禁用；②本药对肝脏毒性虽较依托红霉素低，因体内是经肝代谢和排泄的，故肝功能不全者应慎用；③孕妇、哺乳妇慎用；④因食物影响本药吸收，故宜空腹服用。

【剂型和规格】片剂：0.1g。颗粒剂（干糖浆）：每包 0.25g（1mg=1000U）。

克拉霉素　Clarithromycin

【其他名称】甲基红霉素，克红霉素，克拉红霉素，6-氧甲基红霉素，Clarith，Klaricid，TE-031，CM。

【药理作用特点】本药主要与细菌的 70s 系统中的核糖蛋白体 50s 亚单位按 1∶1 相结合，阻碍肽链增长，抑制细菌的蛋白质合成。对下述致病菌的 MIC_{50}（最小抑制浓度）分别为：金黄色葡萄球菌 0.20μg/ml，表皮葡萄球菌 0.20μg/ml，白色化脓性葡萄球菌 ≤ 0.05μg/ml，肺炎球菌 ≤ 0.006 ~ 0.05μg/ml，粪球菌 ≤ 0.05μg/ml，脓链球菌 0.10μg/ml，脆弱杆菌 0.39μg/ml，沙眼病毒 ≤ 0.025μg/ml，尿素支原体 1μg/ml。在剂量相同时，本药抗菌作用是红霉素的 1 ~ 3 倍。本药对静止期金黄色葡萄球菌、白色化脓性葡萄球菌、肺炎球菌、流感杆菌有杀菌作用，但对大环内酯类耐药菌无效。对难辨梭菌的作用却比氨苄西林弱。当提高本药的 pH 或非离子化时，会增大本药对细菌的内透过性，使之抗菌作用显著增强。

【适应证】适用于敏感菌引起的感染症，如毛囊炎、疖、疖肿症、痈、丹毒、蜂窝织炎、皮下脓肿、汗腺炎、集簇性痤疮、感染性粉瘤、慢性化脓性皮肤症（脓皮症）、肛周脓肿、外伤和烫伤感染、手术创伤感染、表浅性二次感染、咽炎、喉炎、急性支气管炎、扁桃体炎、慢性支气管炎、弥漫性支气管及肺炎、化脓性肺炎、非淋菌性尿道炎、梭形芽孢杆菌性肠炎、子宫颈炎、鼻窦炎、牙周炎及冠周炎等。

【用法和用量】口服：成人每天 400mg，分 2 次服用；小儿每天 10～15mg/kg，分 2～3 次服用。可根据年龄和症状适当增减。

【不良反应】主要为腹泻、腹痛、胃不适、嗳气、发疹、呕吐、腹胀、软便、荨麻疹、倦怠感、头晕及味觉异常，临床检查值可见谷草转氨酶、谷丙转氨酶、嗜酸性粒细胞及乳酸脱氢酶、碱性磷酸酶、γ-谷氨酰转移酶、甘油三酯、总胆固醇、尿素氮、血小板及血钾等升高，白细胞、中性粒细胞减少。停药后症状可自行消失。

【注意事项】①对本药及其他大环内酯类有过敏史者禁用；②肝功能不良者慎用；③孕妇及小儿的安全性尚未确立，应慎用；④并用茶碱可使茶碱浓度升高甚至中毒，应适当减量；⑤对衣原体感染可连续用 14 天，必要时可适当延长。

【剂型和规格】片剂：200mg。

罗红霉素 Roxithromycin

【其他名称】罗力得，Rulid，RV-28965，RM。

【药理作用特点】本药抗菌机制与红霉素相同，在体外的抗菌谱和抗菌活性均与红霉素相似。金黄色葡萄球菌（耐甲氧苯青霉素金黄色葡萄球菌除外）对本药与红霉素、交沙霉素、螺旋霉素同样敏感。对链球菌（包括 A、B、C 型链球菌和肺炎链球菌，但 G 型和肠球菌除外）的抗菌活性与红霉素、克林霉素、头孢克洛及阿莫西林相似。对蜡状菌和棒状杆菌属高度敏感。对李氏单核胞浆菌的抗菌活性与红霉素、交沙霉素、克林霉素及阿莫西林相似。对卡他性布拉汉菌（包括产 β- 内酰胺酶菌株）与红霉素、交沙霉素及多西环素一样有高度的抗菌活性。对弯曲杆菌的作用比红霉素弱。对耐青霉素淋球菌很敏感或中等敏感。对脑膜炎双球菌有中等抗菌作用。对百日咳杆菌和副百日咳杆菌的作用比红霉素弱。对结核杆菌的抗菌活性不如利福平和异烟肼。对口腔拟杆菌和产黑色素拟杆菌较敏感。对真菌、肽球菌、肽链球菌和丙酸痤疮杆菌等厌氧菌也有效。对弓形虫脑炎和梅毒也有良好的疗效。

【适应证】适用于敏感菌引起的呼吸系统感染、耳鼻咽喉感染、泌尿生殖系统感染、儿科感染及其他感染。

【用法和用量】餐前口服：成人每次150mg，每天2次；老年人和肾功能受损者无需调整剂量。对严重肝硬化患者的剂量可减至每天只服1次150mg，婴幼儿剂量为2.5～5mg/kg，每天2次。

【不良反应】与甲红霉素类似。

【注意事项】严重酒精性肝硬化患者消除半衰期延长2倍，故对此种患者应注意调整剂量。

【剂型和规格】片剂或胶囊剂：150mg。

吉他霉素　Kitasamycin

【其他名称】白霉素，柱晶白霉素，酒石酸柱晶白霉素，Leucomycin，Ayermicin，Stereomycine，Syneptine。

【药理作用特点】本药为大环内酯类抗生素的混合物，含有A_1、A_2、A_3、A_4等8种成分，其中A_1是主要成分。其抗菌谱与红霉素相似，对革兰阳性菌、部分革兰阴性菌、螺旋体、支原体及立克次体有效。对耐药金黄色葡萄球菌，本药比青霉素、红霉素及四环素有效。细菌对本药可产生耐药性，但较红霉素慢。

【适应证】适用于耐青霉素的金黄色葡萄球菌及革兰阳性菌引起的感染；也用于胆道感染、百日咳、支原体肺炎、淋病及败血症等。

【用法和用量】静注：成人每天0.4～0.8g，分2次，注射速度宜慢。口服：每次0.2g，每天4～6次。

【不良反应】偶可致血栓性静脉炎，但发生率少于红霉素，其他同红霉素。

【注意事项】①肝功能不全者禁用；②静注宜慢，以防引起血栓性静脉炎。

【剂型和规格】粉针剂:0.2g。片剂:0.2g。

交沙霉素　Josamycin

【其他名称】角沙霉素,Josaxin,EN-141,Jomybel,Josacine,Josamy。

【药理作用特点】本药为广谱抗生素,抗菌谱和麦迪霉素相近,但抗菌活性略低。对厌氧菌中的消化球菌、消化链球菌、脆弱拟杆菌及丙酸杆菌等比麦迪霉素敏感。细菌对本药和青霉素、链霉素、红霉素不容易产生交叉耐药性,属于非诱导性抗生素。药用品为游离碱。

【适应证】适用于敏感菌所致的口咽部、胆道、呼吸道、肺、鼻窦、中耳、皮肤及软组织等部位的感染。

【用法和用量】口服:成人每天0.8~1.2g,分3~4次;儿童每天30mg/kg,分3~4次。空腹服用吸收好。

【不良反应】几乎无肝毒性。有时可见恶心、呕吐、食欲不振、腹痛、腹泻等胃肠道反应以及皮肤瘙痒及药疹等。

【注意事项】片剂应整片吞服,以免接触胃酸损失效价;但丙酸交沙霉素属酯化物,不受胃酸影响,可制成颗粒剂供儿童用,剂量同前。其余注意事项与红霉素相似。

【剂型和规格】片剂:0.1g,0.2g。散剂(丙酸交沙霉素):每包含药0.1g(效价)。

四环素　Tetracycline

【其他名称】Achromycin,Agromicina,Ambramycin,Ambracyn,Tetramycin。

【药理作用特点】本药是广谱抗生素,主要通过抑制细菌蛋白质合成而产生抑菌作用。对大多数革兰阳性和阴性细菌包括某些耐青霉素菌株均有效。在口服剂量下,对肺炎球菌、溶血性链球菌、草绿色链球菌、部分葡萄球菌、产气荚膜杆菌、炭疽杆菌、白喉杆菌、破伤风杆菌、布氏杆菌、流感杆菌、奈瑟淋球菌、霍乱弧菌等有一定抗菌作用。对立克次体、支原体、衣原体、梅毒和其他螺旋体及阿米巴原虫等也有较强抑制作用。但细菌对本药耐药现象较严重，葡萄球菌、链球菌、肺炎球菌、大肠杆菌、产气杆菌的耐药菌株日益增多。

【适应证】可作首选药用于布氏杆菌病和霍乱的治疗，治疗布氏杆菌病时需与链霉素合用。也用于其他细菌所致的胆道感染、呼吸道感染、尿路感染、皮肤软组织感染、淋病和早期梅毒等。衣原体感染（鹦鹉热、性病性淋巴肉芽肿、非特异性尿道炎、输卵管炎及沙眼）、立克次体病（斑疹伤寒、恙虫病、Q热）、支原体肺炎和回归热等亦可作首选药物。

【用法和用量】口服：成人250~500mg，每6小时1次，餐前1小时或餐后2小时服，必要时可达每天3g；儿童每天10~50mg/kg，分4次服。静滴：用于严重感染患者，肾功能正常的成人每天1~2g，每12小时1次；儿童每天10~20mg/kg。

【不良反应】①胃肠道反应如恶心、呕吐和腹泻较常见，特别是在大剂量应用时；②由于菌群失调，可发生口腔念珠菌病、外阴阴道炎、腹泻等，最严重的二重感染是耐药葡萄球菌引起的暴发性肠炎，多见于上腹部手术后；③肾病患者服用治疗量时可增加尿素氮及钠损失，引起厌食、恶心、呕吐和乏力，并伴随酸中毒和高磷酸血症，这些反应与剂量和肾损伤程度相关；④长期口服或大剂量静滴后可发生肝损害，孕妇大剂量应用尤易发生；⑤偶见溶血性贫血、嗜酸性粒细胞增多、中性白细胞减少、血小板减少和维生素缺乏等；⑥四环素可沉积在牙齿中，引起牙齿变色、釉质发育不全，易发生龋齿；也可沉积于骨骼内钙化区，抑制骨生长；⑦过敏反应较少，偶见药热、皮疹、光敏性皮炎等。

【注意事项】①肾功能损伤害者、妊娠妇女、哺乳妇女和7岁以下儿童禁用；②有肝功能减退的患者应慎用；③对四环素类抗生素过敏的患者不宜使用。

【剂型和规格】片剂：0.05g，0.125g，0.25g。胶囊剂：0.25g。

粉针剂:0.125g,0.25g,0.5g。

土霉素　Oxytetracycline

【其他名称】地霉素,氧四环素,Abbocin,Berkmycin,Clinimycin,Biostat。

【药理作用特点】本药作用及抗菌谱与四环素相似。口服吸收好,血浆中浓度较四环素低,毒性亦较低。对儿童牙齿的影响较小。

【适应证】适应证同四环素,对肠道感染及阿米巴肠炎疗效比四环素好,对急性阿米巴痢疾较慢性为佳,对阿米巴包囊及滋养体的疗效也优于卡巴胂及氯化喹啉。对恙虫病、立克次体病、沙眼和结核病等也有一定疗效。

【用法和用量】口服:成人每次 0.5g,每天 3~4 次;儿童每天 25~50mg/kg。

【不良反应】与四环素相似,但较少而轻,主要是胃肠道反应较多见,如恶心、呕吐、腹泻等;偶可引起消化道溃疡或出血。

【注意事项】同四环素。

【剂型和规格】片剂:0.05g,0.125g,0.25g。胶囊剂:0.25g。

多西环素　Doxycycline

【其他名称】脱氧土霉素,强力霉素,多西霉素,伟霸霉素,Doxitard,Doxy,Liviatin,Monodoxin,Vibramycin tablets,Gs-3065。

【药理作用特点】本药抗菌谱与四环素、土霉素基本相同,但体内外抗菌作用均较四环素为强。微生物对本类及本药均有交叉耐药性。

【适应证】适用于敏感菌引起的胆道感染、呼吸系统感染、老年慢性支气管炎、肺炎、麻疹肺炎、生殖系统感染及泌尿系统感染等。对败血症、皮肤软组织感染、痤疮、布氏杆菌病、沙眼及淋病也有效。还可以用于对青霉素过敏的患者。

【用法和用量】口服：成人常用剂量，第一天200mg，分2次饭后服用，必要时首次可加倍，以后每天100～200mg，但尿路感染每天200mg，疗程3～7天。8岁以上儿童体重不超过50kg者，剂量每天4mg/kg，以后每天2mg/kg；严重感染每天4mg/kg；体重超过50kg者按成年人剂量服用。男性急性淋球菌前尿道炎，第一天首次剂量200mg，睡前再服100mg，随后每次100mg，每天2次，连服3～7天。女性急性淋球菌感染，每次100mg，每天2次，直至痊愈为止。由沙眼衣原体引起的成人非并发性尿道炎、子宫颈内膜感染或直肠感染，每次100mg，每天2次，至少服7天。

【不良反应】光敏反应比四环素及金霉素多。可引起食欲不振、恶心、呕吐、腹泻、舌炎、吞咽困难、小肠结肠炎、荨麻疹、血管神经性水肿、过敏性紫癜、溶血性贫血、血小板减少、中性粒细胞减少及婴幼儿牙黄（但比四环素所引起的轻）。

【注意事项】①对四环素类过敏者禁用。②孕妇、哺乳妇及8岁以下小儿忌用。③因排泄慢，肾功能障碍者慎用。但按常规剂量用药，则在肾脏的药物蓄积性低。④饭后服或与食物、牛奶同服不影响吸收，反而可减少对胃的刺激。与维生素B_6同服，可减少呕吐。⑤可干扰青霉素的杀菌作用，应避免与青霉素合同。⑥正常接受抗凝剂治疗的患者用本药时必须减少抗凝剂用量。⑦使用本药时不能联用含铝、钙、镁、铁等金属离子药物。

【剂型和规格】片剂：50mg，100mg。

美他环素　Metacycline

【其他名称】甲烯土霉素，甲烯氧四环素，Adramycin。

【药理作用特点】本药为半合成的四环素类抗生素。作用及抗菌谱同四环素，抗菌活性较四环素强，对四环素、土霉素耐药的菌株对本药仍敏感。优点是长效，口服后维持时间为24～48小时。

【适应证】适用于敏感菌所致的胃肠道、呼吸道及皮肤感染。

【用法和用量】口服:成人每天600mg,儿童每天12mg/kg,分2~4次服。

【不良反应】与四环素相似。少数婴儿可引起前囟隆起。

【注意事项】①孕妇、婴幼儿及肾功能不良者禁用;②宜空腹服。

【剂型和规格】片剂(肠溶):0.1g。胶囊剂:0.1g,0.2g。

多黏菌素B　Polymyxin B

【其他名称】阿罗多黏,多黏菌素乙,阿如多黏,Aerosporin vial,Polyfax,Aerosporin,Polymyxin B。

【药理作用特点】本药为一种多肽抗生素,仅对革兰阴性菌如产气杆菌、流感杆菌、大肠杆菌、痢疾杆菌及绿脓杆菌等有作用。抗菌作用比多黏菌素E强。作用机制是改变细菌胞浆膜的通透性。细菌对本药和多黏菌素E之间有完全交叉耐药性。

【适应证】适用于绿脓杆菌及其他假单胞菌引起的创面、尿路及眼、耳、气管等部位的感染;也可用于腹膜炎及败血症。

【用法和用量】①静滴:成人及肾功能正常者每天1.5~2.5mg/kg(一般不超过每天2.5mg/kg),分成2次,每12小时滴注1次。本药每50mg用5%葡萄糖液500ml稀释后滴入。②肌注:成人及儿童2.5~3mg/kg,分次给予,每4~6小时用药1次。婴儿可用到每天4mg/kg,新生儿可用到每天4.5mg/kg。

【不良反应】①眩晕、面部和肢端感觉障碍等神经反应较多见;②偶见运动失调等严重反应;③可逆性神经肌肉阻滞引起呼吸麻痹在肾功能减退患者中偶有出现;④肾毒性是较常见的毒性反应,可出现血尿、蛋白尿和肾小管损伤,导致电解质紊乱;肾损害的发生常与使用剂量、疗程及先前肾功能状态有关;⑤可有药物热、皮疹;⑥肌注后局部有较长时间的剧烈疼痛,加入局麻剂仅能暂时缓解疼痛。

【注意事项】①对多黏菌素类有过敏史的患者不宜使用;

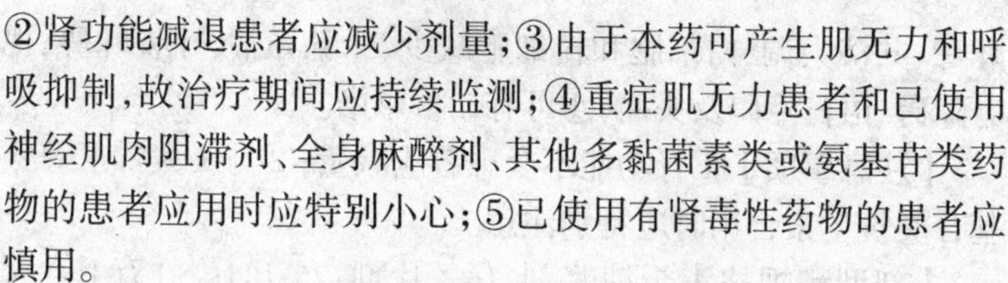

②肾功能减退患者应减少剂量；③由于本药可产生肌无力和呼吸抑制，故治疗期间应持续监测；④重症肌无力患者和已使用神经肌肉阻滞剂、全身麻醉剂、其他多黏菌素类或氨基苷类药物的患者应用时应特别小心；⑤已使用有肾毒性药物的患者应慎用。

【剂型和规格】粉针剂：50mg（50 万 U）。干糖浆剂：1g。

黏菌素 Colistin

【其他名称】多黏菌素 E，可利迈仙干糖浆，抗敌霉素，抗敌素，可立斯丁，Polymyxin E，Colimycin，Colimycin S，Colymycin-S。

【药理作用特点】本药是由多黏芽孢杆菌产生的一组碱性多肽类抗生素。主要对革兰阴性菌具有杀菌作用。其作用机制主要是改变细菌细胞膜的通透性而起杀菌作用。对绿脓杆菌、大肠杆菌、痢疾杆菌、沙门菌属、百日咳杆菌属、志贺菌属、布鲁菌属、产气杆菌属及肺炎杆菌等有较强的活性；变形杆菌对本药不敏感。

【适应证】干糖浆剂适用于由敏感致病菌引起的肠胃系统感染，如细菌性腹泻、菌痢、食物中毒性腹泻、腹膜炎、结肠炎及溃疡性肠炎等；片剂适用于大肠杆菌性肠炎和对其他药物耐药的菌痢；灭菌粉剂外用于烧伤及外伤引起的绿脓杆菌局部感染和耳、眼等部位敏感菌感染。注射剂已少用。

【用法和用量】①干糖浆剂：主要用于儿童。将 4.5ml 水加到装 1g 黏菌素干糖浆的瓶中或加水至瓶上标志线，充分摇匀，混合后置冷处贮存，10 天内用完，每次 2.5ml，每天 3 次。②片剂：成人每次 50 万 ~ 100 万 U，每天 3 ~ 4 次；儿童每次 25 万 ~ 50 万 U，每天 3 ~ 4 次。重症时上述剂量可加倍。③灭菌粉剂外用：用生理盐水配成 1 万 ~ 5 万 U/ml，搽患处。

【不良反应】比多黏菌素 B 小。①大剂量对肾脏有损害；②可引起神经系统反应如头晕、口唇及手足麻木等；③少数引起耳聋、共济失调、白细胞和粒细胞减少、味觉异常、呼吸麻痹、视力障碍、语言障碍及头痛；④可有二重感染。

【注意事项】①肾功能不全患者应减量；②与庆大霉素等氨基苷类抗生素合用时应特别注意。

【剂型和规格】干糖浆剂：1g。片剂：25 万 U，50 万 U。灭菌粉剂：100 万 U，供制备溶液用（1mg=60 500U）。

黏菌素 M　Colistin M

【其他名称】黏菌素甲烷磺酸钠，可立斯丁 M，磺黏菌素，可利菌素甲磺酸钠，多黏菌素，Colistimethate sodium，Colymycin M，Methacolimycin。

【药理作用特点】本药属化学合成的多肽类抗生素，为菌 A、B 混合衍生物，A 为主要成分。抗菌作用同多黏菌素 E，特点是毒性低，水中溶解度较大。对革兰阴性菌，特别是绿脓杆菌有强大抗菌作用，对其他耐药的大肠杆菌、产气杆菌、肺炎杆菌也敏感。不易产生耐药性，与其他抗菌药物无交叉耐药物。

【适应证】适用于敏感菌引起的感染症，为绿脓杆菌感染的首选药物之一，可治疗绿脓杆菌性脑膜炎；也用于败血症以及腹部、泌尿系统和其他手术后感染。

【用法和用量】肌注或皮注；每次 100 万 U，每天 2～4 次。

【不良反应】主要为肾脏毒性及神经毒性，但比多黏菌素 E 小。另外，有时会出现暂时性的感觉异常、皮肤瘙痒、视觉障碍、语言紊乱、药物热及胃肠道菌群失调等。

【注意事项】无绝对禁忌证。①肾功能不全者慎用；②不作静注及鞘内注射。

【剂型和规格】粉针剂：50 万 U，100 万 U。

万古霉素　Vancomycin

【其他名称】Diatracin。

【药理作用特点】本药通过干扰细菌细胞壁合成而产生抗菌作用。大多数革兰阳性菌对本药敏感。革兰阴性菌、结核杆菌和真菌均高度耐药。体内外细菌均不易产生耐药性,且与其他抗生素之间无交叉耐药性。

【适应证】一般不作常规使用,仅用于严重革兰阳性菌感染,尤其是对其他抗生素耐药或无效的病例。①金黄色葡萄球菌引起的败血症、肺炎、心内膜炎、骨髓炎;②其他抗生素如用林可霉素后引起的伪膜性肠炎;③耐药或治疗失败的肠球菌心内膜炎、草绿色链球菌心内膜炎;④金黄色葡萄球菌或肠球菌引起的肠炎;⑤其他敏感菌引起的严重感染及对青霉素过敏的患者。

【用法和用量】口服:每天2g,分4次,疗程5~7天。静滴:成人每天1~2g,儿童每天20~40mg/kg,分2次给。每克药至少加200ml葡萄糖液或生理盐水,缓慢滴注,时间不应少于1小时。

【不良反应】毒性较大。①长期、大量、高浓度用药,易引起耳鸣甚至不可逆的耳聋,用时应控制血药浓度不超过25μg/ml,并注意监视听力。老年人或肾功能不全者更应注意;②可出现蛋白尿、血尿、少尿、氮质血症等;③可有皮疹、药热等过敏反应;④口服可出现胃肠道反应,静注时药液漏出血管可致静脉炎;⑤偶有粒细胞和血小板减少;⑥长期用药也会引起二重感染。

【注意事项】①肾功能不良者慎用或减量,用药期间定期检查肾功能;②用药期间定期检查血象;③一般疗程不应超过14天;④新生儿禁用;⑤不应与其他有耳毒性或肾毒性的药物合用,以免增加毒性。

【剂型和规格】粉针剂:0.5g。本药无口服剂型,临床需要时以注射剂代替。

去甲万古霉素 Norvancomycini

【药理作用特点】本药国内由放线菌东方23号所得产品主

要含 N- 去甲基万古霉素，也含少量万古霉素，称为去甲万古霉素，其效价高于国外品。国外由东方链丝菌菌株产生的一种无定形糖肽类抗生素，主要含万古霉素，尚含少量 N- 去甲基万古霉素。本药可抑制细菌细胞壁糖肽聚合物的合成，因而阻碍细胞壁的形成。对化脓性链球菌、肺炎链球菌、金黄色葡萄球菌、表皮葡萄球菌等有强力的抗菌作用。厌氧菌、难辨梭状芽孢杆菌、炭疽杆菌、放线菌、白喉杆菌及淋球菌对本药甚敏感。草绿色链球菌、牛链球菌、粪链球菌等也有一定的敏感性。目前由于许多致病菌对已有的抗生素有一定的耐药性，本药已成为难辨梭状芽孢杆菌引起的伪膜性结肠炎的特效药以及耐甲氧苯青霉素金黄色葡萄球菌感染和表皮葡萄球菌感染的首选药。但革兰阴性杆菌、分枝杆菌、拟杆菌及真菌等对本药不敏感。本药抗菌谱窄，主要对革兰阳性球菌和杆菌有效。细菌对本药不容易产生耐药性，本药与其他抗生素也无交叉耐药物。

【适应证】适用于难辨梭状芽孢杆菌引起的伪膜性结肠炎、耐甲氧苯青霉素金黄色葡萄球菌和表皮葡萄球菌感染以及对其他抗生素产生耐药性的严重葡萄球菌感染，如败血症、心内膜炎、肺炎、脑膜炎等。

【用法和用量】①国产盐酸去甲万古霉素：静滴：成人每天 0.8～1.6g，分 2 次；小儿每天 15～30mg/kg，分 2～3 次。口服：成人每次 0.2～0.4g，每天 4 次；小儿每天 15～30mg/kg，分 4 次服，疗程 7～10 天，用于治疗伪膜性结肠炎和抗生素相关性腹泻。②美国进口万古霉素：静注：先用 10ml 注射用水将 0.5g 溶解，再加入 100～200ml 生理盐水或 5% 葡萄糖液中进一步稀释后，20～30 分钟缓慢静注，成人每天 2g，每 12 小时 1g 或每 6 小时 0.5g，儿童每天 45mg/kg。口服（治疗伪膜性肠炎）：成人每次 0.5g，每 6 小时 1 次，每天不超过 4g。儿童酌减。

【不良反应】①主要是对听觉及肾脏有损害，肾毒性表现为蛋白尿、血尿、尿素氮升高；②可引起血栓性静脉炎、皮疹及药物热；③注射区疼痛也多见；④有时可引起二重感染。

【注意事项】①严重肝功能不全及对本药过敏者禁用;②肾功能不全者及新生儿慎用;③治疗期间应经常检查肝肾功能、听力和尿、血常规;④不宜作为常规用药或用于轻度感染症;⑤与许多药物如氯霉素、甾体激素及甲氧苯青霉素等合用可产生沉淀反应;⑥含本药的输液中不得添加其他药物。

【剂型和规格】注射剂:400mg(国产),500mg(美国产)。

林可霉素　Lincomycin

【其他名称】洁霉素,Albiotic,Cillimicina,Lincolcina,Lincomixzo,Mycivin,Lincocin。

【药理作用特点】本药可抑制细菌的蛋白质合成。对大多数革兰阳性菌和某些厌氧性革兰阴性菌有抗菌作用。对革兰阳性菌的抗菌作用类似红霉素,敏感菌包括肺炎链球菌、化脓性链球菌、绿色链球菌、金黄色葡萄球菌、白喉杆菌等。厌氧菌对本药敏感者包括拟杆菌属、梭杆菌、丙酸杆菌、真杆菌、双歧杆菌、消化链球菌、多数消化球菌、产气荚膜杆菌、破伤风杆菌以及某些放线菌等。对粪链球菌、某些梭状芽孢杆菌、奴卡菌、酵母菌、真菌和病毒均不敏感。葡萄球菌对本药可缓慢地产生耐药性。对红霉素耐药的葡萄球菌对本药常表现为交叉耐药性。对肺炎支原体作用不如红霉素。所有革兰阴性菌、大多数肠球菌、结核杆菌及真菌对本药不敏感。与红霉素同时应用有拮抗作用。

【适应证】适用于敏感菌所致的感染,如胆道感染、呼吸系统感染、软组织感染、骨髓炎、关节感染及败血症;也用于一些厌氧菌感染;外用治疗革兰阳性菌化脓性感染。

【用法和用量】口服:成人每次0.5~1g,每天3~4次,饭后2小时或饭前1.5小时服用;儿童每天30mg/kg,分3~4次服。肌注、静注:成人每天0.6~1.8g,分2~3次给药,儿童每天15~30mg/kg。静滴:成人每次0.6g,溶于100~200ml输液内,滴注1~2小时,每8~12小时1次。

【不良反应】①常见胃肠道刺激症状，以口服多见，部分患者出现腹泻、直肠炎，偶尔可发展为发热、腹部绞痛、里急后重、大便带脓血及黏液、白细胞增多等；②长期和大剂量使用后，易出现二重感染；③偶见过敏反应、黄疸及肝功能异常、伪膜性结肠炎等。

【注意事项】①新生儿、孕妇、肝功能不全者及深部真菌感染者禁用；②对糖尿病、免疫功能低下者、恶性肿瘤转移者、容易发生二重感染者和真菌感染（阴道炎、鹅口疮）者，应慎用；③严重肾功能不全者剂量可减至规定量的 1/4～1/3；④长期使用应定期检查血象和肝功能，必要时应停药；⑤不与红霉素同时服用；⑥发生伪膜性结肠炎是由于难辨梭状芽孢杆菌所致，可用万古霉素或去甲万古霉素治疗。

【剂型和规格】片剂和胶囊剂：0.25g，0.5g。注射剂：0.6g/2ml。粉针剂：0.6g。

克林霉素 Clindamycin

【其他名称】氯洁霉素，林大霉素，氯林可霉素，Dalacine vial，Cleocin，Lujiemycin，Sobelin。

【药理作用特点】本药为林可霉素衍生物，对大多数敏感菌的抗菌作用比林可霉素强约 4 倍，对厌氧菌的作用尤为突出。对青霉素、头孢菌素类抗生素无交叉过敏反应，可用于对青霉素过敏者。克林霉素制品有盐酸盐（供口服用）、棕榈酸酯盐酸盐（供口服用）和磷酸酯（供注射用）等。

【适应证】适用于厌氧菌引起的各种严重感染。

【用法和用量】口服：成人每次 150mg，每 6 小时 1 次。肌注、静注：成人每天 0.6～1.8g，分 3～4 次；儿童每天 8～16mg/kg，分 3～4 次。根据 3 种不同制品其用量应按：①盐酸盐：成人重症感染，每次 150～300mg，必要时可增至 450mg，每 6 小时 1 次；儿童重症感染每天 8～16mg/kg，必要时可增到每天 20mg/

kg,分为3~4次给予。②棕榈酸酯盐酸盐(供儿童用):重症感染每天8~12mg/kg,极严重感染时可增至每天20~25mg/kg,分3~4次给予。10kg以下体重的婴儿可按每天8~12mg/kg用药,分3次给予。③磷酸酯(注射剂):成人革兰阳性需氧菌感染,每天600~1200mg,分2~4次肌注或静滴;厌氧菌感染,一般用量每天1200~2700mg,极严重感染用至每天4800mg。儿童1月龄以上,重症感染每天15~25mg/kg,极重症感染可用每天25~40mg/kg,分3~4次。肌注量每次不应超过600mg,超过此量则应静脉给予。静脉滴注前应先将药物用输液稀释,600mg药物应加入不少于100ml的输液中,至少输注20分钟。1小时内输注的药量不应超过1200mg。

【不良反应】①胃肠道反应比林可霉素轻;②对造血系统、肾、肝、神经系统毒性较小;③少数患者有过敏反应,转氨酶和碱性磷酸酶短期轻度升高;④偶有注射区疼痛;⑤可产生伪膜性结肠炎。

【注意事项】①本药与林可霉素间有交叉耐药性,与红霉素有拮抗作用;②本药不能透过血脑屏障,不能用于脑膜炎。

【剂型和规格】片剂和胶囊剂:75mg,150mg。磷酸克林霉素注射液:150mg。粉针剂:0.6g。

磷霉素 Fosfomycin

【其他名称】福赐美仙,Fosmicin,MK-955,FOM-Na,Neofocin,Phoshonomycin。

【药理作用特点】本药是由多种链霉菌培养分离得到的一种抗生素,现已由合成法制取。磷霉素为一种游离酸,药用品有钙盐和二钠盐两种。本药为广谱抗生素,其抗菌谱与庆大霉素、妥布霉素相似。对大部分葡萄球菌、大肠杆菌、脑膜炎球菌、淋球菌、奇异变形杆菌、绿脓杆菌及肠球菌等均有抑制作用。动物试验表明,对革兰阴性菌作用比四环素和氯霉素强,对产生青霉素酶的金黄色葡萄球菌比苯唑西林强，但对肺炎球菌、溶血性链球菌不及四环素和氯霉素。本药抑制细菌细胞壁合成，为一种繁殖期的杀菌剂。

【适应证】适用于敏感菌引起的严重感染，如肠道、尿路、呼吸道、皮肤及软组织、脑膜及其他部位感染症和败血症，也用于耐青霉素酶的金黄色葡萄球菌和耐氨苄西林的大肠杆菌所致的感染。对尿路感染应用较多。

【用法和用量】口服磷酶素钙：适用于尿路感染及轻症感染，成人每天 2～4g，儿童每天 50～100mg/kg，分 3～4 次服用。静注或静滴磷霉素钠：用于中度或重度感染，成人每天 4～12g，重症可用到每天 16g；儿童每天 100～300mg/kg，均分 2～4 次给予。1g 药物至少应用 10ml 溶剂，若一次用数克，则应按 1g 药物用 25ml 溶剂的比例进行溶解，予以静滴或缓慢推注。适用的溶剂有灭菌注射用水、5%～10% 葡萄糖液、氯化钠液、含乳酸钠的输液等。

【不良反应】毒性较低，有时可见皮疹、转氨酶升高、血栓性静脉炎及心悸等。

【注意事项】①本药不宜肌注；②与其他抗菌药合用常有协同作用，无拮抗作用；③与一些金属盐可生成不溶性沉淀，勿与钙、镁盐等相配伍。

【剂型和规格】胶囊剂（钙盐）：0.1g。注射剂（钠盐）：1g，4g。

常用细菌感染药物还包括巴龙霉素，具体内容参见本章寄生虫感染治疗药物部分。

磺胺甲噁唑　Sulfamethoxazole

【其他名称】磺胺甲基异噁唑，新诺明，新明磺，Sulphamethoxazole，Sulfisomezole，Sinomin，SMZ。

【药理作用特点】本药可竞争性地阻断敏感细菌利用对氨基苯甲酸合成二氢叶酸，影响其核酸合成，从而发挥抗菌作用。

抗菌谱广，作用强，对大多数革兰阳性和阴性细菌都有抑制作用，如溶血链球菌、肺炎球菌、脑膜炎球菌、淋球菌、流感杆菌和鼠疫杆菌较敏感；其次为葡萄球菌、大肠杆菌、伤寒杆菌、痢疾杆菌、布氏杆菌、变形杆菌、产气荚膜杆菌、霍乱弧菌等；对放线菌和沙眼衣原体亦较敏感。

【适应证】适用于敏感菌引起的肠道感染、胆道感染、尿路感染、呼吸系统感染及局部软组织或创面感染等。与甲氧苄啶（TMP）合用对伤寒和副伤寒有较好疗效。

【用法和用量】口服：成人首剂 2g，维持量 1g，每天 2 次，总剂量不超过每天 3g；儿童首剂 50～60mg/kg，维持量 25～30mg/kg，每天 2 次。

【不良反应】①常见恶心、呕吐、头痛、头晕等；②过敏反应以药热、皮疹为多见，偶见渗出性多形红斑、剥脱性皮炎、大疱表皮松解性皮炎等严重过敏反应；③长期大剂量服用可出现肾损害（表现为腰痛、结晶尿、血尿等）、粒细胞减少和血小板减少；④偶见再障性贫血和肝损害；⑤葡萄糖-6-磷酸脱氢酶缺乏者可发生急性溶血性贫血。

【注意事项】①长时间使用应与碳酸氢钠同服；②注意多饮水，防止肾损害发生，并应常作血液检查；③肾功能不全者要减量使用，肌酐清除率小于 40ml/分者应忌用；④新生儿、早产儿可出现黄疸甚至脑核黄疸，故新生儿、早产儿及分娩前孕妇不宜服用；⑤对本药过敏者对其他磺胺药物也有交叉过敏反应，故不宜换服其他磺胺药。

【剂型和规格】片剂：0.5g。

复方磺胺甲噁唑 Sulfamethoxazole compound

【其他名称】复方磺胺甲基异噁唑，复方新诺明。

【药理作用特点】本药为磺胺甲噁唑和甲氧苄啶（TMP）的复方制剂，两者有协同作用，分别作用于二氢叶酸合成酶和还原酶,起到双重阻断细菌叶酸合成的作用,从而干扰了细菌蛋白质的合成。两者在体内的半衰期相同,合用后抗菌效力可增大数倍至数十倍,抗菌范围与用途均扩大。

【适应证】用于治疗肠道感染、伤寒、呼吸系统感染及其他沙门菌属感染,以及小儿急性中耳炎、奴卡放线菌感染、布氏杆菌感染及流行性脑膜炎。

【用法和用量】口服:每次2片,每天2次,首剂加倍;12岁以上儿童同成人剂量。肌注:每次2ml,每天1~2次;儿童每天0.05~0.1mg/kg,分2次。

【不良反应】参见磺胺甲噁唑和甲氧苄啶。偶可导致过敏性休克,需注意。

【剂型和规格】片剂:每片含磺胺甲噁唑0.4g,甲氧苄啶0.08g。注射剂:每支2ml,内含磺胺甲噁唑0.4g,甲氧苄啶0.08g。

☆ 小儿复方新诺明片:口服:2~4岁,每次1~2片,每天2次;6~12岁,每次2~4片,每天2次。每片含磺胺甲噁唑0.1g,甲氧苄啶0.02g。

磺胺嘧啶　Sulfadiazine

【其他名称】磺胺哒嗪,Sulphadiazine,SD。

【药理作用特点】本药抗菌作用与SMZ相似。能与对氨甲酸竞争二氢叶酸合成酶,阻碍二氢叶酸的合成而抑制细菌的生长繁殖。抗菌谱较广。

【适应证】是治疗流行性脑膜炎的首选药。对肠道感染、尿路感染、呼吸系统感染及皮肤软组感染等的疗效与SMZ相似。

【用法和用量】口服:成人首剂2g,维持量1g,每天2次。治疗流脑首剂2g,维持量1g,每天4次。儿童首剂75mg/kg,然后每天150mg/kg,分次服。严重流脑患者可静脉给予钠盐注射剂,以磺胺嘧啶计算,成人每次1~1.5g,每4小时1次,共2天,然后改用口服;儿童首剂50mg/kg,然后每天100mg/kg,分4次给予。静脉给药是以氯化钠注射液稀释为 5% 的溶液，静滴或缓慢静脉推注。流脑接触者预防，可口服每天 2g，共 3 天。

【不良反应】同 SMZ 相似。本药尿中乙酰化物虽较 SMZ 低，但乙酰化物及原药本身在尿中溶解度较小，易析出结晶，损害肾脏，严重者可引起尿少、尿闭等，静脉给药比口服更易发生。

【注意事项】肾功能不良患者忌用。

【剂型和规格】片剂：0.5g。注射剂：0.4g，1g。

酞磺胺噻唑 Phthalylsulfathiazole

【其他名称】羧苯甲酰磺胺噻唑，酞磺噻唑，Sulfaphthalylthiazole，Ftalilsulfathiazol，PST。

【药理作用特点】本药在体外无抗菌活性，口服后经肠道吸收很少（约 5%），在肠内逐渐水解成磺胺噻唑发挥作用。

【适应证】适用于胃肠道感染如痢疾、肠炎等；亦可用作溃疡性结肠炎的辅助治疗；用于肠道术前准备可预防化脓性并发症。

【用法和用量】口服：成人每次 1～2g，每天 3～4 次；婴儿给予成人剂量的 1/4，儿童给予成人剂量的 1/2。

【不良反应】主要是由磺胺噻唑引起的。肠道用药吸收少，故不良反应很少。①对其他磺胺有过敏史者可发生过敏反应，出现皮疹、药热等；②长期用药可导致念珠菌过度繁殖；③可导致小肠内 B 族和 K 族维生素合成减少。

【注意事项】用药时间较长时应补充 B 族和 K 族维生素。

【剂型和规格】片剂：0.5g。

磺胺间甲氧嘧啶 Sulfamonomethoxine

【其他名称】制菌磺，SMM，DS-36。

【药理作用特点】本药抗菌作用优于 SMZ，为磺胺类药中抗菌作用最强者，与 TMP 合用作用更强。为长效磺胺药，消除半衰期为36～48小时。血浆蛋白结合率为85%～90%。乙酰化率低，乙酸化物溶解度大，在尿中引起结晶尿等肾脏损害的机会很少，故不需同时服用碳酸氢钠。

【适应证】适用于敏感菌引起的各种感染，如菌痢、肠炎、扁桃体炎、泌尿道感染、皮肤化脓性感染等；也可用于疟疾的预防和治疗。

【用法和用量】口服：成人每次0.5g，每天1次；儿童每次15～20mg/kg，每天1次；首剂均加倍。

【不良反应】与SMZ类似，有轻度恶心、食欲不振、过敏性皮疹、白细胞减少等。

【剂型和规格】片剂：0.5g。

磺胺脒　Sulfaguanidine

【其他名称】磺胺胍，止痢片，克痢定，Sulfamidine，Gamidan，SG。

【药理作用特点】本药为一种肠道吸收较少的磺胺药，在肠内可保持较高浓度，对肠内细菌有抑制作用。口服后有一定量被肠道吸收至全身，特别是溃疡性结肠炎患者吸收量更大，故其不良反应较酞磺胺噻唑及琥珀磺胺噻唑大。

【适应证】适用于菌痢、肠炎及肠道手术前后预防感染。

【用法和用量】口服：每次2～3g，每天3～4次，首剂加倍；儿童每次50～100mg/kg，每天4次，首剂加倍。

【不良反应】一部分被肠道吸收后，可引起恶心、呕吐、头痛、药疹、药物热及结晶尿等。儿童耐受性较大。

【注意事项】大剂量服用时宜加服碳酸氢钠。

【剂型和规格】片剂：0.5g。

柳氮磺吡啶　Sulfasalazine

【其他名称】柳氮磺胺吡啶，水杨酸偶氮磺胺吡啶，

Salicylazosulfapyridine, Salazosulfapyridine, SASP。

【药理作用特点】本药为水杨酸与磺胺吡啶的偶氮化合物，对肠壁结缔组织有特殊亲和力，并且有抗菌、抗炎和免疫抑制作用。口服后大部分在肠内被细菌分解为水杨酸和磺胺吡啶而起作用。

【适应证】适用于非特异性溃疡性结肠炎和节段性回肠炎；也用于急、慢性关节炎及坏疽性脓皮病等。

【用法和用量】口服：成人开始时每次 1～2g，每天 4 次；2～3 周后当症状缓解后逐渐减至每天 1.5～2g。儿童剂量按体重计算，开始时每天 40～60mg/kg，分剂量服，症状缓解后的维持量减至每天 20～30mg/kg。肛栓：重症每天早、中、晚及大便后各塞入 1 粒；中、轻症早、晚及大便后各塞入 1 粒，症状改善后每晚或隔夜塞入 1 粒。

【不良反应】因口服后有部分药物经肠上段吸收，且治疗时间较长，故不良反应较多，如恶心、呕吐、皮疹、药热等；偶见渗出性多形红斑、粒细胞减少、溶血性贫血、巨幼红细胞性贫血等。

【注意事项】①对磺胺药或水杨酸过敏者忌用；②肝、肾病及支气管哮喘患者慎用；③孕妇最后 1 个月和产妇第 1 个月慎用；④本药可影响叶酸和地高辛的吸收。

【剂型和规格】片剂：0.25g。栓剂：0.5g。

磺胺林　Sulfalene

【其他名称】磺胺甲氧吡嗪，2- 磺胺 -3- 甲氧吡嗪，Sulfamethoxypyrazine, SMPZ。

【药理作用特点】本药为长效磺胺药，其半衰期为 65 小时。抗菌作用与 SD 相似。血清蛋白结合率 77%，是长效磺胺中最低的一种。血中游离型的浓度较高，故在体内能发挥较好的抗菌活性。口服 4 小时血药浓度达高峰，作用维持时间长。

【适应证】适用于肠道、呼吸道、泌尿道、外伤及术后感染、化脓性感染；与 TMP 合用可治疗恶性疟和间日疟；对麻风病亦有效。

【用法和用量】口服：每次 0.5 ~ 1g，每 2 ~ 3 天 1 次；小儿首剂 10 ~ 20mg/kg，以后每次 5 ~ 10mg/kg，每 2 ~ 3 天 1 次。

【不良反应】少而轻，偶见恶心、呕吐、腹部不适等。

【注意事项】①对磺胺药过敏者禁用；②肾功能减退者慎用或禁用。

【剂型和规格】片剂：0.5g。

☆ SMPZ-TMP 片：每片含 SMPZ 0.25g，TMP 0.125g。治疗布氏杆菌病：口服，前 3 天每次 2 片，每天 2 次，后 17 天每次 1 片，每天 1 次，20 天为 1 个疗程。

诺氟沙星 Norfloxacin

【其他名称】氟哌酸，力醇罗片，淋克星，Fulgram，Noroxin，Baccidal，Brazan，Uroxacin，Zoroxin，AM-715，MK-0366，NFLX。

【药理作用特点】本药为第三代含氟喹诺酮类抗菌药，抗菌谱广，对绿脓杆菌、奇异变形杆菌和大肠杆菌等革兰阴性菌有很强的抑制作用。对金黄色葡萄球菌也有一定的抑制作用，并且对庆大霉素等的耐药菌也有较好的抑制作用。

【适应证】用于治疗胃肠道感染、单纯性和复杂性尿路感染和敏感的革兰阴性杆菌引起的呼吸道感染。

【用法和用量】口服：急性尿路感染，每次 200mg，每天 2 ~ 3 次；复杂性尿路感染，每次 400mg，每天 2 次；胃肠道感染，每次 400mg，每天 2 次；无并发症的急性淋病，每次 800mg，每天 1 次。

【不良反应】①可有胃部不适、厌食、恶心等胃肠道反应；②偶见皮疹、头痛、眩晕、血象改变及肝、肾功能损害表现，一般停药后可恢复正常。

【注意事项】①对本药及其他喹诺酮类、喹啉羧酸类药物过敏者禁用；②孕妇、哺乳妇、小儿、有肝肾功能损伤和有惊厥史者慎用；③少数人可出现周围神经刺激症状，四肢皮肤有针扎感或有轻微的灼热感，加用维生素 B_1 和维生素 B_{12} 可减轻；④与利福平有配伍禁忌。

【剂型和规格】片剂和胶囊剂：100mg，200mg。注射剂：0.1g，0.2g。乳膏剂：100mg /10g。

依诺沙星 Enoxacin

【其他名称】氟啶酸，Flumark，Gyramid，ENX。

【药理作用特点】本药体外抗菌活性与诺氟沙星相仿，对革兰阴性菌如大肠杆菌、变形杆菌、产气杆菌、肺炎杆菌、痢疾杆菌、伤寒杆菌及其他沙门杆菌、流感杆菌、淋球菌、沙雷菌、枸橼酸杆菌和绿脓杆菌等有较强的抗菌作用。对革兰阳性菌如金黄色葡萄球菌、肺炎球菌、链球菌属也有良好的抗菌作用。对弯曲杆菌也有较强的抗菌作用。体内抗菌作用要比诺氟沙星强 2 ~ 9 倍，这与其口服吸收完全、血药浓度高有关。

【适应证】适用于敏感菌引起的肠道感染、呼吸道感染、尿路感染、阴道炎、前列腺炎、五官科感染、皮肤软组织感染、淋病，以及结肠手术前准备和外科手术伤口感染等。

【用法和用量】口服：每天 300 ~ 600mg，分 3 次。严重感染时可每天 400mg，每天 2 次。

【不良反应】①偶见皮疹、瘙痒等皮肤过敏反应及恶心、呕吐、腹痛等胃肠道反应；②可见眩晕、头痛及失眠等中枢神经系统反应以及血象改变、肝肾功能异常；③罕见休克症状、光敏反应、口炎、便秘以及痉挛、困倦、麻木感、耳鸣、心悸、胸痛等。

【注意事项】①对本药及喹诺酮类过敏者、缺乏葡萄糖 -6- 磷酸脱氢酶者禁用；②小儿、孕妇及哺乳妇忌用；③严重肾功不全者及有癫痫等痉挛性疾病或既往史的患者慎用；④避免与咖啡因、茶碱类药物等合用。

【剂型和规格】片剂和胶囊剂：0.1g，0.2g。

氧氟沙星　Ofloxacin

【其他名称】氟嗪酸，泰利必妥，康泰必妥，奥复星，奥复欣，Tarivid，Oflocet，Oxaldin，DL-8280，Hoe-280，OFLX。

【药理作用特点】本药抗菌活性比诺氟沙星、依诺沙星等强，但比环丙沙星稍弱。对葡萄球菌、链球菌（包括肠球菌）、肺炎球菌、淋球菌、大肠杆菌、枸橼酸杆菌、志贺杆菌、肺炎克雷伯杆菌、肠杆菌属、沙雷杆菌属、变形杆菌、流感嗜血杆菌、不动杆菌、弯曲杆菌等有较好的抗菌作用，对绿脓杆菌和沙眼衣原体也有抗菌作用。尚有抗结核杆菌作用，可与异烟肼及利福平并用治疗结核病。

【适应证】适用于敏感菌引起的肠道、胆囊及胆管、呼吸道、咽喉、扁桃体、泌尿道（包括前列腺）、皮肤及软组织、中耳、鼻窦、泪囊等部位的急、慢性感染。

【用法和用量】口服：每天200～300mg，分1～3次，根据病症适当调整剂量；治疗结核病，每天0.3g，顿服；控制伤寒反复感染，每天50mg，连用3～6个月。

【不良反应】①偶见皮疹、瘙痒、头痛、眩晕、失眠、胃肠道反应、血象改变及肝肾功能异常；②罕见口炎。

【注意事项】①孕妇、哺乳妇及儿童忌用；②对本药过敏者及肾功不全者慎用。

【剂型和规格】片剂：50mg，100mg。

环丙沙星　Ciprofloxacin

【其他名称】环丙氟哌酸，悉复欢，丙氟哌酸，Cipro Bay，Ciproxin，Cifran，Bay-o-9867，CIPRO，CPLX。

【药理作用特点】本药抗菌谱与诺氟沙星相似，体外抗菌活性为氟喹酮类中较强者。对肠杆菌属、绿脓杆菌、流感嗜血杆菌、淋球菌、链球菌、军团菌、金黄色葡萄球菌及脆弱拟杆菌的抑菌作用显著优于其他同类药物以及头孢菌素、氨基苷类等抗生素，对产 β- 内酰胺酶类或耐庆大霉素菌的病菌也常有效。

【适应证】适用于敏感菌引起的消化道、胆道、呼吸道、尿道、皮肤和软组织、盆腔、眼、耳、鼻、咽喉等部位的感染，尤适用于敏感菌引起的需长期给药的骨髓炎及关节炎。

【用法和用量】口服：成人每次 250mg，每天 2 次，重症者可加倍，但 1 天剂量最高不超过 1.5g；肾功能不良者（肌酐清除率低于 30ml/ 分）应减少用量。静滴：每次 100～200mg，每天 2 次，预先用生理盐水或葡萄糖注射液稀释，滴注时间不少于 30 分钟。

【不良反应】①可见胃肠道反应、皮疹、头昏及头痛；②偶见轻度转氨酶升高、体液滞留、高尿酸血症及白细胞减少等。

【注意事项】①孕妇、哺乳妇及婴幼儿不宜用；②本药严重抑制茶碱的正常代谢，合用时可引起茶碱血药浓度升高而发生严重不良反应，故应监测茶碱的血药浓度并调整剂量；对咖啡因、华法林等含有黄嘌呤结构的药物也有类似影响，应予以注意；③可与食物同服，但抗酸药可抑制本药吸收，应避免同时应用；④少数用药者可产生欣快感。

【剂型和规格】片剂：每片标示量按环丙沙星计算为 250mg、500mg、750mg（含盐酸盐 - 水合物分别为 291mg、582mg、873mg）。注射剂：100mg（50ml），200mg（100ml），含乳酸盐分别为 127.2mg、254.4mg；粉针剂：200mg。

妥舒沙星　Tosufloxacin

【其他名称】妥苏沙星，三氟沙星，托磺沙星，Tosufloxacin tosilate，Ozex，T3262，A-6069，TFLX。

【药理作用特点】本药抗菌谱甚广，抗菌作用强，对革兰阳性球菌和杆菌的抗菌活性优于环丙沙星、诺氟沙星和氧氟沙星；对革兰阴性菌亦有很强的抗菌活性，抗菌活性与环丙沙星相似，而优于诺氟沙星和氧氟沙星；对大多数厌氧菌的抗菌活性优于环丙沙星，明显优于诺氟沙星和氧氟沙星。如对革兰阳性菌（葡萄球菌、链球菌及肠球菌）与葡萄糖非发酵性革兰阴性菌（消化球菌及脆弱拟杆菌等）的活性比已上市的喹诺酮类作用都强。本药对肠杆菌类的作用为吡哌酸的2~4倍，与环丙沙星相近；对绿脓杆菌的 MIC_{90} 为0.5μg/ml。对亚胺培南和庆大霉素耐药的洋葱假单胞菌及嗜麦芽假单胞菌，本药仍有良好的抗菌作用。流感杆菌、淋球菌和卡他布拉汉杆菌对本药的 MIC_{90} 为0.03~0.05μg/ml；对金黄色葡萄球菌、凝固酶阴性葡萄球菌、表皮葡萄球菌、链球菌属、草绿色链球菌、粪链球菌、肺炎球菌的 MIC_{90} 为0.06~0.5μg/ml，尤其对耐甲苯青霉素金黄色葡萄球菌的 MIC_{90} 为0.06μg /ml，比环丙沙星和氧氟沙星强16倍，对厌氧菌、脆弱拟杆菌及拟杆菌属的 MIC_{90} 为0.25~2.0μg/ml，为环丙沙星和氧氟沙星的4~32倍。本药为强效杀菌剂，血药浓度超过MIC时，细菌与药物接触，即能迅速被杀灭。本药对各种细菌自然耐药频率低，即使各种细菌在药液中反复传代14天，耐药速度也很缓慢。

【适应证】适用于敏感菌引起的肠道、呼吸道、泌尿系统感染以及外科、妇产科、耳鼻喉科、皮肤科、眼科及口腔科感染。

【用法和用量】口服：每天300mg，分2次口服，或每天400mg，分3次口服。少数病例每天600mg，分3次服。疗程一般为1周，少数3~6天或10~14天，个别可长达26天。

【不良反应】可有胃肠道反应如恶心、呕吐，及中枢反应如头痛、头晕等。

【注意事项】①本药有时可诱发癫痫，故有癫痫病史者慎用；②不宜用于孕妇及儿童。

【剂型和规格】片剂：150mg，300mg。

罗美沙星 Lomefloxacin

【其他名称】洛美沙星，Lomebact，Maxaquin。

【药理作用特点】本药特点为作用时间长,其血中半衰期为7.95小时。对革兰阳性与阴性菌的抗菌活性与氧氟沙星、依诺沙星、诺氟沙星相似。在体内的作用与氧氟沙星相同,优于诺氟沙星和依诺沙星。

【适应证】适用于肠道、尿路及呼吸道感染。

【用法和用量】口服:成人每次100~200mg,每天2~3次。亦有人推荐剂量400mg,每天1次,疗程14天。

【不良反应】除胃肠道反应外,也可见中枢神经系统等方面的不良反应。

【注意事项】不宜用于孕妇及未成年人。

【剂型和规格】片剂和胶囊剂:100mg,200mg。

培氟沙星　Pefloxacin

【其他名称】甲诺氟沙星,培诺氟沙星,Peflacine,AM-725,RB-1589。

【药理作用特点】本药和其他氟喹诺酮类药物相似,均为杀菌剂。其杀菌机制为抑制DNA旋转酶的活性,从而抑制细菌DNA的复制。本药对革兰阴性及革兰阳性菌,包括肠细菌科、绿脓杆菌、不动杆菌属、嗜血轩菌属、奈瑟球菌属及葡萄菌属(包括耐甲氧苯青霉素的菌株)具有广谱活性。对金黄色葡萄球菌作用和万古霉素相仿,但抗绿脓杆菌作用不及环丙沙星和头孢他啶,对一些多价耐药菌株和甲氧青霉素耐药菌也有效。对青霉素、苯唑西林等耐药的金黄色葡萄球菌本药一般均敏感,对表皮葡萄球菌则为中度敏感,对链球菌(包括粪链球菌、肺炎链球菌)和结核杆菌稍差,对厌氧菌的抗菌活性较低。可和其他抗生素发生交叉耐药性。

【适应证】适用于成人革兰阴性菌和葡萄球菌的严重感染,如败血症、心内膜炎、细菌性脑膜炎以及腹部、肝胆、呼吸道、尿道、肾脏、耳鼻喉部、骨关节、皮肤软组织及妇科感染等。

【用法和用量】口服：每次400mg，每天2次，饭后服，每天剂量可达1.2g。静滴：每次400mg，每天2次（溶于5%葡萄糖液250ml中），忌与含氯离子溶液配伍，以免沉淀。腹水和黄疸患者，每2天用药1次。

【不良反应】较轻且短暂。①胃肠道反应最为常见，包括恶心及呕吐等；②可有皮肤和神经系统症状，表现为皮疹、对日光过敏、失眠和眩晕，严重者可抽搐；③个别患者可出现轻度白细胞总数下降和肝、肾功能减退。

【注意事项】①15岁以下儿童、孕妇、哺乳期妇女及过敏者禁用；②肝功能不良者慎用；③防止光过敏，避免日光照射；④本药和氨茶碱类药物合用，可引起后者血浓度轻度升高；与双香豆素合用，可延长凝血酶原时间，故应加强监测；在应用抗酸剂后即口服本药，可能延长本药的吸收时间。

【剂型和规格】片剂：200mg。粉针剂：200mg，400mg。

萘啶酸 Nalidixic acid

【其他名称】Nalidixin，Neggram。

【药理作用特点】本药为第一代喹诺酮类抗菌药，通过抑制细菌DNA复制而发挥抗菌作用。主要对革兰阴性菌如大肠杆菌、痢疾杆菌、伤寒杆菌、变形杆菌等敏感，但对绿脓杆菌和革兰阳性菌无效。细菌极易产生耐药性。

【适应证】适用于大肠杆菌与变形杆菌引起的泌尿道感染，如膀胱炎、肾盂肾炎等；亦可用于菌痢。

【用法和用量】口服：每次0.5～1g，每天3次，如治疗时间超过2周，剂量应减半；儿童每天55mg/kg，分3～4次。

【不良反应】①常见恶心、呕吐、腹泻、药疹、头痛、眩晕、视力障碍；②偶见药热、光敏反应；③少数患者出现轻度白细胞减少、尿素氮和麝香草酚浊度增高等。

【注意事项】①有脑血管功能不全、惊厥史和中枢神经疾患者、肝肾功能不良者慎用；②新生儿、不足3个月的婴儿和妊娠初3个月的孕妇禁用；③给药持续2周以上者，应作肝功能检查和白细胞计数。

【剂型和规格】片剂：0.25g。

吡哌酸　Pipemidic acid

【其他名称】吡卜酸，Piperamic acid，PPA。

【药理作用特点】本药为第二代喹诺酮类抗菌药，对革兰阴性菌如大肠杆菌、痢疾杆菌、变形杆菌、绿脓杆菌等有较强的抑制作用。其抗菌活性高于萘啶酸及氨苄西林。与各种抗生素无交叉耐药性。本药在组织中浓度较高，在尿和胆汁中浓度更高。口服维持时间为5小时。

【适应证】用于革兰阴性杆菌引起的菌痢、肠炎、胆道感染、中耳炎、鼻窦炎、前列腺炎和泌尿系统感染。

【用法和用量】口服：每天0.4～1.6g，分2～4次服；小儿每天15mg/kg，分2次服。

【不良反应】少数患者有轻度恶心、胃部不适、腹泻、便秘等胃肠道反应和皮肤过敏，如有过敏症状，应立即停药。

【注意事项】①长期服药应定期检查肝、肾功能，肾功能不良者慎用；②本药与庆大霉素、羧苄西林、四环素等有协同作用。

【剂型和规格】片剂：0.25g，0.5g。

甲氧苄啶　Trimethoprim

【其他名称】甲氧苄胺嘧啶，抗菌增效剂，Trimethoxyprim，TMP。

【药理作用特点】本药为二氢叶酸还原酶抑制剂，抗菌谱与磺胺药相似，但对链球菌及多数革兰阴性菌的抗菌作用较SD强，对疟原虫亦有效，对绿脓杆菌无效。细菌对本药易产生耐药性，一般不单用。与磺胺药合用可使细菌的叶酸代谢受到双重阻断,从而抑制细菌的生长繁殖,起到协同抑菌甚至杀菌作用。与四环素族、庆大霉素、多黏菌素等同用,亦能增加其抗菌效力。

【适应证】主要与磺胺药(如 SMZ、SD 等)及四环素、庆大霉素等合用,治疗呼吸道感染、菌痢、伤寒、泌尿道感染等。

【用法和用量】口服:每次 0.1~0.2g,每天 2 次,每天总量不超过 0.4g;小儿每天 5~10mg/kg,分 2 次服。肌注或静滴:剂量同口服。

【不良反应】①可有恶心、呕吐、食欲不振、皮疹等;②长期、大量(超过 15 天和每天 0.5g)可出现叶酸缺乏症,表现为白细胞、血小板减少。

【注意事项】①严重肝肾功能损害、血液病、孕妇、早产儿、新生儿等禁用;②老年人及营养不良者慎用;③用药期间应定期检查血象,每天量不得超过 0.4g;④与碱性药物注射液合用时,应分别注射;⑤注射液如有结晶析出或冻结时,可将安瓿置于热水中,待溶解摇匀后使用。

【剂型和规格】片剂:0.1g。注射剂:0.1g。

呋喃唑酮 Furazolidone

【其他名称】痢特灵,Furoxon,Nifulidone。

【药理作用特点】本药抗菌谱较广,对伤寒及副伤寒杆菌、痢疾杆菌、大肠杆菌、霍乱弧菌和弯曲菌属均有抗菌作用,对阴道滴虫病也有一定疗效。细菌对本药不易产生耐药性,与其他抗菌药间也无交叉耐药性。本药口服不吸收,在肠道内可保持较高药物浓度。

【适应证】适用于菌痢、肠炎;也适用于霍乱、伤寒、泌尿道感染、幽门弯曲菌所致的胃窦炎;还可外用治疗阴道滴虫病。

【用法和用量】①一般感染:口服:每次 0.1g,每天 3~4 次;小儿每天 5~10mg/kg,分 4 次服。②伤寒:口服:每天 0.6~0.8g,

分3～4次服，在体温降至正常后减半量再服4～5天。③霍乱：口服：1.2～2.4g总量于3天内服完；小儿每天5mg/kg，连服7天。④阴道滴虫病：用粉剂或0.1%栓剂局部应用。

【不良反应】①可见恶心、呕吐、厌食等胃肠道反应以及皮疹、药热、哮喘等过敏反应；②大剂量偶见多发性神经根炎、过敏性肺炎、溶血性贫血等。

【注意事项】①对呋喃类药过敏者禁用；②婴儿及老人慎用或减量，肝功能异常者慎用；③服药期间和停药后5天内禁酒及忌食腌鱼、牛奶；④用药期尿呈深黄色；⑤与麻黄碱、苯丙胺、甲基多巴等药合用，可增加后者的作用。

【剂型和规格】片剂：25mg，100mg。栓剂：0.1%。

呋喃羟三嗪　Panfuran-S

【其他名称】平菌痢，呋喃羟甲三嗪，Dihydroxymethylfuratrizine。

【药理作用特点】本药作用于细菌酶系统，抑制乙酰辅酶A，干扰细菌糖类代谢，从而起抑菌作用。作用比呋喃唑酮强十多倍。

【适应证】适用于细菌性痢疾；对膀胱炎、尿道炎、肾盂肾炎也有效。

【用法和用量】口服：每次250mg，每天4次。

【不良反应】可有恶心、呕吐、头痛、眩晕、肝肾功能损伤、周围神经炎和过敏反应等。

【剂型和规格】片剂：250mg。

小檗碱　Berberine

【其他名称】黄连素。

【药理作用特点】本药对痢疾杆菌作用较强；对肺炎球菌、金黄色葡萄球菌、链球菌、伤寒杆菌、白喉杆菌等有抑制作用，对阿米巴原虫亦有效。近年发现有抗心律失常作用。

【适应证】主要用于菌痢、肠炎等。

【用法和用量】口服：成人每次 0.1～0.4g，每天 2～3 次；儿童每天 5～10mg/kg，分 3 次服。

【不良反应】口服一般剂量时，不良反应少见。

【注意事项】静注时可引起心血管抑制等严重反应，一般不宜使用。

【剂型和规格】片剂：0.1g。

甲硝唑　Metronidazole

【其他名称】灭滴灵，甲硝基羟乙唑，甲硝哒唑，Flagyl。

【药理作用特点】本药原为抗滴虫和阿米巴原虫药，现广泛用作抗厌氧菌感染药。①抗厌氧菌作用：对所有致病的厌氧菌均有明显抗菌作用，对拟杆菌属、梭形杆菌属、梭状芽孢杆菌属、部分真杆菌、消化菌和消化链球菌等有较好抗菌作用。已被世界卫生组织（WHO）遴选为治疗厌氧菌感染的基本药物。②抗阿米巴滋养体作用：对组织内及肠腔内阿米巴滋养体有杀灭作用，临床治疗阿米巴病疗效显著，包括无症状、轻症和重症阿米巴痢疾，以及阿米巴肝脓肿和其他肠外阿米巴病。③抗阴道滴虫作用：能杀灭阴道滴虫而不影响阴道正常菌群的生长，是治疗阴道滴虫感染的首选药物，一个疗程的治愈率达 90% 以上。④能治疗贾第鞭毛虫感染，不良反应较低。⑤用于幽门螺杆菌的治疗。

【适应证】适用于：①治疗阿米巴痢疾及无症状带虫者；②治疗阴道滴虫病；③治疗厌氧菌在腹腔、消化道、下呼吸道、女性生殖器官、皮肤及软组织、骨及关节、脑膜以及口腔的感染，也用于败血症和心内膜炎。④治疗贾第鞭毛虫感染；⑤治疗酒糟鼻。⑥治疗幽门螺杆菌。

【用法和用量】①治疗阿米巴痢疾及无症状带虫者：每次 0.4～0.8g，每天 3 次，5～10 天为 1 个疗程。②治疗阴道滴虫病：

每次 0.2g，每天 3 次，7 天为 1 个疗程。另每晚联合用栓剂塞入阴道，每晚 0.2g，连用 7 ~ 10 天。有人报道，用 2g 单次剂量，男、女同治，获得很好的疗效，亦未引起严重的不良反应。治疗期间，应每天更换内裤及消毒用具，防止重复感染。③治疗厌氧菌感染：每次 0.2 ~ 0.8g，每天 3 次，7 天为 1 个疗程，也可静脉滴注。婴儿及儿童每次 7.5mg/kg。④治疗贾第鞭毛虫感染：每次 0.4 ~ 0.8g，每天 3 次，5 ~ 10 天为 1 个疗程；可连续 2 ~ 3 个疗程。⑤治疗酒糟鼻：每次 0.2g，每天 2 ~ 3 次口服；配合 20% 灭滴灵霜外搽，每天 3 次，1 个疗程 3 周。⑥治疗幽门螺杆菌感染：0.4g，每天 3 次，7 ~ 14 天为一个疗程。

【不良反应】①可见食欲减退、恶心、腹泻、上腹部绞痛、舌炎、胃炎、口腔炎、口中有金属味、阴道有烧灼感、尿色深等；②偶有头晕、荨麻疹、瘙痒、膀胱炎、排尿困难、肢体麻木及白细胞轻度减少，停药后可恢复。

【注意事项】①有器质性中枢神经系统疾病及血液病患者禁用；②可透过胎盘到达胎儿体内，又因从乳汁中排泄，故孕妇及哺乳期均禁用；③服药期间应忌酒；④与氯喹交替应用，可治疗阿米巴肝脓肿。

【剂型和规格】片剂：0.2g，0.5g。注射剂：0.5g（100ml 或 250ml 5% 葡萄糖液）。阴道栓剂：0.2g；霜剂：5% ~ 20%。

替硝唑 Tinidazole

【其他名称】磺甲硝唑，硝砜咪唑，服净，Fasigyn。

【药理作用特点】本药作用同甲硝唑。对滴虫病的疗效比甲硝高 4 ~ 8 倍。

【适应证】同甲硝唑。还用于治疗肠梨形鞭虫病。

【用法和用量】口服：每次 2g，每天 1 次。

【不良反应】类似于甲硝唑。

【注意事项】类似于甲硝唑。

【剂型和规格】片剂:0.5g。注射剂:2%(200ml 或 800ml 葡萄糖注射液)。

大蒜素 Allitricin

【其他名称】大蒜新素,Allitride。

【药理作用特点】本药是从大蒜挥发油中分离而得的一种抗菌有效成分三硫二丙烯。实验证明,本药具有广谱抗菌作用,对金黄色葡萄球菌、肺炎球菌、脑膜炎球菌、伤寒杆菌、大肠杆菌、变形杆菌、白喉杆菌、百日咳杆菌等有较强的抑制作用,对真菌、阿米巴原虫、病毒、阴道滴虫、蛲虫等也有一定作用。本药尤其具有抗深部细菌和真菌的作用。

【适应证】适用于菌痢、阿米巴痢疾、百日咳、滴虫性阴道炎、真菌性阴道炎、真菌性肺炎、伤口感染等。

【用法和用量】口服:每次 20~60mg,每天 3 次。静滴:每次 90~150mg,用 5%~10% 葡萄糖液 500~1000ml 稀释后缓慢滴注。

【不良反应】较少见,尚未发现有严重毒性。

【剂型和规格】胶丸剂:20mg。注射剂:30mg,60mg。

异烟肼 Isoniazid

【其他名称】雷米封,异烟酰肼,Rimifon,INH。

【药理作用特点】本药主要作用在于阻断或干扰结核杆菌的代谢过程,从而抑制其生长、繁殖及毒素的产生。对结核杆菌有较强的抑制和杀灭作用,对细胞内外的结核杆菌同样有效,为抗结核病的首选药物。其特点是疗效好,用量小,易于口服。缺点是单用时易产生耐药性。与链霉素、卡那霉素、利福平、对氨基水杨酸钠合用,可以提高疗效,并能延缓结核杆菌耐药性的产生。本药对麻风杆菌也有一定的抑制作用,对其他细菌则无效。因其易通过血脑屏障,且无链霉素损害听神经的副作用,故用作

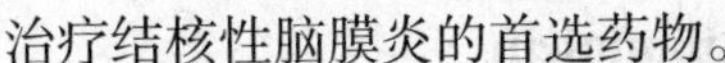

治疗结核性脑膜炎的首选药物。

【适应证】适用于各型肺结核的进展期、溶解播散期、吸收好转期及结核性脑膜炎、肺外活动性结核等。还用于儿童或青少年有结核密切接触史或对结核菌素呈强阳性反应者的预防药。对陈旧的硬化型结核，疗效不显著。

【用法和用量】口服：成人每次 0.1g，每天 3 次，饭后服。服用 3 个月后待病情相对稳定时，改用冲击疗法：每天 0.3～0.4g，早饭前或晚饭后 1 小时顿服；或每次 0.6～0.8g，每周 2 次。治疗急性粟粒性肺结核或结核性脑膜炎：每次 0.2～0.3g，每天 3 次。预防给药：每天 0.3g，顿服。儿童：每天 5～10mg/kg，顿服，连服 1 年。静注或静滴：适用于较重浸润性结核，肺外活动结核等，1 次用 0.3～0.6g，加 5% 葡萄糖注射液 20～40ml，缓慢推注，或加入 5%～10% 葡萄糖注射液 250～500ml 中作静滴。局部应用：每次 50～200mg，胸腔内给药或气管吸入。

【不良反应】大多在大剂量或长期用药时发生。①神经系统反应：症状常从下肢开始，先出现感觉异常、肌力减退、麻木，继则发生疼痛，甚至肌肉萎缩及共济失调。大剂量对中枢神经系统有兴奋作用，表现为不安、欣快感和失眠，也有记忆力减退等。有癫痫或脑外伤史者可引起抽搐和中毒性精神病。②肝损害：多数人无自觉症状，部分有食欲减退、腹胀、疲乏、恶心和黄疸。③偶见过敏反应（皮疹、药热）、内分泌功能障碍（性欲减退、男性乳房发育、甲状腺功能障碍等）、粒细胞和血小板减少、嗜酸性粒细胞增加等。

【注意事项】①加服维生素 B_6 可防治神经系统的反应，但不应作为常规普遍应用；遇异烟肼急性中毒，可用大剂量维生素 B_6 对抗；②抗酸药尤其是氢氧化铝可抑制本药的吸收，不宜同服。

【剂型和规格】片剂：0.05g，0.1g。注射剂：0.1g。粉针剂：0.1g。

利福平　Rifampicin

【其他名称】甲哌利福霉素，力复平，利米定，威福仙，仙道伦，Rifampin，HELM，Rifam，Rifasynt，Rimactam，Santadin，TubocinT，RFP。

【药理作用特点】本药是一种高效的“超广谱”抗生素。对结核杆菌和其他分枝杆菌（包括麻风杆菌等）在宿主细胞内外均有明显的杀菌作用。对脑膜炎球菌、流感嗜血杆菌、金黄色葡萄球菌、表皮链球菌及肺炎军团菌等也有一定抗菌作用。对大型病毒及衣原体有抑制作用。细菌对本药和其他抗结核药之间没有交叉耐药性，常与其他抗结核药合用，既可增强其抗结核作用，又可延缓耐药性的产生。但利福霉素类药物之间有交叉耐性。本药抗菌机制是抑制细菌RNA（核糖核酸）聚合酶，阻碍mRNA（信使核糖核酸）合成，达到杀菌作用，故对大型病毒也有效。但细菌对本药易产生耐药性。此外，本药对肝脏药物代谢酶有很强的诱导作用。

【适应证】适用于肺结核和消化道等其他结核；也用于消除脑膜炎球菌或肺炎嗜血杆菌引起的咽部带菌症以及用于厌氧菌感染。

【用法和用量】①肺结核及其他结核病：成人口服常用量为每天10～20mg/kg或每天600mg，于早饭前1次顿服，疗程半年左右；1～2岁儿童为每次10mg/kg，每天2次；新生儿每次5mg/kg，每天2次。对利福平吸收不好、应用呼吸辅助以及不清醒的患者，建议静注，每天600mg。②其他感染：每天0.6～1g，分1～2次，饭前1小时服用。③治疗菌痢：每次0.6g加甲氧苄啶（TMP）0.2g，每天2次，服用1～2天。

【不良反应】①可有恶心、呕吐、食欲不振、腹泻、胃痛及腹胀等胃肠道反应；②可致白细胞减少、血小板减少、嗜酸性粒细胞增多、肝功能受损、脱发、头痛、疲倦、蛋白尿、血尿、肌炎、心律失常及低血钙等反应；③可引起多种过敏反应，如药物热、皮疹、急性肾衰竭、胰腺炎、剥脱性皮炎和休克等；④在某些情况下尚可发生溶血性贫血。

【注意事项】①与异烟肼联合使用，对结核杆菌有协同的抗菌作用，但可使异烟肼加速代谢为乙酰胺而加强肝毒性；与对氨基水杨酸钠合用也可加强肝毒性；②与乙胺丁醇合用有加强视力损害的可能；③用药期间应注意检查肝功能；④肝功能严重不全、胆道阻塞者和怀孕 3 个月以内的孕妇禁用；⑤婴儿、一般肝病患者和怀孕 3 个月以上的孕妇慎用；⑥服药后尿、唾液、汗液等排泄物均可显橘红色，为正常现象。

【剂型和规格】片剂和胶囊剂：0.15g。

链霉素　Streptomycin

【药理作用特点】本药对结核杆菌有强大作用，对许多革兰阴性菌如大肠杆菌、肺炎杆菌、肠杆菌属、奈氏淋球菌、奈氏脑膜炎球菌、沙门菌属、痢疾杆菌、布氏杆菌属、巴氏杆菌属、某些变形杆菌和个别铜绿假单胞菌菌株有抗菌作用。革兰阳性菌中，仅对葡萄球菌某些菌株敏感，对其他大多数革兰阳性菌都无效。一般剂量对肠球菌无抗菌作用，但与青霉素合用则有协同作用而呈杀菌作用。本药在碱性介质中抗菌作用较强。最初对链霉素敏感的细菌多数都易产生耐药性，产生耐药的速度比青霉素快而且耐药程度高。某些细菌在治疗后 2～3 天即产生耐药，但结核杆菌产生耐药较慢，以第 4～8 周为最普遍。链霉素与双氢链霉素之间有完全交叉耐药性，在链霉素与卡那霉素、新霉素和巴龙霉素之间有部分交叉耐药性。本药口吸取吸收差，肌注后 0.5～2 小时达峰血浆浓度。肌注 1g 后治疗血浆浓度（>10μg/ml）可持续 8 小时或更长。可迅速进入大多数组织的细胞外液，并可进入结核性脓腔中。主要经肾小球滤过排出，尿中浓度高。消除半衰期青年人为 2.5 小时，早产儿、新生儿和 40 岁以上的人明显延长，肾衰患者亦显著延长。

【适应证】适用于结核病治疗，并作为第一线治疗药与异烟肼等合用，以减少耐药性的产生；亦适用于腹膜炎；还适用于鼠疫、兔热病；与四环素合用于布氏杆菌病；与磺胺甲噁唑合用于流感杆菌脑膜炎等。此外，与青霉素合用于粪链球菌心内膜炎，有增效作用。

【用法和用量】肌注：成人每天0.75～1g，分1～2次给予。早产儿和新生儿每天10～20mg/kg，1个疗程不超过10天。儿童每天15～30mg/kg，分2次给予，长期治疗宜每天20mg/kg，每周2～3次。40岁以上剂量不应超过每天0.75g，60岁以上不宜超过每天0.5g。肾功能减退患者应适当减少剂量。

【不良反应】①口服给药因吸收极差（0.5%）而无全身毒性反应，肌注给药后有时发生口周麻木、眩晕、头痛、疲乏等轻度反应。②过敏反应以皮疹、发热、嗜酸性粒细胞增多为多见，少数可发生剥脱性皮炎，有时伴有血管神经性水肿或紫癜。过敏性休克也可能发生。经常与链霉素接触的护士、药师及其他人员可发生接触性皮炎。③最严重的毒性反应是对第八对脑神经的损害作用，特别是对前庭神经的损害，表现为眩晕、头痛、恶心、呕吐等；耳蜗损害一般发生较迟，主要症状是耳鸣、耳聋；这与链霉素的剂量、血浓度及患者的年龄、肾功能等有关，40岁以上的人更易发生。若妊娠妇女使用，亦可导致胎儿第八对颅脑神经损伤。④因神经肌肉阻滞作用导致呼吸衰竭或心跳停止等反应较少，一般发生于胸腔或腹腔内给药后，用新斯的明或钙剂有解救作用。⑤轻度肾功能损伤、再障性贫血、粒细胞减少和二重感染亦偶有所见。

【注意事项】①肾功能损伤患者、老年人、新生儿和早产儿应按排泄减少的程度减小剂量；②有肝、肾功能损伤的患者应小心使用，并作血药浓度监测；③有耳病的患者不宜使用链霉素，但可用于梅尼埃综合征；④因有神经肌肉阻滞作用，重症肌无力患者须小心应用；⑤青霉素及其他抑制细胞壁合成的抗生素如杆菌肽、头孢噻吩、万古霉素和若干半合成青霉素可增强链霉素对肠球菌的作用；⑥链霉素与氯霉素合用可能降低效力；⑦链霉素可增强琥珀酰胆碱、筒箭毒碱、利多卡因和全身麻醉药的神经肌肉阻滞作用；⑧利尿酸可增加链霉素的耳毒作用；⑨甲氧氟烷、头孢菌素类和两性霉素 B 可增加链霉素的肾毒性；⑩止吐剂茶苯海明（乘晕宁）可掩盖耳毒性的早期症状，服用这种药物的患者使用链霉素应小心；⑪链霉素可引起维生素 K 缺乏，同时服用口服抗凝剂的患者应减少抗凝剂的剂量。

【剂型和规格】粉针剂：0.5g，1g。

乙胺丁醇　Ethambutol

【其他名称】Myambutol，Mycobutol，Dexabutol，Etibi，EB。

【药理作用特点】本药抗结核作用不如异烟肼、利福平、链霉素，但优于对氨基水杨酸钠，对繁殖期结核杆菌有较强的抑制作用。与其他抗结核药无交叉耐药性，对异烟肼或链霉素耐药的结核杆菌，仍对本药敏感。结核杆菌对本药可缓慢产生耐药性，与其他抗结核药合用可增强疗效并延缓耐药性的产生。

【适应证】适用于耐药性结核杆菌引起的肺结核及肺外结核或用于不能耐受对氨基水杨酸钠的患者。多与利福平合用，对复发性肺结核的进展期及空洞性肺结核等疗效显著。

【用法和用量】口服：初治病例每天 15mg/kg；复治病例开始时每天 25mg/kg，分 2～3 次服，8 周后改为维持量 15mg/kg，每天 1 次。本药安全阈较窄，必须严格按体重给药。

【不良反应】①可出现恶心、呕吐等胃肠道反应；②偶有过敏性皮疹、粒细胞减少、肝功能轻度损害、周围神经炎、幻觉、不安等；③大剂量（25mg/kg 以上）可发生球后视神经炎，表现为视力障碍，停药后虽可恢复，但恢复较慢，一旦发生必须停药，并给予大剂量维生素 B_1、烟酰胺及其他血管扩张剂治疗。

【注意事项】①糖尿病、乙醇中毒者及乳幼儿禁用；②孕妇和肾功能不全者慎用。

【剂型和规格】片剂：0.25g。

对氨基水杨酸钠 Sodium aminosalicylate

【其他名称】对氨柳酸钠，Sodium Para-aminosalicylate，Aminox，AS-Na。

【药理作用特点】本药抗结核作用比异烟肼、链霉素都弱，一般不单独使用。结核杆菌对本药产生耐药性的速度慢，一般在服药4～12个月后逐渐产生，停药后又可恢复其敏感性。与异烟肼或链霉素合用既可大大延缓耐药性的产生，又可增强抗结核作用。

【适应证】适用于治疗各型活动性结核病。

【用法和用量】①口服：成人每天8～12g，分3～4次，饭后服。可与氢氧化铝或碳酸氢钠同服。间歇疗法用每天10～20g，每周用2天。儿童：每天0.2～0.3g/kg。②静滴：从每天3～4g开始，逐天增加至每天8～12g，用前溶于5%葡萄糖液500ml中，在避光条件下，经3～5小时滴完，每天或隔天1次。溶液变色不能再用。

【不良反应】①可引起恶心、呕吐、腹泻等胃肠道刺激症状，严重者可导致溃疡病和出血；②服药2个月后，可发生单项转氨酶升高或黄疸，个别患者可死于暴发性肝坏死，发现肝功能异常应立即停药；③可有皮肤瘙痒、皮疹、剥脱性皮炎、药物热、嗜酸性粒细胞升高等过敏反应症状，出现后应立即停药；④其乙酰化产物水溶性低，易损害肾脏，出现结晶尿、蛋白尿，碱化尿液可减少或避免肾损害；⑤偶有急性溶血性贫血、低血钾；⑥长期用药，偶可引起甲状腺肿大或黏液性水肿，停药后可恢复；⑦长期静滴可致静脉硬化、阻塞。

【注意事项】①肾功能不全者慎用；②饭后服或与抗酸药同服可减轻胃肠道刺激症状；③忌与水杨酸类同服，以免胃肠道反应加重而导致胃溃疡；④能干扰利福平的吸收，两者合用时给药时间最好间隔6~8小时;⑤与异烟肼合用,可减少异烟肼在肝内的乙酰化,在慢乙酰化患者中,可使不良反应增多。

【剂型和规格】片剂:0.3g,0.5g。肠溶片剂:0.5g。粉针剂:2g,4g,6g。

对氨基水杨酸钙铝
Calcium aluminium p-aminosalicylate

【其他名称】Pasalca。

【药理作用特点】本药本药药理作用与对氨基水杨酸钠相似。在胃内分解成对氨基水杨酸钙并生成氢氧化铝,从而可缓解对胃肠道的刺激作用。本药胃肠道反应少,味较好,适于儿童服用。

【适应证】适用于各型结核病。

【用法和用量】口服:每次3~4g,每天3次,饭后服。

【不良反应】与对氨基水杨酸钠相同。

【剂型和规格】片剂:0.5g。

帕司烟肼　Pasiniazid

【其他名称】结核清,力排肺疾,Dipasic,Tuberculostatic。

【药理作用特点】本药主要成分为异烟肼和对氨基水杨酸的化学结合物。口服进入体内吸收入血,释放出异烟肼和对氨基水杨酸,但不会引起血中和组织中有效成分高浓度现象。本药易透过血脑屏障。口服本药的耐受性比单纯用异烟肼或异烟肼与对氨基水杨酸合用为佳。本药适合于非躺卧患者和各种结核病,以及与一级、二级抗结核药并用作为任何形式的综合治疗。

【适应证】适用于能口服抗结核药的各种结核病,如肺结核、消化道结核、结核性脑膜炎、呼吸道结核、皮肤结核、骨结核、关节结核及生殖泌尿道结核等。亦用于外科手术期间的保护，尤其与链霉素并用效果更佳。可长期治疗和化学预防。

【用法和用量】口服：成人每天20～40mg/kg（即每天每10kg体重2～4片）；小儿每天10～20mg/kg（即每天每10kg体重1～2片）；化学预防，每天10～15mg/kg；治疗期间至少必须不间断地服用3个月；少量温开水或饮料送服。

【不良反应】未见严重不良反应或不能耐受的现象。

【注意事项】治疗期间最好不要停药，否则可能会促进细菌的抗药性。

【剂型和规格】片剂：0.1g。

利福霉素　Rifamycin

【其他名称】利福霉素SV，力复霉素，Rifamycin SV，Rifocine。

【药理作用特点】本药为第一个半合成利福霉素，对革兰阳性球菌（包括耐药金黄色葡萄球菌）及结核杆菌都有很强的抗菌作用，但对革兰阴性菌的作用较弱。口服吸收差，只能供肌注或静注。体内分布以胆汁中浓度最高，故较适用于胆道感染。细菌易对本药产生耐药性，但本药与其他抗生素（如青霉素、链霉素、四环素、红霉素等）或其他抗结核药物之间未发现有交叉耐药性。与卡那霉素或庆大霉素联合用药有协同作用。

【适应证】适用于不能口服的结核病患者以及革兰阳性球菌（包括耐药金黄色葡萄球菌）引起的胆道、呼吸道、泌尿道及其他部位的感染。

【用法和用量】肌注：成人每次250mg，每天2～3次。静脉缓慢推注：每次500mg，每天2～3次。小儿每天量为10～30mg/kg，分2～3次用。用于治疗肾盂肾炎时，每天剂量在750mg以上。气管内给药：用2%溶液5～10ml，每天或隔天1次。局部给药（包括脓胸、结核性溃疡或瘘管的治疗）：用2%～5%溶液，根据病情每天150～500mg，每天或隔天1次。

【不良反应】与利福平类似。①肌注可引起局部疼痛或硬结，静注可出现巩膜或皮肤黄染；②可有恶心、食欲减退、眩晕，偶见耳鸣及听力下降、过敏性皮疹等，停药后一般即恢复正常；③可引起一过性肝脏损害。

【注意事项】慢性肝脏疾病及肝功能不全患者慎用。

【剂型和规格】注射剂：3ml（肌注用，含利福霉素钠盐250mg 及适量利多卡因），5ml（静注用，含利福霉素钠盐 500mg，无利多卡因）。

利福喷汀 Rifapentin

【其他名称】环戊哌利福霉素，环戊去甲利福平，力福喷丁。

【药理作用特点】本药抗菌谱与利福平相同，但比利福平强2～10 倍，是一种半合成利福霉素类抗生素。血中半衰期较长，具有高效、长效和低毒性的特点。对结核杆菌、麻风杆菌、金黄色葡萄球菌及某些革兰阴性菌有抑菌或杀菌作用。对利福霉素类抗生素以外的抗结核药耐药的结核杆菌也有较强作用。

【适应证】可作为结核病联合化疗方案中的杀菌药，适用于各种类型结核病，特别是耐药结核杆菌的感染。对耐药金黄色葡萄球菌感染、麻风病及沙眼也有效。

【用法和用量】口服：每次 600mg，每周只用 1 次（其作用相当于利福平 600mg，每天 1 次）。必要时可按上量，每周 2 次。宜与其他抗结核药同服，一般 6～9 个月为 1 个疗程。

【不良反应】可见皮疹及白细胞减少，如长期服用，应定期检查肝功能、白细胞与血小板，如有轻度异常不影响治疗，重度异常应停药。

【注意事项】①对利福平或利福定有过敏者或中毒史者禁用；②孕妇特别是妊娠早期的妇女，有肝病、肝硬化、黄疸病史者及嗜酒者应慎用；③食物可影响本药吸收，宜空腹服用；④对氨基水杨酸钠可影响本药吸收；苯巴比妥等可加速本药的代谢而降低其疗效，且可加重对肝脏的毒性，故不宜同服。

【剂型和规格】片剂和胶囊剂:0.1g,0.15g,0.2g,0.3g。

吡嗪酰胺 Pyrazinamide

【其他名称】氨甲酰基吡嗪,异烟酰胺,Pyrafat,Aldinamide,PZA。

【药理作用特点】本药抗结核作用弱于异烟肼、利福平和链霉素,但比对氨基水杨酸钠、紫霉素、环丝氨酸等要强。细胞内偏酸环境以及外环境 pH 为 5 时,有利于本药发挥抗菌作用。单用本药疗效多不理想,并且易产生耐药菌株,但本药与其他抗结核药无交叉耐药性。与异烟肼或链霉素或利福平合用,可防止耐药性的产生并能提高疗效。本药对生长缓慢的结核杆菌作用较强,故能减少结核病的复发率。

【适应证】适用于对其他抗结核药产生耐药的复治病例;也用于抗结核病的三联或四联强化期短程化疗方案中作为基本药物之一。本药能延长结核杆菌生长的迟滞期,故适用于间歇治疗。

【用法和用量】口服:每天 20～30mg/kg,分 2～3 次服,疗程 2～3 个月,不宜超过 6 个月。短程化疗:每次 50mg/kg,每周 2 次,宜密切监护。

【不良反应】毒性较大,宜严格控制剂量。①肝脏损害最常见,多发生在大剂量(2g 以上)、长疗程时,且老年人较多见;②能减少尿酸排泄,诱发急性痛风发作;③偶见发热、皮疹等过敏反应;④个别患者对光敏感,皮肤曝光部位呈鲜红棕色,长期用药,皮肤呈古铜色,停药后可恢复;⑤可有恶心、呕吐等胃肠道反应;⑥偶见溃疡病发作、贫血、排尿困难。

【注意事项】肝功能不良患者、有痛风素质者及 3 岁以下小儿禁用。

【剂型和规格】片剂:0.25g,0.5g。

氨硫脲　Thiacetazone

【其他名称】胺苯硫脲，结核安，Thiosemicarbazone，Amithiozone，TB_1。

【药理作用特点】本药对结核杆菌和麻风杆菌都有抑制作用，两种细菌也都易对本药产生耐药性。与链霉素或异烟肼合用，能延缓或防止结核杆菌耐药性的产生。其抗结核作用和对氨基水杨酸钠相似。

【适应证】适用于各型活动性结核病，尤其适用于支气管内膜结核及其他黏膜结核、淋巴结核、皮肤结核及结核性瘘管；也用于抗麻风治疗。

【用法和用量】口服：每天 2mg/kg，分 2～3 次服，8 周为 1 个疗程。抗麻风时，开始每天 25mg，连服 6 天停药 1 天，每服 1～3 周增加每天 25mg，至每天 100～150mg 为止；1 天量可分 2～3 次服，服用 3 个月后停药 2 周；治疗期最好不超过 1 年。

【不良反应】与剂量大小有关，剂量低于每天 100mg 时，反应较少。长期服用且剂量较大时，会有如下不良反应：①胃肠道反应：以恶心、呕吐、食欲不振、便秘等最为常见；②肝脏损害：表现为广泛肝脂肪变性、转氨酶升高、黄疸等，发生时须停药；③抑制骨髓：主要为白细胞减少，严重者可致粒性白细胞缺乏症、再生障碍性贫血，此时必须立即停药；④过敏反应：药物热、麻疹样皮疹、荨麻疹等不多见，偶有剥脱性皮炎，应即停药；⑤神经系统反应：可致头痛、头昏、眩晕、共济失调、视力模糊，偶有脑水肿、抽搐；⑥肾脏损害：出现蛋白尿、管型尿、血尿及血中尿素氮升高。

【注意事项】肾脏疾病、糖尿病及贫血患者禁用。

【剂型和规格】片剂：25mg。

紫霉素　Viomycin

【其他名称】Vinactane，Tuberactinomycin B。

【药理作用特点】本药抗结核杆菌活性弱于异烟肼、链霉素，强于对氨基水杨酸钠，类似于卷曲霉素，并与之有交叉耐药性。对链霉素、卡那霉素、异烟肼耐药的结核杆菌，对本药仍敏感。

【适应证】适用于耐药性结核杆菌引起的结核病。

【用法和用量】肌注：成人隔天0.75～1g，或每次1～2g，每周2次。小儿每次20～40mg/kg，每周2次。本药可连用4～6个月。

【不良反应】毒性较大。①常见肾脏损害，可引起蛋白尿、非蛋白氮潴留和电解质紊乱；②可损害第八对脑神经，引起眩晕、耳聋等；③可有发热、呕吐、水肿、荨麻疹等，急性中毒时可发生呼吸麻痹。

【注意事项】①肾功能减退者忌用；②不能与其他氨基苷类抗生素如链霉素、卷曲霉素或卡那霉素等同用；③长期用药应定期检查听力及肾功能。

【剂型和规格】粉针剂：1g。

卷曲霉素　Capreomycin

【其他名称】卷须霉素，结核霉素，Caprocin，Capastat，CPR。

【药理作用特点】本药对结核杆菌有抑制作用，抗结核作用弱于链霉素、利福平，但比卡那霉素、紫霉素强。本药与紫霉素、卡那霉素和新霉素之间有交叉耐药性，而与链霉素或环丝氨酸之间则无交叉耐药性。单用本药易产生耐药菌株，与异烟肼、对氨基水杨酸钠或乙胺丁醇等合用疗效较好。

【适应证】适用于复治耐药的结核病患者。

【用法和用量】深部肌注：每天0.75～1g，分2次服。一般先用2～3个月，后改为每次1g，每周2～3次，疗程1～2年。儿童每天15～25mg/kg。

【不良反应】与链霉素相似。①对第八对脑神经有损害，可导致听力减退或前庭功能障碍；②偶有发热、皮疹和嗜酸性粒细胞增多等过敏反应症状；③有时注射局部可发生痛性硬结；④大剂量应用对肝、肾功能有一定损害，可有短暂的蛋白尿、氮质血

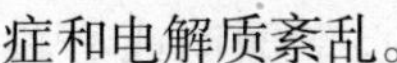

症和电解质紊乱。

【注意事项】①肝、肾功能不全者慎用；②不宜与氨基苷类抗生素合用。

【剂型和规格】粉针剂：1g。

二、真菌感染治疗药物

两性霉素 B　Amphotericin B

【其他名称】二性霉素 B，Amfotericin B，Ampho-Moronal，Funganiline。

【药理作用特点】本药为多烯类抗真菌药物，通过与真菌细胞上的甾醇结合损伤细胞膜通透性而发挥抑制真菌生长的作用。对大多数深部感染的真菌都很有效，多数敏感真菌的最低抑菌浓度在 0.03～1μg/ml。在较高浓度时对毛发癣菌和小孢真菌也有效。

【适应证】适用于治疗严重的深部真菌感染，包括皮炎芽生菌病、念珠菌病、球孢子菌病、隐球菌病和组织胞浆菌病等。白色念珠菌对本药可产生耐药性。

【用法和用量】静脉滴注：先从小剂量开始，每次 1～5mg 或每次 0.02～0.1mg/kg，每天或隔天 1 次，逐渐增至每次 50～60mg，最高剂量不超过每次 1mg/kg，总量 1.5～3g；对敏感真菌感染宜用较小剂量，如每次 20～30mg。儿童开始时每天 0.1mg/kg，逐渐增加，最高不超过每天 1mg/kg。滴注前先用注射用水溶解，再用 5% 葡萄糖液或 5% 右旋糖酐稀释（不能用生理盐水，否则会发生沉淀），浓度不超过 100μg/ml，pH4.2 以上，避光缓慢滴入，每次滴注时间不少于 4～6 小时。

【不良反应】较多。①在静滴过程中或以后数小时可发生寒战、高热、恶心、呕吐、厌食、头痛、肌肉和关节痛等，有时伴有血压降低、眩晕等；②静滴过快可导致心室颤动或心跳骤停；③肾脏毒性较常见，表现为蛋白尿、管型尿和尿素氮升高；④低血钾亦常有发生，一旦出现应及时纠正；⑤正常红细胞性贫血、血小板和白细胞减少、急性肝衰竭及过敏反应偶有出现。

【注意事项】①本药刺激性大，注射部位易发生血栓性静脉炎；②为减少不良反应发生，可于静滴前半小时给予解热镇痛剂或抗组胺类药物，必要时可在滴注液中加入少量琥珀酸氢化可的松（25～50mg）或地塞米松（2～5mg）；③适当稀释滴注液并经常更换注射部位，可减少静脉炎发生，亦可加入肝素1000U一起滴注；④在疗程中应定期检查血常规、尿常规、肝功能、肾功能、心电图和血钾，以防严重毒性发生，如尿素氮和肌酐明显增高，应减少剂量或暂停使用；⑤原有肾功能不全者应尽量避免使用；⑥妊娠妇女最好不用。

【剂型和规格】粉针剂（两性霉素B去氧胆酸钠）：5mg，25mg，50mg。肠溶片剂：100mg。阴道片剂：50mg。

制霉菌素　Nystatin

【其他名称】制霉素，Mycostatin，Nilstat，Fungicidin。

【药理作用特点】本药为多烯类抗真菌药物，对多数深部和表浅部感染的真菌都有效，对念珠菌的作用尤为显著。但静注给药毒性大，口服不易吸收，不适用于全身性感染。白色念珠菌对本药可产生耐药性。

【适应证】适用于口腔、胃肠道、阴道及其他皮肤黏膜的念珠菌感染；亦可与广谱抗生素合用以防止真菌引起二重感染。

【用法和用量】口服：成人每次50万～100万U；新生儿每次10万U；儿童每次25万～50万U，每天4次。阴道用药：每次10万U，每天1～2次。

【不良反应】①口服剂量较大时可发生恶心、呕吐、腹泻；

②局部应用后可能引起过敏性接触性皮炎;③个别患者阴道应用后可引起白带增多。

【剂型和规格】片剂:50 万 U。栓剂:10 万 U。软膏剂:10 万 ~ 20 万 U/g。

氟胞嘧啶 Flucytosine

【其他名称】5- 氟胞嘧啶,Ancobon,Ancotil,5-FC。

【药理作用特点】本药本药抗真菌谱较窄,在浓度 0.5 ~ 8μg/ml 时对新型隐球菌和念珠菌有较好作用,对其他真菌作用较差。但新型隐球菌和白色念珠菌对本药易产生耐药性。

【适应证】主要用于隐球菌和念珠菌引起的全身、胃肠道或尿路感染。与两性霉素 B 合用可增强疗效,减少耐药性发生,亦可减少两性霉素 B 的剂量和毒性反应。

【用法和用量】口服:每天 50 ~ 150mg/kg,分 4 次服。严重感染者可达每天 200mg/kg。静滴:剂量与口服同,用生理盐水稀释成 1% 溶液,20 ~ 40 分钟滴完。儿童剂量同成人。肾功能损伤患者的剂量应减少:肌酐清除率每分钟 20 ~ 40ml 者,每次 50mg/kg,每天 1 次;肌酐清除率低于每分钟 10ml 者,首剂 50mg/kg,维持量按血浓度调整。

【不良反应】①主要有恶心、呕吐、腹泻和皮疹、骨髓抑制、白细胞和血小板减少、肝功指标升高等,这些反应与剂量相关而且是可逆的;②发生粒细胞减少和再障性贫血亦有报道。

【注意事项】①妊娠妇女尤其妊娠早期一般不宜应用;②有肾功能损伤患者应定期监测血药浓度,峰浓度应保持在 50 ~ 75μg/ml,最大不超过 100μg/ml;③所有应用本药的患者都应进行肝功能和血常规检查。

【剂型和规格】片剂:250mg,500mg。注射剂:2.5g。软膏剂:10%。滴眼剂:1%。

酮康唑　Ketoconazole

【其他名称】里素劳，尼唑拉，霉康灵，Nizoral，R-41400。

【药理作用特点】本药可抑制真菌细胞膜所必需的成分即麦角甾醇的生物合成，影响细胞膜的通透性，从而抑制其生长。本药为口服有效的咪唑类广谱抗真菌药，对表浅和深部真菌均有效，如对皮肤真菌、酵母菌、白色念珠菌、粗孢子菌、组织胞浆菌属及其他病原性真菌有治疗和防止进一步感染的作用。

【适应证】适用于浅表和深部真菌感染，如由皮肤真菌和酵母菌侵犯皮肤、毛发、指(趾)甲引起的皮肤癣、甲癣、花斑癣等；慢性黏膜和皮肤念珠菌感染；酵母菌引起的口腔感染；胃肠道感染及尿布疹；类球孢子菌病、组织胞浆菌病、网状内皮细胞真菌病、全身性念珠菌病、全身性真菌感染症、阴道念珠菌病。也用作预防全身真菌病和慢性黏膜、皮肤念珠菌病复发的维持治疗药。还用作免疫功能减退者的预防真菌感染药。

【用法和用量】口服：成人每天200mg，严重感染或临床疗效不明显时可增至每天400mg；儿童按每天3～5mg/kg计算：20kg以下者，每天50mg；20～40kg者，每天100mg；40mg以上者，每天200mg。用餐时服用。为防止复发，通常应连续用药至细菌培养呈阴性。持续治疗时间如下：真菌性口炎10天；皮肤、毛发真菌感染及曲霉菌、全身性念珠菌感染至少1～2个月；类球孢子菌和网状内皮细胞真菌病2～6个月；甲癣和慢性黏膜与皮肤念珠菌病6～12个月。阴道白色念珠菌病：每次400mg，每天2次，连用5天。

【不良反应】较其他咪唑类抗真菌药的不良反应少。①可见胃部不适、恶心、呕吐、腹痛及皮疹、荨麻疹、瘙痒及头痛；②少数患者可能发生肝毒性反应；③罕见血小板减少及男性乳腺增生等。

【注意事项】①对咪唑类抗真菌药过敏的患者、孕妇、急性肝炎患者禁用；②对有肝病史者必须用本药时，治疗期间应检测肝酶水平，当患者出现恶心、疲乏，伴灰白色粪便、棕色尿或黄疸等肝反应症状时应立即停药；③哺乳期妇女用药时，应停止授乳；④本药在酸性条件下易于吸收，可与食物同服，但应避免与抗胆碱药、抗酸剂及 H_2 受体阻滞剂合用，如临床上需用这类药，应在服用本药 2 小时后再服用；⑤对胃酸缺乏者，可将本药溶于 0.2mol/L 的盐酸水溶液 4ml 中，并用玻璃管或塑料管吸入，以免接触到牙齿。

【剂型和规格】片剂：20mg，100mg。霜剂：1%。

氟康唑 Fluconazole

【其他名称】大扶康，Diflucan。

【药理作用特点】本药为三唑类广谱抗真菌药，抗菌谱与酮康唑近似，其体外抗真菌作用比酮康唑弱，但体内抗真菌活性却比酮康唑强。主要是其生物利用度高，血中及脑脊液药浓度高，因而对隐球菌引起的脑膜炎有特效。对阴道念珠菌和一些表皮真菌的抗菌作用比酮康唑强 10～20 倍。

【适应证】适用于念珠菌、隐球菌和念珠菌病。

【用法和用量】口服或静脉滴注：皮肤真菌病每次 50mg，每天 1 次，必要时增至每次 100mg，顿服；系统真菌病每天 150mg，必要时可增至 300mg，顿服。治疗时依病情酌定。

【不良反应】可参见酮康唑。常见恶心、腹痛、腹泻、胃肠胀气及疱疹。

【注意事项】①对本药或三唑类药物过敏者禁用；②孕妇、哺乳妇和肾功能不良者慎用；③较少影响肝酶功能，一般不影响体液内睾丸酮水平。参见酮康唑。

【剂型和规格】片剂和胶囊剂：50mg，100mg，200mg。口服糖浆剂：5mg/ml。注射剂：2mg/ml。

美帕曲星 Mepartricin

【其他名称】克霉灵，甲帕霉素，美帕曲星十二烷基硫酸钠，

Lauryl sulfate, Montricin tablets, SPA-S-222。

【药理作用特点】本药属半合成聚烯抗生素,作用于念珠菌细胞外层甾醇部分,从而干扰其正常代谢,抑制其繁殖。体外实验有明显的抑制真菌和原虫的作用,尤其对白色念珠菌有特效。

【适应证】主要用于生殖道及生殖道以外的真菌病,如小肠念珠菌病、白色念珠菌性阴道炎和外阴炎、滴虫性阴道炎等。

【用法和用量】口服:每次 2 片,每 12 小时 1 次,饭后服用,3 天为 1 个疗程。对复杂性、顽固性或抗药性患者,可酌情延长或重复疗程。阴道用药:每天 1~2 次,放入阴道内。

【不良反应】本药耐受性良好,不良反应少,而且轻微。主要见恶心、胃部不适及肠胀气等胃肠道反应,一般可以通过饭后服药得到改善。

【注意事项】①对本药过敏者禁用;②孕妇,尤其是妊娠初 3 个月内不宜使用;③避免儿童误服。

【剂型和规格】肠衣片剂:5000U。阴道片剂:2500U。乳膏剂:供黏膜用。

曲古霉素 Hachimycin

【其他名称】杀滴虫霉素, Trichomycin, Cabimicina。

【药理作用特点】本药抗真菌作用与制霉菌素相似而较强,对阴道滴虫、阿米巴原虫和梅毒螺旋体亦有抑制作用。但与两性霉素 B 和制霉菌素可能有交叉耐药性。口服吸收差。

【适应证】适用于胃肠道或皮肤黏膜真菌感染;亦可短期服用预防真菌性二重感染。对念珠菌性阴道炎合并滴虫感染的疗效较制霉菌素好。

【用法和用量】成人口服剂量每天 20 万~40 万 U,分 4 次服。阴道片为每次 10 万 U,每天 1 次,10 天为 1 个疗程。局部皮肤真菌感染可用软膏(15 万 U/g)或混悬液(2 万~8 万 U/ml)

涂搽，每天2次；混悬液尚可供口腔黏膜喷雾或含漱。

【不良反应】口服后不良反应与制霉菌素相似而较轻。局部应用有轻度刺激性和烧灼感，个别患者阴道应用时有白带增多现象。

【剂型和规格】片剂：5万U。栓剂：10万U。软膏剂：15万U/g。

咪康唑　Miconazole

【其他名称】密康唑，达克宁，霉可唑，克霉灵，霉康唑，二氯苯咪唑，双氯苯咪唑，Daktarin ampoules，Aflorin，Albistat，Andergin，Daktar，Dermonistat。

【药理作用特点】本药是咪唑类广谱抗真菌药。对念珠菌、新生隐球菌、皮炎类芽生菌、组织胞浆菌、粗球孢子菌及巴西芽生菌等有很强的抗菌活性。对皮肤癣菌也有效。但对曲霉菌和部分白色念珠菌作用较差。其作用机制主要是通过改变真菌细胞膜的通透性而起杀菌作用。在体外试验中，本药对革兰阳性菌（金黄色葡萄球菌、表皮葡萄球菌、粪链球菌、白喉杆菌、枯草杆菌、单核细胞增多性李斯特菌、卵形杆菌及脆弱杆菌等）也有抗菌作用，但对革兰阴性细菌无作用。高浓度时可杀灭滴虫。

【适应证】适用于全身性白色念珠菌等敏感真菌引起的感染，如败血症、消化系统感染、呼吸系统感染、肾脏和尿路感染等。

【用法和用量】①静滴：全身性感染每天600mg（10mg/kg），若患者能耐受，可增至每天1800mg（30mg/kg）。将本药用生理盐水或其他输液稀释，1次或分次于24小时内滴完。也可用静脉导管给药。每份输液含本药不得超过600mg，并于30～60分钟滴完，滴速不宜太快。②局部用药：对药物不容易达到的部位或器官感染症，如脑膜炎、泌尿系统感染和肺部肿块等，可配合局部给药。对创伤感染，可将预先稀释好的药液静脉注入，每天

1~2次；膀胱滴注，每次用未经稀释的药液20ml，每天2次；窦道滴注，每次用未经稀释的药液2ml，每天2次；支气管滴注或气雾剂吸入，用本药20ml稀释成60ml，每次用5ml，每天4~8次；鞘内给药，用未稀释液每天2ml；阴道真菌感染：局部涂搽或放入阴道内。

【不良反应】①静脉给药可能出现短暂的寒战、头晕、瘙痒、皮疹或腹泻；②过量能引起食欲减退、恶心和呕吐；③大剂量长期给药，注射局部可引起血栓性静脉炎；④滴速过快可致心律失常；⑤偶见白细胞、血小板减少或血清转氨酶升高。

【注意事项】①对本药过敏者及孕妇禁用；②使用前必须稀释，滴速宜慢，有心脏病者尤需谨慎；③过量时应逐渐减少剂量至不良反应消失；④为防止复发，应连续用药至真菌培养呈阴性；⑤长期用药应定期检查肝功能；⑥避免同时使用其他全身性抗真菌药。

【剂型和规格】注射剂：0.2g。阴道栓剂：0.1g。软膏剂：2%（硝酸盐）。

伊曲康唑　Itraconazole

【其他名称】伊他康唑，伊康唑，斯皮仁诺，Sporanox，ICZ，IRC。

【药理作用特点】本药是一种三唑类口服、广谱、安全的抗真菌药，抗菌谱与酮康唑相似，对深部真菌和浅表真菌都有抗菌作用。本药与酮康唑不同的是对孢子丝菌、曲霉菌、新型隐球菌、球孢子菌和暗色真菌有高效。三唑环的结构使本药对人细胞色素P450的亲和力降低，而对真菌细胞色素P450仍保持强亲和力。

【适应证】适用于各种浅表和深部真菌感染。

【用法和用量】①浅表真菌感染：一般每次100mg，每天1次，吃饭时服药。疗程：体癣、股癣15天，足癣、手癣30天，头癣4~8周，甲癣至少3~6个月。对花斑癣、阴道念珠菌病及真菌性角膜炎，每天200mg，分别连服5天、3天及3周，治愈率可达90%以上并可控制复发。对急慢性阴道念珠菌病，口服每天200~400mg，治疗3天的治愈率可达80%，90%以上病例临床症状消失。②深部真菌感染：全身念珠菌病患者口服每天200mg，疗程1个月，治愈率可达69%。对于深部真菌感染推荐剂量为每天200~400mg，疗程酌定。儿童剂量为每天3~5mg/kg。

【不良反应】①常见胃肠道反应及短暂的无症状性肝酶升高；②长期大剂量用药可致低钾血症、水肿及排尿困难等，停药后一般可恢复正常；③其余参见酮康唑。

【注意事项】孕妇忌用。

【剂型和规格】片剂：50mg，100mg。胶囊剂：200mg。

三、病毒感染治疗药物

利巴韦林　Ribavirin

【其他名称】病毒唑，三氮唑核苷，Virazole，RTC。

【药理作用特点】本药为人工合成的广谱抗病毒药，为一强力单磷酸次黄嘌呤核苷（IMP）脱氢酶抑制剂，可抑制IMP，从而阻碍病毒核酸的合成，干扰DNA合成而阻止病毒复制。对多种病毒（包括DNA和RNA）有抑制作用。对流感（A型、B型）、腺病毒肺炎、甲型肝炎、疱疹及麻疹有防治作用，但临床评价不一。国内已证实对肾综合征出血热特别是早期疗效明显，有降低病死率、减轻肾损害、降低出血倾向及改善全身症状等作用。本药口服易吸收，口服后60~90分钟达血浓度高峰。在肝或其他组织内磷酸化产生活性代谢产物。

【适应证】适用于病毒性呼吸道感染，如流感、疱疹性角膜炎、疱疹性结膜炎、疱疹性口炎、带状疱疹；也适用于急性病毒性肝炎；还适用于艾滋病。

【用法和用量】口服：每天 0.8～1g，分 3～4 次。含服：每 2 小时 1 次，每天 4～6 次。肌注或静滴：每天 10～15mg/kg，分 2 次缓滴。滴鼻：用于防治流感，用 0.5%（生理盐水配制）溶液，每小时 1 次。滴眼：治疗疱疹感染，浓度 0.1%，每天数次。

【不良反应】极少数患者口服或肌注本药后有口干、稀便及白细胞减少等，停药后可恢复正常。

【注意事项】妊娠初 3 个月者禁用。

【剂型和规格】片剂：0.1g。含片剂：0.2g。注射剂：0.1g/ml。滴眼剂、滴鼻剂：0.1%～0.5%。

甘昔洛韦　Ganciclovir

【其他名称】更昔洛韦，羟甲基无环鸟苷，Cymevan，Cytovene。

【药理作用特点】本药为无环鸟苷的衍生物，但比无环鸟苷有更强、更广谱的抗病毒作用。本药在巨细胞病毒感染细胞内线粒体中先被脱氧鸟苷激酶转化成单磷酸盐，然后经鸟苷酸激酶及磷酸甘油激酶代谢成三磷酸盐（GTP），GTP 竞争性抑制脱氧鸟苷与 DNA 聚合酶结合，从而抑制 DNA 合成，阻止 DNA 链的延长。GTP 对细胞 DNA 聚合酶的作用极弱，因而对巨细胞病毒有高度特异性抑制作用。此外，本药对单纯疱疹病毒Ⅰ型和Ⅱ型、水痘－带状疱疹病毒及 EB 病毒等也有广泛的活性。本药作用于静止期病毒，具有可逆性。

【适应证】适用于严重的免疫功能低下并发的巨细胞病毒感染，如致盲性巨细胞病毒性视网膜炎、艾滋病、器官移植、恶性肿瘤等，以及胃肠炎、肺炎、肝脏和中枢神经系统的巨细胞病毒感染。

【用法和用量】静滴：每次 2.5mg/kg，每 8 小时 1 次，或每次

5mg/kg，每12小时1次，滴注时间为1小时，连续用药14～21天。预防复发或进行维持治疗时，每天5mg/kg或每天6mg/kg，每周给药5天。对有肾功能损害者，相应减少剂量；亦可不减剂量，而延长给药间隔。口服：用于维持治疗，每次5～10mg/kg，每天2次。玻璃体内给药：目前只是实验性方法，先将本药配成2mg/ml溶液，取0.1ml或0.2ml（约含本药200mg、400mg）直接注入玻璃体腔内，每周1～2次，连续给药3周，维持治疗每周1次。

【不良反应】①动物试验中有精巢、前列腺及精囊萎缩、胸腺萎缩、骨髓形成低下、皮肤附属器官萎缩和消化道黏膜萎缩等变化；②曾出现副睾萎缩及精子形成低下、缺损等；③致畸性有唇裂、无眼或小眼症等；④还可致血液学变化，如白细胞及血小板减少、嗜酸性粒细胞增多；⑤有头痛、恶心、腹泻、发热、尿素氮升高及肝功能异常等。但以上反应一般具有可逆性。

【注意事项】①对本药过敏者及孕妇禁用；②小儿、有药物性白细胞减少或阿昔洛韦过敏者、精神病或呈神经毒性者应慎用；③哺乳妇在用药期间应中止授乳；④当中粒细胞数下降到5×10^9/L，血小板下降到25×10^9/L以下，应停止使用；⑤本药与齐多夫定（AZT）有重叠的毒性作用；⑥同时使用抑制细胞分裂、增殖或肾功能改变的药物，须特别谨慎。

【剂型和规格】注射剂：2.5mg，5mg，6mg。片剂：5mg，10mg。

伐昔洛韦 Valaciclovir

【其他名称】万乃洛韦，明竹欣，VACV。

【药理作用特点】本药是ACV最好的前药。在阿昔洛韦结构上添加了L-缬氨酸，其水溶性较阿昔洛韦提高了150倍，吸收更迅速，生物利用度可达65%，是口服阿昔洛韦的3～5倍。口服吸收后，迅速而完全地转化为阿昔洛韦，并在病毒感染细胞内，被脱氧苷激酶活化，进一步磷酸化为三磷酸酯，通过抑制DNA聚合酶，并在DNA聚合酶作用下，与增长的DNA链结合，终止病毒的复制，从而达到抗病毒作用。

【适应证】适用于乙型肝炎、带状疱疹、单纯疱疹、尖锐湿疣及疱疹性脑炎。

【用法和用量】治疗生殖器疱疹：口服，300mg，每天2次，5～7天。对顽固复发性生殖器疱疹，可延长疗程至6个月。治疗尖锐湿疣及带状疱疹：口服：300mg，每天2次，9～12天。治疗乙型肝炎：动物实验已取得较满意疗效，目前临床仍在观察中。

【不良反应】①常见胃肠道症状，如恶心、呕吐、腹泻；②可有头痛、衰弱、嗜睡、血清转氨酶升高等；③偶见中性粒细胞减少。

【剂型和规格】片剂：300mg。

吗啉胍 Moroxydine

【其他名称】吗啉双胍，病毒灵，吗啉咪胍，Abitilguanidine，Vironil，ABOB。

【药理作用特点】本药是一种广谱的抗病毒药物，对流感病毒、副流感病毒、腺病毒、鼻病毒、疱疹病毒、脊髓灰质炎病毒均有一定的抑制作用。

【适应证】用于流行性感冒、小儿秋季腹泻、流行性腮腺炎、水痘、疱疹性口腔炎、带状疱疹、结膜炎、角膜炎等疾病的防治。

【用法和用量】口服：成人每次0.1～0.2g，每天3次；儿童每天10mg/kg，分3次给药。滴眼：每1～2小时1次。

【不良反应】较轻，但大剂量使用可引起食欲不振、出汗、口干、低血糖等反应。

【注意事项】与氯苯那敏、维生素C合用可增加疗效，减少副作用。

【剂型和规格】片剂：0.1g。滴眼剂：1%～4%。

异丙肌苷　Isoprinosine

【其他名称】Isoprinosine，Imunovir。

【药理作用特点】本药实验显示本药可抑制多种 DNA 和 RNA 病毒。

【适应证】适用于治疗疱疹病毒感染、乙型病毒性肝炎及生殖道疣。

【用法和用量】口服：成人每次 1g，每天 4 次。疗程：皮肤黏膜疱疹 7～14 天；生殖道疣 14～28 天；乙型病毒性肝炎 60 天，必要时每隔 3～4 个月，可再行 2～6 个疗程，每个疗程为 30 天。

【不良反应】偶见可逆性血清或尿中尿酸增高。

【剂型和规格】片剂：500mg。

阿糖腺苷　Vidarabine

【其他名称】Arabinosine，Vira-A。

【药理作用特点】本药有抗单纯疱疹病毒（HSV_1、HSV_2）作用，但对巨细胞病毒（CMV）无效。还有抑制乙肝病毒复制的作用（为单磷酸酯作用）。本药静滴进入体内后迅速去氨成为阿拉伯糖次黄嘌呤，并迅速分布进入一些组织中。阿拉伯糖次黄嘌呤可透过脑膜，脑脊液与血浆中的浓度比为 1∶3。每天用量的 41%～53% 以阿拉伯糖次黄嘌呤形式自尿中排出，母体化合物只占 1%～3%。肾功能不全者，阿拉伯糖次黄嘌呤可在体内蓄积，其血浆浓度可为正常人的几倍。阿拉伯糖次黄嘌呤的平均半衰期为 3.3 小时。

【适应证】适用于乙型病毒性肝炎、单纯疱疹病毒性脑炎、带状疱疹、疱疹性角膜炎；对碘苷耐药或过敏者也可奏效。

【用法和用量】静滴：成人每天 10～15mg/kg，10 天为 1 个疗程，剂量不超过每天 20mg/kg。眼膏涂眼：每天数次。

【不良反应】比阿糖胞苷毒性低。①常见恶心、呕吐及食欲不振等胃肠道反应；②偶见中枢神经系统反应，如精神错乱及肌肉疼痛等；③剂量超过每天 20mg/kg，会引起骨髓抑制，可见白细胞和血小板减少等；④有时可引起局部血栓性静脉炎。

【注意事项】①孕妇（特别是孕初 3 个月内）及对本药过敏者禁用；②肝功能不全者及哺乳妇女慎用；③脑水肿、肾功能不全时，剂量及输注速度需监测；④用药期间应检查血象；⑤脑切片检查无病毒时应停用；⑥不可静脉推注或快速滴注；⑦配得的输液不可冷藏，以免析出结晶；⑧不宜与肾上腺皮质激素等免疫抑制剂合用；⑨别嘌呤醇有黄嘌呤氧化酶抑制作用，使阿拉伯糖次黄嘌呤的消除减慢而蓄积，可致较严重的神经系统毒性反应。

【剂型和规格】粉针剂（磷酸盐）：0.2g，0.5g，1g。眼膏剂：3%。

阿糖腺苷单磷酸 Vidarabine monophosphas

【其他名称】Ara-AMP。

【药理作用特点】本药为阿糖腺苷衍生物，水溶性比阿糖腺苷大 400 倍，可静脉或肌内注射。在体内为核苷酸单脂酶脱磷分解为阿糖腺苷，其抗病毒谱、代谢和作用机制同阿糖腺苷。

【适应证】同阿糖腺苷。

【用法和用量】治疗疱疹脑炎：静滴，每天 10～15mg/kg，分 2 次，9～14 天，可降低死亡率，但有后遗症。治疗乙型肝炎：静脉或肌内注射，每天 10mg/kg，分 2 次，共 5 天，后改为每天 5mg/kg，再用 23 天。

【不良反应】同阿糖腺苷。

【注意事项】同阿糖腺苷。

【剂型和规格】注射剂：0.2g。

聚肌胞 Polyinosinic-polycytidylic acid

【其他名称】聚肌胞苷酸，Poly IC，PIC。

【药理作用特点】本药为一种合成的双链 RNA，具有诱导干扰素的能力，有广谱抗病毒作用、抗肿瘤作用和免疫增强作用。本药还可以特异性地与病毒聚合酶结合，从而抑制病毒复制。

【适应证】适用于慢性乙型肝炎、肾综合征出血热、流行性乙型脑炎、病毒性角膜炎、带状疱疹、各种疣类和呼吸道感染等。

【用法和用量】肌注：每次2~4mg，隔天1次。静注：每次100mg，每周2次。疗程为数天至数月。尚可供点眼、滴鼻及喷雾用。

【不良反应】静注可有发热反应，个别有轻微不适或注射局部疼痛及过敏等。

【注意事项】对本药过敏者慎用。

【剂型和规格】注射剂：2mg，5mg。

磷甲酸钠 Foscarnet sodium

【其他名称】膦甲酸钠，Foscavir，Phosphonoformate trisodium，Phosphonoformate acid，PFA。

【药理作用特点】本药为合成的抗病毒药，其同系物磷乙酸钠及磷丙酸钠均有抗病毒活性，以本药最强，能抑制疱疹病毒DNA聚合酶。对人疱疹病毒Ⅰ型的抑制浓度为3mg/ml，对人体细胞的毒性甚小（大于250mg/ml显示毒性），主要外用于疱疹病毒的皮肤及黏膜感染。本药尚可抑制艾滋病病毒转录酶，试用于并发鼻炎、肺炎、结肠炎或食管炎的艾滋病患者，有一定的疗效。

【适应证】适用于乙型肝炎、疱疹病毒Ⅰ型感染及艾滋病。

【用法和用量】艾滋病：每天230mg。疱疹病毒Ⅰ型感染：3%乳膏或胶冻局部外用。一般成人可中心静脉给药，或以5%葡萄糖液稀释至12mg/ml或更低浓度经周围静脉给药。初始量按20mg/kg静滴30分钟，尔后视肾功能状况调节滴速，推荐疗程为2~3周。尚无儿童用药经验。

【不良反应】①可有血钙减少、肾功能损伤、低血糖、癫痫发作及血蛋白浓度降低；②若未稀释，周围静脉给药可致血栓性静脉炎；③偶有头痛、恶心、呕吐、乏力、皮疹等。

【剂型和规格】输注液（等渗）：25mg/ml。

金刚烷胺 Amantadine

【其他名称】金刚胺，Symmeetrel。

【药理作用特点】本药无杀灭病毒的作用，只能抑制病毒进入人体细胞。它对A_2型流感病毒有效，而对其他型流感病毒无作用。本药吸收进入脑组织后，能够促进脑组织释放适量多巴胺或延缓多巴胺的代谢分解，可用于治疗震颤麻痹症。本药对多种炎症如败血症、病毒性肝炎或其他原因引起的高热有退热作用。与抗生素合用比单用抗生素效果好。本药口服迅速从胃肠道吸收，达峰浓度时间为1~4小时。药物大部分以原形从肾脏排出，也有一部分从乳汁排出。半衰期约20小时。

【适应证】适用于亚洲Ⅱ型流感的预防和治疗；也适用于震颤麻痹的治疗；对多种炎症如败血症、病毒性肝炎或其他原因所致的高热有退热作用。

【用法和用量】①治疗流感：每次100mg，每天2次口服，3~5天为1个疗程；小儿（1~9岁）每天4~8mg/kg，分次口服，每天最高量可至150mg；②治疗震颤麻痹症：开始每天100mg，可逐渐增加至每次100mg，每天2次口服。

【不良反应】①可有精神混乱、注意力不集中、眩晕、体位性低血压、尿潴留、共济失调、抑郁、恶心、呕吐、食欲减退、口干、皮疹等，多是剂量依赖性的，停药后症状消失；②较严重的不良反应为充血性心力衰竭、诱导精神病；③剂量超过常用量的4倍可引起肌肉痉挛、抽搐。

【注意事项】①禁用于有癫痫史者和胃、十二指肠溃疡患者;②老年脑动脉硬化、中枢神经系统疾病患者及心、肝、肾功能不良者均慎用;③使用本药不能突然停药;④可增强抗胆碱药物的作用,如苯海索、苄托品、邻甲苯海拉明,两者合用时应减量。

【剂型和规格】片剂:0.1g。糖浆剂(盐酸盐):0.1g/ml。

☆ 复方金刚烷胺片:含金刚烷胺 0.1g,氨基比林 0.15g,氯苯那敏 3mg。每天早晚各服 1 片。服药期间应避免开车或做其他精细性工作。

金刚乙胺 Rimantadine

【其他名称】α-甲基金刚烷乙胺,Roflual,Flumadine,Meradan,EXP-126,JP-61。

【药理作用特点】本药主要对 A 型流感病毒有活性。体外试验可抑制 A 型流感病毒增殖,包括自人体分离的 H_1N_1、H_2N_2 及 H_3N_3 亚型。对 A 型流感黏病毒感染的动物,本药既有预防作用,又有治疗作用。其机制可能是通过抑制病毒颗粒在宿主细胞内脱壳而在病毒复制周期的早期起作用。本药并不抑制暴露于 A 型流感病毒后的免疫反应,对其他型流感病毒仅有微弱作用。本药吸收较快而完全,给药后 3~8 小时血药浓度达峰值。给予 100mg,每天 2 次,血药浓度最低值为 150~470mg/ml,均于5 天后达到稳态。在肝内广泛代谢。尿中排泄的原形药仅占剂量的 25%,羟基代谢物约占剂量的 18%,其余代谢物尚未鉴定。粪中排泄物小于剂量的 1%。平均消除半衰期为 25 小时。血浆蛋白结合率约 40%。肾功能不全者半衰期延长。

【适应证】与金刚烷胺类似。

【用法和用量】口服:成人及 10 岁以上儿童为每天 300mg,可 1 次或 2 次给药,连续 8~10 天。季节性预防,应在确诊为 A 型病毒后即开始给药,预防性治疗应持续 4~6 周。1~10 岁儿童每天 5mg/kg(不超过 150mg),分 1 次或 2 次服用。

【不良反应】①可见胃肠道症状如恶心、呕吐、腹痛、食欲不振及腹泻；②可有神经症状，如失眠、集中力差、头晕、头痛、恶梦及焦虑等；③老年人可有步态失调或口干、无力等。以上不良反应在继续用药时均可消失。

【注意事项】①对金刚烷类药物过敏者及严重肝功能不全者禁用；②癫痫或肾衰患者、老年人慎用；③孕妇和 1 岁以下婴儿不推荐使用；④金刚烷胺等可改变患者注意力和反应性（如驾驶或街上行走时），应警惕；⑤本类药与中枢神经系统药物如抗组胺药、吩噻嗪类、抗抑郁药及安定药并用时，可使中枢副作用增强；⑥本类药物过量时可出现情绪激动与幻觉，毒扁豆碱已证明是有效的解毒药，成人 1～2mg，儿童 0.5mg，必要时每隔 1 小时重复 1 次。

【剂型和规格】片剂：100mg。糖浆剂：10mg/ml。

干扰素 Interferon

【其他名称】赛若金，罗扰素，福康泰，贝尔芬，干扰能，惠福仁，重组干扰素。

【药理作用特点】本药是一组由病毒或其他诱生剂使生物细胞产生的分泌性糖蛋白，是一种有多种生物学功能的细胞因子。有广谱的生物活性，抗多种病毒感染，抑制肿瘤细胞生长，促进吞噬细胞、NK 细胞和 T 淋巴细胞等细胞免疫作用，影响免疫应答和抗原表达，对放射性的反应和肾上腺素的分泌都有作用。目前已知三类抗原性不同的天然干扰素，α、β 和 γ- 干扰素。α、β- 干扰素具有较强的抗病毒作用。γ- 干扰素抗肿瘤作用优于抗病毒作用；有较多的免疫抑制作用；溶细胞作用较强；可促进其他干扰素作用；可用于治疗类风湿性关节炎。由于干扰素有种族特异性，用人细胞培养诱生价格昂贵，目前临床应用的干扰素大多数为基因工程干扰素。

【适应证】适用于治疗乙、丙、丁型病毒性肝炎，单纯疱疹、巨细胞病毒感染；也适用于 Kaposi 肉瘤、乳突瘤及类风湿性关节炎等。

【用法和用量】治疗病毒性肝炎：α-干扰素300万~500万U，肌内注射，每周3次，3~6个月为1个疗程，必要时可延长至1年。治疗类风湿性关节炎：γ-干扰素100万U，肌内注射，28天为1个疗程。治疗恶性肿瘤：γ-干扰素100万U~200万U，局部注射，每天1次，10天为一个疗程，10天后可进行第二疗程，共治疗2~3个疗程（随病情而定）。

【不良反应】①治疗初期可出现发热、寒战、头痛、肌痛及上呼吸道流感样症状，多数能耐受或在疗程中自行消失；②可有低热、乏力和全身不适等；③可出现暂时性骨髓抑制、脱发、浅表淋巴结肿痛、体位性低血压、性格改变、记忆力减退、感觉异常和抑郁等，但均为可逆性，停药后可逐渐恢复；④偶见肝功能衰竭、甲状腺功能减退。

【注意事项】①有严重的肝功能失代偿患者、心肌梗死及重症高血压病患者均应禁用；②自身免疫性疾病如关节炎、狼疮性关节炎、多发性硬化、甲状腺疾病患者禁用α-干扰素；③2~10℃冷暗处保存。

【剂型和规格】粉针剂：100万U，300万U。

☆ 干扰素α-2a注射剂：300万U，500万U。

☆ 干扰素α-2b注射剂：300万U，450万U。

☆ 干扰素α-1b注射剂：300万U。

☆ 重组干扰素γ注射剂：100万U。

胸腺肽　Thymosin

【药理作用特点】本药为免疫调节剂，其主要作用之一是在T细胞分化成熟的不同阶段起调控作用，而使机体免疫系统得以平衡。本药通过促进T淋巴细胞E受体、mIL-2受体及HLA-DR的表达起到激活T淋巴细胞、清除乙肝病毒的作用。近年来研究发现胸腺肽组分5（胸腺五肽）和胸腺肽α_1均可影响T细胞的免疫调节功能,促进人类的淋巴细胞产生α-干扰素和IL-2,并且使淋巴细胞的IL-2受体的表达增强。

【适应证】适用于治疗慢性乙型肝炎、重型肝炎。

【用法和用量】治疗慢性乙型肝炎:①胸腺肽160mg加入10%葡萄糖液中静滴,每天1次,疗程为1个月,可连续使用2~3个疗程;②胸腺五肽1mg,肌注,每周3次,3~6个月1个疗程;③胸腺肽α_1 1.6mg皮下注射,每周2次,6个月1个疗程;治疗重症肝炎:胸腺肽200~300mg加入10%葡萄糖液中静滴,每天1次,疗程视病情而定,一般为1个月。

【不良反应】偶见低热或皮疹。

【注意事项】有过敏史者慎用。

【剂型和规格】注射剂:2mg/1ml,10mg/5ml,40mg/10ml。

☆ 胸腺五肽注射剂:1mg。

☆ 胸腺肽α_1注射剂:1.6mg。

抗乙肝转移因子

Transfer factor against hepatitis B

【其他名称】苷必妥。

【药理作用特点】本药系从免疫的动物脾组织细胞中提取的具有抗乙肝病毒活性的转移因子,其主要成分为寡核糖核苷肽。本药可使致敏的T淋巴细胞分化增殖,提高T淋巴细胞识别和清除乙肝病毒的能力;同时可产生巨噬细胞移动抑制因子,促进巨噬细胞吞噬和清除乙肝病毒。本药还可以增强和调节机体抗乙肝病毒的整体免疫功能。

【适应证】适用于治疗乙型肝炎,尤其适用于有病毒复制的慢性乙肝。

【用法和用量】每支加入注射用水2ml溶解,肌内注射。第1~4周,每天1次,每次1~2支;第5~12周,每2天1次。12周为1疗程。

【不良反应】无明显副作用。

【注意事项】①孕妇、哺乳期妇女及婴幼儿在医生指导下应用;② 2~8℃冷暗处保存。

【剂型和规格】注射剂:每支含多肽≥1mg。

常用病毒感染治疗药物还包括华蟾素,具体内容参见第十二章。

四、寄生虫感染治疗药物

喹碘方 Chiniofon

【其他名称】药特灵,安痢生,磺碘喹,Yatren,Quiniofon。

【药理作用特点】本药为8-羟喹啉类药物,在肠内浓度较高,通过抑制肠内共生细菌的生长繁殖,阻断滋养体的给养,从而间接杀灭肠内阿米巴滋养体。

【适应证】适用于慢性阿米巴痢疾和无症状的带虫者;对急性阿米巴痢疾及较顽固的病例,可与其他药物如依米丁、灭滴灵合用,有根治效果。对各种肠外阿米巴病均无效。

【用法和用量】口服:每次0.5g,每天3次,3天后,每次1g,每天3次,连服10天。小儿每次5~10mg/kg,每天3次,连服7~10天。保留灌肠:2.5%的水溶液200ml,每晚1次,连用7天,此时口服量可减半。

【不良反应】可引起腹泻、恶心、呕吐等,大剂量偶有肝脏损害。

【注意事项】甲状腺肿大、对碘过敏和肝、肾功能不良者禁用。

【剂型和规格】片剂:0.25g。

泛喹酮 Phanquinone

【其他名称】安利平,安妥百舒,安妥培司,Phanchinone,

Phanquone，Entobex。

【药理作用特点】本药对肠内阿米巴滋养体有抑制作用，对其他寄生虫如肠梨形虫、滴虫、唇鞭毛虫及革兰阴性杆菌也有抑制其生长和增殖的作用。

【适应证】适用于治疗阿米巴痢疾；也可用于治疗肠道内细菌感染。

【用法和用量】口服：每次 50～100mg，每天 3 次，连用 5～10 天。重复第二疗程时，应间隔 2 周。

【不良反应】①可有恶心、呕吐、胃轻微烧灼感；②偶可见眩晕。

【注意事项】服药期间可产生黑尿，为其代谢产物所致。

【剂型和规格】片剂：50mg。

依米丁　Emetine

【其他名称】吐根碱。

【药理作用特点】本药是由吐根中提取出的生物碱，能干扰阿米巴滋养体的分裂与繁殖，杀灭溶组织阿米巴滋养体。本药可很快消除急性症状，但对包囊无作用，故不能根治，也不适用于无症状带包裹者。

【适应证】适用于急性阿米巴痢疾急需迅速控制症状者，常与四环素和其他肠道内抗阿米巴病药合用；也用于治疗阿米巴肝脓肿，常与氯喹、甲硝唑等合用；还用于蝎子蜇伤及肺吸虫病。

【用法和用量】治疗阿米巴痢疾：每天深部皮下注射 1mg/kg（体重超过 60kg 者，按 60kg 计，药物用量不应超过 60mg），分 1～2 次使用，连用 6～10 天。小儿每次 500μg/kg，每天 2 次，连用 4～6 天。疗程不应超过 10 天，若未愈，30 天后再开始第二个疗程。

【不良反应】①可引起恶心、呕吐、眩晕、头痛、肌无力、腹泻、肌压痛、肌僵硬等；②可引起心肌损害，表现为心前区疼痛、血压下降、心动过速、心律不齐，严重时有心力衰竭，甚至死亡，若有心电图变化，应立即停药；③注射后常有局部疼痛。

【注意事项】①孕妇、儿童、心脏病患者、贫血患者及肝、肾功能减退者禁用；②本药有蓄积作用，不宜长期使用；③使用时，最好监测心电图变化；④不采用口服、静注或肌注给药；⑤使用本药期间应戒酒及刺激性食品。

【剂型和规格】注射剂（盐酸盐）：30mg，60mg。

去氢依米丁　Dehydroemetine

【其他名称】去氢吐根碱。

【药理作用特点】本药为依米丁衍生物，作用与依米丁类似，但无依米丁那样的蓄积作用。本药在体内消除较快，故可较大剂量地使用较长的时间。

【适应证】适用于阿米巴痢疾和肝脓肿的治疗；也可治疗血吸虫病、毛囊癣及利什曼病。

【用法和用量】深部皮下注射：每天 60mg，或每天 1mg/kg，连用 6～10 天。若重复第二个疗程，应间隔 2 周。

【不良反应】不良反应较依米丁小，偶可引起血压下降、多发性神经炎等。

【剂型和规格】注射剂：30mg。

氯碘羟喹　Clioquinol

【其他名称】氯碘喹啉，消虫痢，维沃仿，Chloroiodoquine，Vioform。

【药理作用特点】本药作用与喹碘方类似，能杀灭肠道中的阿米巴滋养体。

【适应证】适用于慢性阿米巴痢疾；也用于阴道滴虫病的治疗；还可局部用于皮肤细菌感染。

【用法和用量】口服：每次 0.25g，每天 3 次；小儿每次 5mg/

kg，每天3次，连用10天。阴道栓：用于阴道滴虫，每晚塞入阴道1次，每次0.25g。

【不良反应】①对碘敏感者可引起过敏；②局部应用有刺激性；③大量长期应用可能使少数患者产生亚急性脊髓视神经病，严重时可致永久性失明；④偶见面部色素沉着。

【注意事项】甲状腺肿大、对碘过敏者及肝、肾功能不良者禁用。

【剂型和规格】片剂：0.25g。栓剂：0.25g。

双碘喹啉 Diiodohydroxyquinoline

【其他名称】双碘羟喹，双碘方，Iodoquinol，Diiodohydroxyquin。

【药理作用特点】本药作用与喹碘方类似，主要杀灭肠道内的阿米巴滋养体，为8-羟喹啉类药物中毒性最低的一种。口服有小部分从肠道吸收。

【适应证】适用于治疗慢性阿米巴痢疾及带虫者（常与依米丁或氯喹或四环素合用）；也可用于阴道滴虫病。

【用法和用量】口服：每次0.4～0.6g，每天3次；小儿每次10mg/kg，每天3次，连服20天。

【不良反应】类似喹碘方，可引起胃肠道不适、皮疹、头痛等。

【注意事项】甲状腺肿大、对碘过敏及肝、肾功能不良者禁用。

【剂型和规格】片剂：0.2g，0.6g。

卡巴胂 Carbarsone

【其他名称】对脲基苯胂酸，碳酸苯胂，Fenarsone。

【药理作用特点】本药为有机胂剂代表药物，通过抑制虫体巯基酶系活动，杀灭阿米巴滋养体。肠内浓度高，对慢性阿米巴痢疾和带虫者疗效较好，而对肠外型和急性效果较差。也可杀灭丝虫成虫及阴道滴虫。

【适应证】适用于治疗轻症或慢性阿米巴痢疾；也用于治疗

丝虫病;局部应用可杀灭阴道滴虫。

【用法和用量】治疗阿米巴痢疾:口服每次 0.1～0.2g,每天 3 次,10 天为 1 个疗程;小儿每天 8mg/kg,分 2～3 次服用,连用 10 天。极量每次 0.4g,每天 0.8g。治疗丝虫病:每次 0.25～0.5g,每天 2 次,连服 10 天。治疗阴道滴虫病:每次 0.2～0.4g,用栓剂每晚或隔晚置于阴道中,7 天为 1 个疗程。

【不良反应】可有恶心、呕吐、腹泻等胃肠道症状及皮疹等,也有少数发生粒细胞减少、剥脱性皮炎及肝炎等。

【注意事项】①肝、肾疾病及对胂剂过敏者禁用;②如重复治疗应至少间隔 10 天。

【剂型和规格】片剂:0.1g,0.2g。栓剂:0.13g。

甘铋胂　Glycobiarsol

【其他名称】甘苯砷铋,Bismuth glycollylarsanilate。

【药理作用特点】本药主要杀灭肠道内的阿米巴滋养体。

【适应证】适用于预防和治疗阿米巴痢疾(常与氯喹或四环素合用)。

【用法和用量】口服:每次 500mg,每天 3 次,疗程 7～10 天。若开始第二疗程,则应间隔 2 周。

【不良反应】一般较小。

【注意事项】注意用量,否则易引起砷中毒。

【剂型和规格】片剂:500mg。

比拉米可　Bialamicol

【其他名称】卡马风,Camoform。

【药理作用特点】本药可杀灭阿米巴滋养体,使包囊无法产生。

【适应证】适用于治疗急、慢性阿米巴痢疾,也用于肠外阿米巴病。常与依米丁交替使用。

【用法和用量】口服:每次 250~500mg,每天 3 次,疗程为 5 天。若重复第二个疗程,应间隔 3 周。

【不良反应】可有恶心、呕吐及皮疹等。

【剂型和规格】片剂:250mg。

二氯沙奈 Diloxanide

【其他名称】二氯尼特,二氯散,安特酰胺,Entamide。

【药理作用特点】本药为二氯乙酰胺类药物,能直接杀灭阿米巴滋养体,对肠内、肠外阿米巴病均有作用,但主要用于肠道内阿米巴病,是无症状带包囊者治疗的首选药。

【适应证】适用于肠道内阿米巴病。也常与氯喹、四环素合用治疗阿米巴痢疾,与依米丁、氯喹合用治疗阿米巴肝脓肿。对急性阿米巴痢疾疗效差。

【用法和用量】口服:每次 0.5g,每天 3 次;小儿每天 20mg/kg,分 3 次服用。

【不良反应】常见有恶心、胃肠胀气、瘙痒、荨麻疹等,也有引起蛋白尿的报道。

【剂型和规格】片剂:0.25g,0.5g。

巴龙霉素 Paromomycin

【其他名称】巴母霉素,巴罗姻霉素,Aminosidin,Catenulin,Humycin,Monomycin A,Neomycin E,Paramicin,Humatin,PRM。

【药理作用特点】本药阿米巴原虫在肠道内必须得到大肠菌群的代谢产物才能生存和繁殖,而本药可以抑制阿米巴的共生菌的正常代谢,从而使阿米巴的生长繁殖发生障碍,间接地发挥抗阿米巴作用。另外,本药在肠道内几乎不被吸收,故还有直接抗阿米巴作用。其强度为依米丁的 2 倍。本药对肠外阿米巴无效。此外,本药还有抗绦虫作用,但机制不详。同时本药还是一种广谱抗生素,其抗菌谱与新霉素、卡那霉素等基本相同。

【适应证】适用于治疗阿米巴痢疾；也用于治疗牛绦虫、猪绦虫和短膜壳绦虫病；还可作为抗生素，治疗细菌性痢疾和急性肠道阿米巴痢疾的混合感染。

【用法和用量】①治疗阿米巴痢疾：每天30mg/kg，分3～4次口服，5天为1个疗程。②治疗绦虫病：75mg/kg，1次口服，每次剂量不超过4g，5天为1个疗程。③用于肠道感染：每天30～50mg/kg，分3～4次口服，7天为1个疗程。

【不良反应】①口服几乎不吸收，故不良反应较少，仅见食欲下降、恶心、呕吐、腹部不适、轻度腹泻和头晕等；②长期服用也有可能导致肾脏损害和听力损害；③肌注毒性很强，可引起呼吸抑制。

【注意事项】肾功能不全者禁用。

【剂型和规格】片剂：0.1g（相当于纯巴龙霉素10万U），0.25g（相当于纯巴龙霉素25万U）。

左旋咪唑　Levamisole

【其他名称】左咪唑，左旋四咪唑，LMZ，LMS。

【药理作用特点】本药为广谱驱虫药，是盐酸四咪唑的左旋体。作用机制可能是抑制虫体琥珀酸脱氢酶的活性，影响虫体的无氧代谢，致虫体肌肉麻痹，使之失去附着力而随粪便排出体外。本药口服可吸收，2小时后可达血浓度高峰。半衰期为4小时。主要在肝脏代谢，代谢产物由尿及粪便排出。

【适应证】适用于驱蛔虫、钩虫；对蛲虫、丝虫及微丝蚴也有一定的抗虫作用；亦可用于钩虫、蛔虫合并感染以及胆道蛔虫、蛔虫性不完全性肠梗阻等；还可作为免疫增强剂用于类风湿性关节炎、红斑狼疮及肿瘤的治疗（见第十二章肿瘤治疗药物）。

【用法和用量】驱蛔虫：成人口服每次120～150mg，睡前顿服；儿童3mg/kg，睡前顿服。驱钩虫：口服每次1.5～2.5mg/kg，每晚1次，连服3天。驱蛲虫：口服每次0.1g，睡前顿服，连服7

天。治疗丝虫病：口服每天4～8mg/kg，分2～3次服用，连服3天。

【不良反应】①常见恶心、呕吐、上腹部疼痛、易疲劳；②可有头痛、失眠、眩晕、发热、肌肉酸痛、低血压、皮疹等症状；③偶见白细胞减少、蛋白尿、血小板减少等。

【注意事项】肝肾功能不良者、血液病者及孕妇禁用。

【剂型和规格】片剂：15mg，25mg，50mg。

噻嘧啶　Pyrantel

【其他名称】抗虫灵，双羟萘酸噻嘧啶，Pyrantel Pamoate，Antiminth。

【药理作用特点】本药为广谱驱肠虫药物，能抑制胆碱酯酶活性，使乙酰胆碱堆积，使寄生虫的虫体产生痉挛性麻痹，随粪便排出体外。使用本药不至于引起胆道梗阻或肠梗阻，较为安全。本药口服仅少部分从胃肠道吸收，只有7%以原形或代谢产物从尿中排出，大部分从粪便中排出。

【适应证】适用于驱蛔虫、蛲虫、钩虫，对鞭虫也有一定的疗效。

【用法和用量】驱蛔虫：每次5～10mg/kg，睡前顿服。驱蛲虫：每天5mg/kg，连服7天。驱钩虫：每次5～10mg/kg，每天1次，连服3天。以上均按盐基计算。

【不良反应】①可有恶心、呕吐、腹泻、上腹部疼痛、头痛、眩晕、发热；②偶见血清转氨酶升高、皮疹和嗜睡。

【注意事项】①孕妇及有严重溃疡病史者禁用；②肝功能不良者、严重心脏病者及发热者慎用；③本药与枸橼酸哌嗪有相互拮抗作用，不能合用。

【剂型和规格】片剂：0.3g（含盐基0.104g）。

甲苯咪唑　Mebendazole

【其他名称】甲苯哒唑，安乐士，二苯酮咪胺酯，Telmin，Vermox。

【药理作用特点】本药为广谱驱肠虫药物，能够抑制线虫对葡萄糖的利用，ATP生成减少，使寄生虫无法生存及繁殖，并可显著地抑制虫卵发育。本药口服几乎不吸收。极少量（约2%）以原形药物从尿中排出。

【适应证】适用于驱蛔虫、蛲虫、钩虫、鞭虫、粪类圆线虫、猪肉绦虫以及钩、蛔虫合并感染等；对丝虫病亦有一定的疗效。

【用法和用量】驱钩虫、鞭虫：口服每次100mg，每天2次，连用3天。驱蛔虫、蛲虫：顿服200mg，一次即可，儿童与成人剂量相同。除习惯性便秘外，不需加服泻药。

【不良反应】①可见恶心、呕吐、上腹部疼痛、腹泻等；②偶见引起驱虫骚动、游走而导致吐虫。

【注意事项】孕妇禁用。

【剂型和规格】片剂：50mg。

复方甲苯咪唑 Compound mebendazole

【其他名称】速效肠虫净。

【药理作用特点】本药系由甲苯咪唑和盐酸左旋咪唑组成的复方口服片剂。甲苯咪唑能直接作用于蠕虫的肠细胞，抑制对葡萄糖的摄取，使寄生虫的肠管发生不可逆的变质以及营养缺乏性死亡，且能抑制虫卵发育，但吸收少，作用慢。盐酸左旋咪唑能抑制蠕虫肌肉中琥珀酸脱氢酶的活性，阻断延胡索酸还原酶系统的作用，使虫体麻痹而随肠蠕动而排出体外，故作用较甲苯咪唑迅速，但需服用较大剂量。将上述两药配伍用于驱虫，其效力大为增强，且可消除单用甲苯咪唑吐虫的不良反应，同时又减少了盐酸左旋咪唑的剂量和不良反应，使排虫时间集中和提前，确保驱虫效果。

【适应证】适用于蛲虫、蛔虫、钩虫及鞭虫病等。

【用法和用量】驱蛲虫：1片顿服，未达到根除目的时，宜在用药2周或4周后重复用药1次。驱蛔虫：2片顿服。驱钩虫和蛔虫、钩虫及鞭虫混合感染：每天2次，每次1片，连服3天。成人及4岁以上儿童按上述剂量，4岁以下遵医嘱。服药期间不服泻药，不忌饮食。

【不良反应】除个别患者有轻度腹痛和腹泻外，未见明显的不良反应。

【注意事项】①孕妇忌用；②2岁以下儿童慎用。

【剂型和规格】片剂：每片含甲苯咪唑100mg、盐酸左旋咪唑25mg。

哌嗪　Piperazine

【其他名称】驱蛔灵，哌哔嗪，胡椒嗪。

【药理作用特点】本药对蛔虫、蛲虫有效。对钩虫、绦虫、鞭虫无驱虫作用。其作用是通过阻断神经肌肉接头处乙酰胆碱受体，从而使虫体肌肉麻痹，使之不能附着于肠壁而排出体外。由于本药对虫体无刺激性，所以即使严重感染的患者亦无引起肠道、胆道梗阻的危险，使用较安全。本药只能作用于肠道内的寄生虫，对组织内的寄生虫则无效。

【适应证】适用于驱蛔虫、蛲虫。若患者的胃肠蠕动正常，则不必服用泻药；若患者便秘，则应加服泻药。

【用法和用量】治疗蛔虫感染：成人口服每次3～3.5g，每天1次，晚饭后服用；儿童口服每天120mg/kg，最多不超过3g，分1～2次服用，连服2天。治疗蛲虫感染：成人口服每次1～1.2g，每天2次，连服7天；儿童口服每天50mg/kg，最多不超过2g，早晚分服，连服7天。

【不良反应】①用量过大可产生恶心、呕吐、腹泻、上腹部疼痛、头痛；②偶见荨麻疹，停药后可消失；③可见神经症状如嗜睡、眩晕、眼球震颤、共济失调、肌肉痉挛、多动、震颤等。

【注意事项】肝、肾功能不良者及癫痫患者、神经系统疾病患者禁用。

【剂型和规格】片剂:0.5g。

阿苯达唑　Albendazole

【其他名称】肠虫清,丙硫咪唑,丙硫苯咪唑,抗尔虫,抗蠕敏,Zentel。

【药理作用特点】本药是继甲苯咪唑之后又一苯骈咪唑类驱虫药,具有广谱、跨纲、高效及低毒的特点,是当前最优秀的驱虫药之一。本药在体内迅速代谢为丙硫唑砜和亚砜,抑制虫体对葡萄糖的摄取,导致虫体糖原耗竭;抑制延胡索酸还原酶系统,阻碍ATP(三磷酸腺苷)的生成,致使虫体失去能量供应而不能生存和发育。本药对肠道寄生虫的驱杀作用基于同甲苯咪唑,但由于本药及其活性代物谢口服后吸收迅速,血药浓度比口服甲苯咪唑后高出约100倍,肝和肺等组织中均能达到相当高的浓度,并能进入棘球囊内,因此对肠道外寄生虫病也有较好疗效,为甲苯咪唑所不及。

【适应证】适用于驱蛔虫、蛲虫、钩虫、鞭虫及粪类圆线虫等肠道寄生虫病;也用于治疗各类囊虫病(如脑型、皮肌型)及旋毛虫病,疗效优于甲苯咪唑。

【用法和用量】①驱钩虫:第一次服400mg,10天后重复给药1次。②驱蛔虫、蛲虫及鞭虫:400mg,顿服。③驱其他寄生虫如粪类圆线虫等:每天400mg,连服6天,必要时重复给药1次。12岁以下儿童用量减半,服法同成人。④治疗囊虫病:每天15~20mg/kg,分2次服用,10天为1个疗程。停药15~20天后,可进行第二疗程治疗。一般为2~3个疗程。必要时可重复治疗。

【不良反应】①可见口干、乏力、头晕、思睡、头痛、食欲不振、恶心、腹痛、腹泻及腹胀等,但均较轻微,常在数小时内自行缓解,不必停药;②少数谷丙转氨酶和谷草转氨酶升高、白细胞减少,但一般可恢复正常。

【注意事项】①本药有胚胎毒和致畸作用,孕妇和2岁以下儿童忌用;②急性病、蛋白尿、化脓性或弥漫性皮炎、癫痫等患者不宜用;③严重肝、肾、心脏功能不全及活动性溃疡者慎用;④少数患者服药后可能在3~10天才开始出现驱虫效果。

【剂型和规格】片剂和胶囊剂:200mg。

奥苯达唑　Oxibendazole

【其他名称】丙氧咪唑。

【药理作用特点】本药为广谱驱肠虫药,对蛔虫、钩虫和鞭虫均有明显作用。与其他驱钩虫药比较,本药不但对十二指肠钩虫疗效较好,而且对美洲钩虫也有较好疗效。二日和三日疗法的虫卵转阴率可达56%~100%。不仅对钩虫和蛔虫有效,而且驱鞭虫的疗效也可达70%左右。

【适应证】适用于驱蛔虫、钩虫及鞭虫等。

【用法和用量】口服:每天10mg/kg,半空腹1次口服,连用3天。

【不良反应】可有乏力及头昏,程度轻微,持续时间短暂,一般无须处理。不影响肝、肾功能及血常规,对心率亦无明显影响。

【剂型和规格】片剂和胶囊剂:100mg。

噻咪唑　Tetramisole

【其他名称】四咪唑,驱虫净。

【药理作用特点】本药为左旋咪唑的消旋体,作用似左旋咪唑,但活性约为左旋咪唑的1/2。驱蛔虫效果最好,驱钩虫、蛲虫次之。

【适应证】适用于驱蛔虫、蛲虫、钩虫等。

【用法和用量】睡前顿服,每次2.5~5mg/kg。

【不良反应】①可有恶心、呕吐、心悸、上腹部疼痛、头痛;②少数患者可出现短暂的肝功能改变。

【注意事项】肝功能不良者慎用。

【剂型和规格】片剂:25mg。

川楝素 Azadirachtin

【其他名称】印苦楝子素,苦楝素。

【药理作用特点】本药是从川楝树的根皮或树皮中提取的有效成分,有驱蛔虫、鞭虫、蛲虫的作用,对蛔虫作用最强,能够麻痹蛔虫头部,同时兴奋虫体,使其能量供不应求而导致收缩性疲劳,不能附着于肠壁而排出体外。

【适应证】适用于驱蛔虫、鞭虫、蛲虫等。

【用法和用量】口服:成人 1 次 250mg 顿服。儿童 2~4 岁服 50~100mg;4~8 岁服 100~150mg;8~15 岁服 150~200mg;16 岁以上服 200~250mg,睡前顿服。若需再服,应间隔 2 周以上。

【不良反应】①可有轻度恶心、腹泻、嗜睡等;②过量服用可引起外周神经炎、心律失常、血压下降。

【注意事项】严重胃病及心脏病患者忌用。

【剂型和规格】片剂:25mg。

噻苯唑 Tiabendazole

【其他名称】噻苯达唑,噻苯咪唑,Mintezole,Thiabendazole。

【药理作用特点】本药为一种广谱驱肠虫药,对蛲虫、蛔虫、钩虫、圆线虫、匐行疹疗效较好,对鞭虫亦有较好的疗效,还可用于治疗毛线虫属感染。此外,本药尚有抗真菌作用。

【适应证】适用于蛔虫、蛲虫、钩虫、圆线虫、鞭虫感染及匐行疹的治疗,对寄生虫的混合感染效果亦较好。

【用法和用量】口服:每次 25mg/kg,早晚饭后各 1 次,连服 2~3 天。1 天量不超过 3g。

【不良反应】①常见有恶心、呕吐、厌食、上腹部不适、眩晕;②偶见皮疹、腹泻、瘙痒、头痛、嗜睡、视觉障碍、白细胞下降、低血压、心动过缓、发热、寒战等。

【注意事项】①肝及肾功能不良者、有过敏史者禁用;②有引起幻视的报道,故司机以及一些注意力不集中易发生事故者最好不要服用;③服药期间不必忌食。

【剂型和规格】片剂:0.25g,0.5g。

己雷锁辛 Hexylresorcinol

【其他名称】六烷雷锁辛,己基间苯二酚,Hexylresorc,Esilresorcina。

【药理作用特点】本药为广谱驱虫药,对蛔虫、绦虫感染有较好的效果,对钩虫、蛲虫、鞭虫、肠道吸虫也有效,现已不常用。本药亦为消毒防腐剂,0.1% 的水溶液(加 30% 的甘油)用于皮肤和黏膜消毒。

【适应证】适用于驱蛔虫、绦虫;也作为消毒防腐剂。

【用法和用量】口服:0.5~1g 顿服,5 小时内不宜进食,必要时 3~7 天后再服 1 次。

【不良反应】高浓度时有局部刺激作用,可使黏膜变白、上皮脱落。

【注意事项】①消化性溃疡和胃肠炎患者禁用;②服药期间禁用酒类、油脂类食物。

【剂型和规格】肠衣片剂:0.1g。

双氯酚 Dichlorophen

【其他名称】甲双氯酚。

【药理作用特点】本药为驱绦虫药,对猪肉绦虫和短膜壳绦虫均有效。

【适应证】适用于驱绦虫。

【用法和用量】早晨空腹服用,每次 2~3g,每天 3 次;儿童每次 1～2g，每天 3 次。为防止因为恶心致使虫卵逆流入胃，服药前最好先服止吐药。

【不良反应】可引起恶心、腹痛、腹泻，个别患者可引起荨麻疹。大剂量时可引起黄疸。

【注意事项】肝功能不良者、发热者、严重心脏病者及妊娠后期女性禁用。

【剂型和规格】片剂：0.25g。

氯硝柳胺　Niclosamide

【其他名称】灭绦灵，育末生，血防 -67，Yomesan。

【药理作用特点】本药能够抑制绦虫线粒体的氧化磷酸化作用而杀死其头节和颈节，为驱绦虫的首选药物，对牛肉绦虫、猪肉绦虫、鱼绦虫都有效。本药还具有杀灭钉螺的作用，可防止血吸虫传播。

【适应证】适用于驱各种绦虫；也作为灭螺剂使用。

【用法和用量】服用时将本药咬碎后用尽量少的水送服，服药前一天晚上开始忌进固体食物，服药前最好先给止吐剂，以防虫卵流入胃。服药后 1～2 小时再服泻药导泻。驱猪、牛肉绦虫：空腹咬碎服 1g，1 小时后再服 1g。驱短膜壳绦虫：首剂 2g，以后每次 1g，每天 1 次，连服 6 天。

【不良反应】偶有恶心、腹部不适、瘙痒、发热、头晕等，一般不经处理可自行消失。

【剂型和规格】片剂：0.5g。

鹤草酚　Agrimophol

【药理作用特点】本药系由仙鹤草根芽中提取的有效成分，对绦虫有直接杀灭作用，可使虫体痉挛致死；也可抑制虫体细胞代谢，切断维持生命的能量供应，导致虫体死亡。对蛔虫、血吸虫及滴虫感染皆有效。但对蛔虫有显著刺激作用。蛔虫混合感染应先驱蛔虫。

【适应证】适用于绦虫病；也用于滴虫和血吸虫感染。

【用法和用量】驱绦虫：成人每天 0.7～0.8g，儿童每天 25mg/kg，清晨空腹顿服，当天早晚禁食，1.5 小时后用酚酞或硫酸镁导泻。对牛肉绦虫，成人每天口服 1.2g。治疗滴虫性肠炎：口服每次 0.3g，每天 3 次，连服 14 天。

【不良反应】可有恶心、呕吐、头晕、出冷汗等，偶可导致虚脱。

【注意事项】①服药期间忌食油腻及烟酒；②服药时不能用蓖麻油导泻；③对年老、体弱、营养不良、心脏病患者可用酚酞导泻。

【剂型和规格】片剂：0.15g。胶囊剂：0.15g。

奥克太尔　Oxantel

【其他名称】酚嘧啶，羟嘧啶，双羟萘酸酚嘧啶，奥克生太，间酚嘧啶，Oxantel Embonate。

【药理作用特点】本药为一较好的驱鞭虫药物。动物急性及亚急性毒性试验证明，无明显毒性反应。国内应用本药的不同剂量治疗鞭虫病患者，虫卵转阴率可达 70%，疗效高于甲苯咪唑。

【适应证】适用于驱鞭虫。

【用法和用量】口服：总量 20mg/kg，分 3 次服，每天 1 次，半空腹服下。

【不良反应】服药后少数患者有轻度头昏、恶心、腹痛及腹部不适感，多在服药后 5～8 小时出现，短时间（2～3 小时）后可自行消失。个别患者有较轻的心电图变化，亦可自行恢复。

【注意事项】孕妇及心脏病患者禁用。

【剂型和规格】片剂：100mg，350mg。

碘二噻宁　Dithiazanine iodide

【其他名称】噻唑青胺。

【药理作用特点】本药能抑制肠虫的需氧代谢和糖酵解，对鞭虫、蛔虫、蛲虫、绦虫、钩虫、圆线虫感染皆有效，但对鞭虫作用最强。

【适应证】适用于驱鞭虫。

【用法和用量】口服：每次 0.2g，每天 3 次；小儿每天 45mg/kg，分 3 次服用。1 天最大剂量不超过 0.6g，5 ~ 10 天为 1 个疗程。

【不良反应】偶有恶心、呕吐、腹泻、发热、水肿等。

【注意事项】服药后可使粪便染成蓝绿色。

【剂型和规格】片剂：0.2g。

司替碘铵　Stilbazium iodide

【其他名称】驱蛲净。

【药理作用特点】本药为一种青铵类化合物，对蛲虫、蛔虫、鞭虫都有抑制效果，对蛲虫感染疗效较好。胃肠道吸收很差。

【适应证】适用于驱蛲虫，也用于蛔虫及鞭虫感染。

【用法和用量】口服：每次 10mg/kg，每天 1 ~ 2 次，连服 3 天。

【不良反应】可有恶心、呕吐、腹痛、眩晕等。

【注意事项】服后可染红大便及衣服。

【剂型和规格】肠溶片剂：50mg。

噻乙吡啶　Thievinyl pyridine

【其他名称】噻乙啶。

【药理作用特点】本药为一种水溶性季铵型驱肠虫药，对蛲虫、蛔虫、钩虫均有抑制作用，尤以驱蛲虫效果较佳。

【适应证】适用于驱蛲虫、钩虫。

【用法和用量】口服：成人 0.25g，儿童 5mg/kg，顿服。

【不良反应】服药后有时可引起神经系统和消化道反应，表现为恶心、头昏、头痛、腹痛及流涎等，一般可自行消失。

【剂型和规格】片剂：125mg。

恩波吡维铵 Viprynium embonate

【其他名称】扑蛲灵，吡维氯铵，吡维铵恩波酸盐，扑蛲喹，Pyrvinium Pamonate，Povan。

【药理作用特点】本药可干扰蛲虫等的呼吸酶系统，抑制需氧呼吸，并阻碍其对葡萄糖的吸收利用，影响虫体的生长和繁殖。

【适应证】为治疗蛲虫的首选药；对粪类圆线虫也有一定疗效。对蛔虫感染无效。

【用法和用量】口服：儿童 5mg/kg（按盐基计），总量不超过 0.25g；成人 0.25～0.3g，睡前 1 次服。为防止复发，可间隔 2～3 周再服 2～3 次。

【不良反应】偶有恶心、呕吐、肌痉挛、腹痛、腹泻和荨麻疹等。

【注意事项】①可将粪便染成红色，应事先告知患者；②胃肠道有炎症时不宜用，以免增加吸收而引起严重不良反应。

【剂型和规格】片剂：50mg（盐基）。

己二酸哌嗪 Piperazine adipate

【其他名称】哌嗪己二酸盐。

【药理作用特点】本药作用与哌嗪相似，对肠蛲虫及蛔虫有抑制作用。

【适应证】适用于驱蛲虫、蛔虫等。

【用法和用量】驱蛲虫：成人每次 1～1.2g，每天 2 次；儿童每次 30mg/kg，每天 2 次，总剂量不超过 2g。驱蛔虫：成人 2.5～3.5g，顿服；儿童 100～150mg/kg，顿服，总剂量不超过 3g。

【不良反应】与哌嗪类似。

【剂型和规格】片剂:0.25g。

羟萘酸苄酚宁　Bephenium hydroxynaphthoate

【其他名称】灭虫宁。

【药理作用特点】本药对钩虫、蛔虫、鞭虫均有效,驱钩虫效果较好。

【适应证】适用于十二指肠钩虫病。

【用法和用量】口服:空腹或饭后 1 小时顿服 5g(相当于盐基 2.5g),必要时 3 天后再服 1 次。儿童顿服 1.25g(按盐基计算)。

【不良反应】可有恶心、腹泻、呕吐、头痛、眩晕等。

【注意事项】①肝肾功能不全者、心律失常者及孕妇禁用;②服药期间忌饮酒。

【剂型和规格】片剂:0.3g。

双硫氰苯　Bitoscanate

【其他名称】苯硫氰,Hoechst 16842。

【药理作用特点】本药对钩虫感染疗效最明显,对线虫、绦虫也有驱除作用。本药口服从胃肠道吸收很少,排泄速度很慢。半衰期约为 26 天。

【适应证】适用于钩虫感染。

【用法和用量】口服:每 12 小时服 100mg,共服 3 次;或顿服 150mg。

【不良反应】可有恶心、呕吐、上腹痛、腹泻、头痛等。

【注意事项】①孕妇及哺乳妇女禁用;②服药期间忌饮酒。

【剂型和规格】胶囊剂:50mg。

溴萘酚　Bromonaphthol

【药理作用特点】本药对钩虫、姜片虫均有抑制作用,对蛔虫、鞭虫感染也有一定疗效。

【适应证】适用于治疗钩虫和姜片虫感染。

【用法和用量】口服：睡前顿服1～3g，第二天早晨空腹顿服1～3g。

【不良反应】可有恶心、呕吐、上腹部疼痛、食欲减退、头痛、眩晕等。

【剂型和规格】片剂：0.5g。

没食子酸锑钠 Antimony Sodium Subgallate

【其他名称】次没锑钠，锑-273，Sb-273。

【药理作用特点】本药作用与酒石酸锑钾类似，但疗效稍差，能口服。口服后可从胃肠道缓慢吸收，服药后48小时血锑浓度达最高峰。组织分布以肝脏为最高，在体内有蓄积性，大部分由肠道排出。

【适应证】适用于慢性早期血吸虫病；也用于晚期血吸虫病腹水消退、全身情况好转者。

【用法和用量】① 10天疗法：适用于体质好的男患者和儿童。中速片的总剂量为0.35g/kg，缓释片总剂量为0.5g/kg，体重超过50kg者按50kg计。10天为1个疗程，每天分2～3次于饭后2小时服用。② 15天疗法：适用于体质差的男、女患者。中速片总剂量为0.4g/kg，缓释片总剂量为0.6g/kg，15天为1个疗程。本药对胃肠道刺激较大，故应在疗程开始前1天先服适应片3次，分别为10mg、20mg、40mg，空腹时服用，服后2小时内不饮水、不进食，以保证有一定浓度的药物刺激胃肠道，以达到适应的目的。

【不良反应】类似酒石酸锑钾，但胃肠反应和肝脏反应较重。

【注意事项】①肝肾功能不良、心血管疾病、活动性肺炎、急性传染病或发热、消化道出血或溃疡、孕妇禁用；②服药期间若

有发热，食量减少一半以上或出现早搏者，应暂停用药观察。

【剂型和规格】片剂：中速片 0.2g；缓释片 0.2g；适应片 10mg，20mg。

六氯对二甲苯　Hexachloroparaxylene

【其他名称】血防 -846，Helol，HPX。

【药理作用特点】本药为口服非锑剂抗血吸虫药物，不能直接杀灭血吸虫，但能引起血吸虫组织细胞变性，虫体性腺萎缩，肌肉活动力减弱，随血流进入肝脏而被消灭。

【适应证】适用于治疗血吸虫病、华支睾吸虫病、肺吸虫病等。也用于姜片虫、阿米巴原虫、疟原虫、绦虫、钩虫、蛔虫、蛲虫的感染。

【用法和用量】①治疗血吸虫病：滴丸，每天 1 次 100mg/kg，7 天为 1 个疗程；乳干粉，每天 1 次 50mg/kg，7 天为 1 个疗程；片剂，每天 1 次 80mg/kg，每晚临睡前顿服。体重超过 50kg 者，仍按 50kg 计。②治疗肺吸虫病及华支睾吸虫病：片剂，每天 50mg/kg，分 1 ~ 2 次服用，6 ~ 12 天为 1 个疗程。体重超过 50kg 者，仍按 50kg 计。③治疗姜片虫病：片剂 50mg/kg，每晚 1 次顿服，服 1 ~ 2 天。④治疗阿米巴病：每次服 20% 油剂 10ml，每天 1 次，8 ~ 10 天为 1 个疗程。

【不良反应】①常见胃肠道反应，如恶心、食欲不振、腹泻等；②常见神经系统症状，如头晕、头痛、乏力、眼花、复视、夜盲、失眠、多语等；③少数患者可出现幻视、幻听等精神症状；④偶有皮疹、中毒性肝炎、溶血性黄疸等。

【注意事项】①在治疗期间及治疗后的 1 周禁止饮酒及高脂肪饮食，因脂肪和酒能促进其吸收；②有精神病史、癫痫史和癔病、神经官能症、内耳眩晕症、周围神经病变、心肾功能不良、血液病患者以及孕妇、哺乳期妇女禁用。

【剂型和规格】片剂：0.25g。滴丸剂：为含油的 40% 滴丸。

乳干粉剂：100g 乳干粉含本药 21g。

酒石酸锑钾　Antimony potassium tartrate

【其他名称】吐酒石，Potassium antimonyl tartrate。

【药理作用特点】本药对血吸虫病及利什曼病均有效，能够抑制血吸虫的磷酸果糖激酶，干扰其能量供应，使其体肌及吸盘功能丧失，失去附着血管壁的能力，随血流进入肝脏而被白细胞、网状内皮细胞吞噬消灭；还可抑制虫体的生殖器官，使雌虫卵巢及黄体退化而产卵停止。

【适应证】为治疗血吸虫病的首选药。治疗利什曼病本药已被戊烷脒取代；也用于催吐（见第六章催吐及促泻药物）。

【用法和用量】① 20 天疗法：总剂量 25mg/kg，共分 20 次，总量男性不超过 1.5g，女性不超过 1.3g，每天静注 1 次，用 6 天后休息 1 天，共 20 天。注射液用葡萄糖溶液稀释。② 3 天疗法：总量 12mg/kg，最高不超过 0.7g，分 6 次给药，每天上、下午各静注 1 次，两次给药间隔不能短于 5 小时。注射时本药 1% 的溶液以葡萄糖溶液 20ml 稀释，缓慢注入（每次注射约需 10 分钟）。注射后卧床休息 2 小时，治疗完毕患者需休息 3～5 天。治疗期间如发现严重反应如剧烈呕吐、全身倦怠等，应终止治疗。对孕妇、老人、小儿、急性传染病、肝硬化、黄疸、腹水、呕血、高血压心脏病、肾病等患者，均忌用本疗法。

【不良反应】①对心脏有毒性，可引起心电图变化、血压下降、心律失常等，严重时可进一步发展为急性心源性脑缺血综合征（阿－斯综合征）；②可引起恶心、呕吐、咳嗽、上腹部疼痛、腹泻；③可有发热、皮疹、肌肉关节酸痛、头昏；④偶见肝、肾损害；⑤急性中毒可引起高热和昏迷。

【注意事项】①急性传染病、发热性疾病、心血管病伴有代偿功能失调者、急慢性肝炎、活动性肾炎、高度贫血、上消化道出血或溃疡者、孕妇及哺乳期妇女禁用；②静注宜缓，勿漏出血管外，以免组织坏死；③不宜肌注和皮注。

【剂型和规格】注射剂：0.1g/10ml。

吡喹酮　Praziquantel

【其他名称】环吡异喹酮，Pyquiton，Embay-8440。

【药理作用特点】本药为广谱抗寄生虫药。对日本血吸虫以及绦虫、华支睾吸虫、肺吸虫、曼氏血吸虫及埃及血吸虫等均有杀灭作用。本药对虫的糖代谢有明显的抑制作用，影响虫对葡萄糖的摄入，促进虫体内糖原的分解，使糖原明显减少或消失。本药治疗血吸虫病的特点为剂量小（约为老药剂量的1/10）、疗程短（由以往用药的10～20天缩短为1～2天）、不良反应轻，并有较高的近期效果，在体内无蓄积作用。口服1次4天内排泄80%，而70%在24小时内从尿中排出。血吸虫病患者经本药治疗后半年粪检虫卵转阴率为97.7%～99.4%。由于本药对尾蚴及毛蚴也有杀灭作用，故适应证较广。

【适应证】适用于各种血吸虫病以及预防尾蚴、毛蚴感染；也用于绦虫、华支睾吸虫、肺吸虫感染及其夹杂症、脑囊虫病等。

【用法和用量】口服：①用于晚期和慢性血吸虫病，在轻度感染区用40mg/kg顿服；中度感染区用总量50mg/kg，每天2次分服；在重度感染区用总量70mg/kg，每天2次分服。②对急性血吸虫病，用总量120mg/kg，4～6次分服。皮肤涂擦1%浓度吡喹酮，12小时内对血吸虫有可靠的防护作用。③治疗脑囊虫病：每天20mg/kg，体重60kg以上，以60kg计，分3次服，9天为1个疗程，总量为180mg/kg，疗程间隔3～4个月。④用于治疗其他各种蠕虫病的剂量和用法，应根据患者情况酌定。

【不良反应】①在服首剂1小时后可出现头昏、头痛、乏力、腹痛、关节酸痛、腰痛酸胀、腹胀、恶心、腹泻、失眠、多汗、肌束震颤及早搏等，一般不需处理，于停药数小时至1～2天内即消失；

②成人患者服药后大多心率减慢，儿童则多数心率增快；③偶见心电图改变（房性或室性早搏、T 波压低等）、谷草转氨酶升高及中毒性肝炎等；④可诱发精神失常及消化道出血；⑤脑疝及过敏反应（皮疹、哮喘）等亦有所见。

【注意事项】严重心、肝、肾病及有精神病史者慎用。

【剂型和规格】片剂：0.2g。

硝硫氰酯　Nitroscanate

【其他名称】硝硫苯酯。

【药理作用特点】本药为硝硫氰胺的衍生物，动物治疗实验与毒性试验证明有明显抗血吸虫作用，毒性较低。作用机制是干扰虫体三羧循环代谢，使虫体缺乏能量供应，最后导致虫体死亡。

【适应证】适用于血吸虫病。

【用法和用量】口服：总剂量按 26mg/kg 计（以 60kg 体重为限），等量分为 3 剂，每天 1 剂，疗程 3 天，装胶囊或用糯米纸包后于晚饭后 0.5 小时服用。

【不良反应】①可有头晕、头痛、眩晕、步态不稳、腹胀、腹泻、恶心及呕吐等，一般服药第二天出现，1 周左右消失；②少数病例有轻度黄疸；③个别有心悸、早搏、皮疹和肌肉酸痛等。不良反应与硝硫氰胺大致相似但较轻。

【注意事项】①精神病患者、孕妇及哺乳妇禁用；②有功能性眩晕史者忌用；③肝炎患者、转氨酶升高者、大便多次孵化阴性者不宜使用。

【剂型和规格】胶囊剂。

呋喃丙胺　Furapromide

【其他名称】F-30066。

【药理作用特点】本药能干扰血吸虫的糖代谢，抑制糖酵解,阻断虫体能源供应,使体肌及吸盘的功能丧失,随血流进入肝脏而被包围、消灭。对血吸虫的成虫和幼虫均有消灭作用,能迅速控制急性症状,对急性血吸虫病患者有特异的退热作用。此外,本药对华支睾吸虫、姜片虫均有效,对慢性血吸虫病,因本药在肠系膜下静脉中含量低,单用本药效果不佳。可与敌百虫合用,敌百虫能使虫体迅速肝移,然后呋喃丙胺才能充分发挥作用。

【适应证】适用于急性血吸虫病,对无黄疸、腹水和肝功能尚好的晚期血吸虫病也可应用。

【用法和用量】①治疗血吸虫病及华支睾吸虫病:成人第一天服 1g,第二天服 2g,分 2 次服用,第三天以后每次 1g,每天 3 次,14~20 天为 1 个疗程;小儿每天 60~80mg/kg,分 3 次服用,连服 14~20 天。与敌百虫栓剂合用,效果较好,常在疗程第二天开始每天加用敌百虫肛门栓 150~200mg,10 天为 1 个疗程。②治疗姜片虫病:成人每天 1~2g,分 2 次服,连用 2~3 天;小儿每天 40~60mg/kg。

【不良反应】①常见有恶心、呕吐、腹痛、腹泻、便血、肌肉痉挛;②少数患者可出现精神症状,如记忆力减退、情绪异常、兴奋、狂躁等;③可见血尿和蛋白尿。

【注意事项】①消化道溃疡或上消化道有出血史、精神病史、肝肾功能不良者忌用;②本药易变质,若片剂表面变为深黄或棕黄色,即不能再用。

【剂型和规格】片剂:0.125g,0.25g,0.5g。

硝硫氰胺 Nithiocyanamine

【其他名称】异硫氰硝胺苯脂,Amoscanate。

【药理作用特点】本药对曼氏血吸虫、日本血吸虫、钩虫均有杀灭作用,对埃及血吸虫无效。对姜片虫、蛔虫、丝虫也有一定的抗虫作用。其作用机制为分子中含有硫氰基,能干扰虫体的三羧酸循环,使虫体能量供应缺乏,而随血液肝移,最后被机体的网状内皮系统消灭。

【适应证】适用于治疗急、慢性血吸虫病及十二指肠钩虫病。对部分有夹杂症晚期血吸虫病及脑型血吸虫病,需在严密监视下使用。

【用法和用量】治疗血吸虫病:片剂,125~175mg,分3次服用,每天1次,3天服完;微粉胶囊,6~7mg/kg,总量不超过350mg,分3次服用,每天1次。治疗钩虫病:每天125mg,分次口服。

【不良反应】①常见神经系统症状,如头痛、头昏、失眠、共济失调、定向功能障碍、多梦、肌无力,偶有视物模糊、记忆力下降;②可有胃肠道反应,如恶心、呕吐、腹胀、腹痛、食欲减退、肝区疼痛,少数可出现黄疸。

【注意事项】有肝功能不良、精神病、神经官能症、眩晕史者及孕妇、哺乳期妇女禁用。

【剂型和规格】片剂:50mg。微粉胶囊剂:25mg,50mg。

硫氯酚 Bithionol

【其他名称】硫二氯酚,别丁,硫双二氯酚,Bitionol,Bitin。

【药理作用特点】本药对肺吸虫、华支睾吸虫、姜片虫均有作用,以治疗肺吸虫病效果最佳。对绦虫感染亦有效。此外,本药还有抑制革兰阳性菌作用,为消毒防腐剂,可用于手术前消毒和治疗皮肤病,但由于有光敏反应,限制了它的使用。

【适应证】适用于肺吸虫病、华支睾吸虫病及姜片虫病、牛肉绦虫病。

【用法和用量】①治疗肺吸虫病、华支睾吸虫病:每天50~60mg/kg,分3次服用,隔天1次,10~15天为1个疗程。②治疗姜片虫病:每次3g,隔天1次,共服15次。③治疗牛肉绦虫病:50mg/kg,分2次服用,间隔1小时。

【不良反应】①可有恶心、呕吐、胃肠道不适、腹泻、头昏、头痛、皮疹等;②可有光敏反应;③个别患者可引起中毒性肝炎。

【注意事项】患者若同时有蛔虫、钩虫感染,应先驱蛔虫、钩虫后再用本药。

【剂型和规格】片剂:0.25g。胶囊剂:0.5g。

恩波副品红 Pararosaniline embonate

【其他名称】双羟萘酸副品红,副玫瑰苯胺,Pararosaniline pamoate。

【药理作用特点】本药能抑制虫体神经系统的胆碱酯酶,使血吸虫肝移,对埃及、曼氏、日本血吸虫均有较强的抗虫作用,毒性小,疗效高,特别适于伴有心、肝、肾及神经系统夹杂症的晚期血吸虫患者。

【适应证】适用于埃及、曼氏及日本血吸虫病的治疗,尤其对伴有心、肝、肾及神经系统疾病的晚期血吸虫病疗效较好。

【用法和用量】口服:每天 35~40mg/kg(按盐基计),分 3 次服用,连用 14 天为 1 个疗程。休息 1 周后,再开始第二疗程。

【不良反应】常见恶心、呕吐、乏力、皮疹、视力模糊、头昏、剥脱性皮炎、精神失常、食欲减退等。

【注意事项】严重肝功能不良者及严重心律失常者禁用。

【剂型和规格】肠溶片剂。

锑波芬 Stibophen

【其他名称】锑酚,福锑,Fouadin。

【药理作用特点】本药可抑制血吸虫,特别对埃及血吸虫效果较好。疗效不如酒石酸锑钾,但毒性亦较小,未见严重心、肝毒性反应,刺激性也较小。此外,本药亦可用于治疗腹股沟淋巴肉芽肿、红斑结节性麻风。

【适应证】适用于血吸虫病。

【用法和用量】肌注或静注：第一天100mg，第二天200mg，第三天300mg，然后隔天1次，每次300mg，至总量2.4～4.5g。

【不良反应】①可有恶心、呕吐、心动过缓、上腹部疼痛；②长期使用可能引起心、肝损害；③有也引起溶血性贫血的报道。

【剂型和规格】注射剂：6.3%/5ml。

常用寄生虫感染治疗药物还包括甲硝唑、替硝唑，具体内容参见本章真菌感染治疗药物部分。

第十二章 消化系统肿瘤治疗药物

一、烷 化 剂

环磷酰胺 Cyclophosphamide

【其他名称】癌得星，安道生，环磷氮芥，Endoxan，Cytoxan，OTX，CTX。

【药理作用特点】本药为当前应用最广的氮芥类烷化剂，具有较高的抗癌活性，抗瘤谱广，虽属周期非特异性药物，但对 G_2 期的作用更为显著，在体外无抗癌活性，进入体内后，经肝微粒体酶系统（混合功能氧化酶）作用，在 P450 的存在下氧化成醛磷酰胺，而后活化成烷化作用很强的磷酰胺氮芥，具有细胞毒作用，它与 DNA 发生烷化，形成交叉联结，影响 DNA 功能，抑制肿瘤细胞的生长繁殖，因此本药又称“潜伏化氮芥”。口服药物后约 1 小时血药浓度达高峰，半衰期为 4～6.5 小时，肿瘤组织的药物浓度比相应正常组织为高，脏器中以肝脏分布较多，主要在肝内代谢失效。用量的 20%～30% 以活性型从尿排出。

【适应证】适用于胃肠道癌及淋巴瘤。

【用法和用量】口服或静脉给药：环磷酰胺大剂量冲击或中等剂量间歇给药，比小剂量连续用药疗效为好。大剂量给药：每次 20～40mg/ kg，或每次 500～1500mg/m²，一般不超过每次 1500mg，每隔 2～4 周 1 次；亦有作者提出按此剂量每周 1 次，连用2~3周，无效停药。维持治疗：每次0.6~1g，每周1~2次，1个疗程总量8~10g。肌内注射：每次200mg，每天或隔天1次，总量同上。口服：每次1~5mg/kg，分2次服，连用10~14天，总量10~15g。

【不良反应】①骨髓抑制：表现为白细胞（尤其是粒细胞）减少，停药后较易恢复。血小板减少则明显比其他烷化剂轻；②胃肠道反应：常见食欲减退及恶心、呕吐，腹泻少见，偶可引起口腔炎、胃肠黏膜溃疡；③泌尿系反应：约5%~15%患者可出现出血性膀胱炎，表现为尿频、尿急、尿痛、尿中有蛋白和红细胞，大剂量应用时尤易发生，一般停药后可恢复，但膀胱损伤可能是永久性的；环磷酰胺本身刺激性很小，外渗至皮下不引起局部组织反应，静脉给药也不引起静脉炎，膀胱炎可能是其活性代谢产物丙烯醛随尿排出时刺激膀胱所致，据报道，2-巯基乙基磺酸钠（MESNA）可防治这一毒性反应；④心脏毒性：有本药大剂量可引起心肌病变（心内膜心肌损伤）的报道，且能引起急性心力衰竭而死亡，心脏毒性的特点是起病急骤，死亡迅速，多发生首次给药的最初15天内；另有报道认为，放射治疗和色霉素类抗癌药能促进该药心肌毒性的发生；⑤其他反应：有时可见肝功损害，出现黄疸；因能损害毛囊，常见脱发，一般发生在用药后3~4周，严重者头发可全部脱光，应预先向患者说明，头发可以再生；此外有时可见皮炎皮肤和甲床色素沉着及指甲变形；本药有明显的免疫抑制作用。

【注意事项】①肝功不良者慎用；②用药前应作肾功能检查，治疗中应大量饮水，每天保持尿量在2000~3000ml，以减轻刺激；③在大剂量应用联合用药或配以放射治疗时，应特别警惕心脏毒性；④多种药物如巴比妥类、别嘌呤醇、氯喹、氯霉素等，能干扰本药代谢，影响其疗效和毒性，故在用药配伍时应注意；⑤本药水溶液不稳定，配制后应及时使用，存放不得超过3小时。

【剂型和规格】片剂：50mg。粉针剂：100mg，200mg。

硝卡芥 Nitrocaphane

【其他名称】消瘤芥,邻丙氨酸硝苄芥,AT-1258。

【药理作用特点】本药为我国创制的芳香族氮芥类烷化剂,对多种实验性动物肿瘤有抑制作用,它能作用于DNA,对增殖细胞和非增殖细胞均有抑制作用,属周期非特异性药。静脉注射后,主要由尿和粪排出。

【适应证】适用于原发性肺癌、鼻咽癌、淋巴瘤及癌性胸水;也适用于胃癌、喉癌、宫颈癌、乳癌、脑癌、食管癌、肝癌等。

【用法和用量】静注或滴注:成人常用量为每次20~40mg,每天或隔天1次,14~20次为1个疗程,总量为200~400mg。儿童用量为每次0.4~0.8mg/kg,5~10天为1个疗程。动脉注射或腔内注射:每次40~60mg,每5~7天1次。局部注射:病灶(肿瘤)周分点注入每次20~40mg,溶于生理盐水。口服:每次30mg,每天3次,10~14天为1个疗程。

【不良反应】①骨髓抑制:可见白细胞、血小板减少,剂量大时尤为明显。少数患者在停药后白细胞、血小板仍持续下降,故用药时及用药后应密切观察血象变化。②胃肠道反应:较常见,可引起食欲减低、恶心、呕吐,少数患者可有腹泻,经对症治疗可以减轻或消失,停药后可恢复正常。③其他:可引起头晕、乏力、脱发、高热及皮疹等。

【注意事项】有恶液质及肝功能障碍者禁用。

【剂型和规格】粉针剂:20mg,40mg。肠溶片剂:5mg,10mg,20mg。

卡莫司汀 Carmustine

【其他名称】氯乙亚硝脲,双氯乙亚硝脲,卡氮芥,BCNU。

【药理作用特点】本药作用与洛莫司汀相似,能通过抑制DNA和RNA的合成发挥作用,为周期非特异性药物,但对G_1/S边缘期作用更显著。本药抗瘤谱广,显效快,口服吸收迅速,但仅在静脉注射时有效，体内半衰期15~30分钟，代谢产物仍有抗癌作用。代谢产物主要经肾排泄。

【适应证】适用于脑瘤的治疗；还可与氟尿嘧啶、长春新碱、甲氮咪唑胺联用（FIVB方案）治疗胃肠道癌。

【用法和用量】常用量，每次75~100mg/m^2，加入5%~10%葡萄糖液或生理盐水200~500ml中，于1~2小时内静脉滴注完毕，连用2天，或200mg/m^2，一次滴完，间隔4~6周可以再用。

【不良反应】①约50%患者用药后不久会出现恶心、呕吐、食欲减低、腹泻、呃逆等反应；②有骨髓抑制作用，白细胞血小板减少约在用药后3~4周出现，持续2~3周；③偶见肝功能损害（血清转氨酶升高），这属迟发毒性反应，可能与其代谢物仍有活性且消除缓慢有关；④可能对肾脏有一定毒性；⑤长期治疗可致肺纤维化。

【注意事项】①与皮肤接触后可致炎症，故本药溶液应避免与皮肤及眼睛接触；②本药对热不稳定，超过32℃即分解，故应置冰箱5℃以下保存。

【剂型和规格】注射剂：125mg/1ml，125mg/2ml。粉针剂：100mg。

洛莫司汀　Lomustine

【其他名称】环己亚硝脲，氯乙环己亚硝脲，罗氮芥，CCNU。

【药理作用特点】本药与BCNU同属氯乙胺基亚硝脲类抗肿瘤药，能部分阻断胸腺嘧啶核苷掺入DNA，抑制核酸及蛋白质合成。本药类似一般烷化剂，作用与增殖细胞各期及非增殖细胞，处于G_1→S期边界或S期的细胞对之最敏感。口服后可迅速通过血脑屏障进入脑脊液，血浆中氯乙基的半衰期为72小时，环己基等为5小时，60%以上以代谢物形式由尿排出。

【适应证】适用于胃肠道癌及肺癌等。

【用法和用量】口服：每次200~400mg，每6~8周1次，3

次为1个疗程。

【不良反应】①主要为延迟性骨髓抑制，服药后3~5周可出现血小板减少，4~7周出现白细胞减少；②可有严重胃肠道反应，服药3~8小时即可出现恶心、呕吐、食欲不振，可持续2~3天。

【剂型和规格】胶囊剂：40mg，100mg。

司莫司汀 Semustine

【其他名称】甲环亚硝脲，甲基氯乙环己亚硝脲，M-CCNU。

【药理作用特点】本药是CCNU的衍生物，为亚硝脲类抗瘤谱较广的药物，其作用机制与CCNU相似，属细胞周期非特异性药。口服吸收迅速，体内以肝、胃、肺、肠中分布浓度较高。

【适应证】适用于胃肠道癌、肝癌、胰腺癌等多种实体瘤的治疗。

【用法和用量】口服：每次100~200mg/m^2，每6~8周1次，用2~3次为1个疗程。

【不良反应】主要为胃肠道反应和延迟性骨髓抑制，骨髓抑制有累积效应。

【注意事项】①肝肾功能不全者慎用；②用药期间应严格查血象。

【剂型和规格】胶囊剂：10mg，50mg，100mg。

尼莫司汀 Nimustine

【其他名称】嘧啶亚硝脲，ACNU。

【药理作用特点】本药具有烷化剂作用，能抑制DNA、RNA的合成，可通过血脑屏障，对多种动物肿瘤有抑制作用。

【适应证】适用于食管癌、胃癌及直肠癌等。

【用法和用量】静注或静滴：每次2~3mg/kg，间隔6周可重复使用，总剂量300~500mg。腔内注射：每次50mg，每周1次，连用 2 ~ 3 周。

【不良反应】①可有食欲不振、恶心、呕吐等胃肠道反应；②对肝功能有一定影响；③有延缓慢性骨髓抑制反应；④可出现乏力、发热、皮疹、脱发等全身反应。

【注意事项】①治疗中应观察血象变化；②用药后宜多饮水。

【剂型和规格】注射剂：25mg，50mg。

多相脂质体 -139 Liposomes-139

【其他名称】液晶微囊，139。

【药理作用特点】本药为抗肿瘤药物载体的多相分散系新剂型，是磷脂双分子层液晶膜封闭微囊的结构，其结构类似生物膜。抗肿瘤药经脂质体包裹后药代动力学及组织分布都发生明显的改变。本药能够促进细胞的摄取，从而提高药效，减少用药剂量，降低毒副作用。本药不仅有抗癌作用，还对巨噬细胞在大剂量联合化疗的作用下具有保护作用，即为抗癌化疗中免疫功能的保护剂。

【适应证】适用于食管癌、胃癌、结肠癌、肝癌及胰腺癌等。

【用法和用量】静滴：起始剂量每天 10ml，渐增至每天 50 ~ 80ml；或第一天 20ml，第二天 40ml，第三天根据体重加至 60 ~ 80ml，一般加入 5% 葡萄糖液 500 ~ 1000ml，每天 1 次，每 6 周为 1 个疗程。总量为 1000 ~ 1500ml。

【不良反应】①在治疗中可出现一过性血红蛋白尿、头晕、腹胀，一般可自行消失；②少数患者在治疗期间可出现静脉炎、静脉硬化现象。

【注意事项】严禁静脉推注。

【剂型和规格】注射剂：10ml。

塞替派 Thiotepum

【其他名称】三胺硫磷，Triethylene，TEPA，TSPA。

【药理作用特点】本药是乙撑亚胺类抗肿瘤药，能抑制核酸的合成，从而改变 DNA 的功能，其作用机制与氮芥相似，为细胞周期非特异性药物。药物进入人体后，在各组织中均有分布。静注后 34 小时药物的浓度即明显下降，24 小时内大部分由尿中排出。

【适应证】适用于卵巢癌、乳腺癌等的治疗；也适用于胃肠道腺癌、胰腺癌。

【用法和用量】肌注或静注：每次 0.2mg/kg，或一般每次 10mg，每天 1 次，连用 5 天后改为每周 3 次；或每次 20～30mg，每 1～2 周 1 次。总量 200～300mg 为 1 个疗程。小儿用法：肌注或静注，每次 0.2～0.3mg/kg，每月 1 次，连用 5 次后改为每周 1 次，约 25～40mg 为 1 个疗程。

【不良反应】①骨髓抑制：白细胞和血小板减少，多在用药 1～6 周后发生，停药后多可自行恢复；个别患者用药后白细胞可急剧下降或白细胞偏低时间偏长，需采取适当措施；②胃肠道反应：一般较轻，可有食欲减退，少数有恶心、呕吐，个别有腹泻；③其他：少数患者有发热、皮疹。

【剂型和规格】注射剂：5mg，10mg。

甲氮咪唑胺　Dacarbazine

【其他名称】氮烯咪胺，甲氮咪胺，DTIC。

【药理作用特点】本药在体内主要经肝微粒体酶活化后发挥作用。它作用于细胞周期的 G_2 期时间延长，$G_2 \rightarrow M$ 期阻止，对 G_1 期亦有延缓作用，对 S 期细胞作用较小，不阻止 $S \rightarrow G_2$ 期，对 RNA 的蛋白质合成的影响比 DNA 大。口服吸收不良，静脉注射后，30 分钟血浆浓度达高峰，在 6 小时中降到零。

【适应证】适用于黑色素瘤的治疗；还可与氟尿嘧啶、卡氮芥、长春新碱联用治疗胃肠道癌。

【用法和用量】每次 2.5～6mg/kg 或 200～400mg/m^2，以 20～

30ml 注射用水溶解后静注，或以 100～250ml 5% 葡萄糖液溶解后，在 15～30 分钟内静脉滴注完。连用 5～10 次（天）为 1 个疗程，间隔 4～6 周可进行第 2 个疗程。

【不良反应】①主要为恶心、呕吐，多在用药后 1～3 小时出现，有时可见腹泻；②对骨髓有中等度抑制作用，出现较迟，通常在用药 3 周后，可见白细胞血小板减少，用量大时骨髓抑制会加重；③有时有发热、乏力、脱发、感觉异常及肝肾功能损害。

【注意事项】①本药口服吸收不规则，肌内注射刺激性太大，故一般均静脉给药，注意不得使药液漏出血管外；②本药溶后可保存于棕色瓶内 1～3 天，最好临用时配制。

【剂型和规格】粉针剂：200mg。

亚胺醌 Ethyleniminoquinonum

【其他名称】癌抑散，环胺醚醌，A-139。

【药理作用特点】本药与塞替派同属乙撑亚胺类，主要作用于细胞核，影响核酸结构功能及代谢，对癌细胞的糖酵解和呼吸亦有一定的影响。

【适应证】适用于血液系统肿瘤；也适用于胃癌和结肠癌。

【用法和用量】静注：每天 1 次，每次 10mg，总量 200～400mg 为 1 个疗程，不可与葡萄糖配伍；瘤内注射或腹腔注射：每次 5～20mg，每周 1 次，用生理盐水稀释后注入。口服：每天 10mg，总量同前。

【不良反应】①可引起白细胞下降，部分患者有出血现象；②胃肠道反应不明显。

【注意事项】①不能用葡萄糖等还原剂溶解；②不能作肌内注射；③静注浓度过大可引起静脉炎，静注时应特别小心，不可漏入组织间。

【剂型和规格】注射剂：10mg。片剂：10mg。

二、抗代谢药

甲氨蝶呤　Methotrexate

【其他名称】氨甲蝶呤，氨甲叶酸，氨克生，MTX。

【药理作用特点】本药为叶酸对抗剂，和二氢叶酸还原酶有很强的亲和力，明显而持久地抑制二氢叶酸还原酶的活力，使二氢叶酸不能还原成四氢叶酸，使四氢叶酸库明显减少，导致一碳转移受阻，从而抑制 DNA、RNA 及蛋白质的生物合成。本药为周期特异性药物，对 S 期细胞作用明显，可对二氢叶酸还原酶及核分裂产生持久的抑制作用。口服吸收较好，血药浓度 30 ~ 60 分钟达高峰，主要以原形由尿中排出。

【适应证】适用于治疗急性白血病、绒癌及恶性葡萄胎；也适用于原发性肝癌、胃肠道癌、胰腺癌等。

【用法和用量】一般 MTX 剂量为 3 ~ 20mg/m^2 溶于 5% 葡萄糖液 500 ~ 1000ml 中，静滴 4 小时，滴完后 2 ~ 6 小时开始用 CF，剂量为 6 ~ 12mg。治疗原发性肝癌可采用动脉插管连续给药方法，每 24 小时 5mg，若采用大剂量解救疗法，剂量可增至每 24 小时 25 ~ 50mg，总剂量根据情况而定。

【不良反应】①消化系统反应：口腔炎多见，其次有颊部及咽部黏膜溃疡；其他有胃炎、腹痛、呕吐、腹泻等，可能导致脱水、循环血量减少，从而加重毒性反应；在持续用药过程中，可能发生食管、小肠、结肠广泛性溃疡，胃肠道出血严重者可致死；大剂量时有肝毒性（血清转氨酶及胆红质升高），可能与干扰胆碱合成有关；②骨髓抑制：主要表现为白细胞、血小板减少，严重者也可有全血象降低，停药后血象继续下降；③肾脏损害：大剂量应用时，可因本药及其代谢产物 7- 羧基氨甲蝶呤或肿瘤细胞破坏后核酸崩解产生的大量尿酸经肾排泄，在肾小管中沉积，堵塞肾小管，导致急性肾衰竭，此为用药初期致死的重要原因，故用药期间应多饮水，并保持尿为碱性；④皮肤损害：多为丘疹，出现于耳后颈部及胸腹部，严重时可融合成片；⑤其他反应：长期应用时，部分患者可致肺纤维化；脱发亦常见。

【注意事项】①肝、肾功能不良者忌用；②妊娠早期用药能致胎儿发育不良、流产、死产、死胎或畸胎，故孕妇禁用；③本药毒性较大，尤其是滴注给药时，毒性较单次给药可提高数倍，为保证药物能迅速排除，应在用药的前 1 天及滴注的第一、二天补充电解质、水分，使每天尿量保持在 3000ml 左右，并同时给予碳酸氢钠碱化尿液；④为了及早发现毒性，用药期间应逐天检测肝功能、肾功能、血象，停药后 2 周内仍应做血象检查，有条件者应进行血药浓度监测；⑤本药约 60%～85% 与血浆蛋白结合，某些药物如水杨酸、对氨基水杨酸、磺胺药等，能使其毒性增加；与新霉素同用则能促进该药在粪中的排出，故与以上药物一起应用时，应密切观察临床反应。

【剂型和规格】注射剂：5mg，10mg，25mg，50mg，100mg。片剂：2.5mg，5mg，10mg。

氟尿嘧啶　Fluorouracil

【其他名称】5- 氟尿嘧啶，癌肤治，Fluracil，Efudex，5-Fu。

【药理作用特点】本药为最常用的抗嘧啶代谢药，在体内先经过一系列反应变成氟尿嘧啶脱氧核苷酸然后发挥效应，影响 DNA 合成；本药尚能在体内转化为氟尿嘧啶核苷掺入 RNA，从而干扰蛋白质合成。主要作用于 S 期，但对其他各期细胞也有一定作用。静脉或动脉注射后血浓度较稳定，在肿瘤组织、肝和肠黏膜细胞中浓度较高，骨髓中则较低。易透过血脑屏障，故脑脊液浓度较高，易进入脑组织及肿瘤转移灶。口服后 20 分钟血药浓度达高峰，静注后药物浓度迅速下降一般静脉给药半衰期 15～20 分钟，约 10%～30% 原形由尿排出，约 60%～80% 在肝

内灭活变为 CO_2 和尿素，分别由呼吸道和尿排出。

【适应证】抗瘤谱广，对多种实体瘤有效，主要适用于胃癌、食管癌、结肠癌、直肠癌、胰腺癌、肝癌等消化系统肿瘤。

【用法和用量】口服后吸收不规则，吸收率为静脉注射的15%～85%，一般采用静脉给药。静脉注射：每次10～12.5mg/kg（一般为500mg），隔天1次，1个疗程总量为5～8g。静脉滴注：每次10～15mg/kg（一般为500～1000mg），溶于生理盐水或5%葡萄糖500～1000ml中缓慢滴注，每天1次，连用3～5天，以后减半量并隔天1次，直至出现轻或中度毒性反应。据临床观察，滴注给药的毒性似较直接注射为低。治疗原发及继发性肝癌，可用动脉插管给药方法（每天或隔天250～500mg），疗效较好。氟尿嘧啶以往曾有片剂口服，每天150～300mg或每次750mg，每周1次，总量为15～20g，可能因吸收差而疗效不佳。目前有人主张以注射剂口服治疗消化道癌，其效果有待临床进一步确定。

【不良反应】毒性较大，应用时应严格控制剂量并密切观察反应。①胃肠道反应：较常见，常于用药后5～7天出现，食欲减低为早期症状，之后可见口腔黏膜红斑以至溃疡，胃肠黏膜亦可有同样变化，部分患者可有大便次数增加、腹痛、腹泻以至排血样稀便，严重者可死亡，故腹泻严重时应停药；腹泻严重者可给复方樟脑酊或阿片酊止泻，应严密观察肠道菌群变化，以防伪膜性肠炎发生；②骨髓抑制：可见白细胞、血小板减少，甚至全血象减低；③其他反应：有时可见皮肤、指甲色素沉着，皮炎、脱发，眩晕；有报道本药偶可致小脑共济失调，值得注意；此外，可能影响肝、肾功能；④局部刺激：本药有刺激性，静脉滴注局部可出现静脉炎，动脉滴注时局部可出现红斑、水肿、破溃。

【注意事项】腹泻达每天3次者应立即停药。

【剂型和规格】注射剂：125mg，250mg/ml。软膏剂（霜剂）：5%～10%。

替加氟　Tagafur

【其他名称】呋氟尿嘧啶,喃氟啶,Futraful,FT-207。

【药理作用特点】本药为氟尿嘧啶的潜效型衍化物。主要在体内转化为氟尿嘧啶发挥作用。口服易吸收,但胃的充盈状况可影响口服后的吸收速度。口服后3小时血中浓度可达高峰,以后维持在一定浓度。其抑制DNA合成时间为12~18小时,抑制RNA合成时间为12~24小时,均比静脉注射长。能透过血脑屏障,脑脊液中浓度较高。主要以原形及CO_2形式分别由尿及呼吸道排泄。

【适应证】适用于胃癌;也适用于结肠癌、直肠癌、原发性及转移性肝癌、胰腺癌、胆管癌、胆囊癌等。

【用法和用量】单独应用时,一般每天800~1200mg,分2~4次口服,1个疗程总量为20~40g。有人认为该药总量用至20g以上始见效,因而建议总用药时间可为90天。静滴:15~20mg/kg,每天1次,或60mg/kg,每周2次,总量同前。

【不良反应】与氟尿嘧啶相似,但较轻微。①骨髓抑制比较缓和,少数患者可有轻微白细胞、血小板减少及出血倾向;②胃肠道反应如恶心、呕吐、食欲减低及腹泻较为多见,但较氟尿嘧啶为轻;③可能引起肝、肾功能损害。

【注意事项】肝、肾功能障碍者慎用。

【剂型和规格】片剂:50mg。注射剂:400mg。

双喃氟啶　Tegadifur

【其他名称】双呋氟尿嘧啶,双喃氟啶,双氟啶,FD-1,Tegadifurum。

【药理作用特点】本药是氟尿嘧啶的潜效型衍化物。进入体内后,能逐步转化为氟尿嘧啶发挥作用,抗瘤谱与呋氟尿嘧啶相似。但本药口服后血浆、正常组织及肿瘤组织中的氟尿嘧啶水平均较呋氟尿嘧啶为高,而且维持时间也长,为提高疗效提供了有利条件。

【适应证】适用于胃癌、肠癌等消化道癌;也适用于肝癌以及预防肿瘤术后复发和转移。

【用法和用量】口服:每次150~200mg,每天3~4次,连用2周后可减为每天400mg,4~6周为1个疗程,1个疗程总量为20~30g。

【不良反应】毒性比呋氟尿嘧啶小。①骨髓抑制很轻微,量大时亦可能出现白细胞数减少;②较常见胃肠道反应,如恶心、呕吐等,一般不严重,若反应比较强烈,可减量或暂停药数天后再用。

【注意事项】虽尚未发现对肝、肾功能有损害,但对肝、肾功能障碍者应慎用并密切观察。

【剂型和规格】片剂:100mg。

尿嘧啶替加氟片 Compound tegafur tablets

【其他名称】呋喃氟定,优福定,UFT,Tegafur-Uracil。

【药理作用特点】本药系由替加氟和尿嘧啶按适宜分子比例(约为1∶4)混合而成。服用时按所含替加氟计算,研究表明,替加氟加尿嘧啶后不仅瘤组织中氟尿嘧啶浓度得到进一步提高,且血液浓度的下降明显减慢。本药中尿嘧啶的作用机制尚未完全阐明,一种解释是加入尿嘧啶后,抑制了氟尿嘧啶在组织中的降解,从而使其浓度相对增高。

【适应证】适用于胃癌、肠癌、食管癌、胰腺癌等;也适用于肝癌,手术前后应用可预防复发、扩散和转移。

【用法和用量】口服:每次2~4片,每天3次,1个疗程6~8周。本药与丝裂霉素或西咪替丁配用,有增效、减毒作用。

【不良反应】①少数患者出现恶心、呕吐、腹泻、乏力、头晕等,多较轻微,若情况严重可停药数天再用;②个别患者白细胞减少,停药后可恢复。

【注意事项】肝、肾功能障碍者慎用。

【剂型和规格】片剂:162mg,含替加氟 50mg,尿嘧啶 112mg。

阿糖胞苷　Cytosine arabinoside

【其他名称】阿拉伯糖胞嘧啶,Ara-C。

【药理作用特点】本药为主要作用于 S 期的周期特异性药。在细胞内由磷酸激酶活化,形成三磷酸阿糖胞苷(Ara-CTP)等抑制 DNA 多聚酶,从而影响 DNA 合成;也可掺入 DNA 干扰其复制,使细胞死亡。阿糖胞苷主要在肝内经胞苷脱氨酶脱氨而灭活,口服后在肠内易脱氨失效;癌细胞易产生抗药性,可能因脱氨酶含量增加,使大量阿糖胞苷脱氨成为无效的阿糖尿苷之故。一次大剂量静脉注射,大约 15 分钟内即从血中消失,因此必须静脉滴注或分次静脉注射才能维持有效血液浓度。易通过血脑屏障,脑脊液中浓度约为血浓度的 40%。主要由胆汁入肠和经肾排泄。

【适应证】适用于治疗急性白血病;也适用于消化道肿瘤,与氟尿嘧啶、丝裂霉素合用(MFC 方案)对消化道肿瘤的疗效明显高于单用。

【用法和用量】静注:常用量为 2～3mg/kg(成人一般用 100～150mg),每天 1 次,连用 8～15 天;或 4～6mg/kg,每周 2 次。静滴:每公斤体重每天 5～7.5mg,8～12 小时滴完,连用 4～5 天。

【不良反应】①胃肠道反应:可见恶心、呕吐、食欲减退和腹泻,剂量过大或静注速度较快易出现此反应,偶见腹痛及胃肠道出血;②骨髓抑制:主要为白细胞及血小板减少,偶可见全血抑制;③其他反应:肝功能损害(转氨酶升高),但不严重,也较易恢复;此外可有头疼、皮疹、脱发等。

【注意事项】造血功能不全者慎用。

【剂型和规格】注射剂:50mg,100mg。

氟环胞苷　Flurocitabine Anhydro-arabinofuranosyl-5-fluorocytosine

【其他名称】氟西他滨，Anhydro-arabinofuranosyl-5-fluorocytosine，AAFC。

【药理作用特点】本药为阿糖胞苷衍生物，作用类似阿糖胞苷，能抑制DNA聚合酶，从而抑制DNA的合成。在体内缓慢脱氨成为氟环脲苷和氟阿糖脲苷。

【适应证】适用于胃癌及结肠癌等。

【用法和用量】静注：每次15～20mg/kg。

【不良反应】①主要为骨髓抑制，表现为白细胞和血小板减少；②可出现恶心、呕吐、口腔炎、结肠炎等。

【剂型和规格】注射剂：0.1g，0.5g。

去氧氟脲苷　Doxifluridine

【其他名称】Furtulon，5-DFUR。

【药理作用特点】本药是氟尿嘧啶的前体药物。在肿瘤组织内受嘧啶核苷酸磷酸化酶（人体内为胸腺嘧啶核苷酸磷酸化酶）的作用，转化成游离的氟尿嘧啶，从而抑制DNA、RNA的生物合成，显示抗肿瘤作用。由于这种酶的活性在肿瘤组织内较正常组织高，故本药在肿瘤内转化为5-Fu的速度快而对肿瘤具有选择性作用。动物实验显示，口服后30～60分钟血中原药浓度达峰值，以后呈双向性减少，在胃、小肠、肾、膀胱内分布较多，脑内分布较少，连续服用未见蓄积性。

【适应证】适用于胃癌及结直肠癌等。

【用法和用量】口服：每天0.8～1.2g，分3～4次服，连用4周，并视年龄、症状情况适当增减。

【不良反应】①可有骨髓抑制，表现为白细胞减少，偶有血小板减少和贫血；②可出现肝肾功能损害；③常见胃肠道反应有腹泻、呕吐、食欲不振，偶有腹痛、口炎等；④罕见过敏反应、胸闷、心电图异常等。

【注意事项】①对本药有过敏史者、孕妇或可能妊娠的妇女禁用;②有肝、肾功能障碍者慎用;③儿童及有生育能力的患者服用时必须考虑对性腺的影响;④用药期间须经常查血象及肝、肾功能;⑤哺乳妇女服药期间必须停止授乳。

【剂型和规格】胶囊剂:0.1g,0.2g。

氟尿苷　Floxuridine

【其他名称】氟苷,脱氧氟脲苷,FUdr。

【药理作用特点】本药为氟尿嘧啶的脱氧核苷衍生物,作用与氟尿嘧啶相同。其主要特点是给药速度对代谢有很大影响。快速静注时氟苷很快降解成氟尿嘧啶,然后转化为尿素。当连续动脉输注时,它被转化成活性型氟苷单磷酸盐,能阻断 DNA 的合成,这种给药方法可用较小剂量,获得有效结果。比快速静脉注射法效果提高 3 倍,是细胞周期特异性药。主要作用于 G_1、S、G_2 期,并对 G_1/S 边界及 S 期有延缓作用。

【适应证】适用于胃癌、结直肠癌及肝癌等。

【用法和用量】静滴:每天 500mg,连用 10 天为 1 个疗程。动脉内输注:每次 0.1 ~ 0.6mg/kg,每天 1 次,连续 10 天为 1 个疗程。

【不良反应】骨髓抑制、胃肠道反应和皮肤局部反应与氟尿嘧啶相似。肝脏损害表现为碱性磷酸酶、血清转氨酶、血清胆红素和乳酸脱氢酶等升高。

【剂型和规格】注射剂:50mg,100mg。

卡莫氟　Carmofur

【其他名称】己氨酰氟尿嘧啶,Mifurol,HCFU。

【药理作用特点】本药是氟尿嘧啶的第三代产品,为代谢拮抗类抗肿瘤药。口服后在体内缓慢转变成氟尿嘧啶而起作用。

其作用与氟尿嘧啶相同，在体内抑制尿嘧啶苷酸结合进入RNA中，从而干扰、阻断DNA、RNA及蛋白的合成。口服后吸收迅速，有效血浓度长达24小时。卡莫氟容易达到普通氟尿嘧啶所不易到达的淋巴液、腹水中。

【适应证】适用于胃癌、结肠癌、直肠癌等，特别对结、直肠癌有效率较高。

【用法和用量】口服：每天600～900mg或每千克体重每天9～18mg，分2～4次口服，总量14～25g，4～6周为1个疗程。

【不良反应】①胃肠道反应：可有食欲不振、恶心、呕吐、腹泻等；②骨髓抑制：偶见贫血、白细胞减少、血小板减少、出血倾向；③偶见肝、肾功能障碍、心悸、心电图异常（ST波升高、T波倒置）、尿素氮升高、AST升高；④神经毒性：偶见语言、步行和定向障碍，有时发展到脑白质病，故应充分观察患者的状态慎重给药，实施治疗计划时尽可能采用小剂量；⑤其他：可有皮肤过敏、乏力、发热、口渴、出汗。

【注意事项】①对营养状况差，肝肾病患者慎用；②给药后服用酒精饮料，可引起脑贫血样症状及意识模糊，需加注意。

【剂型和规格】片剂：100mg。

癌敌　Yandi

【其他名称】AZM。

【药理作用特点】本药为癌散的衍生物，作用机制相同。

【适应证】适用于胃癌及肠癌等。

【用法和用量】肌注：每次70～76mg，每天1次，可连用。

【不良反应】同癌散，但毒性较轻。

【剂型和规格】注射剂：35mg，38mg。

癌散　8-Azaguanine

【其他名称】AZAN。

【药理作用特点】本药为抗嘌呤类抗代谢药。

【适应证】适用于胃癌及肠癌等。

【用法和用量】静注：每次 200mg，每天 1 次，总量 2000～3500mg。肌注：每次 40～160mg，每天或隔天 1 次，总量 2000mg。

【不良反应】有胃肠道反应；长期应用可产生循环障碍。

【注意事项】忌与洋地黄配伍。

【剂型和规格】注射剂：35mg，40mg，80mg。

三、抗肿瘤抗生素

博来霉素　Bleomycin

【其他名称】争光霉素，BLM。

【药理作用特点】本药为一糖肽类化合物，是一种广谱抗肿瘤药，对增殖期细胞较为敏感，实验证明，它对 G_2 期作用强大，对 G_2 期末尤为明显，但由于它在体内与 Fe^{3+} 结合为 Fe^{3+}-BLM 复合物，在 P450 还原酶的作用下形成 O_2-Fe^{2+}-BLM，并重排成 O_2-Fe^{3+}-BLM 和裂解为 O_2 及 Fe^{3+}-BLM。它们不仅可引起脂质过氧化，而且导致 DNA 断裂，因此，博来霉素亦为周期非特异性药。静脉注射后约 30 分钟血中浓度可达高峰，半衰期为 1.5 小时。在体内分布以皮肤、肺、肠、脾、肾等组织中较多，它可为肽酶分解而失效。不同组织中肽酶的含量不一，因此它们对博来霉素的灭活能力亦不同，皮肤、肺、肾对博来霉素的灭活能力小于肝、肠；鳞癌灭活能力小于肉瘤。

【适应证】适用于鳞状上皮癌及恶性淋巴瘤；也适用于食管癌，目前一般采用与顺铂、氟尿嘧啶、消瘤芥等合用，可使缓解率提高，缓解期延长。

【用法和用量】静注：每次 15～30mg，原则上每周 2 次，或根据病情每天 1 次，总量 300～500mg 为 1 个疗程。

【不良反应】①发热:约有1/3患者有此反应,于给药后3~5小时发生,数小时后自行消退,可能由于释放内源性热原所致,预先给予保泰松及抗组织胺药可减少发热反应;②皮肤反应:较常见表现为手指、脚趾关节皮肤肥厚,色素沉着;约有30%~40%患者出现脱发;③肺部毒性:主要表现肌炎样症状肺纤维化,发生率虽不高但较严重,国外报道3%~5%严重肺毒性反应者因肺纤维化,肺功能障碍而死亡,临床上常有低热及咳嗽,X线显示间质浸润及纤维化,肺毒性反应发生与总剂量及年龄有密切关系,总剂量在400mg以上、年龄超过70岁者,发生率明显升高,早期轻症者若及时停药,病变可于1~4天内消失;皮质激素及纤维细胞抑制剂氯喹有可能减轻肺毒性;为防止肺毒性的发生,有采用小剂量,间歇治疗(每次15mg,每周2次),总剂量不超过300mg,在治疗过程中应定期作胸部X线检查,可能时还应行肺功能检查;④暴发性反应(过敏性休克):主要表现为高热、血压下降、呼吸困难、肺水肿及循环衰竭,通常在第一或第二次给药后4~12小时的发生,一旦出现此种反应,应立即采取抗过敏及抗休克措施进行抢救,多可挽救患者生命,用药前作皮肤试验以防暴发性反应的发生,但效果可疑。

【注意事项】①本药无明显骨髓抑制作用,这是它的优点,但可引起肺毒性等严重毒性反应,故应严格掌握适应证;②老年患者及伴有慢性肺疾患者应慎用或忌用。

【剂型和规格】粉针剂:5mg,10mg,15mg。

平阳霉素　Bleomycin A_5

【其他名称】博来霉素A5,PYM,Pingyangmycin。

【药理作用特点】本药为博来霉素多组分中的单一组分A_5,其作用机制与博来霉素相似。动物实验表明,A_5与博来霉素的主要成分A_2相比,抑瘤作用强于A_2且肺损害较A_2为轻。

【适应证】适用于食管癌,与热疗合用可提高对食管癌的疗效。

【用法和用量】肌注或静注：每次 10 ~ 15mg，以生理盐水溶解后注入，每天 1 次或每周 3 次，1 个疗程总量为 200 ~ 300mg。亦可动脉插管给药，每次 5 ~ 10mg 以生理盐水或 5% 葡萄糖溶解，总量酌定。尚可局部涂敷（总量酌定），一般与全身用药配合应用。

【不良反应】①毒性反应基本与博来霉素相同，但消化道反应较大，可能与其在胃肠道分布较多有关；动物实验虽证明对肺损害较小，一旦发现肺炎样病变，应立即停药，并给予泼尼松或地塞米松等，对年老体弱、有肺部疾患者用药或用量较大时尤应警惕；②本药可致发热反应，可于给药的 3 小时即可出现，并伴发冷，体温可高达 40℃，一般不易预测，似与剂量无关；为防止高热反应，开始可用小量（2 ~ 4mg），逐渐增至常规用量，对有反应者，为减轻发热反应，用药前可给予泼尼松或消炎痛。

【注意事项】用药期间应注意进行胸部 X 线检查。

【剂型和规格】注射剂：10mg，15mg。

多柔比星　Doxorubicin

【其他名称】阿霉素，羟柔红霉素，阿得里亚霉素，Adriamycin，ADM，ADR。

【药理作用特点】本药与柔红霉素等同属蒽环类抗肿瘤抗生素，化学结构与柔红霉素也相似，抗瘤谱较柔红霉素为广，但体外细胞毒作用较强，体内抗肿瘤作用亦较明显，化疗指数也较高。其分子亦插入 DNA 分子中干扰 DNA 的功能，抑制 DNA、RNA 及蛋白质的合成，亦可影响线粒体的结构与功能。本药对 S 期细胞有最大的杀伤作用，并可延缓 G_1 期及 G_2 期→ M 期的进程，为周期非特异性药物。静脉注射后血中药物浓度的衰减为二房室开放模型，$t_{1/2\beta}$ 为 16.7 小时，较柔红霉素延长 50% 左右；多柔比星在各组织及肿瘤组织中维持时间亦较柔红霉素为久。主要以胆汁排泄，肝功能不良时血浓度可提高，半衰期延长。

【适应证】适用于血液系统肿瘤、乳腺癌、睾丸癌、甲状腺癌、肾母细胞瘤；也适用于消化道肿瘤。

【用法和用量】静注：成人每次 25～30mg/m^2，每天 1 次，连用 2～3 次，间隔 3 周重复给药；或每次 50～60mg，每 3～4 周 1 次。总剂量不宜超过 450mg/m^2。

【不良反应】①骨髓毒性是其主要剂量限制性毒性，用药后 7～10 天白细胞可降到最低点，但恢复较快；血小板亦可减少。对骨髓毒性的严重程度与剂量及骨髓的再生功能有关，既往用过化疗、放疗者，骨髓对多柔比星的敏感性较高，因此剂量宜适当减少。②本药与柔红霉素一样可引起心脏毒性，它所引起的心脏毒性反应可分为两类，一类为对心脏的急性毒性，于用药后数小时及数天内出现，主要表现为心电图异常、室上性心动过速、室性早搏等，心电图变化是可逆的，但心律失常偶可引起突然死亡，必须严加防范；另一类为与累积剂量有关的心肌病变，表现为充血性心力衰竭。总剂量小于 550mg/m^2 时心力衰竭发生率为 0.1%～0.27%；总剂量超过 550mg/m^2，则增加到 30%。每周低剂量引起的心肌病变发生率高于每 3 周 1 次大剂量；年龄大、有心脏疾患及 ECG 异常者易引起心肌病变。用药前作过放疗、与环磷酰胺合用均可增加多柔比星的心脏毒性。多柔比星的心脏毒性与其在体内诱导产生半醌自由基有关，实验中自由基清除剂如维生素 E 及 N-乙酰半胱氨酸等可降低多柔比星的心脏毒性，双内酰亚胺化合物（如 ICRF-159，ICRF-187，乙双吗啉，吗丙嗪）亦可对抗其心毒性。③其他反应：可有食欲减退、恶心、呕吐、腹泻及口腔炎症；偶见肝功能损害、发热及出血性红斑；多柔比星主要在肝脏还原、水解、去甲基及结合而被代谢，以胆汁排泄，肝功能不良者可增加其毒性反应，几乎 100% 患者会产生脱发。

【注意事项】①本药局部刺激性大，注射时不可漏出血管外；②给药后尿呈红色。

【剂型和规格】注射剂：10mg，50mg。

表柔比星 Epirubicin

【其他名称】表阿霉素，Pharmorubicin，E-ADM。

【药理作用特点】本药为多柔比星的立体异构物，两者的区别只是在氨基糖部分 4′ 位的 OH 基由顺式变成了反式，这种立体结构上的变化，引起了作用及毒性强弱的不同，表柔比星体外细胞毒作用同多柔比星；在体内，它对于移植性肿瘤的疗效与多柔比星相等或略强，其抗瘤谱亦与多柔比星相似，对动物的毒性较多柔比星略低，化疗指数则较高；其主要作用机制是直接嵌入 DNA 的碱基对内，干扰转录过程，阻止 mRNA 的形成而发挥抗肿瘤作用。它的血浆半衰期较多柔比星短，血浆清除率较快而排泄相对缓慢。由于本药主要经肝胆系统排出，对有肝转移和肝功能受损的患者，表柔比星在血浆中的浓度维持时间较长，故应减低剂量。

【适应证】适用于多柔比星敏感的肿瘤；对多柔比星不敏感的肿瘤如胰腺癌、直肠癌、肝癌等也有一定疗效。

【用法和用量】静脉注射：常用剂量为 75～90mg/m^2，每 3 周 1 次，由静脉冲入。治疗肝癌可由肝动脉直接注入。

【不良反应】①骨髓毒性为其急性和剂量－限制性毒性，主要表现为白细胞数减少，亦可见血小板减少。骨髓毒性随剂量的增加而增加，曾作过化疗的患者骨髓毒性反应发生率明显升高。②本药对心脏的毒性较多柔比星为低，急性心脏毒性主要是心电图的改变，主要表现为心律失常和非特异性 ST-T 段改变，一般可自行恢复。当剂量超过 1g/m^2 时，可出现慢性心肌改变，因此本药产生心脏毒性的累积剂量约为多柔比星的 2 倍。③可引起恶心、呕吐、厌食、黏膜炎和腹泻等胃肠道反应，发生率较多柔比星为低。④可引起脱发，偶见发热、乏力、指甲色素沉着、皮炎等。⑤外漏于皮下可引起局部水泡、蜂窝织炎和坏死。

【注意事项】①用药期间应定期查血象、心电图；②注射时切勿外漏。

【剂型和规格】注射剂：10mg，50mg。

阿柔比星　Aclarubicin

【其他名称】阿克拉霉素 A，柔红霉素 A，ACM-A，ACM，ACR。

【药理作用特点】本药抗瘤谱类似多柔比星，无致突变性。ACM 与 DNA 螺旋链结合，阻止和干扰核酸合成，特别具有选择性地抑制 RNA 的合成，G_1→S 期和 S 后期对之敏感。主要在肝脏代谢，代谢产物随尿及粪排泄。静注后血药浓度迅速下降，但活性代谢产物可维持在 20～30μg/ml，浓度达 12 小时以上。本药的活性代谢产物分布在肺、脾、淋巴结内较多。

【适应证】适用于胃癌等。

【用法和用量】静滴或静注：每次 40～50mg，每周 2 次，可连用 2 天，也可第 1 天与第 4 天；或每天 20mg，连用 7 天，休息 7 天，总量不超过 300mg。

【不良反应】①心脏毒性与多柔比星大致相同，对心脏损伤较轻，心肌急性毒性比多柔比星小 1/10；②胃肠道反应有食欲不振、恶心、呕吐、腹泻，有合并消化道出血的报道；③可出现骨髓抑制和肝肾功能损伤。

【注意事项】①心功能异常或有心功能异常史者禁用；②肝肾疾患、合并感染、孕妇、老年人以及用过多柔比星、DNR 者慎用；③用药期间应经常查血象、尿常规、肝肾功能、心电图，若合并严重感染或出血倾向、心衰、心电图异常、胃肠道出血者应停药；④注射时勿漏出血管外。

【剂型和规格】注射剂：10mg，20mg。

丝裂霉素　Mitomycin

【其他名称】自力霉素，丝裂霉素 C，Mitomycin C，MMC。

【药理作用特点】本药结构中有乙撑亚胺及氨甲酰酯等基团，具有烷化作用，能抑制 DNA 复制，也能使 DNA 断裂，为周期非特异性药物。静脉注射后迅速由血中消失。在组织内分布，无特殊积存。用药数小时后约 1/3 由尿排出，也可从胆汁中排泄。

【适应证】适用于胃癌、肠癌，对转移性结肠癌可作为二线药物应用；与氟尿嘧啶、喜树碱或阿糖胞苷联合应用，可能提高疗效；对肝癌、胰腺癌也有效。

【用法和用量】静注：成人每次 4～6mg，用注射用水或生理盐水 20～40ml 溶解，每周 1～2 次，40～80mg 为 1 个疗程；或每次 16～30mg，每 2～3 周 1 次，总量同上。或每次 10mg，每周 1 次，总量同上。可连续用药，每次 2mg，每天 1 次，总量同前。静脉滴注时，可将该药溶于 200ml 生理盐水中，于 1 小时内滴完。对原发性肝癌，采用肝动脉插管给药效果较好。片剂口服：每次 2～6mg，每天 1 次，1 个疗程 总量为 100～150mg。一般认为，丝裂霉素大剂量间歇用药比每天小剂量用药疗效好且毒性较小。

【不良反应】①恶心、呕吐较常见，但较轻微；②骨髓抑制明显，白细胞、血小板减少约在用药后 3～5 周减少至最低点；③大剂量间歇给药虽毒性较小，但少数患者仍可出现肝功能障碍和肾脏损害，故用药期间应注意肝功能及肾功能变化，若发现有蛋白尿、血尿、水肿时，应立即停药；④在停药后短期内，本药偶可引起突发心力衰竭、猝死；⑤有时可出现疲倦、四肢麻木、口腔溃疡、肢体酸痛、脱发等；⑥本药刺激性较强，静脉注射局部可发生静脉炎，若药液漏出血管外，可致局部硬结、组织坏死、破溃，用药时应注意。

【注意事项】①心脏病患者慎用；②用药期间应监测肝、肾功能变化；③静脉注射时药液不可漏出血管外，一旦药液漏出，应立即在局部皮下注射生理盐水 10～20ml 以稀释药液，减轻局部反应；④不宜用葡萄糖溶液稀释静滴，因在酸性溶液中效应降低。

【剂型和规格】片剂:1mg。注射剂:2mg,4mg。

色霉素 A3　Chromomycin A3

【其他名称】东洋霉素,多优霉素,Toyomycin。

【药理作用特点】本药通过与 DNA 的鸟嘌呤结合,抑制依赖 DNA 的多聚酶,干扰对 DNA 依赖性 RNA 的合成而发挥抗癌效应,为周期非特异性药。本药排泄迅速,在各脏器的分布以脾、肝、胆汁、心肌和肠管内浓度最高。由胆汁、尿排泄。

【适应证】适用于胃癌及食管癌等。

【用法和用量】一般每次 0.5mg,以注射用水或 5% 葡萄糖液 10～20ml 溶解后静脉注射,每天 1 次,总量 10～15mg 为 1 个疗程;对癌性腹水可做腹腔注射,每次 0.5～1mg。

【不良反应】①胃肠道反应有食欲减退、恶心、呕吐等,一般不严重;②对血象影响很轻微;③可引起血清肌酐增加、蛋白尿、血钙下降;④本药刺激性大,如注射时漏出血管外,可致局部疼痛、硬结、坏死和溃疡。

【注意事项】注射时不漏出血管外。

【剂型和规格】注射剂:0.5mg。

米托蒽醌　Mitoxantrone

【其他名称】二羟蒽酮,丝裂蒽醌,能解瘤,DHAD,NVT,MA。

【药理作用特点】本药为一种蒽醌抗肿瘤新药,其结构及抗癌作用与多柔比星相近,因其无氨基糖结构,不产生自由基,且有脂质过氧化作用,所以对心脏毒性较低。本药可杀灭任何细胞周期的癌细胞,增殖与非增殖细胞均受到抑制。分裂期细胞比休止期细胞对本药更敏感,细胞周期 S 后期对本药最敏感。本药的肝、肾和代谢清除率较低,静注后,主要被组织摄取,且与组织结合。患者所用量的 7.3% 在 72 小时内以原形由尿排出,药物的代谢后产物经粪便排出。肝、肾功能正常者,其血清 $t_{1/2\beta}$

为 40～212 小时。

【适应证】适用于肝癌及胆管癌等。

【用法和用量】静注或静滴：10～12mg/m^2，溶于 5% 葡萄糖注射液 100ml，静滴 30 分钟，每 3～4 周 1 次。

【不良反应】①骨髓抑制：白细胞与血小板下降，对肝功能不全者毒性较大，白细胞减少于治疗后 10～14 天，一般于 21 天开始恢复；②胃肠道反应：恶心、呕吐、口腔黏膜炎、腹泻，偶见肝功能损伤；③心脏毒性：表现为心射血分数降低、充血性心衰、心律失常、心电图异常及心肌梗死等；④其他：如脱发、血尿肾功能减退、乏力、头痛等。

【注意事项】①有造血与心脏功能不全、接受多柔比星的积累量超过者禁用；②肝、肾功能不全者慎用；③接受本药治疗的患者均应进行心脏监测；④用药时勿使药液漏出血管外，否则可造成难治性坏死。

【剂型和规格】注射剂：10mg，20mg。

链黑霉素　Streptonigrin

【其他名称】链褐霉素，STN。

【药理作用特点】本药作用机制是选择性抑制 DNA 合成，可引起 DNA 降解和单链断裂。主要作用于细胞周期的 S 期，无免疫抑制作用。

【适应证】适用于胆管癌、胰腺癌等。

【用法和用量】口服：每天 200～400mg，分次或 1 次口服。静注：第 1 次用 150～200mg，以后每次 400～500mg，每 48～72 小时 1 次；或每天 4～10mg/kg，连用 4～5 天。

【不良反应】①主要表现延迟性骨髓抑制，治疗后 3～5 周可见白细胞和血小板减少，并有出血倾向；②胃肠道反应有恶心、呕吐、厌食、腹泻、腹痛、口腔炎；③偶见肝、肾功能异常。

【注意事项】应定期查肝、肾功能。

【剂型和规格】片剂：50mg，100mg，200mg。注射剂：100mg。

净司他丁　Zinostatin

【其他名称】新制癌菌素，Neocarzinostatin。

【药理作用特点】本药能抑制 DNA 的合成，使 DNA 的单链断裂，也能抑制革兰阳性菌。给家兔静注 20mg，最高血液浓度为 134μg/ml，半衰期为 7 分钟，30～120 分钟后在血中消失，体内肾、胃、胰腺、骨髓、肺、皮肤、肌肉等组织中浓度较高，由尿排泄。

【适应证】适用于胃癌及胰腺癌等。

【用法和用量】静注或静滴：每天 2～4mg，每天或隔天 1 次。

【不良反应】①可有骨髓抑制，表现为白细胞、血小板减少和贫血倾向；②胃肠道反应有食欲不振、恶心、呕吐、腹泻、肝功能损害；③偶见过敏性休克。

【注意事项】①治疗中要定期观察血象；②为防止发生过敏性休克，可先从小剂量开始，用药中可适当用异丙嗪等抗过敏药。

【剂型和规格】注射剂：1mg，2mg。

甲基丝裂霉素　Porfiromycin

【其他名称】Methylmitomycin-C。

【药理作用特点】本药具有抗癌和抗菌作用，其抗癌效应为丝裂霉素的 2 倍。

【适应证】适用于胃癌及结肠癌等。

【用法和用量】静注：每次 7.5～10.5mg/m^2，每周 2 次，疗程最长为 6 周。

【不良反应】①骨髓抑制较明显，有白细胞、血小板减少和贫血；②有肝脏毒性反应，可见转氨酶升高。

【剂型和规格】注射剂：5mg。

抗生素 1588 Antibiotic 1588

【药理作用特点】本药系由丁香轮丝链霉菌所产生的抗肿瘤抗生素,为博来霉素类抗生素。对多种动物肿瘤有明显抑制作用,而毒性较低,化疗指数较高,对造血功能和肝功能均无影响,仅在大剂量时对肾、肝有一定程度的损害。该药在肾、皮肤、阴茎内浓度较高,大部分由尿排出。

【适应证】适用于食管癌等。

【用法和用量】静注:每天 100mg,加入 10ml 生理盐水静注,30 天为 1 个疗程。维持剂量为隔日 1 次,或每周 2 次,每次 10mg,总量 450mg。

【不良反应】常规用量对心、肝、肾、造血组织均无明显不良反应,偶有食欲不振、厌食、恶心等胃肠道反应,对症治疗可缓解。

【剂型和规格】注射剂:10mg。

四、抗肿瘤植物药

长春新碱 Vincristine

【其他名称】醛基长春碱,Leurocristine,Oncovin,VCR。

【药理作用特点】本药为主要作用于 M 期的周期特异性药物。能与微小管蛋白结合,阻止微管装配,抑制纺锤丝的形成,使细胞分裂同步停止于中期,从而有利于其他抗癌药发挥作用,故可联合用于各种化疗方案中。此外本药尚对嘌呤、RNA 或 DNA 的合成有抑制作用。本药静注后,迅速进入肝内代谢,主要通过胆汁排泄,少量经胃肠道排出。

【适应证】适用于急性淋巴细胞白血病、恶性淋巴瘤、乳腺癌;还与氟尿嘧啶、环磷酰胺联用(CONFU 方案)治疗胃肠道癌。

【用法和用量】静注:每次 0.02~0.075mg/kg,成人可用

1～2mg(不宜超过 2mg),以 5% 葡萄糖液静脉冲入或加入生理盐水 20ml 静注,1～2 周注射 1 次,总量 10～30mg 为 1 个疗程。

【不良反应】①神经毒性:神经麻痹比较突出,外周感觉、运动神经可发生病变,出现趾感觉障碍、麻木,腱反射减弱或消失,运动失调,肌力减弱等,严重时可致麻痹性肠梗阻、复视、眼睑下垂及声带麻痹等;亦可引起下颌痛及周围神经炎,其毒性大小与剂量有关;由于主要经肝代谢,由胆汁排出,因此在肝病患者该药排泄减缓,即使小量应用仍有可能引起严重神经毒性,剂量过大(如总量 25mg)可能引起持久性神经损害;②骨髓抑制及胃肠道反应:均较轻微;可见脱发。

【注意事项】本药刺激性较强,注射时不得漏出血管外。

【剂型和规格】注射剂:0.5mg,1mg。

长春酰胺　Vindesine

【其他名称】长春地辛,去乙酰基长春花碱酰胺,VDS。

【药理作用特点】本药是一类合成长春花生物碱,亦有明显抗肿瘤作用,抗瘤谱较广。于 1μM 浓度时,它和长春新碱、长春花碱一样可完全抑制微管蛋白聚合,从而阻断微管形成,它们于 10μM 浓度时,均可使已形成的微管出现螺旋样弯曲,并使之拆散,导致纺锤体形成受阻,使核分裂停止于中期。长期用药可引起抗药性,但与长春新碱之间无交叉抗药性。对人体免疫反应不仅没有抑制作用,相反有轻度兴奋作用。人体药代动力学研究证明,长春酰胺的 $t_{1/2\alpha}$、$t_{1/2\beta}$ 与长春新碱相似,但 $t_{1/2\gamma}$ 则明显短于后者,血浆清除率则较高,这可以解释长春酰胺的毒性小于长春新碱。

【适应证】适用于白血病、肺癌、乳腺癌等;也适用于食管癌、结肠癌、直肠癌等。

【用法和用量】常用剂量为每次 $3mg/m^2$,静脉冲入,每周 1 次,连用 6 次为 1 个疗程。

【不良反应】①骨髓毒性较为常见，约有半数患者用药后白细胞下降到 3×10^9/L 以下；血小板减少则少见；②神经毒性较长春新碱为轻，最初表现为深部腱反射消失或减退，并可出现感觉异常、肌痛及眩晕等，神经毒性还可表现在麻痹性肠梗阻、便秘等系由于自主神经系统功能紊乱所致；③可引起皮疹、药热、静脉炎及脱发等。

【注意事项】①静滴时不可漏出血管外；②不可与抗生素或其他药物混合使用。

【剂型和规格】注射剂：5mg，10mg。

喜树碱　Camptothecin

【其他名称】CPT。

【药理作用特点】本药系自我国特有的珙桐科乔木喜树根皮、果实提出的生物碱，为作用于 S 期的周期特异性药。作用机制尚未确定，可能通过直接破坏 DNA 或阻止其合成。有一定免疫抑制作用。静脉注射后大部分药物与血浆蛋白结合，小鼠血浆、肝、肾半衰期 30 分钟，胃肠组织半衰期 210 分钟。在大鼠体内分布以胃肠道、骨髓、肾含量最高。主要从尿中以原形排出。

【适应证】适用于胃癌、结肠癌、直肠癌、头颈部癌和膀胱癌等。

【用法和用量】静注：每次 5～10mg，每天 1 次；或每次 15～20mg，隔天 1 次，溶于 20ml 生理盐水中注入。肌注：每次 5mg，以生理盐水 10ml 稀释，每天 1～2 次。1 个疗程总量为 140～200mg。该药可通过动脉插管注入或作胸腹腔注射，亦可直接注入肿瘤结节内。

【不良反应】①胃肠道反应可见恶心、呕吐、食欲减退，有时可有严重腹泻，重者可出现肠麻痹和电解质紊乱，故在腹泻严重时应及时停药，并予补液和纠正电解质平衡失调；②本药主要以原形经肾排泄，因而易引起泌尿系统刺激症状，如尿急、尿频，甚

至出现血尿，故用药期间应多饮水，并于用药 2 小时后尽量使膀胱排空；③骨髓抑制作用比较缓和，可有白细胞下降，若遇下降严重者应停药并采取必要措施；④可见脱发、皮疹，偶可见肝功能损害。

【注意事项】①肾功能不良者慎用或忌用，有泌尿道感染者应缓用；②用药期间鼓励患者多饮水；③喜树碱钠盐注射液呈碱性，不宜用葡萄糖液或酸性药物溶液稀释，应以生理盐水稀释，并于稀释后立即注射，不可久置。

【剂型和规格】片剂：5mg。注射剂：5mg/2ml。

羟喜树碱　Hydroxycamptothecin

【其他名称】OPT，OHCPT。

【药理作用特点】本药为喜树碱的羟基衍化物，作用与喜树碱相似，但抗瘤谱较广且毒性较小，对核酸特别是 DNA 的合成有明显抑制作用。给小鼠静脉注射本药后，分布于各组织中，在肿瘤组织中含量较高维持时间长，主要通过粪便排出体外，从尿中排泄较少。

【适应证】适用于肝癌、食管癌、胃癌及头颈部肿瘤。

【用法和用量】静注：每次 4～8mg，以 10～20ml 生理盐水稀释，每天或隔天 1 次，60～120mg 为 1 个疗程。

【不良反应】①可产生白细胞减少、恶心、呕吐及脱发；②有时可引起心电图改变；③泌尿系统毒性反应较轻。

【剂型和规格】注射剂：2mg。

依托泊苷　Etoposide

【其他名称】鬼臼乙叉苷，足叶乙苷，VP-16，VP16-213。

【药理作用特点】本药是鬼臼毒素人工半合成衍生物，体外对多种肿瘤细胞有明显细胞毒作用，体内对多种移植肿瘤有明显抗肿瘤作用，并有抗转移作用，它可抑制瘤细胞及 DNA 合成，并可抑制拓扑异构酶Ⅱ的活力导致DNA链断裂，并阻止DNA的复制。静脉注射后血中药物浓度的$t_{1/2\alpha}$为1.4小时。$t_{1/2\beta}$为5～7小时，大部分药物与血白蛋白结合，进入脑脊液的量很少，主要经尿外排。口服本药，血中有效浓度仅为静注的50%～60%，口服后0.5～4小时，血药浓度可达高峰。

【适应证】适用于肝癌及胃癌等。

【用法和用量】静注：每次60mg/m²，每天1次，每3周连用5天；口服：每天120mg/m²，连服5天，隔10～15天重复，总剂量1～2g为1个疗程。

【不良反应】①骨髓抑制是其剂量限制性毒性，主要为白细胞减少，血小板减少较少见，约有半数患者出现贫血，停药后即可恢复；②可引起食欲减退、恶心、呕吐；③少数患者可产生过敏反应、轻度神经炎及不全性脱发；④偶可引起中毒性肝炎。

【注意事项】①本药不能肌注，亦不能作胸腹腔和鞘内注射；②静注或静滴时不能外漏；③注射要缓慢，至少要半小时，否则可引起严重低血压；④本药不能与葡萄糖混合使用。

【剂型和规格】注射剂：100mg。胶囊剂：50mg。

紫杉醇　Paclixtel

【其他名称】Taxol。

【药理作用特点】本药是从紫杉树皮中分离提纯的天然产物，属有丝分裂抑制剂或纺锤体毒，在细胞增殖的G_2晚期和M期，抑制细胞的有丝分裂、抑制纺锤体和纺锤丝的形成，从而阻止了肿瘤细胞的繁殖。此外，本药还有调节体内免疫功能，作用于巨噬细胞上的肿瘤坏死因子（TNF）受体，促使释放TNF-α、IL-1、IL-2、IL-6、INF-α、INF-β，对肿瘤细胞起杀伤或抑制作用。人体静注本药后，15分钟内达最高血液浓度，终末半衰期为2小时，于用药后4～6小时达尿排泄峰值，排泄量约为总量的5%。动物实验表明，紫杉醇及其代谢产物可经胆汁排泄。

【适应证】适用于胃癌及结肠癌等。

【用法和用量】静滴：每次 135～170mg/m^2，每 3 周 1 次。

【不良反应】①主要是骨髓抑制，白细胞和血小板减少；②神经系统毒性可表现为手足麻木、感觉过敏和突发性疼痛；③消化系统可有恶心、呕吐、腹泻和胃炎；④偶见房室传导阻滞和心动过缓；⑤可出现脱发和过敏反应。

【注意事项】①本药对胚胎有毒性，因此妊娠或可能妊娠的妇女不能使用；②对儿童和哺乳期妇女的安全性尚未确定，一般不宜使用。

【剂型和规格】注射剂：30mg/5ml。

斑蝥素　Cantharidin

【其他名称】CTD。

【药理作用特点】本药对多种实验动物肿瘤有一定程度的抑制，其作用机制可能是抑制癌细胞的蛋白质和核酸合成。口服或腹腔注射都容易吸收，在血液中维持的浓度也较持久，在胃、肠、胆、肝和瘤组织中的浓度较高，毒性多集中在心脏和肾脏。中小剂量对免疫功能不抑制，大剂量时可使免疫功能下降。

【适应证】适用于原发性肝癌及食管癌等。

【用法和用量】口服：每次 0.25～0.5mg，每天 3 次，或采用小剂量递增法，开始每天 0.25mg，以后可递增至每天 1mg，宜在进餐时服用，1～3 个月为 1 个疗程。静注：开始每天 0.25mg，以后递增至每天 2mg，1～3 个月为 1 个疗程。亦可每次用 0.5～1mg，溶于 5% 葡萄糖注射液 250～500ml 中滴注。

【不良反应】①可出现泌尿系刺激症状和胃肠道反应，如尿频、尿急、尿痛、恶心、呕吐等；②个别病例有面部麻木、心跳增快等神经、心血管系统的反应；③对骨髓无抑制作用。

【注意事项】服药期间多饮水，可减轻副作用。

【剂型和规格】片剂：0.25mg。注射剂：0.5mg。

秋水仙碱　Colchicine

【其他名称】COLC。

【药理作用特点】本药为典型的抑制细胞有丝分裂药物，作用与长春碱类药物相似，可直接作用于细胞分裂，使纺锤体结构无法形成，能使细胞有丝分裂停止于中期，为作用于 M 期的周期特异性药。主要由胆汁和小肠排泄。

【适应证】适用于食管癌及胃癌等。

【用法和用量】通常采用静脉滴注方法给药，每次 2～4ml，溶于 5% 葡萄糖液 500ml 中缓慢滴入（2 小时以上），40～60ml 为 1 个疗程。亦可静脉注射，每次 2ml，以 25% 葡萄糖液或生理盐水 40ml 稀释后缓慢推入。必要时尚可作瘤内注射，每次 1ml。

【不良反应】①常见恶心、呕吐、食欲减低、腹泻、便秘和腹胀；有时可出现肠麻痹或排水样（或带血）大便，严重者可休克、死亡，用量过大时反应尤为明显；②长期应用时，治疗量有骨髓抑制作用，出现白细胞、血小板减少及贫血，多不严重，停药后可较快恢复；③神经系统可受到损害，出现外周神经炎、手指麻木、关节痛，甚至可发生上行性麻痹，导致呼吸中枢抑制而死亡；④有时可出现尿少或血尿，甚至发生脂肪性肾病变；⑤可有心悸、发热及脱发等。

【注意事项】①本药毒性较大，应在有经验的医师指导下应用；②老年人、体弱者、有心血管疾患或肝、肾功能不良者慎用或不用；③用药过程中一旦出现毒性反应，应立即停药或采取措施；④本药刺激性较大，注射时不得漏出血管外，万一漏出，应皮下注射半胱氨酸甲酯（0.5g 溶于 10ml 生理盐水中）以稀释之；⑤本药有一定蓄积性，应用时应注意。

【剂型和规格】片剂：0.5mg，1mg。

☆ 复方秋水仙碱注射剂：1mg（含秋水仙碱 1mg、肌苷酸钠 150mg、蕈糖 50mg、葡萄糖酸钠 100mg、维生素 B_6 50mg、甘露醇 100mg)。

秋裂胺　Colchiceinamide

【其他名称】秋水仙酰胺,秋仙胺,COLM。

【药理作用特点】本药系秋水仙碱经化学改造而成。故其作用与秋水仙碱相同,为作用于 M 期的周期特异性药,毒性则较低。

【适应证】适用于胃癌等。

【用法和用量】一般采用静滴给药。成人每次 10~20mg,加入 5% 葡萄糖液中滴入,每天或隔天 1 次,1 个疗程总量为 200~300mg。口服:每次 5mg,每天 4 次,1 个疗程 总量为 400~600mg。

【不良反应】①胃肠道反应常见,如食欲减低、恶心、呕吐、腹胀、腹泻等;②可出现脱发;③可有骨髓抑制作用,表现为白细胞减少,少数人有血小板减少,多不严重,停药 1 周后可恢复;④可有心悸、失眠、头痛、头晕、疲倦等。

【注意事项】①本药毒性虽较秋水仙碱为小,也应在医生指导下应用;②年老体弱及心、肝、肾功能障碍者慎用。

【剂型和规格】注射剂:1mg,10mg。片剂:10mg。

鸦胆子油乳剂　Emulsio oleic bruceae

【药理作用特点】本药为由鸦胆子油与适量乳化剂的小型载体抗肿瘤药,经动物实验,对多种肿瘤有抑制作用,药液的小油滴与癌细胞有较好的亲和力,在体内有定向分布的作用,使抗肿瘤药在该处有较高的浓度。对体液免疫有促进作用,能抑制癌细胞的 DNA 合成。体内分布口服乳剂以胃最高,其次以脾、肝、肾、肺、脑等,主要从尿和粪中排泄。

【适应证】适用于食管癌、胃癌、结直肠癌、肝癌等。

【用法和用量】肌注:每天 2ml,10 天为 1 个疗程。静滴:

每次 10 ~ 30ml，加入 5% 葡萄糖注射液或生理盐水 500ml 稀释后即用，每天或隔天 1 次，1 个月为 1 个疗程。口服乳剂：每次 10 ~ 20ml，每天 2 ~ 3 次，1 个月为 1 个疗程。

【不良反应】无明显毒副作用，少数患者有食欲减退、恶心、厌食、静脉炎等。

【注意事项】如发现本药有油上浮时，不能使用。

【剂型和规格】注射剂：10% 鸦胆子油 100ml 乳剂，含鸦胆子油 10ml。口服液：250ml。

肿节风　Sarcandra glaber

【其他名称】草珊瑚，九节风，抗肿一号。

【药理作用特点】本药有祛风通络、活血化瘀的功能，近年来用于治疗肿瘤有一定效果。口服后 2 小时胃肠含量最高，其次为胆汁、肾、肝等。

【适应证】适用于胰腺癌、胃癌、直肠癌、肝癌、食管癌等。

【用法和用量】口服：每次 0.75g，每天 3 次，可连服数月。肌注：每次 0.25 ~ 0.5g，每天 1 次。

【不良反应】①可有胃肠道反应；②有一定局部刺激症状；③对免疫功能有一定抑制作用。

【剂型和规格】片剂：0.25g。注射剂：0.25g。

棉酚　Gossypol

【其他名称】锦棉片。

【药理作用特点】本药是从锦葵科植物陆地棉或同属其他植物的成熟种子或棉根皮中提取有效成分而制成的口服片剂。作用于肿瘤细胞内大量存在的一种 DNA 拓扑异构酶，使其转化为一种高毒的醌类物质，从而起到抑制肿瘤的作用。也有人认为能抑制瘤细胞的氧化还原反应，减低细胞中 RNA 含量，抑制蛋白质的合成。

【适应证】适用于胃癌、肝癌等；也适用于肠癌和食管癌。

【用法和用量】口服：每天 30～60mg，分 3～4 次服。

【不良反应】①可出现食欲减退、恶心、呕吐、腹胀等胃肠道反应；②部分病例有肝功能变化、心肌损害。

【注意事项】对心、肝功不全者及血钾偏低者慎用或禁用。

【剂型和规格】片剂：10mg。

华蟾素　Cinobufagin

【其他名称】中华大蟾蜍素。

【药理作用特点】本药系中华大蟾蜍经加工提取制成，主要含有蟾毒内脂素等有效成分，能显著提高机体的体液、细胞等非特异免疫功能，增加巨噬细胞吞噬作用，抑制肿瘤细胞 DNA、RNA 的合成。

【适应证】单用或合用治疗中晚期肝癌、胃癌等消化道肿瘤；也适用于慢性乙型肝炎，特别对乙肝病毒携带者尤为有用。

【用法和用量】肌注：每次 2～4ml，每天 1～2 次，4 周为 1 个疗程。静滴：每次 10～20ml，用 5% 葡萄糖液 500ml 稀释后，缓慢静滴，每天或隔天 1 次，4 周为 1 个疗程。口服：每次 10ml，每天 2～3 次，1～2 个月为 1 个疗程。

【不良反应】少数患者有轻度恶心，极个别可发生心律失常、荨麻疹、皮炎。

【注意事项】①大剂量使用时应注意心脏功能；②避免与剧烈兴奋心脏的药物配伍。

【剂型和规格】注射剂：2ml，含原生药相当于 1g。口服液：10ml。

冬凌草　Rabdosia rubescens

【其他名称】冬凌草素，Hamst。

【药理作用特点】本药是由民间常用的冬凌草茎叶中提出

的二萜类化合物，在体外对 Hela 细胞及食管鳞癌细胞株均有抑制作用。

【适应证】适用于食管癌、贲门癌、肝癌等，有明显缓解症状、稳定和缩小瘤体与延长患者生命的效果。与其他抗肿瘤药合用，可减轻毒副反应，提高疗效。

【用法和用量】口服：每次 3～5 片，每天 3 次；或口服浸膏每次 10～20ml，每天 3 次。

【不良反应】不良反应较少，偶有恶心、腹胀、腹疼、腹泻及过敏反应等。

【剂型和规格】片剂：3g。浸膏剂：1mg/1ml。

五、杂类抗肿瘤药

羟基脲　Hydroxycarbamide

【其他名称】Hydroxyurea，Hydrea，HU。

【药理作用特点】本药能抑制核苷酸还原酶，阻止脱氧核糖核酸的形成，故选择性阻止 DNA 合成，对 RNA 及蛋白质的合成无阻断作用。为细胞周期特异性药，主要作用于 S 期，并可使癌细胞集中在 G_1 期达到同步化。进入体内后易透过红细胞膜，亦能透过血脑屏障。本药口服吸收快，2 小时血浆浓度达最高水平，血浆半衰期约为 2 小时，6 小时后趋向消失。

【适应证】适用于慢性粒细胞白血病；也适用于结肠癌、食管癌、原发性肝癌等。

【用法和用量】给药方法有多种。常用量每天 20～40mg/kg，分 2 次口服，连续用药至骨髓抑制出现时。也可每次 60～80mg/kg，每周 2 次，一般用药 6～7 周为 1 个疗程。还可用大剂量间歇法给药，即每次 60mg/kg，每 8 小时 1 次，或者每次 100mg/kg，每 6 小时 1 次，24 小时为 1 个疗程，间隔 4～7 天可进行第二疗程。亦可与放射治疗配合，进行同步治疗。

【不良反应】①主要为骨髓抑制，出现白细胞、血小板减少，一般停药后1~2周可恢复；②应用一般剂量时无胃肠道反应，大剂量应用时较为明显，有恶心、呕吐、腹泻或便秘，当每天剂量超过65~75mg/kg时，约85%的患者会有消化道反应；③可有皮疹、红斑、脱发、头痛、眩晕、睾丸萎缩及中枢症状（定向力缺失）等；④偶见排尿疼痛或肾小管损伤，此可能与本药主要（50%~80%）经肾排出有关。

【注意事项】①本药有致畸胎作用，故孕妇忌用；②本药的用量应根据不同个体调整，因老年人及儿童尤为敏感，用药时应特别注意；③久用对肝脏有损害。

【剂型和规格】片剂：500mg。胶囊剂：400mg，500mg。

羟胍　Hydroxyguanidine

【其他名称】羟基胍，HG。

【药理作用特点】本药为羟基脲类药物，有显著的抗肿瘤作用。对多种动物肿瘤有抑制作用，其作用机制同羟基脲。

【适应证】适用于白血病、淋巴瘤、癌性腹膜炎等；也适用于贲门癌、胃癌、肝癌、直肠癌等。

【用法和用量】静滴或静注：每天0.25~0.5g，溶于5%葡萄糖注射液500ml中静脉点滴，一般10天为1个疗程。口服：每次0.25~0.5g，每天3次，先水溶后服，温开水不超过30℃。

【不良反应】毒性很低。①偶见骨髓抑制现象，白细胞减少；②可有恶心、呕吐、腹泻等胃肠道反应；③静注时，沿静脉走向的皮肤发生色素沉着，但未见血管损伤；④偶见唇部麻木、头昏。

【剂型和规格】注射剂：0.25g。片剂：0.25g。

米托胍腙　Mitoguazone

【其他名称】丙脒腙，丙酮醛双咪腙，丙双咪腙，MeGAG，

MGGH,Methy1-GAG。

【药理作用特点】本药可能通过与DNA结合而抑制DNA复制,并抑制以DNA为模板的RNA转录。该药对多种动物肿瘤有抑制作用,毒副作用较大,治疗指数不高,口服吸收不良,须采用静脉给药。

【适应证】适用于成人急性非淋巴细胞白血病,常与巯嘌呤联用;也适用于食管癌、结肠癌、直肠癌。

【用法和用量】静滴:每天4~6mg/kg或者100~200mg/m^2,通常将200~300mg本药溶于5%葡萄糖液150~250ml中,于0.5~2小时静脉滴注完。实体瘤1个疗程总量为3~6g。一般用药1~4周即可见效。对白细胞数较低的病例,每天用量以100mg为宜。

【不良反应】①胃肠道反应以恶心、呕吐、食欲减低以及口腔黏膜溃疡、咽炎、喉炎等比较常见,尚可见腹泻,剂量大时反应更严重;如出现严重胃肠溃疡、口腔溃疡及咽喉炎,应立即停药;②有骨髓抑制作用,白细胞、血小板减少;③可见胸痛、关节炎、肌肉疼痛、低血糖及皮炎。

【注意事项】①由于毒性较大、刺激性较强(注射时不得漏出血管),应在有经验的医生指导下应用;②静脉滴注应缓慢,过速可致直立性虚脱。

【剂型和规格】注射剂:100mg/1ml。

顺铂　Cisplatin

【其他名称】顺双氯双氨络铂,顺氯氨铂,Platinol,DDP。

【药理作用特点】本药为铂的络合物,能与DNA形成链内、链间交叉联结,通过破坏DNA的结构和功能产生抗癌效应,为周期非特异性药物,但可能G_1期对之最敏感。目前认为本药作用部位主要在DNA的嘌呤和嘧啶碱基。本药口服无效,静注后开始在肝、肾、大小肠及皮肤中分布最多,其血浆半衰期开始为

25～49 分钟，分布后为 55～73 小时。除抗癌外，尚能抑制淋巴母细胞转化，有免疫抑制作用。动物实验证明，与环磷酰胺、硫鸟嘌呤、甲氨蝶呤、丙亚胺联用，可使其抗癌作用增强。

【适应证】适用于食管癌、胃癌及肝癌等。

【用法和用量】静注：成人一般每天 20～30mg，溶于生理盐水 20～30ml 中推入；亦可以同量溶于 5% 葡萄糖水 250ml 中静脉滴注，连用 5 天为 1 个疗程，疗程间隔 2～4 周。第 2 个疗程可每天 20mg，连用 5 天。可间断用药 4、5 个疗程。动脉插管给药时，每天 20～30mg 溶于 20ml 生理盐水中推注，连用 5 天为 1 个疗程，间隔 2 周可重复给药。

【不良反应】①静脉给药的急性毒性为胃肠道反应，出现恶心、呕吐、食欲减退，发生率可达 70% 以上，通常在注入后 1～2 小时发生，部分病例可能较严重，以至影响继续治疗，停药 2～3 天后症状可消失；对持续恶心、呕吐者应停药；给药前用氯丙嗪等镇静止吐剂，可使上述反应减轻；②有时可引起听神经障碍及肾脏损害，两者均与累积剂量有关，前者表现为耳鸣、听力减退及耳聋，后者表现为血尿、蛋白尿、管型尿、血清肌酐升高及清除率降低，用药时若发现尿中白细胞 10 个 / 高倍视野、红细胞或管型 5 个 / 高倍视野以上，应停药。

【注意事项】①有肾脏疾患史及肾功能不良者禁用；②听力不良者慎用；③用药期间多饮水、进行水化治疗，静脉补液每天不少于 1500ml 或加用甘露醇强迫利尿，可使肾脏毒性减轻；④用药期间应经常检查血象、尿、肝功能、肾功能及听力。

【剂型和规格】注射剂：10mg，20mg，30mg。

环硫铂　Sulfatodiamino cyclohexane platinum

【其他名称】环己二胺硫酸铂，SHP，DHP。

【药理作用特点】本药为铂的络合物，实验证明其对人体肝癌细胞系有明显杀伤作用，主要作用于 M 期，能直接杀伤有丝分裂期的细胞。本药 2μg/ml 可使细胞抑制在 G_1 ~ S 期，因此它是一种作用环节较广泛的细胞周期非特异性药物。

【适应证】适用于胃癌及肝癌等。

【用法和用量】静注：0.3 ~ 0.5mg/kg，一般成人给 15 ~ 30mg，先用 2 ~ 3ml 注射用水溶解后，再加入 5% 葡萄糖液 20ml。静滴：将上药溶解液加入 5% 葡萄糖注射液 250ml，连用 5 天，3 周后重复，6 周为 1 个疗程；亦可每次 50 ~ 60mg，每周 1 次，4 ~ 6 周为 1 个疗程。胸腹腔注射：用本药 30 ~ 45mg，用注射用水溶解后，注入抽完水的胸腹腔内，每 1 ~ 2 周 1 次，直到胸腹水消失为止。

【不良反应】①可出现胃肠道反应，如恶心、呕吐等；②可有白细胞、血小板减少等骨髓抑制反应；③长期大剂量给药可出现肾毒性。

【注意事项】本药不可以含氯化钠的任何液体溶解或稀释，以防药物分解。

【剂型和规格】注射剂：15mg，30mg。

奥沙利铂　Oxaliplatin

【其他名称】草酸铂，L-OHP。

【药理作用特点】本药是第三代铂类抗肿瘤药物，水溶性为顺铂的 8 倍，是一极为稳定的配合物。动物实验表明，它对多种肿瘤有明显的抑瘤作用，本药有可能与顺铂之间无交叉耐药性。

【适应证】与氟尿嘧啶联用，适用于胃肠道癌等；也适用于肝癌。

【用法和用量】静注、静滴：每天 1 次，每次 $160mg/m^2$，连用 5 天，间隔 3 周重复。用时间调整法的给药方式与 5-FU、FA 联合，每 3 周用药 1 次，每次剂量为 $125mg/m^2$，从上午 10 时到下午 4 时，持续 6 小时静滴。

【不良反应】几乎不引起肾毒性，可有轻度的恶心、呕吐、腹泻；随着剂量的增加可出现神经毒性、四肢感觉异常、行走和书写困难等。

【剂型和规格】注射剂：50mg，100mg。

卡铂　Carboplatin

【其他名称】碳铂，卡波铂，CBP，CBDCA。

【药理作用特点】本药系铂络合物，为第二代铂类抗肿瘤药。作用机制及抗瘤谱与顺铂相似，为周期非特异性药物。本药药代学与顺铂不同。与血浆蛋白结合率低，主要经肾排泄，$t_{1/2}$为3～6小时。药物中的铂可与血浆不可逆结合，此部分排泄缓慢，$t_{1/2}$在5天以上。

【适应证】适用于消化系肿瘤及肝癌等。

【用法和用量】口服无效，需静注（时间不得短于15分钟）或静滴给药。一般剂量每次360mg/m^2，28天给药1次，或每天50mg/m^2，连用5～7天。

【不良反应】①胃肠反应（恶心、呕吐）、神经毒性、耳毒性均较顺铂轻而少；②与剂量有关的毒性为骨髓抑制，表现为血小板及白细胞减少，用时宜慎；③肾损害较顺铂为小。

【注意事项】铝能与铂反应并使其灭活，故在准备和应用时不能用铝针或铝制器械。

【剂型和规格】注射剂：50mg，150mg，450mg。

亚叶酸钙　Calcium folinate

【其他名称】甲酰四氢叶酸钙，叶醛酸钙，甲叶钙，LV，CF。

【药理作用特点】本药为化疗辅助用药，具有刺激白细胞生长成熟的作用，能改善巨幼粒红细胞贫血的现象。肿瘤化疗中可用于消除甲氨蝶呤和氨蝶呤的中毒反应，与氟尿嘧啶合用，可增强氟尿嘧啶的化疗效果。

【适应证】适用于胃肠道肿瘤等。

【用法和用量】作为 MTX 解毒作用，一般每次 3～6mg，4～12 小时肌注 1 次。作为大剂量 MTX 疗法的保护剂，用量无统一规定，一般是 MTX 剂量的 1%～1.5%，在静滴 MTX 后的 2～6 小时开始给药，间歇 3～6 小时再给同等量，一直到 72 小时。与氟尿嘧啶合用时，每天 1 次，每次 20mg/m^2，连用 5 天，间隔 4 周重复，或每次 200～300mg/m^2，每周 1 次，连用 8 周，静滴完本药后立即静滴氟尿嘧啶。

【不良反应】大剂量给药胃部有不适感。

【剂型和规格】片剂：15mg。注射剂：3mg。

六、免疫增强剂

胸腺素　Thymosin

【其他名称】胸腺素 F5，Thymic-F5，TF5。

【药理作用特点】本药为动物胸腺激素之一，国外使用的主要是由小牛胸腺纯化所得的胸腺素组分 5(Thymosin Fraction 5)，它含有多种多肽，分子量 1000～15 000D。我国使用的猪胸腺素组分 5 是含 8～9 种不同等电点蛋白质组成的混合物。其主要作用是促进 T 细胞分化成熟。它可诱导前 T 细胞(淋巴干细胞)转化为 T 细胞，并使之进一步分化成熟为具有各种特殊功能的 T 细胞亚群。胸腺素可增强 PHA 和 ConA 诱导的淋巴细胞增殖反应和混合淋巴细胞培养反应；提高 Th 细胞功能，促进 IL-2 产生等。

【适应证】适用于免疫缺陷性疾病；肿瘤患者用本药后，T 细胞数增多，临床症状改善，可作为放、化疗的辅助剂。

【用法和用量】猪胸腺素，每次 2～10mg，每天或隔天 1 次，肌内注射或皮下注射。与放、化疗合用时，每次 10mg/m^2，2 次 /

周，可连用1～2个月为1个疗程。

【不良反应】①少数患者用药后出现荨麻疹、皮疹等局部过敏反应；②偶见头晕、发热等全身过敏反应。

【注意事项】注射前（包括停药后再次注射前）应作皮试。

【剂型和规格】注射剂：2mg/1ml，5mg/2ml。

转移因子 Transfer factor

【其他名称】白细胞转移因子，TF。

【药理作用特点】本药是从健康人白细胞中提取的一种多核苷酸肽，分子量多在5000D以下，不被RNA酶、DNA酶及胰蛋白酶所破坏。转移因子可将供体的细胞免疫信息转移给受体，使后者的淋巴细胞转化并增殖分化为致敏淋巴细胞，由此获得供者样的特异和非特异性的细胞免疫功能。

【适应证】适用于免疫缺陷病及难治性感染；配合其他疗法用于治疗肿瘤，可使部分病例肿瘤缩小、转移减少、缓解期和生存期延长、免疫指标有所改善。

【用法和用量】皮下、肌注：每次1～3U，开始每周1～2次，1个月后改为每2周1次，需较长期给药。

【不良反应】不良反应较少。①注射部位往往有酸、胀、痛感；②个别病例出现风疹样皮疹、皮肤瘙痒；③少数人有短暂发热；④慢性活动性肝炎患者用本药后，偶见肝功能损害加重。

【注意事项】慢性活动性肝炎患者慎用。

【剂型和规格】注射剂：1U/2ml[相当于1×10^9个白细胞提取物（上海产）、$5\sim10\times10^9$个白细胞提取物（北京产），各批量不完全一致]。

聚肌胞苷酸 Polyinosinic-polycytidylic acid

【其他名称】聚肌胞，聚肌胞苷酸，Poly IC。

【药理作用特点】本药为一高效的干扰素诱导剂。由于干扰素有种属特异性，大量制备供临床应用有困难，故目前多应用干扰素诱导剂，诱导干扰素产生。此外本药尚具有免疫佐剂的作用，能刺激网状内皮系统，增强吞噬细胞的吞噬功能，增加抗体的形成，刺激同种移植反应及迟发型过敏反应等。

【适应证】适用于预防或治疗病毒感染；也适用于肿瘤治疗。

【用法和用量】用于肿瘤治疗，剂量为 1 ~ 10mg/kg。

【不良反应】①主要有一过性低热，个别病例有 38℃以上的高热，多在 1 ~ 2 天内自行消退，若 2 天内不能自行退热，应立即停药；②可有乏力、口干、头晕、恶心等。

【剂型和规格】注射剂：1mg，2mg。

卡介苗　Bacillus calmette-guerin vaccine

【其他名称】结核活菌苗，BCG。

【药理作用特点】本药是牛型结核杆菌的减毒活菌苗，其最小活性成分是胞壁酰二肽（MDP）。本药为生物反应调节剂，其主要作用是促使巨噬细胞及 T 淋巴细胞活化，从而发挥抗肿瘤作用。本药可激活巨噬细胞的吞噬活性、趋化性、溶酶体酶活性、磷脂酶 A 活性，促进 IL-1 产生，进而增强 Th 细胞和 Tc 细胞的活性。本药还增强 T 细胞功能，如促进 T 细胞增殖，增强 T 细胞介导的细胞免疫反应等，还增强抗体反应和抗体依赖性淋巴细胞介导的细胞毒性。本药还可增加实验动物对病毒或细菌感染的抵抗力，阻止自发、诱发或移植肿瘤的生长。

【适应证】适用于黑色素瘤、白血病和肺癌；也适用于消化道癌、肝癌等多种恶性肿瘤的辅助治疗，多与放疗、手术、抗肿瘤药联用。

【用法和用量】①皮肤划痕：在四肢皮上纵横划痕各 10 条，每条长 5cm，交叉成方块。深度以刺破表皮微渗血为度。向划痕处滴 1 ~ 2ml 卡介苗（75mg 活菌苗 /ml），每周 1 ~ 2 次，10 ~ 20 次为 1 个疗程。②皮内针刺：用无针注射器（Heaf 枪）作 20、40

或60点针刺，深度为2mm，接种卡介苗。一般用于四肢。③瘤内注射：将卡介苗注入实体肿瘤中，多用于黑色素瘤。每个瘤结剂量为卡介苗悬液0.05～0.15ml（相当于100万活菌）。1次最多注射4～6个瘤结。④口服：将卡介苗置于胶囊中或橘子汁中1次服下，每次75～150mg，每周1～2次。1个月后改为每周或每2周1次，第三个月后每月1次，直至1年以上。主要用于有原发性或转移的胃、肝或胰部肿瘤。

【不良反应】不良反应较多，其发生率和严重程度与剂量、给药方式、以往免疫治疗的次数和卡介苗制剂质量等皆有关。①局部反应：皮内或皮下接种卡介苗后，接种部位可出现红肿，多于1～2个月后消失；少数患者局部可形成溃疡，溃疡可存在数月甚至1年之久；用划痕或多刺板接种方法可减少反应的发生率，但仍可引起局部反应(一般在2周左右消失)；②过敏反应：重复用卡介苗时可发生皮肤过敏反应，出现多形性、斑疹性或结节性红斑、严重者可发生剥脱性皮炎；瘤内注射时偶见肉芽肿性肝炎及过敏性休克样反应，甚至引起死亡；③全身反应：可出现无力、发热、盗汗、体重减轻；瘤内注射、胸腔内注射可引起高热、恶寒、骨或关节痛、附近淋巴结肿大、触痛；严重免疫功能低下者可出现播散性卡介苗感染，需用异烟肼治疗；剂量过大可刺激Ts细胞，降低各种免疫反应，甚至有促进肿瘤生长的可能。

【注意事项】①免疫功能很低者与有活动性结核病者禁用；②本药为减毒活菌苗，用时禁止日光曝晒。

【剂型和规格】注射剂：75mg/1ml。

溶链菌制剂 Picibanil

【其他名称】OK-432。

【药理作用特点】本药为溶血性链球菌低毒变异株冷冻干燥的菌体制剂。经动物和人体试验均证明，本药是非特异性的免疫增强剂，除具有直接破坏肿瘤细胞作用外，更重要的是加强免疫功能，能增强细胞毒巨噬细胞和自然杀伤细胞（NK）的活性，诱导干扰素、白细胞介素 1 和 2、NK 细胞活化因子（NKAF）及肿瘤坏死因子（TNF）的产生。可使 T 淋巴细胞数及比率均升高，促进淋巴细胞增殖，使迟发性过敏反应增强，尚可预防化疗药引起的单核巨噬细胞系统功能抑制及白细胞减少。

【适应证】适用于与其他化疗药并用以治疗消化道癌症（胃癌、肝癌、直肠癌、大肠癌等）。

【用法和用量】肌注或皮下注射：开始量为每次 0.2～0.5KE，每天或隔天 1 次，每 3～5 天增量 1 次，渐增至每天 1～5KE。维持量为每次 1～5KE，每周 1～3 次。静注或静滴：开始每次 0.2～1KE，每周 2～3 次，以后视病情增减。如增量，可渐增至每次 1～3KE，每周 2～3 次。可加入生理盐水或 5% 葡萄糖溶液 500ml 内滴注。局部注射：注入肿瘤内及胸腹腔内，一次 5～10KE，每天 1 次或数天 1 次。

【不良反应】本药虽为一种低毒变异株的制剂，但其菌体仍具有细菌内毒素作用，故不良反应较多。①常见注射部位疼痛、发热、食欲减退、恶心、呕吐、乏力、头痛、关节疼及轻度贫血；②大剂量可至恶寒、高热，可给予解热药对症处理或停药；③偶见血碱性磷酸酶、谷丙转氨酶、谷草转氨酶升高，应停药；④由于本药内含青霉素，严重时可引起过敏性休克；⑤大量、长期应用可能产生溶血性链球菌感染时所致的心肾损害。

【注意事项】①过敏体质者、孕妇及心、肾疾患者慎用；②用前最好能作皮试。

【剂型和规格】冻干粉针剂：0.2KE（临床单位），0.5KE，1KE，5KE。

白细胞介素 2　Interleukin 2

【其他名称】白介素 2，IL–2。

【药理作用特点】本药是在巨噬细胞或单核细胞参与下，

Th 细胞受植物血凝素(PHA)、刀豆素(ConA)或抗原刺激而产生的一种淋巴因子，又称 T 细胞生长因子(TCGF)，现已能用遗传工程方法合成人重组白细胞介素 2(rIL-2)。本药与反应细胞的 IL-2 受体结合后，可诱导 Th 细胞和 Tc 细胞增殖；激活 B 细胞产生抗体；活化巨噬细胞；增强 NK 细胞和淋巴因子活化的杀伤细胞(LAK)的活性；诱导干扰素产生；诱导细胞毒性 T 细胞(CTL)的产生。

【适应证】可直接注入肿瘤患者体内，使体内的免疫效应细胞扩增而杀伤瘤细胞；亦可将肿瘤患者的淋巴细胞取出，在体外加入 IL-2 培养扩增后再输回患者(过继免疫治疗)，以增强患者的抗肿瘤免疫力。两种方法结合应用则效更佳。适用于结肠癌、胃癌、肝癌等。

【用法和用量】(1)直接注入体内疗法：静注每次 1.5 万～2 万 U，可产生免疫效应；治疗剂量每次 10 万 U/m^2，每天 3 次；也可皮下、肌注或腹腔给药。(2)过继免疫疗法(与 LAK 细胞合用方案)：① LAK 与 IL-2 可与 CTX、MMC、IF 合用：IL-2，每次 20 万 U，肌注，第 1～3 天；IL-2，每次 50 万 U，肌注，第 4～8 天；LAK，每次(1～2)×10^9U，静滴，第 4～8 天；IL-2，每次 50 万 U，肌注，第 9～12 天。②腹腔注射：用于结、直肠癌，腹腔转移瘤等。IL-2，50 万 U 加 LAK，2×10^9 加生理盐水，50ml，隔天 1 次，3 次为 1 个疗程。③肿瘤局部动脉插管，用于肝癌：IL-2，100 万 U 加 LAK，2×10^9 加生理盐水，50ml，每周 2 次，3 周为 1 个疗程。

【不良反应】本药的毒性是剂量依赖性的。①全身用药可见发热、恶心、呕吐、乏力和不适；②偶见面红、寒战、腹泻、皮疹、水肿和症状性高血压；③大剂量应用可有急性肾衰竭、肝功能异常、贫血、血小板减少；④罕见惊厥与心肌缺血等。

【注意事项】本药为冻干粉剂，半衰期短，用前应加 1.2ml 注射用水溶解。

【剂型和规格】注射剂(重组 IL-2 纯品为冻干粉末，每支含 0.3mg)：1 万 U。

左旋咪唑 Levamisole

【其他名称】左咪唑,左旋四咪唑,LMZ,LMS。

【药理作用特点】本药为四咪唑的左旋体,是胆碱能剂,具有免疫恢复和免疫调节作用,能使受抗肿瘤药物等抑制的巨噬细胞和T淋巴细胞功能恢复到正常,对正常人则无效;能提高巨噬细胞的能力,可恢复多形核白细胞、单核细胞、巨噬细胞与T细胞在不同体系中的受损反应。LMS在体内裂解成OMPI(苯丙咪唑啉),起增强淋巴细胞活力和功能的作用,因此LMS可作为游离基清除剂或与重要巯基和二硫化合物直接交互作用,促使微管蛋白合成,对免疫功能发生重要影响。术前给LMS可防止术后T细胞幼稚化反应的低下。口服后迅速吸收并分布到所有的组织中成人口服150mg时,在2小时内血浆浓度可达0.5μg/ml,24小时后几乎完全消失。在肝脏分解,绝大部分从尿中排泄。

【适应证】可作为肿瘤的辅助治疗药,与手术、放疗、化疗等合用,术前给药可能有助于预防术后早期的肿瘤转移和复发;也作为驱虫药(见第十一章抗感染药物)。

【用法和用量】口服:每天150~250mg,分服,连服3天,休息11天后重复下1个疗程。术后每天150mg,每周2天,连服6个月。术前3天给本药,每天150mg。

【不良反应】一般无不良反应。①少数服药后出现轻微胃肠道反应,偶见恶心、呕吐、腹泻、腹疼、胃溃疡病加重,还可能致肝功能损伤;②可有流感样症状,如头疼、头晕、出汗、无力,偶见发热、畏寒等严重反应;③长期服用偶见白细胞、血小板减少和无粒细胞症等骨髓抑制表现。

【注意事项】①用药期间应定期检查血象、肝功;②出现严重反应应及时停药。

【剂型和规格】片剂:15mg,25mg,50mg。

云芝多糖 Krestin

【其他名称】云芝多糖 K，Poly-Saccharoid K，PSK。

【药理作用特点】本药系由担子菌纲云芝菌丝体或子实体中提取出的蛋白多糖，蛋白质含量 25%～30%。云芝多糖在体内外均具有抗肿瘤活性，能增强吞噬细胞的吞噬功能和细胞免疫功能，尚能增加干扰素、IL-1、IL-2 及前列腺素的生成。口服后自消化道吸收，并分布到全身各器官和肿瘤组织，24 小时内约 70% 自体内消除，主要以 CO_2 形式经呼吸道排出。

【适应证】适用于胃癌、食管癌、结肠癌、直肠癌等。与化疗或放疗并用可增强抗肿瘤效果。

【用法和用量】云芝多糖 K：每天 3g，1 次或分 3 次服，连服数月。云芝胞内多糖：每次 0.5～1.0g，每天 3 次，3 个月为 1 个疗程。白山云芝多糖：每次 40mg，肌内注射，每天或隔天 1 次。

【不良反应】主要表现为恶心、呕吐和腹泻等。

【剂型和规格】片剂：1g。胶囊剂：0.5g。注射剂：40mg/2ml。

香菇多糖 Lentinan

【其他名称】香菇糖，香菇菌多糖，瘤停能。

【药理作用特点】本药由担子菌纲伞菌香菇中提取甘露聚糖肽精而制成，为一种免疫增强剂，其机制在体内外虽无直接杀伤肿瘤细胞作用，但可通过增强机体的免疫功能而发挥抗肿瘤活性。在体内能使脾脏和腹腔的 NK 细胞活性增强，诱生干扰素与本药剂量相关，其活性与白细胞介素类或干扰素诱导剂有协同作用。实验证明，在体外本药可增强脱氧胸腺嘧啶核苷的抗艾滋病毒的活性。本药与抗肿瘤药合用，可起到增敏作用，尤其与 FT-207 并用时，其实验动物生存期较单用 FT-207 组都明显延长。本药体内药动学与葡聚糖等多糖体类似，给正常小鼠、大鼠和狗用药后，不久血中浓度迅速降低，然后缓慢下降，呈双相型变化，5 分钟后主要分布于肝、脾、肺、肾等处，连续给药与单次给药体内分布相同，主要由尿排泄。

【适应证】与放疗、化疗、手术配合，适用于不宜手术或复发的胃肠道肿瘤，与 FT-207 合用可得到症状缓解和生存期明显延长；也适用于慢性肝炎。

【用法和用量】口服：每次 4～5 片，每天 2 次，3 个月为 1 个疗程；肌注：每天 2～4mg，连用 10～20 天。静注：每次 1～2mg，每周 1～2 次或遵医嘱，同时可口服 FT-207，400mg/m^2，也可静滴 FT-207，每次 0.6～1g。

【不良反应】①可出现食欲不振、恶心、呕吐、胸闷、气短、头痛、头晕、皮疹、发热、出汗等，要特别注意用药后出现寒战、脉搏不规则、血压下降、口内异常感、呼吸困难等；②偶可出现过敏性休克。

【注意事项】①儿童、妊娠和育龄妇女慎用；②本药应用生理盐水或 5% 葡萄糖溶解后，立即使用，不宜久存；③本药与维生素 A 混合，会使注射液混浊，应避免合用。

【剂型和规格】冻干粉剂：1mg。注射剂：2mg，4mg。片剂：2.5mg。

猪苓多糖　Polyporusus bellatus

【药理作用特点】本药是从真菌纲担子菌亚纲多孔均属植物猪苓的菌核中提取的，主要有效成分为葡萄糖。本药能增强巨噬细胞的吞噬能力，具有免疫调整作用和抗肿瘤作用。

【适应证】适用于原发性肝癌、食管癌等恶性肿瘤放疗、化疗的辅助治疗。

【用法和用量】口服：每次 2g，每天 3 次。肌注：每次 20～40mg，每天 1 次。6～10 周为 1 个疗程，间隔 2 个月，反复应用。

【不良反应】绝大多数患者用药后未出现明显毒副反应，仅个别患者出现皮疹。

【注意事项】不可静脉注射。

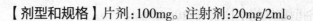

【剂型和规格】片剂:100mg。注射剂:20mg/2ml。

康莱特注射液　Kanglaite injection

【药理作用特点】本药为水包油型白色乳状液体,主要成分为薏苡仁油。动物实验结果表明,对多种移植性肿瘤及人肿瘤细胞移植于裸鼠的瘤株均有较明显的抑瘤作用,其抗瘤机制主要是阻滞细胞周期中 G_2+M 时相细胞,减少进入 G_0、G_1 时相细胞,导致 S 期百分比下降,抑制肿瘤细胞增殖,并导致受影响的细胞凋亡。本药具有一定的免疫功能增强作用,能激活 T 淋巴细胞、NK 细胞和 LAK 细胞,促进巨噬细胞合成、分泌白介素增强巨噬细胞吞噬功能,促进造血功能,提高 SOD 活性等。另外还有一定的镇痛效应。本药作为脂类制剂,同时能为机体提供高能量,其每克燃烧热为4906J。静注本药后广泛分布于各组织、器官,以肝、脾、肺等组织浓度最高,半衰期为 15.84 小时,口服本药半衰期为 14.23 小时。

【适应证】适用于原发性肝癌等恶性肿瘤的治疗。配合放、化疗有一定的增效、减毒作用。对中晚期患者有一定的抗恶病质和止痛作用。

【用法和用量】静滴:每次 200ml,每天 1 次,20 天为 1 个疗程,间隔 3~5 天可进行下 1 个疗程。联合放、化疗时,可酌减剂量。

【不良反应】①偶见过敏反应,如寒战、发热、轻度恶心,使用 3~5 天后此症状大多可自然适应而消失;②偶见轻度静脉炎。

【注意事项】①本药不宜加入其他药物混合使用;②静滴时应小心,防止渗漏血管外引起疼痛;③如发现本药出现油、水分层现象,严禁静脉使用;④首次使用时滴注速度应缓慢,开始 10 分钟滴速应为每分 20 滴,20 分钟后可持续增加,30 分钟后可控制在每分 40~60 滴。

【剂型和规格】注射剂：10g/100ml。

金　克

【药理作用特点】本药为槐耳颗粒制剂。槐耳是生长在老龄中国槐树杆上的槐栓菌（*Trametes robiniophila* Murr），属于菌物界、真菌门、担子菌亚门、层菌纲、非褶菌目、多孔菌科、栓菌属。槐耳菌质经热水提取清膏，经分析含有多糖、蛋白质等多种有机成分及二十余种矿质元素，主要活性成分为多糖蛋白（PS-T），实验表明该物质具有抗癌作用并有缓解症状、延长生命等功能，且安全无毒副作用，对细胞吞噬功能有非常显著的促进作用，能增强溶菌酶活性，对α-干扰素促NK细胞活性有协同作用，可提高特异性抗体产生，并促进小鼠脾细胞DNA合成。与放疗、化疗合用具有增效、减毒的作用。

【适应证】适用于原发性肝癌等。

【用法和用量】口服：每天3次，每次20g。1个月为1疗程。

【不良反应】①偶见恶心、呕吐；②偶见白细胞下降，目前未有证实与使用本品有关。

【剂型和规格】颗粒剂：20g。

肿瘤坏死因子　Tumor necrosis factor

【其他名称】TNF。

【药理作用特点】本药是单核细胞对脂多糖或卡介苗等免疫佐剂起反应而产生的157个氨基酸的多肽，能与一定时期的肿瘤细胞质膜特异性受体结合，在细胞表面形成帽状聚集而入细胞，进入细胞后沿微管移动与溶酶体并促使其破裂，释放出溶酶体使细胞自溶。TNF对癌、肉瘤、白血病细胞有广泛和选择性的杀伤作用，且对正常组织细胞无影响，也无种属特异性。在体内可引起肿瘤坏死、瘤体缩小以至消失。

【适应证】与IL-2、IF-α、高温疗法、某些抗肿瘤药合用均有协同抗肿瘤效应。与手术、放疗、化疗结合，适用于胃癌、大肠癌及晚期转移癌等。

【用法和用量】可直接注入瘤块内，亦可肌注或注入腹腔中，每次 100～200μg，每周 1～2 次，或隔天 1 次。

【不良反应】①可出现高热，并伴低血压；②可能有流感样症状，如寒战、关节及周身疼痛等。这些不良反应一般都能耐受。

【剂型和规格】注射剂：100μg。

常用免疫增强剂还包括干扰素，具体内容参见第十一章。

第十三章 常用止血及抗凝血药物

一、止 血 药

维生素 K_1 Vitamin K_1

【其他名称】叶绿醌，Phytomenadione，Phytonadione。

【药理作用特点】本药作为一个辅助因子参与肝脏合成凝血因子Ⅱ(即凝血酶原)、Ⅶ、Ⅸ、Ⅹ等活化的必需辅酶，上述凝血因子中谷氨酶需经羟化酶作用成γ-羟基谷氨酸方能与 Ca^{2+} 结合。当维生素 K 缺乏时，上述因子不能形成γ-羟基谷氨酸而失去结合 Ca^{2+} 能力，故无凝血活性。在这些物质合成过程中，维生素 K_1 被肝脏环氧酶转变无活性 K_1 氧化物，K_1 氧化物经还原酶又还原为活性型后还能再参与前述的合成。本药为天然性维生素 K，脂溶性大，口服后必须有胆汁存在才能吸收。一般采用注射用药，肌注 3～6 小时后显效，代谢及排泄都较快。

【适应证】适用于阻塞性黄疸、胆瘘、慢性腹泻、广泛性肠切除所致的肠吸收不良患者，早产儿或新生儿低凝血酶原血症引起的出血，香豆素类或水杨酸过量以及其他原因所致的凝血酶原过低引起的出血；也适用于预防长期口服广谱抗生素引起的继发性维生素 K 缺乏症；还适用于解救杀鼠药“放鼠钠”(Diphacin)中毒，需用较大剂量。

【用法和用量】肌注或静注，成人每次 10mg，每天 1～2 次；

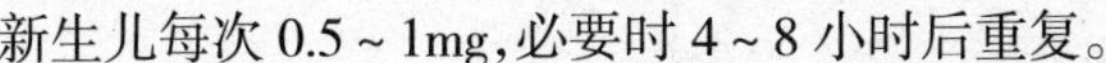

新生儿每次 0.5～1mg，必要时 4～8 小时后重复。

【不良反应】①肌注可致恶心、呕吐等消化道反应，静注可出现面部潮红、出汗、胸闷等症状；②静注过快有时可导致血压剧降，故一般不宜静注，必须静注时应缓慢，每分钟不超过 5mg；③肌注部位可有疼痛。

【注意事项】①苯巴比妥为肝酶诱导剂，可加速维生素 K 的代谢，降低后者的药效；②口服抗凝剂如双香豆素类能对抗维生素 K 的作用；③水杨酸类、磺胺类、奎尼丁等也能影响维生素 K 的效果；④维生素 K 有发生过敏反应的危险，不宜与其他维生素制成复合剂；⑤维生素 K 生效较慢，严重出血宜先用或同时应用输新鲜血液、血浆或凝血酶原复合物，以迅速提高凝血因子水平。

【剂型和规格】注射剂：10ml/1ml。

维生素 K_3　Vitamin K_3

【其他名称】亚硫酸氢钠甲萘醌，Itykinone，Menadione sodium bisulfite，Methylnaphthoquinone，MenaphtheneMenaphthene，Vicasol。

【药理作用特点】本药为人工合成品，作用与维生素 K_1 相似，但是显效较慢，作用较弱。此外，还有解痉止痛作用，能缓解胆道蛔虫引起的胆绞痛。口服不需胆汁存在即可吸收。

【适应证】适用于维生素 K 缺乏或低凝血酶原血症的出血，或于胆瘘管手术前预防手术出血；也适用于内脏平滑肌痉挛性绞痛。

【用法和用量】口服：每次 2～4mg，每天 3 次。肌注：每次 4mg，每天 2～3 次。用于内脏平滑肌痉挛性绞痛，肌注，每次 8～16mg。

【不良反应】在常用剂量下不良反应很少。口服可有消化道反应。新生儿、特别是早产儿用后，可有溶血性贫血、高胆红素血症和黄疸。

【注意事项】①新生儿及临产妇女不宜用；②红细胞缺乏葡萄糖-6-磷酸脱氢酶的特异质患者可发生溶血性贫血；③阻塞性黄疸患者慎用。

【剂型和规格】片剂：2mg。注射剂：2mg/1ml，4mg/1ml。

维生素 K_4 Vitamin K_4

【其他名称】乙酰甲基醌，Acetomena phthone，Kayvite，Kavitine，Acetomenadione，Menadiol diacetate。

【药理作用特点】本药为人工合成品，药理作用与维生素 K_3 相同。

【适应证】同维生素 K_3。

【用法和用量】口服：每次 2～4mg，每天 2～3 次。

【不良反应】与维生素 K_3 相同。特点是性质稳定。

【剂型和规格】片剂：2mg，4mg。

凝血酶 Thrombin

【药理作用特点】本药是从猪血液中提取制备的凝血酶的冻干无菌制剂，易溶于生理盐水。本药是凝血酶原的活化形式，可直接作用于血液中的纤维蛋白原，使之转变为纤维蛋白，加速血液凝固，达到止血目的。

【适应证】为外用或表面止血剂，适用于结扎止血困难的小血管、毛细血管以及实质性脏器出血的止血；也常用于外伤、手术、消化道、口腔、耳鼻喉、泌尿及妇产科等的出血。

【用法和用量】①局部止血：用灭菌生理盐水溶解成 50～1000U/ml 药液，喷雾或灌注于创面，或以明胶海绵、纱条蘸本药贴敷于创面，也可直接将凝血酶粉末撒于创面；②消化道出血：用适当的生理盐水溶解本药，使成 50～500U/ml 的溶液，口服灌注，每次用量 50～2000U，每 1～6 小时 1 次，根据出血部位

和程度，适当增减浓度、用量和次数；③泌尿、妇科出血：根据不同情况，酌情使用。

【不良反应】可有过敏反应。

【注意事项】①属酶制剂，忌与酸、碱或重金属类同用，以免造成凝血酶活力下降或丧失；②仅供表面止血用，严禁做血管内、肌内或皮下注射，否则会导致血栓、局部坏死，危及生命；③如出现过敏反应，应立即停药；④用于消化道止血时，溶液温度以不超过37℃为宜；⑤冷冻干燥的干粉制剂稳定性好，可在10℃以下保存3年。制成溶液很快失活，应临用时新鲜配制。

【剂型和规格】冻干粉剂：500U，1000U，2000U，4000U，8000U。

巴曲酶　Batroxobin

【其他名称】血凝酶，立止血，蛇凝血素酶，凝血酵素，凝血酶样酶，去纤维蛋白酶，Reptinin，Hemocoagulase，Reptilase，Defrinum，Peptilase。

【药理作用特点】本药是从南美一种毒蛇巴西矛头蛇（*Bothrops atox*）的毒液中分离出来的一种蛇凝血酶，含两种类酶：类凝白酶和类凝血激酶。①具有类凝血酶的作用：可作用于纤维蛋白原，切断纤维蛋白原α链N端的A纤维蛋白肽，使其形成不稳定的纤维蛋白，并且纤维蛋白肽A能使血管收缩，促进凝血；②具有类凝血激酶的作用：它可促进凝血酶原转变成为凝血酶，实验证明，将本药加入脱钙的血浆内也能逐渐产生不稳定的纤维蛋白，在无钙离子参加的情况下亦能发挥作用，使凝血酶原转变成为凝血酶；③提高血小板的聚集功能：与凝血酶相类似，可使血小板发生不可逆性聚集，从而提高血小板的功能。

【适应证】适用于治疗各种出血，如呕血、便血、咯血、鼻出血等；也适用于外科手术出血；对血管性假血友病也有效。

【用法和用量】可做静脉或肌注，也可皮下注射，任何给药方法都十分安全，小伤口渗血也可用纱布蘸药压住伤口止血。①术前预防出血：12 小时前肌注 1kU，30 分钟前再肌注 1kU，足以应付可能的大出血。若认为术后可能出血的话，则在术后 24 小时肌注 1kU；②消化道出血、肺出血、肾出血、肿瘤出血，肝病出血等：同时静脉及肌注各 1kU 便可减少出血，然后每 24 小时肌注 1kU 至出血停止为止，通常情况下治疗 3 天即可；③妇科经血过多：每天肌注 1kU，通常 3 天即可正常或经血减少；④小儿科与维生素 K 合用治疗新生儿出血：一般疗程 2 天，每天肌注 1/5 ~ 1/2kU。

【注意事项】①有血栓或栓塞史者禁用；②除非紧急出血，妊娠初 3 个月的孕妇不应使用本药；③血中缺乏纤维蛋白原时，无法产生纤维蛋白凝块，可在补充纤维蛋白原后给予本药；④缺乏纤维蛋白稳定因子Ⅷ时，纤维蛋白凝块无法硬结，可在输入新鲜血液后给予本药；⑤纤维蛋白分解过多时，纤维蛋白的聚合作用被延缓，可将抗纤溶药物与本药合用；⑥严重血小板缺乏时，凝血酶的活性削弱，可在输入浓缩血小板后再给本药。

【剂型和规格】粉针剂：1kU/ml（1kU 约相当于 50μg 的巴特罗酶），附溶剂 1 支。

凝血质 Thromboplastin

【其他名称】凝血活素，凝血致活酶，血液凝血因子Ⅲ，克咯晶，Clotogen，Thrombok-inase。

【药理作用特点】本药系从新鲜的兔脑和肺组织中提取，是一种凝血酶原的激活酶，能促进凝血酶原转变为凝血酶。

【适应证】适用于凝血酶原过低所致的出血；外科用作局部止血药；也可肌注，用于各种止血。

【用法和用量】肌注：每次 7.5 ~ 15mg，每天 1 ~ 3 次。局部止血可湿敷，浸于消毒棉花或纱布上敷塞于出血部位。

【注意事项】注射剂要混匀，不可静脉注射，因可引起血栓

形成。

【剂型和规格】注射剂：15mg/2ml，15mg/5ml。

速血凝 M Trostin M

【其他名称】止血凝，复方凝血质，日本止血针。

【药理作用特点】本药能抑制纤溶酶原的激活因子，阻止纤维蛋白溶解，同时促使凝血酶原转化成凝血酶，促使血液凝固，达到止血的效应。

【适应证】适用于各种出血。

【用法和用量】皮下或肌注：每次 1 支，每天 2 ~ 3 次。

【不良反应】可有血压下降、心悸、恶心及头痛。

【注意事项】有血栓形成倾向或曾有栓塞性心血管病者禁用。

【剂型和规格】注射剂：每支含脂质凝血质 25mg，6- 氨基己酸 100mg。

酚磺乙胺 Etamsylate

【其他名称】止血敏，止血定，羟苯磺乙胺，氢氢醌磺乙胺，Dicynone，Cyclonamine，Altador。

【药理作用特点】本药能增加血液中的血小板数量，增强血小板的促凝活性，并能加强毛细血管抵抗力，降低毛细血管通透性。静注 1 小时血药浓度达高峰，可维持 4 ~ 6 小时。

【适应证】适用于预防和治疗外科手术出血过多；也适用于各种血管因素和血小板因素所致的出血，如胃肠道出血、血小板减少性紫癜、过敏性紫癜、泌尿道出血、脑出血、眼底出血、齿龈出血及鼻出血等。

【用法和用量】①预防手术出血：术前 15 ~ 30 分钟静注或肌注 0.25 ~ 0.5g，必要时 2 小时后再注射 0.25g。②治疗出血：成人，口服，每次 0.5 ~ 1g。儿童，每次 10mg/kg，每天 3 次。肌注或静注，也可与 5% 葡萄糖溶液或生理盐水混合静滴，每次 0.25～0.75g，每天 2～3 次。必要时可根据病情增加剂量。

【不良反应】很小，但静注时有时可发生。

【注意事项】①有血栓形成倾向者慎用；②可与其他类型止血药，如维生素 K、氨甲苯酸合用，以增强疗效；③不可与氨基己酸混合注射，以防中毒。

【剂型和规格】片剂：0.25g，0.5g。注射剂：0.25g/2ml，0.5g/5ml。

凝血酶原复合物　Thrombogen complex

【药理作用特点】本药含多种血液凝固因子（Ⅱ、Ⅶ、Ⅸ、Ⅹ因子）。

【适应证】适用于手术、急性肝坏死、肝硬化等所致出血。

【用法和用量】静滴：每瓶加注射用水 25ml 使溶解，按输血过滤，滴注速度不超过每分钟 60 滴。

【注意事项】用时需新鲜配制。

【剂型和规格】粉针剂：2.5 万 U。

鱼精蛋白　Protamine

【其他名称】精蛋白。

【药理作用特点】本药为碱性较强的低分子蛋白质，从适宜的鱼类新鲜成熟精子中提取的一种低分子量碱性蛋白质的硫酸盐，在体液中带正电荷，能中和肝素的负电荷，使肝素失去抗凝血活性，1mg 鱼精蛋白能中和 100U 的肝素。

【适应证】适用于肝素过量所致的出血，或体内肝素样物质增多所致的自发性出血。一次用药作用维持 2 小时。

【用法和用量】①抗肝素过量：静注，用量应与肝素最后一次的量相当，即肝素每 100U 用本药 1mg；一般用其 1% 的注射液，缓慢静注，用 10 分钟注完；每次用量不得超过 50mg。②抗自发性出血：静滴，每天 5～8mg/kg，间隔 6 小时，分 2 次注射。

每次用250～500ml生理盐水稀释后滴注，连用不得超过3天。

【不良反应】①偶有面部潮红及湿热感；②注射过快可致血压降低、心动过缓和呼吸困难；③使用鱼精蛋白锌胰岛素的糖尿病患者，可能有过敏反应。

【注意事项】本药本身也可有较弱的抗凝血作用，可使凝血时间延长。

【剂型和规格】注射剂：50mg/5ml，100mg/10ml。

卡巴克络　Carbazochrome

【其他名称】安络血，肾上腺色腙，安特诺新，肾上腺色素缩氨脲，Adrenobazone，Adrenosem，Adrenosin。

【药理作用特点】本药为肾上腺素氧化产物肾上腺色素的缩氨脲水杨酸盐。其主要作用是能增强毛细血管对损伤的抵抗力，降低毛细血管的通透性，对抗透明质酸酶，促使受损毛细血管端收缩，而发挥止血作用。

【适应证】适用于毛细血管受损或病变引起的出血，如胃肠出血、血管性紫癜、过敏性紫癜、视网膜出血、手术时创面渗血、慢性肺出血、鼻出血、咯血、血尿、痔出血、子宫出血、脑出血等；也可作为凝血功能障碍性出血的辅助止血药。对动脉出血或大量活动性出血效果较差。

【用法和用量】口服：每次2.5～5mg，每天3次；肌注，每次5～10mg，每天2次；静注，40～50mg加入葡萄糖注射液或生理盐水中静脉滴注。

【不良反应】①毒性低，但作为水杨酸钠盐的复合物，长期反复应用可能产生水杨酸敏感的副作用，如头痛等；②对癫痫患者可引起异常脑电活动；③大量服用时，可降低抗癫痫药及抗精神病药的疗效；④大量服用时，正常人也可发生精神紊乱；⑤抗组胺药有轻度阿托品样作用，能扩张小血管，减弱安络血对毛细血管断端的收缩作用，此种相互作用的临床意义还不很清楚，必要时可加大安络血剂量,以对抗组胺药的作用。

【注意事项】①有癫痫史及精神病史者宜慎用;②不要与四环素类在同一溶液内给药(机制尚不明)。

【剂型和规格】片剂:2.5mg,5mg。注射剂:5mg/1ml,10mg/1ml。

氨己酸 Aminocaproic acid

【其他名称】σ-氨基己酸,ε-氨基己酸,ε-Aminocaproic acid,Afibrin,Caprocid,Aminohexanoic acid,Acepramin,Caprolisin,EACA。

【药理作用特点】本药具有抑制纤维蛋白酶原激活物的作用,阻止纤维蛋白溶酶原转变为纤维蛋白溶酶,从而减少纤维蛋白的降解,达到止血作用。口服吸收较好,生物利用度80%,2小时左右血药浓度达高峰,大部分以原形由尿排出,半衰期为103分钟。

【适应证】适用于各种纤溶出血,如原发性纤溶症、弥漫性血管内凝血的继发性纤溶期;亦适用于脑、肺、前列腺、甲状腺、肾上腺、子宫等手术出血以及创伤性出血和肝硬化出血等。手术早期或术前用药可减少手术出血。

【用法和用量】口服:成人每次2g,儿童0.1g/kg,每天3~4次。静脉滴注:首剂4~6g溶于葡萄糖注射液或生理盐水100ml中,10~30分钟滴完,维持量每小时1g。一天总量不超过20g,可连用数天,至出血控制为止。亦可局部应用,即用5%~10%的溶液,纱布浸泡后敷贴,或用5%软膏涂敷。

【不良反应】①偶见胃灼热感、恶心、呕吐、腹泻等消化道反应,以及鼻塞、皮疹、全身不适等,一般反应轻微,停药即消失;②静脉给药速度过快时,可有低血压、心动过缓等反应。

【剂型和规格】片剂:0.5g。注射剂:1g/10ml,2g/10ml。

氨甲苯酸 Aminomethylbenzoic acid

【其他名称】止血芳酸,抗血纤溶芳酸,对羟基苄胺。

【药理作用特点】本药具有抗纤维蛋白溶解作用，其作用机制与氨己酸相同，但其作用较之强4~5倍。口服易吸收，生物利用度为70%。经肾排泄，半衰期为60分钟，毒性较低，不易生成血栓。服后3小时血药浓度达峰值。静注后，有效浓度可维持3~5小时。用药24小时内，口服剂量的36%±5%，静注后剂量的63%±17%以原形随尿排出，其余为乙酰化代谢物。

【适应证】适用于纤维蛋白溶解过程亢进所致出血，如肝、胰、肺、前列腺、肾上腺等手术时的异常出血，妇产科和产后出血以及肺结核咯血或痰中带血、上消化道出血、血尿、前列腺肥大出血等；对一般慢性渗血效果较显著，但对癌症出血以及创伤出血无止血作用；尚用于链激酶或尿激酶过量引起的出血。

【用法和用量】静注：每次0.1~0.3g，用5%葡萄糖注射液或0.9%氯化钠注射液10~20ml稀释后缓慢注射，一天最大用量0.6g；儿童每次0.1g。口服，每次0.25~0.5g，每天3次。

【注意事项】①一般不单独应用于弥漫性血管内凝血所继发的纤溶性出血，以防血栓的进一步形成；②有血栓形成倾向及栓塞性血管疾病者禁用或慎用；③可导致继发性肾盂或输尿管凝血块，故血友病患者发生血尿时或肾功能不全者慎用；④不宜与苯唑西林合用；⑤与口服避孕药合用有增加血栓形成的危险。

【剂型和规格】片剂：0.25g。注射剂：0.1g/10ml。

氨甲环酸　Tranexamic acid

【其他名称】止血环酸，Trans-AMCHA。

【药理作用特点】本药止血原理与氨基己酸和氨甲苯酸相同，但作用更强，比氨基己酸强5~10倍。本药口服吸收较慢且不完全，吸收率为56%±10%。血药浓度达峰值时间约2~5小时。本药能透过血脑屏障，脑脊液浓度可达有效水平（1μg/ml）。半衰期约为1~3小时。24小时内，经肾排出静注量的90%、口服量的40%。

【适应证】适用于各种出血性疾病(如咯血、紫癜等)、手术时异常出血及前列腺肥大症出血等。

【用法和用量】口服:每次0.25~0.5g,每天3~4次。静注:每次0.25 g,加入35%葡萄糖液20ml,每天1~2次。静滴:0.25g稀释于5%~10%葡萄糖液200ml中供静滴。

【不良反应】①可进入脑脊液,过量可致颅内血栓形成;②可有头痛、头晕、嗜睡及恶心、呕吐等。

【剂型和规格】片剂:0.25g。注射剂:0.1g/2ml,0.25g/5ml。

新凝灵 Ethylenediamine diaceturate

【其他名称】1号止血剂,双乙酰乙酸乙二胺。

【药理作用特点】本药既可使纤维蛋白原变为不溶性纤维蛋白,又能使更多的血小板破裂,释放出凝血活酶,加速血液凝固。

【适应证】适用于各种出血,均有较好疗效,但对肝功能高度损害、血小板数量极低的出血疗效较差。

【用法和用量】肌内注射:每次200mg,每天1~2次;静脉注射:每次200~40mg,每天1~2次;静脉滴注:每次200~600mg。

【不良反应】罕见。

【剂型和规格】注射剂:200mg/2ml。

抑肽酶 Aprotinin

【药理作用特点】本药是一种广谱蛋白酶抑制剂,它抑制纤维蛋白溶酶的作用强于氨己酸,作用范围也大;它还抑制纤维蛋白原转为纤维蛋白及抑制凝血酶原转为凝血酶。

【适应证】适用于预防和治疗各种纤维蛋白过度溶解引起的急性出血,包括手术前后应用、肿瘤的出血,对链激酶应用过量引起的出血也有良好迅速的止血作用；也适用于各型胰腺炎（见第九章胰腺疾病治疗药物）。

【用法和用量】治疗剂量：静脉注射，8 万～12 万 U，以后 1 万 U/ 小时直至出血停止；预防剂量：静脉注射或滴注，术前每日注射 2 万 U，共 3 天；治疗连续渗血时可以局部应用。

【不良反应】偶见轻度过敏反应。

【剂型和规格】注射剂：1 万 U，5 万 U，10 万 U，50 万 U。

咖啡酸胺 Diethylamine caffeinate

【其他名称】血凝酸胺。

【药理作用特点】本药能增强微血管张力，降低血管通透性，提高凝血功能，缩短出血及凝血时间；还具有提升白细胞数量的作用。

【适应证】适于外科手术前后预防出血或止血，内科及妇产科等出血性疾病的止血；也适用于各种原因引起的白细胞减少症。

【用法和用量】临用前以灭菌注射用水溶解成 2.5% 的溶液，供肌注或静滴。外科手术前后预防出血，手术前半小时肌注 50mg。一般止血，肌注，每次 50mg，每天 2～3 次；必要时再静滴 50mg。用于升白细胞，肌注，每天 100mg。

【注意事项】临用前以灭菌注射用水溶解。

【剂型和规格】粉针剂：100mg。

吸收性明胶海绵 Spongy gelatin absorbent

【药理作用特点】本药具有大面积吸水表面，吸水量可达本药体积的 30 倍以上，将整个海绵贴敷于创伤表面，可以吸入比本身重量大数倍的血流量的血液，并像一个铸模似的使血液在其内凝固。本药本身则可在 4～6 周内被抗体吸收，因此可以留置体腔内或创腔内。与组织接触不产生过分的瘢痕组织及不良的纤维化反应。

【适应证】适用于创面毛细血管渗血，有止血作用。

【用法和用量】将渗血拭净，立即用干燥本药贴敷创面，再用纱布加以压迫，即可止血。

【剂型和规格】系明胶溶于水后经打泡、冷冻干燥灭菌制成，为海绵状填塞物，呈锥状，大小为2cm×2cm×0.5cm，6cm×2cm×0.5cm，6cm×6cm×1cm，8cm×6cm×0.5cm。

氧化纤维素　Oxidized cellulose

【药理作用特点】本药当本药与含钙离子的液体(如血浆)接触时，纤维素中的羧基与 Ca^{2+} 之间形成交联键，可导致氧化纤维与血红蛋白反应形成一个人工的血块，起止血作用。本药可留置体内，经1～6周可被完全吸收。

【适应证】适用于外科不能缝合或结扎的中度流血，可用于许多部位。

【用法和用量】直接贴敷于比较大的血管出血处。

【注意事项】①不可与凝血酶合用，因为低pH会影响凝血酶的活性；②不可将本药包裹于骨检部位内，因为它抑制骨的再生而且可能形成囊肿；③不能用于皮肤创伤，因为它抑制上皮生长；④应密封保密，以防病原体污染。

【剂型和规格】制成薄层纱布垫或纱布条状。

常用止血药还包括云南白药，具体内容参见第十八章。

二、抗凝血药

重组链激酶　Recombinant streptokinase

【其他名称】海贝克栓，Heberkinase。

【药理作用特点】本药注射用重组链激酶的成分为重组链

激酶,重组链激酶与纤溶酶原以 1∶1 克分子比结合成复合物,然后把纤溶酶原激活成纤溶酶,纤溶酶催化血栓主要基质纤维蛋白水解,从而使血栓溶解,血管再通;同时重组链激酶的溶栓作用因纤维蛋白的存在而增强,因此重组链激酶能有效特异地溶解血栓或血块,能治疗以血栓形成为主要病理变化的疾病。本药静脉给药进入体内后迅速分布全身,15 分钟后主要分布在肝(34%),肾(12%),胃肠(7.3%),在血浆中的浓度呈指数衰减。从血浆中的消除有快慢两个时相,半衰期分别为 5 ~ 30 分钟和 83 分钟,主要从肝脏经胆道排出,仍保留生物活性。

【适应证】适用于防治深部静脉血栓和肺栓塞、急性心肌梗死、脑梗死;也适用于治疗动脉栓塞、血液透析(溶解血凝块)及分流梗阻和胸腺粘连。

【用法和用量】静脉滴注:急性心肌梗死静脉溶栓,一般推荐本药 150 万 U 溶解于 5% 葡萄糖 100ml,静脉滴注 1 小时;急性心肌梗死溶栓治疗应尽早开始,争取发病 12 小时内开始治疗;对于特殊患者(如体重过低或明显超重),医生可根据具体情况适当增减剂量(按 2 万 U/kg 计)。

【不良反应】①可有发热、寒战、恶心呕吐、肩背痛、过敏性皮疹;②静脉滴注时可发生低血压,如血压下降应减慢滴注速度;③过敏性休克罕见,轻度过敏反应不必中断治疗,重度过敏反应需立即停止静滴,过敏反应可用抗组胺药物或激素处理;④可有穿刺部位出血、皮肤瘀斑及胃肠道、泌尿道或呼吸道出血;⑤用于急性心肌梗死溶栓治疗时,可出现再灌注心律失常,偶见缓慢心律失常、加速性室性逸搏性心律、室性早搏或室颤等;⑥偶可引起溶血性贫血,黄疸及 ALT 升高;⑦溶栓后可发生继发性栓塞,如肺栓塞、脑栓塞或胆固醇栓塞等。

【注意事项】下列情况禁用:① 2 周内有出血、手术、外伤史、心肺复苏或不能实施压迫止血的血管穿刺等患者;②近 2 周内有溃疡出血病史、食管静脉曲张、溃疡性结肠炎或出血性视网膜病变患者;③未控制的高血压,血压 >24/14.7kPa 以上或不能排除主动脉夹层动脉瘤患者；④凝血障碍及出血性疾病患者；⑤严重肝肾功能障碍患者；⑥二尖瓣狭窄合并心房颤动伴左房血栓者（溶栓后可能发生脑栓塞）、感染性心内膜炎患者；⑦妊娠期妇女；对链激酶过敏患者；⑧孕妇及哺乳期妇女。另外，①急性心肌梗死溶栓治疗应尽早开始，争取发病12小时内开始治疗；②本药使用前用5%葡萄糖溶液溶解，溶解液应在4～6小时内使用；③用链激酶后5天至12个月内不能用重组链激酶；④2～8℃保存。

【剂型和规格】粉针剂：10万U，50万U，150U。

抗凝血酶Ⅲ Antithrombin Ⅲ

【其他名称】肝素辅助因子，ATⅢ。

【药理作用特点】本药为血液凝固过程中的重要抑制物，能与凝血酶及Ⅹa、Ⅸa、Ⅺa等凝血因子结合，生成无活性的复合物。肝素能加强或提高抗凝血酶Ⅲ的作用，但是当血液中抗凝血酶Ⅲ缺乏时，则需补充。

【适应证】适用于先天性或肝硬化、肾病综合征、晚期肿瘤等所致的后天性抗凝血酶Ⅲ缺乏所致的弥漫性血管内凝血或自发性深部静脉血栓形成。

【用法和用量】静滴：剂量随需要而定。一般给予1U/kg可提高其活性1.6%，而弥漫性血管内凝血者仅提高1%。用前应先测定血浆中的抗凝血酶Ⅲ活性。

【不良反应】尚未发现严重不良反应。

【剂型和规格】注射剂：500U，1000U。

肝素钠 Heparin sodium

【其他名称】肝素，Heparin，Liquaemin，Pularin，Thromboliquin。

【药理作用特点】本药肝素在体内外均具有抗凝血作用。现认为肝素与抗凝血酶Ⅲ形成复合物，使后者的抗凝活性显著

增强。抗凝血酶Ⅲ是一种广谱丝氨酸蛋白酶抑制物,除对凝血酶和因子Ⅹa具有灭活作用外,尚能抑制因子Ⅸa、Ⅺa和Ⅻa等,从而对凝血过程产生抑制作用。肝素辅因子Ⅱ是最近发现的一种生理抗凝物质,可与凝血酶的b链结合形成复合物,使凝血酶灭活,肝素亦能加速肝素辅因子Ⅱ的抗凝作用。肝素尚具有活化脂蛋白脂酶的作用,促使甘油三酯和极低密度脂蛋白水解,从而降低血脂。肝素口服无效,应注射给药。静注后血浆蛋白结合率为80%,在肝脏代谢,经肾排出。半衰期约为1小时。

【适应证】适用于:①预防或治疗血栓形成和栓塞,如深部静脉血栓形成、肺栓塞、心肌梗死以及手术后血栓形成;②治疗各种病因所致的弥漫性血管内凝血,早期应用可防止纤维蛋白形成和凝血因子的消耗,中止弥漫性血管内凝血的进展;③作为体内外抗凝剂,用于体外循环、血液透析、动静脉插管以及血液标本抗凝等。

【用法和用量】①静脉间歇推注:每次100U/kg,用葡萄糖注射液或生理盐水10~20ml稀释,静脉缓注,每4~6小时1次;②静注持续滴注:首先给予肝素50~100U/kg,按上法静脉推注,继以按50~100U/kg加于1000ml葡萄糖注射液或生理盐水中,持续静脉点滴,速度每分15~20滴;③皮下注射:每次10 000~12 500U,每8~12小时1次;④体外循环:肝素用量375U/kg,体外循环超过1小时者,加用肝素125U/kg。

【不良反应】①用药过量可致自发性出血,表现为黏膜出血、关节积血和伤口出血等,故用药期间应监测凝血时间或部分凝血活酶时间(APTT),凝血时间>30分钟或APTT>100秒均表明用药过量。发现自发性出血应立即停药,严重出血可静注硫酸鱼精蛋白注射液中和肝素钠,注射速度以每分钟不超过20mg或在10分钟内注射50mg为宜。通常1mg鱼精蛋白在体内能中和100U肝素钠。②偶有过敏反应如哮喘、荨麻疹、结膜炎和发热等。③长期用药可致脱发和短暂的可逆性秃头症、骨质疏松和自发性骨折。④尚见短暂的血小板减少症。

【注意事项】①对肝素钠过敏、有出血倾向、患血小板减少症、血友病、消化性溃疡、严重高血压、颅内出血、细菌性心内膜炎、活动性结核、先兆流产或产后、内脏肿瘤、外伤及手术后均禁用；②妊娠妇女仅在有明确适应证时，方可用肝素钠；③肌注或皮下注射刺激性较大，应选用细针头做深部肌内或皮下脂肪组织注射。

【剂型和规格】注射剂：1000U/2ml，5000U/2ml，12500U/2ml。

依诺肝素　Enoxaparin

【其他名称】Lovenox，PK10169。

【药理作用特点】本药为低分子量肝素的一种，相对分子质量为3500～5500，每毫克的抗Ⅹa效价为100U，抗Ⅱa效价为30U，故其抗血栓形成作用较强，抗凝血作用较弱，并有一定的溶血栓作用。注射后体内存留时间较长，作用维持时间较久。静注后抗Ⅹa的活性半衰期为275分钟，是肝素的8倍；抗Ⅱa的活性半衰期为40分钟，与肝素相似。

【适应证】适用于一般外科手术及整形外科，预防静脉血栓形成；也适用于血液透析，防止体外循环过程的凝血。

【用法和用量】一般预防手术后静脉血栓形成，可术前2小时皮下注射20mg，然后每天1次，至患者开始自由活动为止。为预防深部静脉血栓形成，手术前12小时开始，每天皮下注射40mg，7～10天为一疗程。用于血液透析及体外循环，开始先注入导管内1mg/kg，约有维持效力4小时；若管壁出现纤维蛋白，可再加0.5～1mg/kg。

【不良反应】同替地肝素。

【剂型和规格】注射剂：20mg/0.2ml，40mg/0.4ml，200mg/2ml，500mg/5ml。

达肝素钠　Dalteparin Sodium

【其他名称】替地肝素，太德肝素，Fragmin，Kabi，Tedelparin。

【药理作用特点】本药为一种低分子肝素，相对分子质量约5000，抗Ⅹa作用较强（160U/mg），抗Ⅱa作用较弱（40U/kg），所以具有抗血栓形成作用强和抗凝血作用弱的特点。注射用药后在体内存留时间亦较长，皮下注射后的半衰期为2～4小时，血浆存留时间约为肝素的2倍，作用时间长达24小时。

【适应证】适用于一般手术，特别是肿瘤手术预防静脉血栓栓塞性疾病；对已形成的深部静脉血栓亦有治疗效果。

【用法和用量】①预防性治疗：对有中度血栓形成危险的手术，手术前2～4小时皮下注射2500U（抗Ⅹa），以后同剂量每天1次。对有高度血栓形成危险的肿瘤手术，先于术前2～4小时皮下注射2500U（抗Ⅹa），12小时后再重复注射1次，以后每日注射5000U（抗Ⅹa），直到过了危险期。②治疗深部静脉血栓形成，开始先每12小时皮下注射100～120U（抗Ⅹa），每次注后3～4小时测定血浆中的抗Ⅹa活力，根据测定结果调整剂量继续应用，以保持血浆抗Ⅹa活性为0.5～1U为宜。

【不良反应】可能有出血现象，或发生全身或局部变态反应，局部出现小瘀斑，有引起血小板减少的危险，应用过量引起出血时，可用鱼精蛋白对抗。

【注意事项】①有出血或出血倾向者禁用；②妊娠初3个月不宜应用；③肝肾功能不全、高血压、有溃疡病史者慎用；④与抗血小板药并用有增加出血的危险；⑤不宜肌注；⑥皮下注射应在腰部前或后侧的皮下组织，将局部捏紧形成褶裥，准确注入完毕后放开。

【剂型和规格】注射剂：10 000U（抗Xa）/1ml。

华法林　Warfarin

【其他名称】华法令，苯丙酮香豆素，酮苄香豆素，Coumadin，Panawarfin，Warnerin，Warfilone，Prothromadin。

【药理作用特点】本药为香豆素类口服抗凝血药，其凝血作用的机制是竞争性拮抗维生素K的作用。维生素K环氧化物在体内必须转变为氢醌形式，方能参与凝血因子Ⅱ、Ⅶ、Ⅸ、Ⅹ的蛋白质末端谷氨酸残基的γ-羧化作用，使这些因子具有活性。本药可阻断维生素K环氧化物转变为氢醌形式，致使这些凝血因子的γ-羧化作用产生障碍，导致产生无凝血活性的Ⅱ、Ⅶ、Ⅸ、Ⅹ因子的前体，从而抑制血液凝固。本药在体外无效，在体内需待已合成的上述四种凝血因子耗竭后，才能发挥作用，故用药早期可与肝素并用。本药口服易吸收，生物利用度达100%，血浆蛋白结合率为99.4%，半衰期约为36小时，达到峰效时间为36～72小时，有效持续时间2～5天。口服和静注的效果相同。

【适应证】适用于防治血栓栓塞性疾病，可防止血栓形成与发展，如治疗血栓栓塞性静脉炎，降低肺栓塞的发病率和死亡率，减少外科大手术、风湿性心脏病、髋关节固定术、人工置换心脏瓣膜手术等的静脉血栓发生率。

【用法和用量】口服：成人，开始时每天10～15mg，3天后根据凝血酶原时间或凝血酶原活性来确定维持量，其范围为每天2～10mg。用药期间凝血酶原时间应保持在25～30秒，凝血酶原活性至少应为正常值的25%～40%。不能用凝血时间或出血时间代替上述两个指标作为监测方法。

【不良反应】①可有出血，如鼻出血、齿龈出血、皮肤瘀斑、血尿、子宫出血、便血、伤口及溃疡处出血等，若出现轻度出血，凝血酶原时间不超过正常值4倍时，可停药观察。严重出血时，可用维生素K口服（4～20mg）或缓慢静注（10～20mg），用药后6小时凝血酶原时间可恢复至安全水平。②可有食欲减退、腹泻、口腔炎、骨髓抑制、皮肤坏死等。③偶见华法林所致足趾紫癜综合征。

【注意事项】①以下情况禁用本药：血友病、血小板减少性紫癜等先天性或获得性出血性疾病、严重肝肾疾病、活动性消化性溃疡、中枢神经系统手术及眼科手术等；②慢性乙醇中毒、活动性肺结核、充血性心力衰竭、重度高血压、亚急性细菌性心内膜炎、月经过多、先兆流产等慎用本药；③无测定凝血酶原时间或凝血酶原活性的条件时，切勿随便使用本药；④长期维持治疗者如需进行手术，可先静注维生素 K_1 50mg。但在中枢神经手术或眼科手术前应停用本药。

【剂型和规格】片剂：2.5mg，5mg。

双香豆素　Dicoumarol

【其他名称】Bishydroxycoumarin。

【药理作用特点】本药药理作用同华法林，口服吸收较缓慢且不稳定，血浆蛋白结合率99%，半衰期与剂量有关，约10～30小时。口服后体内代谢和排泄个体差异较大，药效在3～5天达峰值，作用维持时间变化亦较大，约2～10天。

【适应证】同华法林。

【用法和用量】口服：每次100mg，第1天2～3次，第2天1～2次。维持量根据实验室监测指标调整，成人多为每天25～200mg。

【不良反应】同华法林，常见的胃肠道反应有恶心、腹胀、痉挛性腹痛及腹泻。

【注意事项】同华法林。

【剂型和规格】片剂：50mg。

磺酸脂黏多糖　Heparinoid

【其他名称】喜疗妥，Hiruloid。

【药理作用特点】本药为自动物脏器提取的黏多糖肝磷脂，具有抗血栓形成，改善局部血液循环、消炎及促进组织复原的作用。

【适应证】适用于血管栓塞、静脉曲张、表浅静脉炎等。

【用法和用量】局部外涂：每天1～2次，涂后小心按摩。

【注意事项】乳剂中含有乙醇，不宜涂于黏膜及出血的伤口。

【剂型和规格】乳剂:14g。

醋硝香豆素 Acenocoumarol

【其他名称】新抗凝,硝苄香豆素,Sintrom,Acenocoumarin,Nicoumalone。

【药理作用特点】本药为香豆素类口服抗凝药,作用机制同华法林。本药原形药半衰期约8小时,但其代谢产物仍具有抗凝活性,故其半衰期可延长至20小时。作用持续时间1.5~2天。

【适应证】同华法林。

【用法和用量】口服,第1天20~28mg(5~7片),第2天16~24mg(4~6片),以后每天2~10mg。

【不良反应】可有胃肠刺激、皮炎、荨麻疹和脱发等。其余同双香豆素。

【剂型和规格】片剂:4mg。

枸橼酸钠 Sodium citrate

【其他名称】柠檬酸钠,Trisodium citrate。

【药理作用特点】本药枸橼酸根与血中钙离子形成难解离的可溶性络合物,使血中钙离子减少,从而阻止血液凝固。

【适应证】一般作为体外抗凝血药,适用于血液贮存及输血等;也可口服或静注用于治疗急性铅中毒。

【用法和用量】①血液贮存及输血用,每100ml全血加入此药2.5%的溶液10ml;②急性铅中毒时口服此药1~3g,严重时用至5g。

【注意事项】大量输血时,应注射适量钙剂,预防低钙血症。

【剂型和规格】输血用注射液:为枸橼酸钠和氯化钠混合制成的灭菌水溶液,含枸橼酸钠2.35%~2.65%。

降纤酶 Defibrase

【其他名称】去纤维蛋白酶，凝血酶样酶，Defrinum，Thrombinlike enzyme。

【药理作用特点】本药系从尖吻蝮蛇毒中提出的一种糖蛋白。具有类似凝血酶的作用，直接使纤维蛋白原转变为纤维蛋白，但不交联、不产生凝块，并很快被纤溶酶溶解，从而大量消耗纤维蛋白原，延长凝血时间及凝血酶原时间，降低血液黏度；但对其他凝血因子和血小板数量无明显影响。也具有纤维蛋白溶解活性。

【适应证】适用于血管闭塞性疾病，即脑血栓形成、脑栓塞、四肢动静脉血栓形成、视网膜静脉栓塞、心绞痛、心肌梗死等；亦适用于高凝血症。

【用法和用量】①皮试：将去纤酶注射液 0.1ml 用 0.9% 氯化钠注射液稀释至 1ml，皮内注射 0.1ml，15 分钟后观察，注射局部丘疹直径不超过 1cm，伪足在 3 个以下者为阴性。皮试阴性者方可用药。②静滴：每次将 0.025 ~ 0.05 U/kg 的剂量加于 250 ~ 500ml 中 0.9% 氯化钠注射液或 5% 葡萄糖盐水中，静滴 4 小时，每 4 ~ 7 天 1 次，3 ~ 4 次为一疗程。

【不良反应】个别患者有头晕、乏力、齿龈出血、皮下出血点等，多在 24 ~ 48 小时出现，3 ~ 5 天内自行消失。

【注意事项】①凝血功能低下者慎用；②用药前应做过敏试验；③用药后 5 ~ 10 天内应减少活动，以免创伤出血。

【剂型和规格】注射剂：1U/2ml。

蝮蛇抗栓酶 Ahylysantinfarctase

【其他名称】清栓酶，抗栓酶 -3，Svate。

【药理作用特点】本药为蝮蛇毒去除溶血毒、神经毒后的多组分制剂，具有降低纤维蛋白原、降血脂和血液黏度，抑制血小板功能，促进血栓溶解的作用。

【适应证】适用于血栓栓塞性疾病、如静脉血栓形成、血栓闭塞性脉管炎、高凝综合征等，对新发脑血栓形成有较好疗效。

【用法和用量】静滴，每次 0.008～0.01U/kg，用生理盐水或葡萄糖注射液250ml稀释后静脉滴注，滴速以每分钟40滴为宜，每天 1 次。每个疗程 15～20 天。

【不良反应】可出现患肢麻、头痛、发热、失眠等感觉与运动恢复先兆，一般无须处理，可自行缓解。

【注意事项】①对本药过敏者禁用，用前需做过敏试验；血小板低于 80×10^9/L 时，宜停药观察；②用药期间如出现出血倾向或过敏反应，应立即停药，严重者可用抗蝮蛇血清中和；③有出血倾向、脑出血、活动性肺结核、溃疡病、未控制的严重高血压、亚急性细菌性心内膜炎、肝肾功能不全及月经期妇女忌用。

【剂型和规格】注射剂：0.5U。

第十四章 常用维生素类及营养药物

一、维生素类药

维生素 B_1 Vitamin B_1

【其他名称】硫胺，Thiamine。

【药理作用特点】本药天然存在于酵母、猪肉（瘦）、米糠、麦麸、车前子、杨梅、花生等，粗粮比精白米、面粉含量多，因此常吃精白米、面粉的人易缺乏维生素 B_1，现主要由人工合成。本药在体内与焦磷酸结合合成辅羧酶，参与糖代谢中丙酮酸和 α-酮戊二酸的氧化脱羧反应，是糖类代谢中所必需。缺乏时，氧化受阻形成丙酮酸、乳酸堆积，影响机体能量供应。其症状主要表现为神经和心血管系统，出现感觉神经与运动神经均受影响的多发神经炎，表现为感觉异常、神经痛、四肢无力，以及肌肉酸痛和萎缩等症状。心血管方面由于血中丙酮酸和乳酸增多，使小动脉扩张，舒张压下降，心肌代谢失调，故易出现心悸、气促、胸闷、心脏肥大、肝肺充血和周围水肿等心脏功能不全的症状。消化道方面表现为食欲下降导致衰弱和体重下降等。

【适应证】适用于脚气病防治；也适用于各种疾病的辅助治疗（如全身感染、高热、糖尿病和妊娠等）。

【用法和用量】成人每次的最小必需量为 1mg，孕妇及小儿因发育关系需要较多。在治疗脚气病及消化不良时可根据病情，每次 10～30mg，1 天 3 次内服，或 50～100mg 肌肉或皮下注射，每天 1 次。不宜静注。

【不良反应】注射时偶见过敏反应，个别甚至可发生过敏性休克。

【注意事项】①除急需补充的情况外，很少采用注射；②增大口服剂量时，并不增加吸收量。

【剂型和规格】片剂：5mg，10mg。注射剂：50mg/1ml，100mg/2ml。

维生素 B_2　Vitamin B_2

【其他名称】核黄素，维生素乙 $_2$，Riboflavin，Vitamin G。

【药理作用特点】本药主要来源为酵母、肝、肾与肉类，乳类中也有少量，现在治疗上应用者多为人工合成。为体内黄酶类辅基的组成部分（黄酶在生物氧化还原中发挥递氢作用），当缺乏时，就影响机体的生物氧化，使代谢发生障碍，其病变多表现为口、眼和外生殖器部位的炎症。

【适应证】适用于舌炎、口角炎、唇炎、眼结膜炎和阴囊炎等。

【用法和用量】成人每天的需要量为 2～3mg，治疗口角炎、舌炎、阴囊炎时，1 次可服 5～10mg，每天 3 次，或皮下注射或肌注 5～10mg，每天 1 次，连用数周，至疾病减退为止。

【注意事项】①空腹服用本药，吸收反不如进食时服用，故宜在食时或食后立即服；②服后尿呈黄绿色；③不宜与甲氧氯普胺合用。

【剂型和规格】片剂：5mg，10mg。注射剂：1mg/2ml，5mg/2ml，10mg/2ml。

长效核黄素　Riboflavin

【其他名称】长效维生素 B_2，月桂酸核黄素，Laurate。

【药理作用特点】本药为核黄素月桂酸脂，在体内缓慢释出游离型核黄素，从而发挥长效作用，注射一次在体内可维持有效浓度 60 ~ 90 天。

【适应证】适用于病后恢复期及因缺乏核黄素而引起的各种疾病。

【用法和用量】肌注：每次 150mg，可保持有效浓度 2 ~ 3 个月。

【剂型和规格】注射剂：150mg。

维生素 B_6　Vitamin B_6

【其他名称】吡多辛，Pyridoine。

【药理作用特点】本药包括吡多醇、吡多醛、吡多胺，三者可相互转化。在体内与 ATP 经酶作用生成具有生理活性的磷酸吡多胺与磷酸吡多醛，它是某些氨基酸的氨基转移酶、脱羧酶、消旋酶的辅酶，参与许多代谢过程，如脑中抑制性递质 γ- 氨基丁酸是由谷氨酸脱羧产生，色氨酸转化为烟酸也需要维生素 B_6 参与。此外，磷酸吡多醛可参与亚油酸转变为花生四烯酸的过程。动物缺乏维生素 B_6 时可有动脉粥样硬化病变。

【适应证】适用于：①防治因大量或长期服用异烟肼、肼屈嗪等而引起的周围神经炎、失眠、不安，减轻抗癌药和放射治疗引起恶心、呕吐或妊娠呕吐等；②治疗婴儿惊厥或给孕妇服用以预防婴儿惊厥；③白细胞减少症；④局部涂擦治疗痤疮、酒糟鼻、脂溢性湿疹等。

【用法和用量】口服：每次 10 ~ 20mg，每天 3 次。皮下注射、肌注、静注：每次 50 ~ 100mg，每天 1 次，治疗白细胞减少症时，以本药 50 ~ 100mg，加入 5% 葡萄糖液 20ml 中，作静脉推注，每天 1 次。

【不良反应】极个别可发生过敏反应。

【注意事项】与左旋多巴合用时，可降低左旋多巴的药效。

【剂型和规格】片剂：10mg。注射剂：25mg/1ml，50mg/1ml，100mg/2ml。霜剂：12mg。

☆ 维生素 B_6 缓释片：每片 50mg。每次 50mg，每天 1～2 次。

☆ 复合维生素 B 片：每片含维生素 B_1 3mg，维生素 B_2 1.5mg，维生素 B_6 0.2mg，烟酰胺 10mg。每次肌注 2ml，每天 1 次。

☆ 复合维生素 B 注射剂：每支含维生素 B_1 20mg，维生素 B_2 2mg，维生素 B_6 0.2mg，烟酰胺 30mg/2ml。每次肌注 2ml，每天 1 次。

泛酸钙　Calcium pantothenate

【药理作用特点】本药为辅酶 A 的组成部分，参与蛋白质、脂肪、糖的代谢。

【适应证】适用于维生素 B 缺乏症、周围神经炎、手术后肠绞痛等。

【用法和用量】口服：每次 10～20mg，每天 3 次；肌注：对手术后肠绞痛，每次 50mg，每天 1～3 次。

【剂型和规格】片剂：25mg。注射剂：20mg。

维生素 D　Vitamin D

【其他名称】维生素 J。

【药理作用特点】本药维生素 D 常与维生素 A 共存于鱼肝油中，此外鱼类的肝脏及脂肪组织中以及蛋黄、乳汁、奶油、猪肝、鱼子中也有，常见的维生素 D 有两种，即维生素 D_2（骨化醇，麦角骨化醇，Calciferol Ergocalciferol）和维生素 D_3（胆骨化醇 Cholecalciferol colecalciferol）。动物组织、人体皮肤内均含有维生素 D_3 的前体 7-脱氢胆固醇，经日光（紫外线）照射后转变为维生素 D_3。酵母等内含有麦角醇，经紫外线照射后转变为维生素 D_2，D_2 与 D_3 作用相同。对钙磷代谢及小儿骨骼生长有重要影响，能促进钙磷在小肠内吸收，其代谢活性物质能促进对

磷的吸收，维生素 D 缺乏时，人体吸收钙磷能力下降，血中钙磷水平降低，钙磷不能在骨组织沉积，成骨作用受阻，甚至骨盐再溶解。在儿童称佝偻病，在成人称骨软化病。如血钙明显下降，出现手足搐搦、惊厥等症状，常见于缺乏维生素 D 的婴儿，也称为婴儿手足搐搦症。现以国际单位计量，即以人工方法使幼年大鼠产生佝偻病，在此动物比较标准品和试验品对骨钙化的影响，相当于 D_2 纯品 0.025μg 的生物效价，为一个国际单位（U）。

【适应证】适用于防治佝偻病、骨软化症、甲状腺功能减退症、婴儿手足搐搦症。

【用法和用量】①治疗佝偻病：口服一天 2500 ~ 5000U，约 1 ~ 2 个月后待症状开始消失时改为预防量。若不能口服者、重症的患者，肌注 1 次 30 万 ~ 60 万 U，如有需要，1 个月后再肌注 1 次，两次总量不超过 90 万 U。用大量维生素 D 时如缺钙，应口服 10% 氯化钙，每次 5 ~ 10ml，1 天 3 次，用 2 ~ 3 天。②婴儿手足搐搦症：口服每天 2000 ~ 5000U，1 个月后改为每天 400U。③预防维生素 D 缺乏症：用母乳喂养的婴儿每天 400U，妊娠期必要时每天 400U。

【不良反应】①大量久服可引起高血钙、食欲不振、呕吐、腹泻甚至软组织异位骨化等；②若肾功能受损，可出现多尿，蛋白尿、肾功能减退等，应及时停用本药及钙剂；③孕妇使用过量，可致胎儿瓣膜上主动脉狭窄、脉管受损、甲状腺功能抑制而使新生儿长期低血糖抽搐。

【注意事项】①市售鱼肝油制剂中，内含大量维生素 A，长期大量使用，易引起维生素 A 中毒，故治疗佝偻病时宜用纯维生素 D 制剂；②注射比口服易中毒。

【剂型和规格】

☆ 维生素 D_2 胶性钙注射剂：5 万 U/1ml，50 万 U/10ml，每 1ml 含胶性钙 0.5mg。

☆ 维生素 D_2 胶丸：1 万 U。

☆ 维生素 D_2 片：5000U，10 000U。

☆ 维生素 D_2 注射剂:15 万 U/0.5ml,30 万 U/1ml,60 万 U/1ml。用前及用时需服钙剂。

☆ 维生素 AD 胶丸:维生素 A 3000U,维生素 D 300U。

☆ 浓维生素 AD 胶丸:维生素 A 1 万 U,维生素 D 1000U。

☆ 维生素 AD 滴剂:每 1g 含维生素 A 5000U,维生素 D 500U;每 1g 含维生素 A 5 万 U,维生素 D 5000U;每 1g 含维生素 A 9000U,维生素 D 3000U。

鱼肝油　Liver oil cod

【药理作用特点】本药含维生素 A 及 D。

【适应证】适用于夜盲症、佝偻病、软骨病及其他缺乏 A、D 维生素的患者。

【用法和用量】一般每次 5~15ml,每天 3 次,饭后服。50% 乳剂每服 10~30ml,复方浸膏每服 4~30ml。

【剂型和规格】乳剂:50%。鱼肝油麦芽浸膏剂:含鱼肝油 10%。

维生素 C　Vitamin C

【其他名称】抗坏血酸,维生素丙,丙种维生素,丙素,Ascorbic acid,VC。

【药理作用特点】本药新鲜蔬菜和水果如橘、橙、番茄、菠菜、枣等均含有本药。临床用的是合成品。在体内抗坏血酸和脱氢抗坏血酸形成可逆的氧化还原系统,此系统在生物氧化及还原作用中和细胞呼吸中起重要作用。维生素 C 参与与氨基酸代谢、神经递质的合成、胶原蛋白和组织细胞间质的合成。可降低毛细血管的通透性,加速血液的凝固,刺激凝血功能,促进铁在肠内的吸收,促使血脂下降,增加对感染的抵抗力,参与解毒功能,且有抗组胺的作用及防止致癌物质(亚硝胺)生成的作用。正常人每天需要量如下:中等体力劳动,50mg;重体力劳动,

70～100mg，乳妇，70 mg；儿童7岁以下，30mg；7岁以上，50mg。每天自新鲜蔬菜水果中得到的维生素C一般能满足上述需要，但遇到特殊情况（如患传染病时），可引起缺乏症和坏血酸。

【适应证】适用于：①坏血酸病的预防和治疗。②急慢性传染病时，消耗量增加，应适当补充，以增加机体抵抗力。病后恢复期，创伤愈合不良者，也适当补充本药。③克山病患者在发生心源性休克时，可用本药大剂量治疗。④肝硬化、急性肝炎和砷、汞、铅、苯等慢性中毒时的肝脏损害。⑤其他：用于各种贫血、过敏性皮肤病、口疮、促进伤口愈合等。近年来有报道称本药对感冒、某些癌症、高脂血症等均有一定作用，但疗效尚未肯定。

【用法和用量】①一般应用：口服（饭后）每次0.05～0.1g，每天2～3次，也可静注或肌注，以5%葡萄糖液稀释进行滴注，每天0.25～0.5g（小儿0.05～0.3g），必要时可酌情增加剂量；②克山病：首剂5～10g，加入25%葡萄糖液中缓慢静滴；③口疮：将本药1片（0.1g）压碎，撒于溃疡面上，令患者闭口片刻，每天2次，一般3～4次可治愈。

【不良反应】过量服用可引起不良反应。①每天服1～4g，可引起腹泻、皮疹、胃酸增多、胃液反流；②有时可见泌尿系结石、尿内草酸盐与尿酸盐排出增多、深静脉血栓形成、血管内溶血或凝血等；③有时可导致白细胞吞噬能力下降，每天服用超过5g时，可导致溶血，重者可致命；④孕妇服用大量时，可致婴儿坏血病。

【注意事项】①不宜与碱性药物（如氨茶碱、碳酸氢钠、谷氨酸钠等）、核黄素、三氯叔丁醇、铜、铁离子（微量）的溶液配伍，以免影响疗效；②与维生素K_3配伍，因后者有氧化性，可产生氧化还原反应，使两者疗效减弱或消失；③长期大量服用突然停药，有可能出现坏血病症状，故宜逐渐减量停药；④与肝素或华法林合用，可引起凝血酶原时间缩短；⑤可破坏食物中的维生素B_{12}，与食物中的铜、锌离子络合，阻碍其吸收，从而可能产生维生素B_{12}或铜、锌缺乏症；⑥制剂色泽变黄后不可再用。

【剂型和规格】片剂：25mg，50mg，100mg。注射剂：0.1g/2ml，0.25g/2ml，0.5g/5ml，2.5g/20ml。

施尔康　Theragran

【药理作用特点】本药含有维生素 A、维生素 D、维生素 E、维生素 C、维生素 B_1、维生素 B_2、烟酰胺、维生素 B_6、维生素 B_{12}、泛酸、碘、铁、镁、铜、锌、锰等，为人体正常代谢所必需的多种元素及维生素。

【适应证】适用于防治因缺乏维生素及微量元素所引起的各种病症；老年人服后有增强体质、消除疲劳等功效。适用于 12 岁以上的儿童及成人。

【用法和用量】口服：每天 1 片。

【剂型和规格】糖衣片剂：成分与含量见前（为高锌配方）。

金施尔康　Gold theragran

【其他名称】多维元素片。

【药理作用特点】本药为含有机体正常必需的多种维生素及微量元素的薄膜包衣片。每片含维生素 A（含 β- 胡萝卜素）500U，维生素 B_1 3mg，维生素 B_2 3.4mg，锌 15mg，维生素 B_6 3mg，维生素 B_{12} 9μg，维生素 C 90mg，维生素 D 400U，维生素 E 30U，烟酰胺 20mg，叶酸 400μg，泛酸 10mg，生物素 30μg，铜 2mg，碘 150μg，镁 100mg，钙 40mg，磷 31mg，铬 15μg，钼 15μg，硒 10μg，锰 5mg，氯 7.5mg，钾 7.5mg，铁 27mg。

【适应证】为营养补充药，适用于预防应维生素和微量元素缺乏引起的各种疾病。

【用法和用量】口服：12 岁以下需服者每天 1 片。

【剂型和规格】片剂。

小施尔康　Multivitamins

【其他名称】多维生素。

【药理作用特点】本药每毫升含维生素 A 1500 单位、维生素 D_3 400 单位、维生素 E 5 单位、维生素 C 35mg、维生素 B_1 0.5mg、维生素 B_2 0.6mg、维生素 B_6 0.4mg、维生素 B_{12} 2μg、烟酰胺 8mg。为维生素及矿物质类非处方药药品。维生素是维持机体正常代谢和身体健康必不可少的重要物质，是构成多种辅酶和激素的重要成分，缺乏时可导致代谢障碍而引致多种疾病。

【适应证】适用于补充 1 个月～2 岁婴幼儿维生素的摄入不足。

【用法和用量】口服：1 岁以下一次 0.5ml，1～2 岁一次 1ml，每日 1 次。用刻度吸管吸取后滴入口中，或放入温开水、牛奶、果汁等饮料中摇匀后服用。1 个月内婴儿应在医生或药师指导下使用。

【不良反应】推荐剂量服用未见不良反应。

【注意事项】①本药仅供婴幼儿服用；②按推荐剂量服用；③儿童必须在成人监护下使用；④本药性状发生改变时禁用；⑤对本药过敏者禁用；⑥请将此药品放在儿童不能接触的地方。

【剂型和规格】滴剂：15ml，30ml。

21 金维他　Super-Vita（21）

【药理作用特点】本药含有维生素 A、维生素 D、维生素 E、维生素 C、维生素 B_1、维生素 B_2、烟酰胺、维生素 B_6、维生素 B_{12}、泛酸钙、碘、铁、镁、铜、锌、锰、钾、钙、胆碱、赖氨酸、肌醇等，为人体正常代谢所必需的多种微量元素及维生素。

【适应证】适用于维持人体正常健康。

【用法和用量】口服：每天 1～2 片。

【剂型和规格】糖衣片剂：成分与含量见前。

九　维　他

【其他名称】多种维生素片。

【药理作用特点】本药系多种重要维生素的合理复方制剂。每种维生素既有独特的生理作用,同时相互间也有协同作用,作为成人或儿童发育的食物辅助剂,能预防或治疗因缺乏维生素所引起的各种病症。

【适应证】适用于营养不良、病后失调、新陈代谢障碍、肝肾功能不全、多发性神经炎等。

【用法和用量】口服:每天 2 片,分 1 ~ 2 次服。

【注意事项】服用本药后,尿色会变黄,此系药性关系,不需顾虑。

【剂型和规格】片剂。

常用维生素类药还包括干酵母,具体内容参见第一章。

二、营　养　药

葡萄糖溶液　Glucose solution

【其他名称】Dextrose。

【药理作用特点】本药为葡萄糖的水溶液。葡萄糖是机体产生热量的主要来源。水的生理作用主要是:①作为有机物和无机物的溶剂;②运送生命所需的营养物质及排泄代谢产物;③通过汗液分泌与皮肤、呼吸的蒸发调节体温;④调整体液的渗透压;⑤调节体液的电解质和酸碱平衡。5% 的葡萄糖液为等渗液,主要用于补充体液和提供能量。25% 以上的高渗葡萄糖静脉输注后可提高血浆渗透压,引起组织脱水和短暂的利尿,可作为脱水剂,但起脱水作用较弱。

【适应证】葡萄糖注射液在临床上应用十分广泛。适用于:①各种高热、昏迷、不能进食的患者,补充机体所需热量,减少

蛋白质的消耗；②促进肝脏的解毒功能，用于有毒化学品、细菌毒素、妊娠毒血症的解毒；③ 25% ~ 50% 的葡萄糖高渗液有渗透性利尿作用，促使组织脱水；可用于脑水肿、肺水肿和降低眼压；④低血糖的治疗；⑤与胰岛素合用治疗高血钾症。

【用法和用量】静脉滴注：应用 5% ~ 10% 葡萄糖注射液。根据每克葡萄糖产热 4kcal，补充热量时用量根据病情需要。一般每次 500 ~ 1000ml。静脉注射应用 25% ~ 50% 葡萄糖注射液。脱水时每次 40 ~ 100ml；治疗高血钾症时每次 100ml，2 ~ 4 小时后重复使用。葡萄糖与胰岛素用量之比为 2∶1。

【剂型和规格】注射剂：50%，25%，10%，5%。

水解蛋白　Protein hydrolysate

【药理作用特点】本药为氨基酸营养药。成人每天需要食物蛋白 1g/kg 以维持体内氮的平衡。当各种疾病导致食物蛋白消化或吸收障碍时，或因肾病而致蛋白质大量排出体外时，均可出现氮的不平衡，产生低蛋白血症。此时除给以高蛋白饮食外，根据具体情况亦可静脉注射或口服本药作为辅助治疗。

【适应证】适用于各种原因所致的蛋白质缺乏和衰弱患者以及对一般蛋白质消化吸收障碍的患者。

【用法和用量】口服：每天 50 ~ 200g，分次服用。静滴：一般每次用 5% 溶液 500ml，以每分钟 30 ~ 40 滴为宜。

【不良反应】静滴过速可致恶心、呕吐、心悸、胸闷、头痛等。

【注意事项】①静滴过程中如出现腹痛、抽搐、注射部位局部肿胀时应停药；②禁与磺胺类药配伍；③不能使用曾输过血浆的注射器具；④对充血性心力衰竭，肝性脑病及酸中毒患者忌用。

【剂型和规格】注射剂：12.5g（5%，250ml），25g（5%，500ml）。

复方氨基酸　Compound amino acid injection

【药理作用特点】本药为透明、无色或微黄色的氨基酸注射液，由 20 种 L- 构型结晶氨基酸加电解质制备而成。组成见下表：

本品每 1000ml 含有：

氨基酸浓度(g)	3%	5%	10%
L- 丙氨酸	4.10	6.85	3.70
L- 精氨酸	2.75	4.60	9.20
L- 天门冬氨酸	0.40	0.65	0.13
L- 谷氨酸	1.4	2.3	4.6
甘氨酸	2.35	3.95	7.90
L- 组氨酸	1.55	2.60	5.20
L- 异亮氨酸	1.55	2.55	5.10
L- 亮氨酸	2.65	4.45	8.90
L- 赖氨酸	2.10	3.50	7.00
L- 天冬酰胺	1.12	1.86	3.72
L- 苯丙氨酸	1.55	2.55	5.10
L- 脯氨酸	2.65	4.45	8.90
L- 丝氨酸	0.70	0.12	2.10
L- 苏氨酸	1.25	2.05	4.10
L- 色氨酸	0.55	0.90	1.80
L- 酪氨酸	0.30	0.30	0.30
L- 缬氨酸	1.45	2.40	4.80
L- 鸟氨酸	0.95	1.60	3.20
L- 目氨酸	1.15	1.90	3.80
L- 乙酰酪氨酸	0.12	0.43	1.23
L- 半胱氨酸	0.22	0.36	0.73

电解质(mmol/L)			
钠离子	45	45	45
钾离子	25	25	25
镁离子	2.5	2.5	2.5
醋酸根离子	59	59	59
氯离子	18	31	62
磷酸二氢根离子	9	9	9
苹果酸根离子	7.5	7.5	7.5

本药含有合成蛋白必需的各种氨基酸,可保护血浆氨基酸的体内平衡,提供广泛的氨基酸需求,是一个具有高生化值的蛋白质来源,对肾功能影响小。应用于静脉营养使用,平衡良好的氨基酸注射液标准是:①氨基酸的组成必须与优质蛋白质的组成相似;②必须包括蛋白质合成所必需的所有氨基酸;③溶液中必需氨基酸至少占氨基酸总量的40%;④必需氨基酸与总氨量比值必须至少为2.5;⑤溶液中某种氨基酸含量不可过量;⑥甘氨酸含量必须较低以防止产生高氨血症。

【适应证】静脉输注适用于不能口服补给营养或饮食和口服补给营养尚不能满足需要或不理想的患者,可满足机体对蛋白质的需要。

【用法和用量】成人根据患者的需要,每24小时输注500~2000ml。应缓慢输注,每1000ml适宜的输注时间为6~8小时。每分钟约为40~55滴。新生儿在开始使用的1周内逐渐增加至24小时每千克体重30ml。为了使氨基酸在体内充分利用,合成蛋白质,在静脉营养期间,应同时给予足够的热量(如脂肪乳或葡萄糖)、适量的电解质、微量元素和维生素。

【不良反应】①极个别患者会产生恶心;②同所有高渗溶液一样,从周围静脉输注时可能会导致血栓性静脉炎。

【注意事项】①氨基酸代谢障碍、充血性心衰、酸中毒、严重肝损害和尿毒症禁用；②果糖和山梨醇不耐受者、1,6-二磷酸果糖脱氢酶缺乏者、高血钾患者忌用含山梨醇和电解质的复方氨基酸注射液。

【剂型和规格】注射剂：250ml，500ml。

复方氨基酸注射液（18AA-Ⅱ）

Compound amino acid injection

【其他名称】乐凡命，Novamin。

【药理作用特点】本药可提供完全平衡的18种必需和非必需氨基酸，其中含有酪氨酸和胱氨酸，用于满足机体合成蛋白质的需要，改善氮平衡。其组成如下：

每1000ml含	乐凡命8.2%	乐凡命11.4%
L-丙氨酸	12.2g	16.3g
L-精氨酸	8.4g	11.2g
L-天门冬氨酸	2.5g	3.3g
L-胱氨酸	0.2g	0.2g
L-谷氨酸	4.2g	5.7g
甘氨酸	5.9g	7.9g
L-组氨酸	5.0g	6.8g
L-异亮氨酸	4.2g	5.7g
L-亮氨酸	5.9g	7.9g
L-醋酸赖氨酸	9.5g	12.7g
L-蛋氨酸	4.2g	5.7g
L-苯丙氨酸	5.9g	7.9g
L-脯氨酸	5.0g	6.8g
L-丝氨酸	3.4g	4.5g
L-苏氨酸	4.2g	5.7g

L- 色氨酸	1.4g	1.9g
L- 酪氨酸	0.2g	0.3g
L- 缬氨酸	5.5g	7.3g
焦亚硫酸钠	0.3g	0.3g
冰醋酸	约 2.5ml	约 2.75ml
注射用水	加至 1000ml	加至 1000ml
氨基酸	85g	114g
氮	14g	18g
总能量	1.46MJ（350kcal）	1.92MJ（460kcal）
pH	约 5.6	约 5.6
渗透压	约 810mmOsm	约 1130mmOsm

【适应证】适用于不能口服或经肠道补给营养，以及营养不能满足需要的患者，为满足机体合成蛋白质的需要，可静脉输注本药。

【用法和用量】成人根据患者的需要，每 24 小时可输注 500～1000ml。每天最大输入剂量：乐凡命 8.5% 为每千克体重 29ml；乐凡命 11.4% 为每千克体重 23ml，约合每千克体重 0.4g 氮。乐凡命 8.5% 可经中心静脉或周围静脉输注，乐凡命 11.4% 单独应用需经中心静脉输注，但与其他营养制剂（如英脱利匹特）混合使用也可经周围静脉输注。使用本药时输注速度应缓慢，一般 1000ml 乐凡命的适宜输注时间至少是 8 小时，约每分钟 30～40 滴。本药和英脱利匹特可通过 Y 型管混合后输入体内。两种输液通过同一输液管输入静脉时，可降低乐凡命的渗透压从而减少经周围静脉输注而产生的血栓性静脉炎；同时应根据需要调整各溶液的滴速。为使氨基酸在体内被充分利用并合成蛋白质，应同时给予足够的能量、适量的电解质和微量元素以及维生素。一般情况下推荐的非蛋白热卡和氮之比为 150∶1。

【不良反应】①极个别患者可能会出现恶心、面部潮红、多汗；②同所有高渗溶液一样，从静脉输注时有可能会导致血栓性静脉炎；③输注过快或给肝、肾功能不全患者使用时，有可能导致高血氨症和血浆尿素氮的升高；④由于含有抗氧化剂焦亚硫酸钠，因此偶有可能会发生过敏反应。

【注意事项】肝性脑病和无条件透析的尿毒症患者以及对本药过敏者禁用。

【剂型和规格】注射剂：8.5%，11.4%。

复方氨基酸注射液（18AA-Ⅰ）

Amino acid compound injection（18AA-Ⅰ）

【其他名称】凡命，Vamin。

【药理作用特点】本药含有合成人体蛋白质所需的17种必需和非必需氨基酸，能维持营养不良患者的正氮平衡，不含有过量的甘氨酸，可避免发生高氨血症。

【适应证】适用于因各种疾病不能进食或需要特殊高能量及氨基酸的患者得到合理营养，促进机体康复。

【用法和用量】静滴：成人根据患者的需要，一般每天用量500～2000ml，每分钟滴速约40～50滴。新生儿及婴儿在出生后的第1周内，每24小时按30ml/kg输注。

【不良反应】极个别患者可有恶心。

【注意事项】①输注前应先纠正患者电解质、体液和酸碱紊乱；②为使氨基酸在体内充分利用合成蛋白质，在静脉营养期间应同时给予足够的能量（如葡萄糖注射液及脂肪乳）；③严重肝功能不全或尿毒症患者禁忌；④对肾功能损害和用洋地黄治疗的心脏病患者，使用本药要谨慎；⑤本药不得加入其他药品。注射液发生混浊或沉淀等不应使用。

【剂型和规格】注射剂：250ml，500ml。

凡命注射液 Vamin-N

【其他名称】18 种结晶氨基酸，18-Amino acid solution。

【药理作用特点】本药含 8 种人体必需氨基酸，占 43.6%。10 种非必需氨基酸占 56.4%。配方中支链氨基酸占 20.4%，含氮 9.4g/L，约等于 60g 优质蛋白质可保持人体每日蛋白质的基本需要量。能维持营养不良患者的正氮平衡。每升还含有氯化钙 368mg，氯化钾 375mg，硫酸镁 370mg。

【适应证】适用于不能口服补给营养者，如手术前后的营养治疗、创伤、严重烧伤、胃肠疾病、恶病质等所致的低蛋白血症。

【用法和用量】视病情及体重而定。成人每天一般 500～1000ml，以每分钟 45～50 滴的速度静滴。儿童每千克体重每天 10～30ml，缓慢静滴。

【不良反应】偶有恶心。

【注意事项】①为使氨基酸能充分利用合成蛋白质，应同时给予足够的热量，如葡萄糖液、脂肪乳剂等；②外周静脉输注时，应避免由于输注技术不当而引起的血栓性静脉炎；③严重肝、肾功能损害者禁用。

【剂型和规格】注射剂：250ml，500ml。

安米诺 Amino steril

【其他名称】5% 氨基酸输液。

【药理作用特点】本药含左旋氨基酸、碳水化合物、电解质、维生素能满足体内蛋白质合成需要，具有良好的耐受性。

【适应证】适用于非胃肠道营养，预防和治疗蛋白质缺乏症。

【用法和用量】静脉滴注：剂量按每小时每千克体重 1.7ml 计算，每分钟 40 滴。最大剂量每小时每千克体重 3g。

【注意事项】氨基酸代谢紊乱、心功能不全、高血钾、1，6-二磷酸果糖缺乏、甲醇中毒者禁用。

【剂型和规格】注射剂:250ml,500ml。

妙取素 Mutrisol-S

【其他名称】山梨醇和18氨基酸注射液。

【药理作用特点】本药系采用FAO/WHO联合专门委员会所推荐的配方,按人乳蛋白质内所必需的氨基酸组成比例配制。所含必需氨基酸与非必需氨基酸比例近似1,故在人体内转变为蛋白质的效率高。本药含有18种氨基酸,pH5.0~7.0,每500ml含钠离子18.5mmol,氯离子29.5mmol,山梨醇25g,热量833J(200kcal)。以提供机体蛋白质合成所需的能量,山梨醇能供应部分热量,提高氨基酸利用率。

【适应证】适用于营养不良、因蛋白质消化吸收不良或过度消耗所致的蛋白质缺乏症。

【用法和用量】周围静脉或中心静脉滴注:成人一般每次500ml,每天1次。周围静脉以每分钟50~60滴速度静滴;中心静脉宜采用24小时连续恒速滴注。同时需补充适量非蛋白质热量,使氨基酸得以充分利用。

【不良反应】可有恶心、呕吐、头痛、寒战、发热、面部潮红等,若出现,应减慢滴速。

【注意事项】①不可与磺胺类、对氨基水杨酸伍用;②氮质血症、无尿症、肝功能高度损害、心衰及酸中毒未纠正前禁用。

【剂型和规格】注射剂:250ml,500ml。

支链氨基酸3H注射液 Branched chain amino acid 3H injection

【药理作用特点】本药为氨基酸类药物,可以改善氨基酸失衡,促进蛋白质合成和减少蛋白质分解。含三种L型氨基酸,为支链氨基酸配制而成的灭菌水溶液,总量为4.26%。其中每1000ml内含L-亮氨酸16.5g;L-异亮氨酸13.5g;L-缬氨酸 12.6g。本药的 pH 为 5.5～7.5，渗透压为 382mOsm。①本药能增加血清支链氨基酸，使之保持较高水平。促使芳香族氨基酸减少，可以改善氨基酸失衡，对肝性脑病有苏醒和预防作用。②本药直接在肌肉、脂肪、心、脑等组织代谢，产生能量，供应机体，早期给予营养支持能维持氮平衡。③本药能促进蛋白质合成和减少蛋白质降解，有利于肝细胞的再生和修复。

【适应证】适用于肝性脑病、重症肝炎、肝硬化、慢性活动性肝炎和肝胆外科手术患者。

【用法和用量】静脉输注：每天 250～500ml；或用适量 5%～10% 葡萄糖注射液混合后缓慢滴注，每分钟不超过 40 滴。

【注意事项】①在高度食管静脉曲张时，应注意本药输注的速度和用量，以避免静脉压增高；②高度胸水或腹水时，应注意水的平衡，避免输入量过多；③使用本药时，应注意水和电解质平衡；④输注过快时，如发现恶心、呕吐等反应时，应及时减低给药速度，每分钟滴速不超过 40 滴；⑤本药遇冷析出结晶，用热水使结晶溶解后再用。

【剂型和规格】注射剂：250ml。

复合氨基酸胶囊
Compound amino acid capsules

【药理作用特点】本药能经口供给人体氨基酸（尤其是 8 种必需氨基酸）、维生素，保持人体营养平衡，有效增强机体免疫力。本药含有配比科学的 8 种人体必需氨基酸纯净单体和 11 种维生素，具有良好的生物学效应，不同于天然氨基酸制品。口服方便，弥补了氨基酸输液在给药方法和治疗上的不足。本药含量如下：L- 异亮氨酸 5.9mg，L- 亮氨酸 18.3mg，L- 赖氨酸 25.0mg，L- 蛋氨酸 18.4mg，L- 苯丙氨酸 5.0mg，L- 苏氨酸 4.2mg，L- 色氨酸 5.0mg，L- 缬氨酸 6.7mg，维生素 A 2000U，维生素 D_2 200U，维生素 B_1 硝酸盐 5.0mg，维生素 B_2 3.0mg，烟酰胺

20.0mg，维生素 B_6 2.5mg，叶酸 0.2mg，泛酸钙 5.0mg，维生素 B_{12} 1.0μg，维生素 C 20.0mg，维生素 E 1.0mg。

【适应证】适用于：①各种疾病所致蛋白质缺乏症；②危重症、癌症引起的机体衰竭；③急慢性肝炎引起的肝功能异常；④肾功能不全引起的代谢障碍；⑤外伤、烧伤、骨折及术后伤口愈合；⑥孕妇、产妇的营养失调及儿童的营养缺乏；⑦男性不育；⑧全面改善机体免疫力状况。

【用法和用量】口服：每次 1～2 粒，每天 2～3 次。小儿每天 1～3 粒。

【剂型和规格】胶囊剂：350mg。

美乐氨基酸输液 Aminosyn solution

【其他名称】结晶氨基酸输液，Cristalline amino acid and solution。

【药理作用特点】本药为静脉营养补液，对一些不能经口服补充营养的患者，可用本药提供氮源，供体内蛋白质合成。本药含 8 种人体必需氨基酸（亮氨酸、异亮氨酸、赖氨酸、蛋氨酸、苯丙氨酸、苏氨酸、色氨酸、缬氨酸）占 47.4%，7 种非必需氨基酸占 52.6%，配方中支链氨基酸含量较高占 24%。本药提供结晶氨基酸供蛋白质合成，减少内源性蛋白质分解，促进伤口愈合。如加上高渗葡萄糖、电解质、维生素、微量元素及脂肪乳剂经中心静脉输注，可作为全胃肠道外营养。本药亦可单独或加用葡萄糖和电解质，经周围静脉输注，减少蛋白质消耗。本药采用醋酸盐缓冲不含氯离子，从而降低了代谢性酸中毒的发生。pH 为 5.3，含钾离子 5.4mmol。

【适应证】适用于在下列情况下，加入高渗葡萄糖经中心静脉输注以防止氮的缺失，纠正负氮平衡：①胃、小肠切除术后不能经口供给营养者；②胃肠道吸收蛋白质功能障碍；③代谢所需的蛋白量增加，如严重烧伤。

【用法和用量】根据患者每天代谢需要的量及临床要求而

定。为减少蛋白质消耗而经周围静脉输注时，每天20～30ml/kg，作为全胃肠外营养。经中心静脉输注时，剂量依氮平衡测定及每天体重曲线变化调整。

【不良反应】局部可有灼热感、潮红、静脉炎和血栓形成。

【注意事项】①肝性脑病或有其他氮质利用紊乱疾病者禁用；②静注本药可提高血尿素氮水平，故连用数日应定期检测血尿素氮；③应与葡萄糖液同时输注，以提供蛋白质合成时所需的能量，避免氨基酸被作为能量而消耗。

【剂型和规格】输注液：250ml，500ml。

口服氨基酸　Moriamin forte

【药理作用特点】本药由18种结晶氨基酸（含8种必需氨基酸）、多种维生素和特种营养素组成。口服能够提供足够的人体必需氨基酸，促使机体蛋白质合成，特别是白蛋白的合成，从而提高机体的自身免疫力。另外，本药还含有多种维生素，使其在机体代谢过程中起协同作用，从而加强机体对疾病的抵抗力。

【适应证】适用于种疾病导致的蛋白质缺乏症、肝肾功能不全引起的新陈代谢障碍、疾病所引起的功能衰竭和营养失调、非缺铁性贫血等。

【用法和用量】口服：每天1～3粒，餐中或餐后服用。小儿，取内容物（去掉胶囊）用牛奶饮料送服。

【注意事项】对本药过敏者忌用。

【剂型和规格】胶囊剂。

11氨基酸注射液－912　11Amino acid injection－912

【其他名称】复方结晶氨基酸，氨复命11S注射液。

【药理作用特点】本药按人体生理氨基酸需要量和一定比例配制，能提供机体合成蛋白所需的原料，供机体有效利用。

【适应证】适用于改善大型手术前的营养状态以及胃肠道疾病引起的消化、吸收功能障碍造成的蛋白质缺乏，烧伤、严重创伤及感染所致的蛋白质损失，各种疾病所致的低蛋白血症。

【用法和用量】静滴：常用量每天 250～1000ml。经中心静脉插管滴注或与高渗葡萄糖混合后经中心静脉滴注（因本药不含非蛋白能源，使用时与葡萄糖液等混合可提高氨基酸利用率）。也可与 10% 葡萄糖混合，由周围静脉缓慢滴注。成人滴速不超过每分钟 40 滴。老人、儿童及重病者滴速宜更慢。

【不良反应】滴速过快可引起恶心、呕吐、心悸、发热、胸闷和头痛等。

【注意事项】①肝性脑病、氮质血症、严重肾功能障碍、氨基酸代谢障碍者禁用；②酸中毒、充血性心衰者慎用；③长期使用应监测电解质、pH 及肝功能；④冬季使用前应加温至接近体温；⑤外观异常或剩余溶液不能用。

【剂型和规格】注射剂：20ml，100ml，250ml，500ml。

11 氨基酸注射液 –833

11 Amino acid injection 833

【其他名称】哈明注射液。

【药理作用特点】本药作用同 11 氨基酸注射液 –912。

【适应证】同 11 氨基酸注射液 –912。

【用法和用量】同 11 氨基酸注射液 –912。

【注意事项】①同时用电解质时，应注意本药的钠、氯离子量；②余同 11 氨基酸注射液 –912；③置冷暗处保存；④本药遇冷易析出结晶，用前可置于 50～60℃热水中使之溶解，放凉后再用。

【剂型和规格】注射剂：20ml，200ml，250ml，500ml，1000ml。每 100ml 中含 11 种氨基酸 8.33g。

14 氨基酸注射液 -823
14 Amino acid injection 823

【其他名称】福明。

【药理作用特点】本药由 8 种人体必需氨基酸和 6 种非必需氨基酸组成。为人体蛋白质合成提供生物可利用的各种氨基酸。可防止氮的丢失，纠正负氨平衡及减少蛋白质的消耗。

【适应证】适用于手术前后、创伤、烧伤、骨折等分解代谢旺盛及低蛋白血症等患者；亦用于肠道功能失调引起的蛋白质消化和吸收障碍的患者；还用于由厌食、拒食等引起的蛋白质摄取不足所致营养不良患者及严重消耗性疾病患者。

【用法和用量】静滴：一般每天 250 ~ 500ml，严重消耗性疾病可增至 1000ml。与高渗葡萄糖（25% 或 50%）混匀后经中心静脉插管滴注。与 5% ~ 10% 葡萄糖注射液混匀后经外周静脉缓慢滴注。滴注速度以每分钟 20 ~ 30 滴为宜。

【注意事项】同 11 氨基酸注射液 -912。

【剂型和规格】注射剂：250ml，500ml。每 100ml 中含 14 种氨基酸 8.24g。

复合氨基酸 9R 注射液
Amino acid 9R compound injection

【其他名称】9 氨基酸注射液，肾安注射液，肾必氨注射液。

【药理作用特点】本药由 8 种必需氨基酸和组氨酸组成，有缓解尿毒症、纠正氮质血症、改善营养状况、降低血磷和增加机体抵抗力等作用。

【适应证】适用于非终末期慢性肾衰竭，尤其是呈负氮平衡而低蛋白饮食不能纠正及各种透析患者的营养不良；急性肾衰竭非高分解状态患者也可试用。

【用法和用量】静滴：用量根据病情遵医嘱（一般每天 250ml），滴速不超过每分钟 20 滴。

【不良反应】输液过快可引恶心、呕吐和寒战。

【注意事项】①应监测血糖、血清蛋白、肝肾功能、电解质、酸碱平衡、血钙、血磷、二氧化碳结合力等项目，并及时处理；②对糖尿病患者应给予足量胰岛素，以防止出现高血糖症；③患有尿毒症心包炎、尿毒症性脑病、无尿、高血钾患者，应首先考虑透析治疗；④用此类氨基酸的患者应先实行1~2周的低蛋白、高热量饮食，或输入足量葡萄糖液，以保证氨基酸充分利用；⑤本药遇冷可有结晶析出，置于50~60℃热水中溶化后仍可使用。

【剂型和规格】注射剂：250ml。

14氨基酸注射液-800
14 Amino acid injection-800

【药理作用特点】本药能增加血清支链氨基酸，使之保持较高的水平，促使芳香族氨基酸减少，可以改善氨基酸失衡，促进蛋白质合成和减少蛋白质分解，有利于肝细胞的再生和修复，对肝性脑病有苏醒和预防作用。本药直接在肌肉、脂肪、心、脑等组织代谢产生能量，供机体需要。早期应用能维持氮平衡。肝病患者不能把必需氨基酸转变为非必需氨基酸，因此本药注射液中含有较多的非必需氨基酸。

【适应证】适用于肝性昏迷和严重肝功能不全的蛋白质营养缺乏症。

【用法和用量】静脉滴注：成人常用量每天250~500ml，每分钟不超过40滴，常与葡萄糖注射液并用。

【不良反应】滴速过快可引起恶心、呕吐等。

【注意事项】①注意水电解质平衡的监测；②氨基酸代谢失调，心肾功能不全者禁用；③输注时1次用完，剩余药液切勿再用。

【剂型和规格】注射剂：250ml。

小儿用氨基酸注射液(18)

Paediatric amino acid compound injection(18)

【药理作用特点】本药为静脉用完全胃肠外营养输液。氨基酸在婴幼儿与成人体内有不同代谢作用,婴幼儿体内苯丙氨酸羟化酶和胱硫醚酶的活性低,易产生高苯丙氨酸血症和高蛋氨酸血症,又因组氨酸合成速度较慢,易产生低组氨酸血症。本药适应婴幼儿代谢特点,降低苯丙、蛋、甘氨酸用量,增加半胱、组氨酸的用量,为小儿机体提供充足的合成蛋白质的基本物质。

【适应证】适用于:①早产儿、低体重儿及各种病因所致不能经口摄入蛋白质或摄入量不足的新生儿;②各种创伤,如烧伤、外伤及手术后等超高代谢状态的小儿;③各种不能经口摄食或摄食不足的急、慢性营养不良的小儿;④小儿各种疾病引起的低蛋白血症等。

【用法和用量】静脉输注:按小儿的年龄、体重、病情等考虑输注量,一般用量开始时氨基酸每天 15ml/kg(相当于氨基酸约 1.0g),以后递增至每天 39ml/kg(相当于氨基酸约 2.5g),疗程结束时应逐渐减量,防止产生低血糖症。

【不良反应】输注本药过快时,易出现心率加快、发热及恶心、呕吐等。

【注意事项】①氨基酸代谢障碍者禁用;②肝、肾功能严重障碍者慎用;③本药采用中心静脉插管长时间应用时,应 24 小时恒速输注,同时应与葡萄糖、电解质、维生素、微量元素等联合使用,以达营养支持目的;④药液开瓶后 1 次用完,切勿贮存;如发生浑浊或沉淀时,不可使用;遇冷析出结晶时,可置 50 ~ 60℃水中使之溶解并冷置 37℃后澄明再用;凉暗处保存。

【剂型和规格】注射剂(6%):20ml,100ml,250ml。

英脱利匹特　Intralipid

【其他名称】脂肪乳。

【药理作用特点】本药由豆油经卵磷脂乳化成10%、20%或30%的注射用乳剂，内含2.5%甘油以成为等渗。脂肪是有价值的营养成分，可为机体提供热量和必需脂肪酸。10%脂肪乳剂所产热量为1.1kcal/ml，其中0.1kcal为甘油产生，适用于需要高热量供给的患者和防治必需脂肪酸缺乏症。脂肪和碳水化合物的呼吸熵之比为0.7：1，此比值有利于减轻排除CO_2的呼吸作用。应用脂肪乳剂作为主要的非蛋白质热源时，可节省机体的蛋白质消耗，某些患者出现体重增加、血清蛋白质水平升高现象。本药从血流中清除速率与自然产生的乳糜微粒相同。因为二者均通过相同的代谢途径进行代谢。脂肪乳剂颗粒与血中的脂蛋白结合，在脂蛋白脂酶作用下，甘油三酯分解为游离脂肪酸。脂肪乳剂在经过一夜禁食的正常人体内其清除速率大约相当于每天4g/kg脂肪。相当于每天147J/kg（35kcal/kg）。在长期禁食和创伤情况下，清除率增高。禁食患者39小时清除率约为每天6g/kg脂肪，相当于每天220J/kg（52kcal/kg）。

【适应证】适用于需要更多热量的患者，如胃肠疾病、严重外伤、大面积烧伤等引起的严重营养不良及手术前后营养失调等。

【用法和用量】脂肪乳用作供应机体能量的来源时，成人不宜超过产生总热量的60%，新生儿不宜超过40%。其余应由葡萄糖和氨基酸提供。静脉滴注：成人第一天脂肪量不超过1g/kg，此后不超过2.5g/kg。滴注速度最初15分钟10%脂肪乳不超过1ml/分，20%脂肪乳剂不超过0.5ml/分。如无不良反应，则10%脂肪乳剂500ml可在4小时滴完，20%脂肪乳可在8小时滴完。如果输入脂肪乳的时间超过1周，必须做脂肪廓清试验，以便发现高甘油三酯血症。如血样呈乳状或不透明，则必须延缓注射脂肪乳。

【不良反应】①滴注过快或机体脂肪代谢受损时出现高脂血症；②偶有血栓性静脉炎、呕吐、胸背部疼痛、肝脏肿大、血小板减少、贫血、肺弥散功能下降等。

【注意事项】①肝脏疾病、贫血、肺部疾病和血凝异常者慎用；②不宜与其他药物混合滴注，以免引起乳剂破坏；③严重脂肪代谢紊乱，如急性肝炎和急性休克是脂肪乳剂的禁忌证；④对于脂肪代谢功能有一定损害者，如肝肾功能不全，未得到控制的糖尿病代谢不良和脓毒症患者，应用脂肪乳剂时需每天检查脂肪的清除率；⑤对于由于高胆红素血症而发生黄疸的患者脂肪乳剂能满足机体必需脂肪酸的最小剂量，即每天每千克体重 0.5g。

【剂型和规格】注射用乳剂：10%，20%，30%。

中 / 长链脂肪乳注射液　Medium-chain and long-chain triglycerides lipid emulsion injection

【其他名称】力能，卡路。

【药理作用特点】本药中 / 长链脂肪乳注射液为营养药和能量补充剂，可为需要接受静脉营养的患者提供能量和必需脂肪酸。中链三酰甘油比长链三酰甘油更快地从血中消除和更快的氧化供能，基于这一原因，它更适合为机体提供能量，尤其适用于病理状态引起肉毒碱转运酶缺乏或活性降低而不能利用长链三酰甘油的患者。多不饱和脂肪酸凡由长链三酰甘油提供，可预防因必需脂肪酸缺乏所致的生化紊乱，纠正必需脂肪酸缺乏出现的问题。卵磷脂中含有磷，为生物膜的组成成分，可保证膜的流动性和生物学功能。甘油可参与体内能量代谢，或合成糖原和脂肪。

【适应证】满足能量必需脂肪酸的要求。

【用法和用量】通过外周静脉或中心静脉输入。通过 Y 形接头，本药可与葡萄糖和氨基酸溶液经外周或中心静脉输入；在相容和稳定性得到确证的前提下，本药可与其他营养素在混合袋内混合后使用。一般情况下，本药不宜与电解质、其他药物或其他附加剂在同一瓶内混合。除非另外规定或根据能量需要而定外。建议用量为每日 1～2g/kg 脂肪。相当于本药每日 5～10ml/kg。成人：最初 15 分钟内输入速度不应超过每小时 0.25～0.5ml/kg，此期间若无不良反应，可将速度增至每小时 1ml/kg。患者每日的治疗剂量不宜超过 250ml，如患者无不良反应，随后剂量可增加。新生儿可递增至每千克每日 3g 脂肪。

【不良反应】①即发型反应：呼吸困难、发绀、变态反应、高脂血症、凝固性过高、恶心、呕吐、头痛、潮红、发热、出汗、寒战、嗜睡及胸骨痛等；②迟发型反应：肝脏肿大、中央小叶胆汁淤积性黄疸、脾肿大、血小板减少、白细胞减少、短暂性肝功能改变及脂肪过量综合征；③有报道网状内皮系统褐色素沉着，也称静脉性脂肪色素，原因未明。

【注意事项】①严重凝血障碍、休克、虚脱、急性血栓栓塞、伴有酸中毒和缺氧的严重脓毒败血症状态、脂类栓塞、急性心肌梗死和卒中、酮症酸中毒昏迷、糖尿病性前期昏迷以及妊娠妇女禁用；②输液过程中出现三酰甘油蓄积时，以下也将是禁忌证：脂类代谢障碍、肝功能不全、肾功能不全、网状内皮系统障碍、急性出血坏死性胰腺炎；③各种原因引起的酸中毒，未治疗的水、电解质代谢紊乱（指低渗脱水、低血钾、水分过多），代谢不稳定，肝内胆汁淤积禁用；④对大豆或其他蛋白质高度敏感的患者慎用；⑤脂肪代谢异常的人（如病理性血脂过多），脂性肾病、严重肝损伤或急性胰腺炎伴高血脂症患者禁用，如患者患有酮中毒或低氧、栓塞或休克则更应禁用；⑥在输入中 / 长链脂肪乳注射液时，应掌握患者血液循环中脂肪的廓清情况，血脂应在两次（日）输液之间清除；使用脂肪乳时间较长时，还需掌握患者的血象、凝血情况、肝功能及血小板数等；脂肪乳输注过程中，血清三酰甘油浓度不应超过 3mmol/L，治疗过程中若出现脂肪过量，应停止输注本药，检查血中三酰甘油水平回复正常后再使用；⑦在

给患有代谢性酸中毒、严重肝损害、肺部疾病、脓毒血症、网状内皮系统疾病、贫血或凝血功能障碍或有脂肪栓塞倾向的患者静脉输入脂肪乳时应十分谨慎；⑧太快输入脂肪乳会引起液体和（或）脂肪负荷过重，从而导致血浆中电解质浓度稀释，体内水潴留水肿，肺弥散能力受损；⑨ 20% 中 / 长链脂肪乳才能与其他注射液，电解质浓缩液或药物混合，20% 中 / 长链脂肪乳在加入其他成分后不能继续储存；⑩中 / 长链脂肪乳注射液为一次性包装，用剩的须丢弃，不可再用，如瓶内乳液出现油滴则不能使用；本药储存应避免冻结，冻结则丢弃不用；应在 25℃以下储存，不得冰冻，冰冻后不得使用。

【剂型和规格】乳剂（10%）：100ml，250ml，500ml；乳剂（20%）：100ml，250ml，500ml。

肠内全营养乳剂　Enteral nutrition emulsion

【其他名称】瑞素。

【药理作用特点】本药为营养成分完全的营养制剂，可提供人体必需的营养物质和能量，满足患者对必需氨基酸、必需脂肪酸、维生素、矿物质和微量元素的需要。本药所含营养成分来源于天然食品，与正常人普通饮食成分相类似，对人体无毒性作用。本药在体内消化吸收过程同正常食物。

【适应证】适用于无严重消化或吸收功能障碍但有营养摄入障碍的患者，包括颅面或颈部创伤，或颅颈部手术后；咀嚼和吞咽功能性或神经性损害，或咽下困难；术前和术后高能量营养阶段；上消化道食物通过障碍；意识丧失的患者和（或）接受机械通气的患者；高分解代谢状态，如癌症、烧伤和颅脑创伤患者；影响进食的心理障碍，神经性厌食；疾病恢复期；与年龄有关的摄食障碍。作为不含膳食纤维的肠内营养制剂，还适用于需减少肠道内容物的情况：①直肠功能紊乱，如憩室炎、结肠炎、直肠炎；②直肠检查准备期间；③结肠手术准备期间。

【用法和用量】通过管饲或口服使用，应按照患者体重和营养状况计算每日用量。以本药为唯一营养来源的患者：推荐剂量为每日每千克体重30ml（30kcal），平均剂量每日2000ml（2000kcal）；以本药补充营养的患者：根据患者需要，每日使用500～1000ml。管饲给药时，应逐渐增加剂量，第一日的速度约为每小时20ml，以后逐日增加每小时20ml，最大滴速每小时125ml。通过重力或泵调整输注速度。

【不良反应】给药速度太快或过量时，可能发生恶心、呕吐或腹泻等胃肠道副反应。

【注意事项】①所有不适于用肠内营养的疾病，如胃肠道张力下降、急性胰腺炎及有严重消化和吸收功能障碍的疾病禁用；②急腹症、腹膜炎、肠梗阻、肾功能不全、肝性脑病、特殊代谢紊乱、不耐受果糖等疾病禁用；③以本药提供全部营养的患者，应监测液体平衡；根据个体代谢状态，决定是否需要额外补充钠；④以本药提供长期营养时，适用于禁用膳食纤维的患者，否则应选用含膳食纤维的营养制剂；⑤妊娠期给予高剂量维生素A（每日超过10 000IU）可能增加产生畸形的危险，妊娠期前3个月的孕妇和可能怀孕的育龄妇女，每日维生素A剂量不应超过10 000IU；本药与其他含维生素A的营养物质合用时，应考虑这一因素；⑥本药含维生素K，对使用香豆素类抗凝剂的患者应注意药物相互作用；⑦使用前摇匀，有效期内使用；⑧25℃以下，不得冰冻，密闭保存，开启后最多可在冰箱内（2～10℃）保存24小时。

【剂型和规格】乳剂（无纤维型）：500ml。

要素膳　Elemental diet

【其他名称】复方营养要素，Compound elemental diet，ED。

【药理作用特点】本药是一种营养成分齐全、不需或稍经消化即可吸收的低渣膳食，可供管饲或口服。其组成一般以人体营养需要量为标准，并参照优质蛋白如人乳、鸡蛋等氨基酸模式（含必需及非必需氨基酸）和糖、脂肪、维生素、微量元素等营养素配制而成。本药在肠道内占很小的容积，可通过肠道直接吸收。

【适应证】适用于有胃肠道功能障碍、不能摄取足量常规食物以满足机体营养需求的患者，如代谢性胃肠道功能障碍、危重疾病、营养不良患者的术前营养支持及内科疾病的营养缺乏症患者。

【用法和用量】可口服、鼻饲入胃或直接灌入小肠。应用时先配成25%的浓度，再稀释1～2倍至接近等渗时使用。成人每天输入12.56kJ热量，幼儿或儿童应用的浓度应小于12.5%。

【不良反应】①少数患者开始使用时可有恶心、腹痛和腹泻等；②长期使用可引起肠内细菌改变，导致凝血酶原活性降低。

【注意事项】①使用时浓度和量应逐步增加，一般约5～7天达到需要的供应量；小肠管饲需10天左右才能达到正常稀释浓度；②为防止导管堵塞，最好不要与其他固体食物或药物合用；③使用时应先用温水把要素膳调成糊状，然后调节到与体温接近的温度；调好的要素膳室温存放不超过4～6小时；④可随意饮水，以防高渗脱水。

【剂型和规格】粉剂：100g。

爱伦多　Elental

【药理作用特点】本药是一种营养要素，由几乎不需消化的多种氨基酸和维生素等成分组成，是一种易吸收、残渣少的肠内用高质量营养剂。

【适应证】适用于：①消化道有特殊疾病时的营养管理（如愈合不全、短肠综合征、各种消化道瘘、克罗恩病、溃疡性大肠炎、消化不良综合征、胰腺疾患、蛋白漏出性肠炎等）；②手术前后患者；③不能接受含有蛋白质的肠内营养剂的患者；④胃肠外营养支持的患者（如大面积烧伤等）。

【剂型和规格】粉剂。

安达美　Addamel

【药理作用特点】本药含有多种微量元素。同其他营养制剂同时使用，形成安全的、平衡良好的混合液，能满足成年患者对于必需微量元素的基础需要量和中等程度的增加量。一般饮食摄入不会引起微量元素的缺乏和过量。但长期肠外营养，可造成微量元素摄入不足，故本药仅用于 15kg 以上儿童及成人肠外营养时补充电解质和微量元素。本药含有 9 种微量元素、无色、无菌的溶液剂量为每支 10ml。渗克分子浓度为 1900mOsm/L 水，pH 为 2.2。每 10ml 内含铬 0.2μmol，铜 20μmol，铁 20μmol，锰 5μmol，钼 0.2μmol，硒 0.4μmol，锌 1000μmol，氟 50μmol，碘 1μmol。

【适应证】加入氨基酸或葡萄糖溶液中，以便满足接受静脉营养的成年患者及 15kg 以上儿童每日对微量元素的基本需要或中等程度增加的需要量。

【用法和用量】滴注：10ml 本药加入 500 ~ 1000ml 氨基酸或葡萄糖注射液内，输注时间为 6 ~ 8 小时。

【注意事项】①必须稀释后使用；②因已知其中含有三梨醇糖，其代谢后产生转化为果糖，因而不能用于不能耐受果糖的患者；③有胆道损伤或肾功能损害的患者必须在严密观察下使用；④将本药加入 500 ~ 1000ml 的氨基酸或葡萄糖液中，必须在输液前 1 小时内在无菌条件下将其加入混合液内，以减少发生感染的危险，且混合液必须在 12 小时内使用。

【剂型和规格】注射剂：10ml。

派达益儿　Ped-el

【药理作用特点】本药为无菌、无色、含有 6 种微量元素及

钙、镁、氯和磷酸盐组成的溶液。渗克分子浓度为2350mOsm/L，pH为2.0。用于新生儿和婴儿全肠外营养时补充电解质和微量元素的日常需求。

【适应证】当新生儿肾脏开始有功能时，即出生第二天后，即可使用本药。本药多用于儿童，可以满足接受肠外营养的婴儿每天对微量元素的需求。

【用法和用量】将派达益儿按4ml/kg加入30ml以上的葡萄糖溶液内进行注射。本药应当同脂肪乳剂和含磷酸盐的制剂同时使用，以达到完全的静脉营养。

【注意事项】①必须经稀释后才能使用，且注射速度不宜过快；②需在特别监护下使用，尤其对有电解质紊乱、肾衰或肝脏疾病的患者；③不能耐受果糖的患者不宜应用；④对接受本药的新生儿，必须观察血清白蛋白含量；⑤不可添加其他药物，以免发生沉淀。

【剂型和规格】注射剂：10ml，20ml。

爱心美　Isomil powder

【其他名称】泻粉。

【药理作用特点】本药营养成分类似母乳。是从大豆中提纯的蛋白质，再加入婴儿每天所需的其他营养成分合制而成。如蛋白质：从大豆中提炼的蛋白质再加上蛋氨基酸，使之在婴儿胃肠中易消化，且减少过敏的可能；脂肪：由粟米及椰子中提取的植物性脂肪，含不饱和脂肪酸，吸收率达90%；碳水化合物：含麦芽糖及蔗糖，不含乳糖，易吸收和代谢，避免了腹泻；维生素：含婴儿每天所需的各种维生素。

【适应证】用作婴儿代乳品，如腹泻、乳糖不耐受、湿疹、呕奶等患儿均可使用。

【用法和用量】冲服：剂量及喂食次数由医生根据婴儿的体重及年龄计算而定。

【注意事项】①喂食期间,因本药含铁质,大便为黑绿色或灰绿色及大便每天 3 次且为糊状,均属正常;②调和用温开水而不需另加葡萄糖;③一经开用,须 3 个月内用完。

【剂型和规格】粉剂:400g。

脂溶性维生素注射液(Ⅰ)
Fat-soluble vitamin injection(Ⅰ)

【其他名称】维他利匹特,Vitalipid。

【药理作用特点】本药为白色、油水混合型乳剂,含有维生素 A、D(D_2)、E、K(K_1)四种脂溶性维生素。成人用维他利匹特每支含维生素 A 0.99mg(3300IU),维生素 D 5mg(200IU),维生素 E 9.1mg(10IU),维生素 K 150mg。维生素 A 具有维持正常视觉和正常上皮细胞功能,维生素 D 对维持钙 / 磷在体内正常水平和骨生长有重要作用,维生素 E 能维持膜结构的完整性和抗氧化作用,维生素 K 具有促进凝血酶原和凝血因子的合成。长期静脉营养的患者和不能进食者补充脂溶性维生素是必需的。进行短期静脉营养的患者,尤其是由于肠内菌群的变化而进行抗生素辅助治疗的患者,也有产生维生素 K 等脂溶性维生素缺乏的可能性。

【适应证】适合于为长期胃肠外营养患者补充需要量的脂溶性维生素 A、D、E、K。

【用法和用量】成人每天注射 10ml 可以满足每天对四种脂溶性维生素的基本需要。应加入脂肪乳剂中轻轻摇匀,以脂肪乳剂相同的方式输注。

【注意事项】①必须在使用前 1 小时配制,经稀释后使用;②维生素 K_1 可与香豆素型抗凝剂发生反应;③需贮存于 2 ~ 8℃,避光保存。

【剂型和规格】注射剂:10ml。

脂溶性维生素注射液
Fat-soluble vitamin injection

【其他名称】维他利匹特 N，Vitalipid N。

【药理作用特点】本药含有维生素 B_1、维生素 A、维生素 D_2、维生素 E、维生素 K_1、精制大豆油、卵磷脂、甘油等。补充维生素。为全胃肠外营养输液的添加剂，以满足成人及儿童机体对脂溶性维生素 A、D、E、K 的每天需要量。

【适应证】适用于补充长期肠道外全营养患者需要量的脂溶性 A、D_2、E 和 K_1。

【用法和用量】静滴：将本药 10ml 加到 500ml 英脱利匹特内，轻摇混合后输注，24 小时内用完。11 岁以上及成人用成人注射液，每天 10ml。11 岁以下儿童用儿童注射液，每天按 1ml/kg 给予，1 天量不超过 10ml。

【注意事项】①必须在用前 1 小时配制，须稀释后才能静滴；②本药含维生素 K_1，不宜与双香豆素类抗凝剂合用；2～8℃避光保存。

【剂型和规格】注射剂：10ml。10ml 中分别含维生素 A 99μg 和 69μg；维生素 D_2 0.5μg 和 1μg；维生素 E 0.91mg 和 0.64mg；维生素 K_1 15μg 和 20μg（本药有成人及儿童两种注射液，后者为儿童本药 10ml 含量）。此外均含精制大豆油 100mg，精制卵磷脂 12mg，甘油 22.5mg 及适量氢氧化钠。

水乐维他 Soluvit

【药理作用特点】本药含维生素 B_1、维生素 B_2、烟酸、维生素 B_6、泛酸、生物素、维生素 B_{12} 和维生素 C 多种水溶性维生素制剂。无菌、冻干粉剂。每瓶含维生素 B_1 6.2mg，维生素 B_2 3.6mg，烟酸 40mg，维生素 B_6 4.0mg，泛酸 15mg，维生素 C 100mg，维生素 H 60μg，叶酸 0.4mg，维生素 B_{12} 5.0μg，甘氨酸 300mg，依地酸钠（稳定剂）0.5mg，羟基安息香酸甲酯（稳定剂）0.5mg。本药为长期肠道外全营养患者补充水溶性维生素。

【适应证】可满足肠外营养的成人和儿童对水溶性维生素的基本需要和中度增加的需求。避免长期应用肠外营养期间产生的维生素缺乏症。

【用法和用量】应加入脂肪乳剂或葡萄糖溶液中输注。每一瓶内的水乐维他粉必须在无菌条件下溶于10ml以下溶液内：注射用水，10%或20%脂肪乳剂，维他利匹特，5%～10%不含电解质的葡萄糖溶液。10kg以上儿童及成人，每天1瓶。10kg以下儿童，每天按每千克体重给予1/10瓶。如果水乐维他首先溶于脂性溶液内，则必须加入脂肪乳内注射。

【不良反应】少数患者注射后可引起过敏反应。

【注意事项】①不能一次大量注射；②对维生素 B_1 或甲羟苯过敏者不宜使用；③必须在数小时内输完，否则水溶性维生素会由于排出太快而丢失；④应避光保存在8～15℃。

【剂型和规格】注射剂：10ml。

能全素　Nutrison

【其他名称】Nutrison powder。

【药理作用特点】本药是一种以酪蛋白、植物油和麦芽糖糊精为基质全聚合的肠内管饲品。本药含葡萄糖浆、麦芽糖糊精、酪蛋白、植物脂肪、矿物质、卵磷脂、维生素和微量元素等。pH为6.8，渗透压320mmol/L。

【适应证】适用于有胃肠道功能或部分胃肠道功能不能或不愿吃足够数量的常规食物以满足机体营养需求的患者。①厌食及其相关疾病：因创伤、烧伤或代谢应激而引起的食欲不振、神经性疾病或损伤、意识障碍、心肺的恶病质、癌性恶病质和肿瘤治疗因素、艾滋病；②机械性胃肠功能紊乱：胃肠道梗阻、吞咽障碍、头部颈部肿瘤等；③危重疾病：营养不良者的术前喂养、灌肠、脓毒病、大手术后恢复期、大面积烧伤等。

【用法和用量】本药在溶解后用于管道喂养。喂养管插到胃、十二指肠或空肠上段部分。标准溶液4.2kJ/ml(1kcal/ml),正常滴速为每小时100～125ml,剂量根据病情由医生酌定。初次胃肠道喂养的患者,初始剂量最好从4180kJ(1000kcal)开始,在2～3天内逐渐加至需要量,一般患者每天给予8360kJ(2000kcal)即可,高代谢患者(如烧伤等)可每天用到16 720kJ(4000kcal)。配制方法:在容器内注入700ml的冷开水,加入8360kJ(2000kcal,1听)本药混合后,完全溶解,再加入冷开水至2000ml,搅拌匀即可。调制好后贮存在冰箱冷藏层中最多放24小时,使用前加温,但不能煮沸。

【注意事项】①不能静脉内使用;②不适用于1岁以内的婴儿,也不能作为1～5岁孩子的单一营养来源使用;③有下列情况为禁用:胃肠功能衰竭、完全性小肠梗阻、严重的腹腔内脓毒症及糖尿病患者。

【剂型和规格】粉剂:430g,能量为8360kJ(2000kcal)。

能全力　Nutrison standard

【药理作用特点】本药是一种以酪蛋白,植物油和麦芽糖糊精为基质的全聚合的管饲液体。为乳白色,无味的液体。组成成分为水、麦芽糖糊精、酪蛋白、植物脂肪、卵磷脂、矿物质、维生素和微量元素等。

【适应证】适用于有胃肠道功能或部分胃肠道功能,而不能或不愿吃足够数量的常规食物以满足机体营养需求的患者,如厌食和相关疾病、机械性胃肠道功能紊乱及危重疾病;也用于营养不良患者的手术前喂养、糖尿病患者;还用于灌肠。

【用法和用量】置入一根喂养管到胃十二指肠或空肠上段部分,能量密度是1kcal /ml,正常滴速为每小时100～125ml。剂量根据患者的需要由医师决定。一般患者每天给予2000kcal(4瓶),即可满足机体对营养的需求。高代谢患者如烧伤,多发性创伤每天可用到4000kcal(8瓶),以适应机体对能量需求的增加。初次进行胃肠道营养的患者,初始剂量最好从1000kcal开始,在2~3天内逐渐增加至需要量。

【注意事项】①胃肠道功能衰竭、完全性小肠梗阻、严重的腹腔脓毒血症及1岁以内的婴儿不宜使用;②不宜静脉使用。

【剂型和规格】溶液剂:500ml,能量为2100kJ(500kcal)。

百普素 Pepti-2000 variant

【药理作用特点】本药为一种以短肽链乳清蛋白,植物油,中链甘油三酯和麦芽糖糊精为基本成分的管饲要素膳。本药淡黄色,略有芳香气味的粉剂。易溶于水,形成一种似牛奶状的白色液体,味略苦涩。pH为6,渗透压410mOsm/L。本药含麦芽糖糊精,葡萄糖糖浆,乳清蛋白水解物,植物油,中链甘油三酯,乳化剂,稳定剂,维生素,矿物质和微量元素等。

【适应证】适用于有胃肠功能损伤,不能摄取足量的常规食物以满足机体营养需求的患者,如危重疾病、代谢性胃肠道功能障碍;也适用于营养不良患者的手术前护理、糖尿病患者;还适用于灌肠。

【用法和用量】本药在溶解后用于管饲喂养。置入一根喂养管到胃,十二指肠或空肠上段部分。标准溶液是1kcal/ml,正常滴速是每小时100~125ml。一般患者每天给予8360kJ(2000kcal)(4袋)即可满足机体对营养的需求。高代谢患者如烧伤,多发性创伤每天可用到16720kJ(4000kcal)(8袋),以适应机体对能量需求的增加。初次进行胃肠道营养的患者,初始剂量最好从4180kJ(1000kcal)开始,在2~3天内逐渐增加至需要量。

【注意事项】①胃肠道功能衰竭、完全性小肠梗阻、严重的腹腔脓毒血症及1岁以内的婴儿不宜使用;②不宜静脉使用。

【剂型和规格】粉剂:126g,每盒4袋总能量为8360kJ(2000kcal)。

肠内营养混悬液(SP)

Enteral nutritional suspension(SP)

【其他名称】百普力,Peptison。

【药理作用特点】本药是一种以短肽链乳清蛋白、植物油、中链甘油三酯和麦芽糖糊精为基本成分的液体管饲要素膳,适用于胃肠道功能有损害的患者的肠内营养支持。本药为奶黄色,略有苦味的液体,能量价值较高,每毫升 1kcal。pH 为 4.45,渗透压 400mOsm/L。本药组成成分为水、麦芽糖糊精、乳清蛋白水解物、淀粉、柠檬酸、植物油、中链甘油三酯、乳化剂、稳定剂、维生素、矿物质和微量元素等。

【适应证】适用于有胃肠功能损伤,不能摄取足量的常规食物以满足机体营养需求的患者,如危重疾病、代谢性胃肠道功能障碍;也适用于营养不良患者的手术前护理、糖尿病患者;还适用于灌肠。

【用法和用量】本药在溶解后用于管饲喂养。置入一根喂养管到胃,十二指肠或空肠上段部分。标准溶液是每毫升 4.2kJ(1kcal),正常滴速是每小时 100～125ml。一般患者每天给予 8360kJ(2000kcal)(4 袋)即可满足机体对营养的需求。高代谢患者如烧伤、多发性创伤每天可用到 16 720kJ(4000kcal)(8 袋),以适应机体对能量需求的增加。初次进行胃肠道营养的患者,初始剂量最好从 4180kJ(1000kcal)开始,在 2～3 天内逐渐增加至需要量。

【注意事项】①胃肠道功能衰竭、完全性小肠梗阻、严重的腹腔脓毒血症及 1 岁以内的婴儿不宜使用;②不宜静脉使用。

【剂型和规格】溶液剂:500ml,能量为 2100kJ(500kcal)。

肠内营养粉剂(TP)

Enteral nutritional powder(TP)

【其他名称】加营素,安素,氨素,ENS,Ensure。

【药理作用特点】本药含有人体所必需的各种营养素、糖类、蛋白质、脂肪、维生素及矿物质。参照每天饮食建议量的比例配制而成，可提供充足的营养。本药含量适中，碳 / 氮比为 17∶8，不含乳糖，胆固醇低，每毫升提供 1000cal 热量易计算，并提供每天 14 种维生素和 11 种矿物质的基本需求量。

【适应证】适用于临床各科不能正常进食的患者管饲或作全流质饮食；也适用于手术前后及产前、产后的营养补充；还适用于某些需限制饮食的骨科疾病以及胃肠道钡餐造影前。

【用法和用量】口服或鼻饲：取 5 量匙本药，搅入 200ml 开水，得标准稀释液 250ml。按每千克体重的能量消耗计算禁食患者的热量需要。

【不良反应】胃癌、全胃切除术后管饲时见有轻度腹胀，减慢管饲速度可缓解。

【剂型和规格】粉剂：400g，1000g。

水乐维他 N　Soluvit N

【药理作用特点】本药为长期肠道外全营养患者补充水溶性维生素。

【适应证】适用于补充水溶性维生素。

【用法和用量】10kg 以上儿童及成人，每天 1 瓶，10kg 以下儿童每天按每千克体重给予 1/10 瓶。本药用注射用水或葡萄糖注射液 10ml 溶解后再稀释于同一类型药液中静脉滴注。

【注意事项】①临用前溶解，溶后在 24 小时内用完；②混合液应避光。

【剂型和规格】冻干粉针剂：每瓶含维生素 B_1 3.2mg，维生素 B_2 3.6mg，维生素 B_6 4mg，维生素 B_{12} 5μg，烟酰胺 40mg，维生素 C 100mg，泛酸 15mg，叶酸 0.4mg，生物素 60μg，甘氨酸 300mg，依地酸钠 0.5mg，对羟基苯甲酸甲酯 0.5mg。

细胞色素 C　Cytochrome C

【其他名称】Cytochrom C，Cyto-Mack。

【药理作用特点】本药为细胞呼吸激活剂。在生物氧化体系中该酶存在的情况下，起传递电子作用。

【适应证】适用于因组织缺氧所引起的疾病，如休克缺氧、脑缺氧、心肌缺氧等辅助治疗；也适用于肝炎。

【用法和用量】静注：每次 15～30mg，用 25% 葡萄糖溶液 20ml 稀释，缓慢注射，每天 1～2 次。静滴：每次 15～30mg，用 5%～10% 葡萄糖溶液 500ml 稀释。

【注意事项】注射前应作划痕试验（划痕试验：用 3mg/ml 细胞色素液一滴，滴于腕上屈面皮肤上，用针单刺或多刺至少量出血，15～20 分钟后观察，如显著红晕、血疹、单刺红晕 10mm 以上，血疹 7mm 以上；多刺红晕 15mm 以上，血疹 10mm 以上为阳性）。治疗中止后，再用药时易发生休克，故仍需作皮内敏感试验：本药稀释液（0.03g/ml）0.03～0.05ml 皮内注射，丘疹 10 以上或红晕 15mm 以上为阳性。本药如果制剂不纯，可引起热原反应。

【剂型和规格】注射剂：15mg/2ml。粉针剂：15mg。

葡萄糖酸锌　Zinc gluconas

【药理作用特点】本药为锌缺乏症治疗药。锌存在于 70 余种酶系中，为核酸、碳水化合物及蛋白质的合成和维生素 A 的利用所必需。本药参与核糖核酸和脱氧核糖核酸的合成，可促进创口愈合，促进生长，促进体内含锌酶功能。

【适应证】适用于小儿厌食、生长发育迟缓、营养不良、复发性口腔溃疡、痤疮等。

【用法和用量】口服：剂量均以锌计算，成人每次 10～25mg，每天 2 次，饭后服用。小儿每天 0.5～1mg/kg，均分 2～3 次服用。

【不良反应】较轻，偶可引起胃部不适、恶心、呕吐等消化道反应，一般减量或停药即可减轻或消失。

【注意事项】①应在确诊缺锌时使用本药；如需长期服用，必须在医生指导下使用；②禁止与牛奶、面包、植物酸多的食物（如芹菜、菠菜、柠檬等）、四环素、多价碱酸盐、青霉胺等同服；③过量使用可影响铜、铁离子的代谢；④不宜空腹服用。

【剂型和规格】片剂：5mg，10mg。胶囊剂：含粒锌 25mg。口服液：10ml 含锌 2mg。

辅酶 A　Coenzyme A

【其他名称】CoA。

【药理作用特点】本药由腺嘌呤、核糖、半胱氨酸、泛酸及磷酸组成，是体内乙酰化反应的辅酶，对糖、脂肪及蛋白质的代谢起重要作用，体内乙酰胆碱的合成、肝糖原的积存、胆固醇量的降低及血浆脂肪含量的调节等，均与本药有密切关系。

【适应证】适用于白细胞减少症，原发性血小板减少性紫癜、功能性低热等；也适用于脂肪肝、肝性脑病、急慢性肝炎、冠脉硬化、慢性动脉炎、心肌梗死、慢性肾功能减退引起的肾病综合征、尿毒症等，作为辅助治疗药。

【用法和用量】静滴：每天 1～2 次或隔天 1 次，每次 50～100U，用生理盐水或葡萄糖注射液 500ml 稀释后滴注。肌注：以生理盐水注射液溶解后注射，每天 1 次，每次 50～100U，一般以 7～14 天为 1 疗程。

【注意事项】急性心肌梗死患者禁用。

【剂型和规格】注射剂：50U，100U，200U。

微量元素注射剂（5）
Trace elements injection（5）

【药理作用特点】本药为 5 种微量元素的浓缩液，用作多种氨基酸注射液和葡萄糖注射液的添加剂,供成人静脉营养用。每 2ml(1 安瓿)含:硫酸锌、氯化锰、氯化铜、碘化钾、三氯化铁、软骨素硫酸钠、氢氧化钠、注射用水。

【适应证】适用于长期肠道外全营养时补充微量元素,可供应锌、锰、铜、碘、铁的每天正常需要量。

【用法和用量】静滴:本药 2ml 加入 500~1000ml 多种氨基酸或 5% 葡萄糖盐水注射液中,静滴时间为 6~8 小时。

【注意事项】①本药不含必需电解质,应另外补充;②必须稀释后使用,不可添加其他药物,以免形成沉淀;③必须在静滴前 1 小时将本药加入稀释液中,输注时间不宜超过 12 小时,以免发生污染。

【剂型和规格】注射剂:2ml。

健老泰 Geriatric

【药理作用特点】本药为营养补充药,含有微量元素的复方胶囊剂,每丸含铁、锰、锌、铜、氟、碘、钙、磷、镁、钾、重酒石酸二乙氨基乙醇、人参提取物、维生素 A、维生素 B_1、维生素 B_2、维生素 B_6、维生素 B_{12}、维生素 C、维生素 D_2、维生素 E、泛酸钙、叶酸、芦丁、烟酰胺。此外尚含有胆碱、肌醇、亚油酸等。

【适应证】适用于防治老年性疾病、体力衰退、记忆力减弱、动脉硬化、失眠、病后复原缓慢等。

【用法和用量】口服:开始时每天 2 丸,见效后(约 1~4 周)每天 1 丸。

【剂型和规格】胶囊剂。

王浆滋补片

【药理作用特点】本药系用鲜王浆、泛酸钙、维生素 C 配合而成,内含丰富蛋白质、氨基酸、维生素酶等人体所必需营养成分。

【适应证】有滋补强壮、助长发育和延寿等作用，对病后体弱、食欲不振、神经衰弱、须发早白、未老先衰等有特殊的功效；对治疗肝炎、关节炎、胃溃疡等有良好效果。

【用法和用量】含服：每天1～6片。

【剂型和规格】片剂。

第十五章　灌肠用药物

生理盐水　0.9%Sodium chloride

【其他名称】等渗盐水，0.9%Natrii chloridum injection。

【药理作用特点】本药详见第十六章扩充血容量药物和调节水、电解质及酸碱平衡的药物。

【适应证】适用于灌肠疗法：①便秘、腹胀：刺激肠蠕动，软化和清除粪便，排除肠内积气，减轻腹胀；②肠道准备：术前清洁肠道，为手术、检查和分娩做准备；③减轻中毒：稀释和清除肠道内有害物质和气体；④降温：高热患者物理降温。

【用法和用量】灌肠：成人每次 500～1000ml，小儿按年龄酌减约为 200～500ml，温度 39～42℃；降温时用 28～32℃，中暑患者也可用 4℃等渗盐水。灌入速度不宜超过每分钟 75ml。清洁灌肠时，常用生理盐水反复灌肠，直到排出液体内无粪渣为止，多用于直肠、肛门手术前肠道准备。

【注意事项】①灌肠时应注意：灌肠筒内液面应高于患者肛门约 40～60cm，肛管插入直肠深度约 7～10cm，灌肠毕嘱患者平卧尽可能保留 5～10 分钟以上，以利粪便软化，易于排出；②灌肠过程中应控制好溶液的温度、浓度、速度、压力和溶液的量，随时注意观察病情，如发现脉速、面色苍白、出冷汗、剧烈腹痛、心慌气急等，应立即停止灌肠，并予适当处理；③有水钠潴留的患者，如充血性心力衰竭、肝硬化或肾病变的患者，有加重水钠潴留的可能，应慎用；要注意不可保留灌肠时间过长，以免水钠被肠道吸收过多加重病情；④大多数灌肠液刺激肠黏膜，可引起黏膜外观改变，而生理盐水灌肠最不易改变肠黏膜的外观，故更适用于肠镜检查前的清洁灌肠；⑤若需较多的液体作保留灌肠，应维持灌肠筒内液面距肛门不超过30cm，患者臀部应抬高10cm，肛管插入直肠深度以10～15cm为宜，灌入速度以每分钟50～100滴为宜，灌完药后嘱患者卧床保留1小时以上，以利药物吸收和发挥作用；⑥急性腹膜炎、消化道出血、消化道穿孔者不宜灌肠。

【剂型和规格】溶液剂：100ml，250ml，500ml，1000ml。

一二三灌肠液　1∶2∶3 Enema

【其他名称】复方硫酸镁灌肠液。

【药理作用特点】本药由50%硫酸镁30ml、甘油60ml、水90ml配成，可润滑直肠，软化粪便。硫酸镁到达肠腔后，具有一定渗透压，可使肠内水分不被肠壁吸收肠内保有大量水分，能机械地刺激肠的蠕动而促使排便。

【适应证】适用于各种便秘的治疗。

【用法和用量】灌肠：每次100～300ml，温度38℃，保留5～10分钟，必要时可重复应用。

【注意事项】①孕妇、急性心肌梗死患者禁用；②急性腹膜炎、消化道出血、消化道穿孔者不宜应用。

【剂型和规格】溶液剂：180ml。

软皂溶液　Liquor saponis mollis

【其他名称】钾肥皂，软肥皂，绿肥皂，Soft soap，Green soap。

【药理作用特点】本药为亚麻仁油与氢氧化钾经皂化制得，有润滑及清洁作用，系阴离子型表面活性剂。溶液剂由本药和蒸馏水配成。

【适应证】适用于配制清洁剂、皂化剂、润滑剂等，作为洗

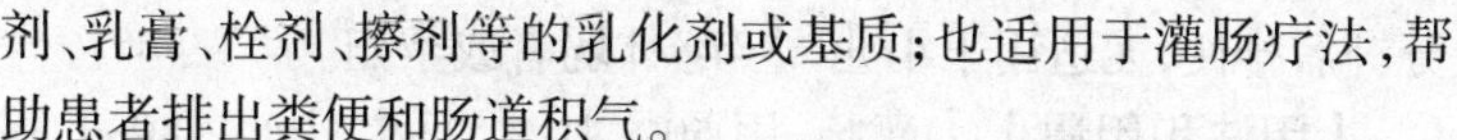

剂、乳膏、栓剂、擦剂等的乳化剂或基质；也适用于灌肠疗法，帮助患者排出粪便和肠道积气。

【用法和用量】灌肠：用 5% 溶液，每次 500～1000ml，肛管插入直肠 7～10cm，保留 5～10 分钟排出。

【注意事项】①急性腹膜炎、消化道出血、消化道穿孔者不宜应用；②灌肠过程中要注意溶液的温度、浓度、速度、压力和溶液量。

【剂型和规格】溶液剂：20%/500ml。

硬脂酸钠　Sodium stearate

【其他名称】肥皂，Soap。

【药理作用特点】本药由硬脂酸和氢氧化钠作用生成，有乳化、润滑和清洁作用，系阴离子表面活性剂。溶液剂（肥皂水）由本药和蒸馏水配成。

【适应证】适用于各种便秘及手术、检查前的肠道准备。

【用法和用量】灌肠：用 0.1%～0.2% 肥皂水，每次 500～1000ml，保留 5～10 分钟。

【不良反应】在应用浓缩肥皂水灌肠后曾出现正铁血红蛋白血症、结肠炎伴毒性巨结肠、严重的血浆丢失、过敏和直肠坏死。

【注意事项】①急腹症患者不宜使用；②由于能增加氨弥散入门脉循环，故当机体存在体循环性脑病时，应用肥皂水灌肠可能加重病情，应慎用。

【剂型和规格】溶液剂：按需要浓度配制。

甘油　Glycerine

【药理作用特点】本药见第六章催吐及促泻药物。

【适应证】适用于治疗便秘；还可使对缓泻药依赖的患者暂时重建合适的大便习惯；用该药栓剂或 50% 液灌肠，由于高渗而能刺激肠壁收缩反射性引起排便以及软化、润滑大便，使在几分钟后排便，尤适用于小儿、老年、体弱者或孕妇。

【用法和用量】①灌肠：用50%甘油，每次100~180ml，保留5~10分钟；②栓剂：甘油栓，每次挤入肛门1粒，成人用大号栓，小儿用小号栓；开塞露，成人每次20ml，小儿每次10ml，肛门挤入。

【不良反应】急腹症患者不宜使用。

【剂型和规格】原液：使用时按需要浓度配制；栓剂：由本药和硬脂酸钠（肥皂）配制而成，大号每枚2.67g，小号每枚1.33g。

☆ 开塞露：每枚含50%甘油10ml及20ml，兼有局部润滑作用，注入肛门后几分钟后即可引起排便，不影响营养物质吸收，成人每次20ml，小儿每次10ml。

液状石蜡　Liquid paraffin

【药理作用特点】本药见第六章催吐及促泻药物。

【适应证】适用于各种便秘和预防手术后排便困难。

【用法和用量】灌肠：每次50~80ml，保留5~10分钟，必要时可重复应用。

【不良反应】急腹症患者不宜使用。

【剂型和规格】原液。

第十六章 扩充血容量和调节水、电解质及酸碱平衡的药物

一、扩充血容量药物

羟乙基淀粉 Hydroxyethyl starch

【其他名称】淀粉代血浆,706 代血浆,低分子羟乙基淀粉,贺斯,斯特尔,Hydroxyethyl starch,Haes-Steril,Hespan,Hetastarch,Hydroxyethylamylum,Steril。

【药理作用特点】本药可提高血浆胶体渗透压,扩充血容量,改善微循环,延缓血栓的形成和发展。

【适应证】适用于各种原因引起的低血容量休克、血栓闭塞性疾病和冠状动脉功能不全;也可用于预防血栓形成。

【用法和用量】静滴:成人剂量视病情而定。一般剂量为每次 500~1000ml,最大不超过每次 3000ml。滴速为每分钟 80~160 滴。儿童剂量视病情而定。一般从 10ml/kg 起。

【不良反应】①偶有过敏反应(如荨麻疹、瘙痒等);②可出现发热、寒战、呕吐、流感样症状、颌下腺与腮腺肿大及下肢水肿等;③大量输入后可影响凝血功能,出现自发性出血。

【注意事项】①心功能不全或肾清除率受损者、曾有出血性疾患者及需预防颅内出血的神经外科手术患者慎用;②药物对妊娠的影响尚不明确,故孕妇(尤其是妊娠早期妇女)不宜使用;③使用前应仔细检查液袋,如发现有滴漏、袋内有沉淀,溶液浑浊

或有菌落者，应停止使用；④注射剂应一次用完，如未用完，应将余液弃去，不可储存再用；⑤使用时保持溶液温度在37℃左右；⑥由于制剂中含0.9%氯化钠，大量输入可致钾排泄增多，应注意适当补钾；⑦在两个疗程之间应停药1周，以免大分子羟乙基淀粉在体内蓄积；⑧本药虽无抗原性，但有过敏反应的报道，遇此情况应即刻停药，必要时给予抗组胺药物；⑨本药可改变凝血机制，导致一过性凝血酶原时间、活性部分凝血活酶时间及凝血时间延长，其大量应用时亦可引起一过性出血时间延长；⑩多次输注本药的患者中，有间接胆红素升高的报道，但可于末次注射后96小时恢复正常，故曾有肝病史的患者使用本药时应注意监测肝功能；⑪使用本药进行白细胞分离时，可引起血小板计数及血红蛋白浓度下降，但在24小时内可恢复正常，故反复进行分离时应注意监测血液指标；⑫鉴于美国食品与药品管理局（FDA）指出本药可能增加死亡率和出血风险并造成严重肾脏损伤，欧美学界也有专家认为本药可致肾损伤，故应严格掌握适应证，避免长期大量、大剂量使用。

【剂型和规格】注射剂：15g/250ml，30g/500ml。

羧甲基淀粉　Carboxymethyl starch

【其他名称】403代血浆。

【药理作用特点】本药类似羟乙基淀粉。

【适应证】适用于各种原因引起的低血容量休克。

【用法和用量】静滴：成人剂量视病情而定。一般剂量为每次500ml，1小时内滴完。最大剂量可用至每次1500ml。儿童剂量视病情而定。一般从10ml/kg起。

【不良反应】参见羟乙基淀粉。

【剂型和规格】注射剂：25g/500ml。

缩合葡萄糖　Polyglucose

【药理作用特点】本药为葡萄糖经缩合而成的高分子多

糖，分子量平均为1万。为血容量扩充剂，静脉滴注后可提高血浆胶体渗透压，使血容量增加。改善微循环效果比小分子右旋糖酐更显著。

【适应证】适用于失血性、创伤性、失水性、烧伤性及中毒性休克；也可作为脱水剂用于脑水肿和急性肺水肿。

【用法和用量】静滴：本药12%生理盐水溶液，每次500～1500ml。

【注意事项】严重肾病者慎用。

【剂型和规格】注射剂：500ml（含缩合葡萄糖60g、氯化钠4.25g）。

右旋糖酐40　Dextran 40

【其他名称】低分子右旋糖酐，Rheomacrodex。

【药理作用特点】本药能扩充有效循环血液，降低血液黏滞性，具抗凝血、抗血小板作用，还有一定的渗透性利尿作用。

【适应证】适用于各种原因所致的低血容量休克；也适用于弥散性血管内凝血和各种血栓闭塞性疾病（静脉炎、脉管炎、心肌梗死、脑梗死等）。

【用法和用量】静滴：成人剂量视病情而定，每次用量不超过1500ml，滴速不大于每分钟15ml。儿童剂量视病情而定，每次最大量不超过10～15ml/kg，滴速为每分钟0.1～0.3ml/kg。

【不良反应】①偶可致过敏反应和出血时间延长；②大剂量使用可致低蛋白血症。

【注意事项】①充血性心衰及严重出血性疾病者禁用；②可影响血型鉴定结果；③血浆制品和抗血小板药可延长本药的半衰期；④不能与硫喷妥钠配伍。

【剂型和规格】注射剂：6g/100ml，15g/250ml，30g/500ml，25g/250ml，50g/500ml。

右旋糖酐 70 Dextran 70

【其他名称】中分子右旋糖酐。

【药理作用特点】本药类似右旋糖酐 -40,但无渗透性利尿作用。半衰期较右旋糖酐 -40 长。

【适应证】参见右旋糖酐 -40。

【用法和用量】参见右旋糖酐 -40。

【不良反应】参见右旋糖酐 -40。

【剂型和规格】注射剂:30g/500ml。

右旋糖酐 10 Dextran10

【其他名称】小分子右旋糖酐。

【药理作用特点】本药类似右旋糖酐 -40。另外,还有改善微循环作用。

【适应证】参见右旋糖酐 -40。

【用法和用量】参见右旋糖酐 -40。本药必要时可经动脉加压滴注。

【不良反应】参见右旋糖酐 -40。

【剂型和规格】注射剂:15g/250ml,30g/500ml,50g/500ml。

右旋糖酐 20 Dextran 20

【其他名称】低分子右旋糖酐 20。

【药理作用特点】本药为高分子葡萄糖聚合物,平均分子量为 2 万。具有改善微循环,提高血浆胶体渗透压和渗透性利尿作用。类似右旋糖酐 40。

【适应证】适用于休克、各种血栓性疾病及突发性耳聋的治疗。

【用法和用量】静滴:每次 500ml,滴速根据病情而定。用于低血容量休克时输注要快,每分钟 5 ~ 15ml。

【不良反应】偶有过敏反应。

【注意事项】①用前应皮试；②有出血倾向者忌用；③心、肝、肾功能不全及活动性肺结核者慎用；④不宜与全血混合输注；⑤每次用量不宜超过 1500ml。

【剂型和规格】注射剂：10g 或 6g 加葡萄糖 5g（100ml），25g 加葡萄糖 12.5g（250ml），50g 加葡萄糖 25g（500ml）。

☆ 右旋糖酐 20 氯化钠注射液：10g 或 6g 加氯化钠 0.9g（100ml），25g 或 15g 加氯化钠 2.25g（250ml），50g 或 30g 加氯化钠 4.5g（500ml）。

人血白蛋白 Human serum albumin

【其他名称】血清白蛋白，冻干人血白蛋白，Serum albumin。

【药理作用特点】本药为健康人血浆或血清分离而得的蛋白质制成的浓缩白蛋白液。白蛋白占健康人血浆蛋白的 52%～56%，能维持正常的血浆胶体渗透压，同时对某些离子（如 Ca^{2+}、Cu^{2+}、Zn^{2+} 等两价金属离子）和化合物（如胆红素、尿酸、脂肪酸等代谢产物，乙酰胆碱、组胺、甲状腺素等调节物质以及多种药物等）均有较高亲和力，能和这些物质可逆结合以发挥运输和调节作用。25% 白蛋白液 20ml 在维持胶体渗透压相当于 100ml 血浆或 200ml 全血的功能。

【适应证】适用于各种疾病所致的低蛋白血症及由此引起的水肿、胸腹水、心包积液；也可用于急性脑水肿和低血容量休克。

【用法和用量】静滴：成人剂量视病情而定。一般为每天 5g，可增至每 6 小时 5g。滴速不大于每分钟 2ml。儿童剂量视病情而定。一般为每天 0.5g/kg。以葡萄糖溶液稀释后静滴。

【不良反应】可致脱水、循环血量过大、贫血、肺水肿等。

【注意事项】①心力衰竭者禁用；②不宜与其他药物混溶。

【剂型和规格】注射剂：1g/10ml，2g/10ml，2.5g/20ml，5g/20ml，

10g/50ml,25g/125ml。冻干粉针剂:10g,20g。

人胎盘血白蛋白 Seroalbumin human placental

【其他名称】冻干人胎血白蛋白,Albumin prepared from human placenta。

【药理作用特点】本药参见人血白蛋白。

【适应证】参见人血白蛋白。

【用法和用量】静滴:成人剂量视病情而定。一般为每天5g,以生理盐水或葡萄糖溶液稀释成5%的白蛋白溶液。滴速不大于每分钟2ml。儿童剂量视病情而定。一般为每天0.5g/kg。

【注意事项】参见人血白蛋白。

【剂型和规格】注射剂:2g/20ml,5g/20ml。冻干粉针剂:20g。

冻干健康人血浆 Human plasma dried

【其他名称】血浆,冻干人血浆,干燥人血浆蛋白,人血浆蛋白,Antihemolytic human plasma。

【药理作用特点】本药含有血浆蛋白约7%(其中白蛋白4.5%,球蛋白2%,纤维蛋白原0.35%及少量其他蛋白质)、凝血酶原、补体、抗体和加入的少量抗凝剂,具有提高血浆胶体渗透压、增加血容量、补充血浆蛋白及抗体的作用。

【适应证】适用于严重创伤、大面积烧伤或大出血后所致低血容量休克,可替代全血,迅速恢复血容量;也可用于低血浆蛋白性水肿。用时不需要检查血型,任何血型的患者均可使用。

【用法和用量】静滴:用0.1%枸橼酸注射液、注射用水或5%葡萄糖注射液稀释至200ml,滤过后滴入。每次200~500ml。

【注意事项】①溶解时溶媒升温至33℃左右;②溶液中如有不溶物存在,不宜输用;③溶解后3小时内输完,用不完部分不宜再用;④血浆瓶有破裂或标签不清时勿用。

【剂型和规格】相当于液体血浆 200ml, 250ml（另附 0.1% 枸橼酸注射液 200ml）。

二、调节水、电解质及酸碱平衡的药物

葡萄糖　Glucose

【其他名称】右旋糖，淀粉糖，Dextrose。

【药理作用特点】①本药是机体所需能量的主要来源，进入人体内可被氧化成二氧化碳和水并同时供给热量，或以糖原形式贮存；②本药对肝脏有保护作用，并能增强肝脏的解毒能力；③静脉注射 20% 以上高渗葡萄糖溶液可提高血液的渗透压，能产生组织脱水及暂时性利尿作用。

【适应证】适用于：①补充高热、昏迷、衰弱、不能进食的患者所需的热量和体液，应用 5% ~ 10% 葡萄糖注射液；②解毒，如有毒物质、化学药品、细菌毒素中毒及妊娠中毒；③脑水肿、肺水肿及眼压增高，用高渗（25% ~ 50%）葡萄糖注射液；④低血糖和胰岛素过量。

【用法和用量】①补充热量和体液：治疗脱水时，应用静注或静滴 5% ~ 10% 葡萄糖注射液。因对脱水患者来说，并非是单纯缺乏水分，而是有不同程度的电解质缺乏，如单纯注入葡萄糖液，用量过多或注入过速，可发生相对性低钠血症（尤多见于儿童），故应给予含氯化钠的葡萄糖注射液；②利尿和脱水：静注 25% ~ 50% 葡萄糖注射液，每次 40 ~ 60ml。

【不良反应】①静注高渗葡萄糖注射液时，如漏至血管外，可引起静脉炎，在同一部位连续注射 5% ~ 10% 葡萄糖注射液时，也可引起静脉炎；②高渗葡萄糖用于治疗脑水肿时，突然停药易发生“反跳”现象。

【注意事项】葡萄糖注射液一般不作皮下注射，因吸收困

难，且有引起皮下坏死的可能。如必须皮下注射时，只能应用2.5%～3%的葡萄糖注射液，但注射量不宜多。

【剂型和规格】注射剂：12.5g/250ml，25g/500ml，50g/1000ml，25g/250ml，50g/500ml，100g/1000ml，5g/20ml，10g/20ml。

☆ 葡萄糖氯化钠注射液：500ml，1000ml，含5%葡萄糖及0.9%氯化钠。

果糖 Fructose

【其他名称】左旋糖，Levulose。

【药理作用特点】本药为葡萄糖的异构物，具有左旋性，作用基本上与葡萄糖相同，但比葡萄糖容易吸收和利用。它在肝脏转变成糖原或进行代谢分解时不需要胰岛素，故适宜于糖尿病患者补充热量。此外，它能加速乙醇的代谢，可用于治疗急性乙醇中毒。虽然它在体内有一部分转化成葡萄糖，但不适用于低血糖症。

【适应证】基本上与葡萄糖相同，尤适用于糖尿病及肝病患者，用于供给能量、补充液体较葡萄糖更适宜。也用于急性乙醇中毒。

【用法和用量】静注或静滴：用量视病情而定。

【不良反应】与葡萄糖类似。

【剂型和规格】注射剂(5%，10%)：250ml，500ml。

氯化钠 Sodium chloride

【药理作用特点】本药正常人体内总钠量平均为150g，大部分(44%)以氯化钠形式存在于细胞外液(血液及组织液)，小部分(约9%)存在于细胞内。机体内恒定的渗透压为维持生命所必需，细胞外液中钠离子占阳离子含量的90%。因此，钠是保持细胞外液渗透压和容量的重要成分。钠还以碳酸氢钠的形式构成体液缓冲系统中主要的缓冲碱，对调节体液的酸碱平衡具有重要作用。正常人血清钠的浓度为135～145mmol/L（310～330mg%）的水平，这一浓度的钠是维持细胞兴奋性、神经肌肉应激性的必要保证。体内大量丢失钠可发生低钠综合征，表现为全身虚弱、精神倦怠、表情淡漠、肌肉阵挛、循环障碍等，重则谵妄、昏迷以致死亡。氯化钠可有效地防止低钠综合征。钠在胃肠道通过肠黏膜细胞的主动转运，几乎全部被吸收。钠主要由肾脏排泄，仅少部分从汗中排出（大量出汗时例外）。正常成人每天需从饮食中摄取氯化钠10～15g，同时亦等量排出。

【适应证】适用于：①防止低钠综合征：由于氯化钠的摄入量不能补偿排出量，如出汗过多、严重吐泻、大量放腹水、大面积烧伤、使用强效利尿剂以及慢性肾上腺皮质功能不全等所引起的低钠血症，可用生理盐水或适当补给高渗氯化钠溶液。高湿作业时可服用含食盐饮料；②防止脱水或休克，可用生理盐水；③用于慢性肾上腺皮质功能不全（阿狄森病），治疗过程中补充氯化钠，每天约10g；④生理盐水外用，可用于洗眼、洗鼻及洗伤口等。

【注意事项】①补充生理盐水无不良反应，但心力衰竭、高血压、肾炎、肝硬化腹水、颅内疾患等，由于补充生理盐水会增加血容量，有可能使原发病加重，故应慎用；②生理盐水含Na^+、Cl^-各154mmol/L，比血浆氯离子浓度高出50%，对已有酸中毒者如大量使用，可引起高氯性酸中毒，为防止氯化物输入过多，可采用碳酸氢钠－生理盐水或乳酸钠－生理盐水。

【剂型和规格】注射液（0.9%）：2ml，5ml，10ml，500ml。

林格液 Ringer's solution

【其他名称】复方氯化钠注射液。

【药理作用特点】本药为氯化钠、氯化钾和氯化钙的复合制剂，对体液而言，较生理盐水成分完全。

【适应证】适用于补液多时代替生理盐水使用。

【用法和用量】适量静滴。

【剂型和规格】输液剂:500ml,1000ml。每100ml含氯化钠0.82~0.9g、氯化钾0.025~0.035g、氯化钙0.03~0.036g。

乳酸钠林格液 Lactated Ringer's solution

【药理作用特点】本药中除含氯化钠、氯化钾、氯化钙外,还含有乳酸钠,可代替林格液使用。

【适应证】适用于补充液体,尤其适用于酸中毒或有酸中毒倾向的脱水患者。

【用法和用量】静滴:一般500~1000ml。

【剂型和规格】输液剂:250ml,500ml。每升含氯化钠6g、氯化钾0.3g、氯化钙0.2g和乳酸钠3.1g。

醋酸钠林格液 Ringer and sodium acetate solution

【药理作用特点】本药除含氯化钠、氯化钾、氯化钙外,还含有醋酸钠,可代替乳酸钠林格液。

【适应证】适用于肝病、重度休克及肝功能尚未发育完全的婴幼儿。

【用法和用量】静滴:一般500~1000ml。

【剂型和规格】输液剂:250ml,500ml。每升含氯化钠5.8g、氯化钾0.3g、氯化钙0.33g、醋酸钠6.12g。

葡萄糖氯化钠注射液 Glucose normal saline solution

【其他名称】葡萄糖盐水。

【药理作用特点】本药中含有葡萄糖和氯化钠,可以补充体液和机体所需热能。

【适应证】适用于各种脱水症及调节体内水、电解质平衡。

【注意事项】心、肾功能不全者慎用。

【剂型和规格】输液剂:250ml,500ml。内含葡萄糖5%,氯化钠0.9%。

碳酸氢钠 Sodium bicarbonate

【其他名称】小苏打,重碳酸钠。

【药理作用特点】本药①口服后可中和胃酸,作用迅速,但抗酸作用弱,维持时间短,且中和后产生二氧化碳,能引起嗳气、腹胀及酸再生;②由碳酸和碳酸氢盐组成缓冲系统,口服或静注碳酸氢钠能直接增加机体的碱储备,使体内氢离子浓度降低,可纠正代谢性酸中毒;③酸碱平衡正常者口服碳酸氢钠,经尿排泄时可使尿液碱化。口服或静脉输入碳酸氢钠后,能直接增加机体的碱储备。如机体呈酸中毒时,碳酸氢离子与氢离子结合成碳酸,再分解为水和二氧化碳,后者自肺排出体外;如酸碱平衡者,则以碳酸氢盐的形式自尿中排出。

【适应证】①作为制酸药口服,用于胃酸过多者;②用于纠正代谢性酸中毒,如感染性休克及缺氧性酸中毒的高钾血症;③用于碱化尿液,如防止磺胺类结晶对肾脏的损害,增强庆大霉素对泌尿系统感染的疗效等;④以4%溶液冲洗阴道或坐浴,用于真菌性阴道炎;以3%溶液滴耳,有软化耵聍作用。

【用法和用量】①制酸或碱化尿液:见第二章抗酸及胃黏膜保护药物;②纠正代谢性酸中毒:治疗一般性酸中毒时,可稀释成1.4%的等渗液静滴,用量视情况而定;治疗严重酸中毒,可直接用5%浓度的溶液静滴,成人2小时内可输入200~300ml,儿童每千克体重5~10ml,如有必要,4~6小时可重复上述半量。

【不良反应】①口服中和胃酸时产生的二氧化碳能引起嗳气和酸再生,量大时对胃溃疡患者有产生胃穿孔的危险;②有局部刺激作用,静滴时勿漏出血管外。

【注意事项】①充血性心力衰竭，急、慢性肾衰竭，低钾血症和伴有二氧化碳潴留患者慎用，以免加重水、钠潴留和低钾血症；②需密闭在阴冷处贮藏，否则逐渐变质，一部分成为碳酸钠。

【剂型和规格】片剂：0.3g，0.5g。注射剂：0.5g/10ml，1g/20ml，12.5g/250ml，25g/500ml。

乳酸钠　Sodium lactate

【药理作用特点】本药进入体内后，在有氧条件下经肝脏乳酸脱氢酶的作用，转化为丙酮酸，再经三羧酸循环氧化脱羧而成二氧化碳，并转化为碳酸氢离子，从而发挥其纠正酸中毒的作用。

【适应证】适用于代谢性酸中毒。由于需经过肝脏代谢才发挥疗效，其作用不及碳酸氢钠迅速和稳定，已较少应用。但在高钾血症或某些药物如普鲁卡因胺、奎尼丁等过量引起的心律失常伴有酸中毒时，仍需以本药治疗。

【用法和用量】静滴：剂量按下列公式计算：所需的11.2%乳酸钠注射液（ml）=〔正常二氧化碳结合力－测得的二氧化碳结合力（容积%）〕×0.3×体重（kg）。用5倍量的5%～10%葡萄糖注射液将乳酸钠的11.2%溶液稀释成1.87%的溶液静滴，一般首剂先用其1/3～1/2，以后需视具体病情而定。

【不良反应】使用过量可致代谢性碱中毒。

【注意事项】伴有休克、缺氧、肝功能障碍及右心衰竭的酸血症患者，特别是有乳酸血症时，因乳酸钠难于转化成碳酸氢钠，故宜用碳酸氢钠。

【剂型和规格】注射剂：2.24g/20ml。

氯化钾　Potassium chloride

【药理作用特点】本药正常人体内总钾量平均为120g，其中仅约2%存在于细胞外液，其余全部集中在细胞内，为细胞

内主要阳离子，是维持细胞内渗透压的重要成分。钾通过与细胞外的氢离子交换参与酸碱平衡的调节，当体内缺钾时，细胞内钾离子外移而细胞外氢、钠离子内移，其结果为细胞内酸中毒；血钾过高时则反之。钾与细胞的新陈代谢密切相关，钾参与糖、蛋白质的合成以及二磷酸腺苷转化为三磷酸腺苷的能量代谢。钾还参与神经及其所支配的器官之间、神经之间的兴奋传导过程，并参与神经末梢递质（乙酰胆碱）的合成。心肌细胞内、外钾浓度对心肌的自律性、传导性和兴奋性都有影响。缺钾时心肌兴奋增高，钾过多时则抑制心肌的自律性、传导性和兴奋性，因而钾浓度的变化均可影响洋地黄对心脏的作用。当钾的摄入量不足、排出量增多或在体内分布异常时，可产生钾缺乏症或低钾血症，其症状与低钾的程度和快慢有关，表现为肠麻痹、心律失常、乏力、软瘫、腿反射减退或消失，急性严重的低钾血症可致昏迷、抽搐。成人每天从食物摄入钾 2～4g，大部分在短时间内由肠道吸收。分布于肌肉中最多，其次是皮肤、红细胞、内脏组织。钾离子很快进入细胞内。正常人血清钾浓度为 4.1～5.6mmol/L（16～22mg%）。细胞外液中的过量钾离子很快通过肾脏由尿排出。

【适应证】适用于：①低钾血症，如幽门梗阻、慢性痢疾、肝硬化等，或因摄入不足或因排钾过量所致的钾缺乏症或低钾血症；②强心苷中毒所致的心律失常、长期服用排钾利尿药和肾上腺皮质激素类药物时的辅助药（补充钾）。

【用法和用量】一般补充钾盐可口服，成人每次 1～1.6g，每天 3 次；儿童每天每千克体重 75～100mg。治疗低钾血症可静滴，滴注液浓度一般不应超过 0.2%～0.4%，用量根据病情酌定。治疗强心苷中毒，较轻者可口服氯化钾，剂量同补充量；严重心律失常者，在心电图观察下静滴，浓度为 0.3%～0.6%，儿童每小时每千克体重 30～40mg，总量不超过每千克体重 150mg，成人用量浓度同上，但每小时最大量不得超过 2g。必须注意，一旦心律失常消失或出现高血钾心电图改变，应立即停止滴注。

【不良反应】口服氯化钾对胃肠道刺激性较强，口服过量可引起肠绞痛及肠溃疡。

【注意事项】①补钾前必须了解肾脏排钾功能。晚期慢性肾功能不全或肾上腺皮质功能低下者，由于钾排出较慢，故应慎用钾盐。急性肾功能障碍时，在脱水、外周循环衰竭、休克等情况下，尿量每小时少于 50ml 和尿闭时禁用钾盐，否则可引起高钾血症。②静滴时速度宜慢，一般每小时以不超过氯化钾 2g 为宜。静滴氯化钾溶液的浓度一般不应超过 0.2%～0.4%，最高浓度不得超过 0.6%。速度过快而使血浆钾离子浓度短时间内显著上升，可以抑制心肌，甚至使心脏突然停搏。如果出现高血钾征象，如疲乏、肌张力减退、反射消失、心律失常，可用葡萄糖、胰岛素和钙盐等治疗。③片剂应溶解稀释后服用。

【剂型和规格】片剂：0.25g，0.5g。注射剂：1g/1ml，1.5g/1ml。

☆ 复方氯化钾注射液：每瓶 500ml，内含氯化钾 0.28%、氯化钠 0.42%、乳酸钠 0.63%。用于代谢性酸中毒及低钾血症。一般每天 500～1000ml 静脉滴注。

氯化钾缓释片　Slow-K tablets

【其他名称】施乐凯缓释片，KCl retard。

【药理作用特点】本药通过消化系统在 3～6 小时内逐渐释放氯化钾。作用同氯化钾。

【适应证】同氯化钾。

【用法和用量】口服：一般每天 1.2～1.8g，缺钾严重者可增至每天 5.4～7.2g。

【注意事项】服用时不宜应用保钾利尿剂。其他同氯化钾。

【剂型和规格】缓释片剂：0.6g。

聚磺苯乙烯　Polystyrene sulfonate

【其他名称】降钾树脂，聚苯乙烯磺酸钠，Sodium

polystyrenesulfonate, Kayexalate, Reronium-A。

【药理作用特点】本药为药用钠型阳离子交换树脂。口服或灌肠后，其分子上原来的阳离子被氢离子置换。当它进入空肠、回肠、结肠时，血液中浓度较高的钾、铵等离子透过肠壁与之发生交换。这些离子被树脂吸收后随粪便排出体外。其中钾离子与树脂亲和力较强而易被树脂吸收，使体内过剩的钾离子被除去。用药后2～7天（一般3天）血钾可明显下降。

【适应证】适用于各种原因引起的血钾增高，如急慢性肾衰竭、肾病综合征、狼疮性肾炎、肝肾综合征等并发的高钾血症。也用于并发高钾血症的少尿或无尿患者。

【用法和用量】口服：每次15～30g，可用水100ml调匀，每天1～2次，连用2～3天。若有便秘，可合并甘露醇粉或山梨醇粉等量同时服用。直肠给药：每次30g，用水或20%甘露醇100～200ml混匀作高位保留灌肠，每天1～2次，连用3～7天。小儿用法同成人，剂量为每天1g/kg。

【不良反应】①少数患者有恶心、呕吐、便秘等；②长期使用可致低血钾、低血钙、高血压及水肿等。

【注意事项】①治疗期间应经常测定血钾水平，以免血钾过低；②严重高血压及心力衰竭患者慎用；③与山梨醇合用，可使胃肠道不良反应可大为减少。

【剂型和规格】粉剂：15g。

门冬氨酸钾镁　Potassium magnesium aspartate

【其他名称】天冬钾镁注射液。

【药理作用特点】本药为门冬氨酸钾盐与门冬氨酸镁盐的混合物。本药利用门冬氨酸与细胞亲和力强的特点，将其作为K^+、Mg^{2+}的载体，对维持血K^+、Mg^{2+}，尤其是细胞内K^+含量，具有独特的作用。此外，在体内门冬氨酸又参与鸟氨酸循环，使NH_3和CO_2生成尿素，达到解毒作用；也参与细胞内的三羧酸循环、尿素循环，生成核酸前体物质嘧啶体，促进肝细胞的再生。

【适应证】适用于低钾血症和低镁血症；也适用于他原因所致的过早搏动的心律失常、冠心病、心肌梗死、强心苷中毒；还适用于肝脏疾病（见第七章肝脏疾病治疗药物）。

【用法和用量】一般每天 20～60ml，加入 5% 或 10% 葡萄糖溶液 250～500ml 内静脉滴注。儿童酌减。

【注意事项】①不能作肌内注射或静脉推注；②肾功能不全或高钾血症者禁用；③除强心苷中毒外，对房室传导阻滞者慎用。

【剂型和规格】注射剂：10ml，每毫升含钾离子 10.6～12.2mg、镁离子 3.9～4.5mg。

氯化钙　Calcium chloride

【药理作用特点】本药正常人体内含钙总量约 1400g，其中 99% 以骨盐形式存在于骨骼中以保持骨骼的硬度，其余少量主要存在于体液中，具有重要生理功能。①维持神经肌肉组织的正常兴奋性，促进神经末梢分泌乙酰胆碱；血清钙降低时，神经肌肉兴奋性升高，可发生抽搐；血清钙浓度过高时则兴奋性降低，出现软弱无力等症状；②钙离子可促进心肌兴奋－收缩耦联的形成，高浓度的钙可以兴奋肌肉，引起心律失常，并可使心跳停止于收缩期；③高浓度钙离子与镁离子之间存在着竞争性拮抗作用，机制尚不明；④钙剂可改善组织细胞膜的通透性，增加毛细血管壁的致密性，使渗出减少，有消炎、消肿和抗过敏作用；⑤钙盐可促进骨骼和牙齿的钙化形成；钙离子还参与凝血过程，促进凝血酶、纤维蛋白的形成；凝血过程中的血小板释放反应也受钙的激活。正常人每天随食物摄入钙约 0.5～1g，再转变成磷酸盐形式在空肠内吸收。肠内容物略带酸性（溶解度增大）、维生素 D 均可促进吸收，而碱性物能降低钙的溶解度，可减少其吸收。正常人血清钙的浓度为 2.25～2.75mmol/L（9～11mg%）。甲状旁腺素、维生素 D 的活性代谢产物可维持血钙含量的稳定

性。肾脏是机体排钙的主要器官。

【适应证】适用于:①治疗急性低钙血症:常用于治疗钙过低所致的手足搐搦症、碱中毒、原发性或继发性甲状旁腺功能低下症;②防止慢性低钙血症:常用于维生素D缺乏性佝偻病、软骨病、孕妇及哺乳期妇女钙盐的补充;③治疗过敏性疾病:常用于荨麻疹、血清病、血管神经性水肿等;④解救镁盐中毒;⑤青光眼及眼高压。

【用法和用量】静注:每次0.5~1g,一般用5%氯化钙注射液10~20ml,以等量10%~25%葡萄糖注射液稀释后缓慢静脉推入,切忌过快。

【不良反应】①口服钙剂几无不良反应;②静注时可有全身发热感,若静注时漏至血管外,钙盐对组织的强烈刺激作用,可引起局部剧烈疼痛或组织坏死,此时可用0.5%普鲁卡因局部封闭;③浓度过高或静注过快可产生心律失常,甚至室颤或心跳骤停于收缩期。

【注意事项】①钙剂对心脏的作用与洋地黄有协同作用,一般认为服用洋地黄期间或停药后1周以内禁止静注钙剂;②与枸橼酸盐或草酸盐同时口服能影响吸收。

【剂型和规格】注射剂:0.5g/10ml,1g/20ml。

☆ 氯化钙溴化钠注射液(痒苦乐民注射液):每支5ml,含氯化钙0.1g、溴化钠0.25g。主要用于皮肤瘙痒症,止痒作用比葡萄糖酸钙注射剂强。用法:每次静脉注射5ml(重症可用10ml),每天1~2次。静脉注射时宜缓慢,以免引起全身发热反应。禁用于肌内注射。

☆ 钙素母:每片0.5g。味甜可口,适用于小儿。含钙量较少,须用乳酸钙的1.5~2倍量。

葡萄糖酸钙　Calcium gluconate

【药理作用特点】本药含钙量较氯化钙低,对组织的刺激性较小，注射比氯化钙安全。其余同氯化钙。

【适应证】同氯化钙。

【用法和用量】口服：成人每次 1～2g，每天 3 次；儿童每次 0.5～1g，每天 3 次。静注：成人每次 1～2g；儿童每次 0.5～1g。婴儿手足搐搦症最大量可用至每天 3g。静注时均需以 10% 葡萄糖注射液稀释，不低于 5～10 分钟注完；或加于 50～100ml 的 5% 葡萄糖注射液中静滴。深部肌注：每侧臀部 0.5g（以 10% 溶液）。

【不良反应】同氯化钙。

【注意事项】同氯化钙。

【剂型和规格】片剂：0.3g，0.5g。注射剂：1g/10ml。

果糖酸钙　Calcium levulinate

【其他名称】乙酰丙酸钙，氧化戊酸钙，左旋糖酸钙，戊酮酸钙。

【药理作用特点】本药与葡萄糖酸钙相似，能升高血钙，降低毛细血管通透性。

【适应证】适用于低血钙、荨麻疹、血管神经性水肿等。

【用法和用量】静注：每次 1g，加 10ml 葡萄糖液稀释后缓慢静注。口服：每次 0.5～2g，每天 3 次。

【不良反应】静注时个别患者可有热感。

【注意事项】服用强心苷者慎用。

【剂型和规格】注射剂：1g/10ml。

乳酸钙　Calcium lactate

【药理作用特点】本药作用与氯化钙相似，也能提高血钙浓度。因其水溶性小，一般均供口服。无氯化钙的苦味及刺激性，但吸收较慢。

【适应证】适用于防治钙缺乏症，如手足搐搦症、骨发育不全、佝偻病、结核以及妊娠期、哺乳期妇女的钙盐补充。

【用法和用量】口服：每次 1～4g，每天 2～3 次；小儿每次 0.3～0.6g，每天 2～3 次。宜同时服维生素 D（每天 1 万 U），以防钙吸收不良。

【不良反应】与氯化钙类似。

【注意事项】与氯化钙类似。

【剂型和规格】片剂：0.25g，0.5g。

活性钙　Active calcium

【其他名称】益钙灵，钙力昂，Calion。

【药理作用特点】本药为经特殊工艺制得的含钙制剂，易被胃肠道吸收，补充机体所需的钙。

【适应证】适用于：①各种缺钙症，如抽搐、小儿佝偻病、老年性低钙症、低血钙症，各种原因引起的骨质疏松，缺钙引起的神经过敏、神经痛、血管神经性水肿、湿疹、荨麻疹等；②止血；③镁中毒解救；④与化学抗癌药合用，提高抗癌作用。

【用法和用量】口服：治疗量（按钙计算）每次 200～300mg，每天 2～3 次。小儿每次每千克体重 5～10mg，每天 2～3 次。一般疗程 3～5 天，重症患者 7～10 天。预防用量为治疗量的 1/2。胶囊服用时应整个吞下。药粉服用不宜直接入口，应将药粉倒入 100～200ml 温水中，搅匀服用。

【注意事项】饭后服用，多饮水。勿用茶水送服。本药在水中浓度大时可出现白色絮状物，仍可服用。

【剂型和规格】片剂：25mg，50mg（含钙量）。冲剂：5g（含钙量 50mg）。胶囊剂：300mg。粉剂：100mg。

硫酸镁　Magnesium sulfate

【药理作用特点】镁是机体所必需的物质，为人体内 4 种含量最多的阳离子（Ca^{2+}、Na^{+}、K^{+}、Mg^{2+}）之一，在细胞的新陈代谢中具有十分重要的作用。例如：①激活许多重要的酶，发挥其调节作用；②参与核酸和蛋白质代谢；③为细胞内氧化磷酸化过程的辅助因子；④抑制神经肌肉和中枢神经系统，有催眠及麻醉作用，甚至引起呼吸抑制；⑤对心肌细胞膜各离子的通透性具有选择性抑制作用，并能直接松弛外周血管和抑制血管运动中枢，从而使血压下降，还有抑制奥狄括约肌作用。成人每天需镁量约为 8.3mmol，约 200mg，而平均每天镁摄入量约为 10～20mmol，约相当于 240～480mg。口服镁约有 1/3 被吸收，吸收部位主要在小肠，小部分在结肠。镁主要由肾脏排泄，少量从肠道排出。分泌的消化液所含的相当量的镁，几乎全部被再吸收，但长期腹泻则可引起缺镁症。

【适应证】适用于治疗严重的低镁血症；治疗心绞痛，发作频繁而其他治疗效果不佳者；还可用于急性心肌梗死、充血性心力衰竭、心律失常的辅助治疗；改善支气管哮喘、小儿重症肺炎症状；纠正棉酚中毒所致的低血钾；也用于输尿管结石和胆道蛔虫症的解痉镇痛治疗；还可用于促泻、治疗梗阻性黄疸和慢性胆囊炎等；也是一种抗惊厥药（见第六章催吐及促泻药物）。

【用法和用量】因口服镁盐吸收较少，故治疗低镁血症时多采用胃肠外给药方法。肌内注射方法较为安全，可用 25%～50% 硫酸镁，每次 2～4ml，每天 3～4 次，连用 3～4 天，症状好转后减量。也可用 10% 硫酸镁缓慢静脉注射（每分钟不超过 1.5ml）。治疗心绞痛可静注 10% 硫酸镁溶液 10ml，以 5%～10% 葡萄糖溶液 10ml 稀释后缓慢推注，每天 1 次，连用 10 天，对伴有高血压患者效果较好。急性心梗及充血性心力衰竭时，可用 25% 硫酸镁 10ml 或 10% 硫酸镁 20ml 加入 10% 葡萄糖溶液 500ml 内静脉滴注，于 3 小时内滴完，每天 1 次，10 次为一疗程。对快速型心律失常，如室性或室上性心动过速、心房纤颤，可先静脉注射 20% 硫酸镁 10ml，再用 0.5%～2% 硫酸镁 250～500ml 静脉滴注维持，每天 3～6g，若已转为稳定的窦性心律也可不用维持量；对非快速型心律失常如频发或多源性早搏，非阵发性交界性心动过速等，可用 1%～2% 硫酸镁静脉滴注，如

不稳定则维持用药 3 ~ 5 天。治疗顽固性支气管哮喘或哮喘持续状态，可用 25% 硫酸镁 10 ~ 20ml 加入 5% 葡萄糖溶液 500ml 中静脉滴注，每天 1 次，疗程 3 ~ 19 天。治疗小儿喘憋型肺炎合并心力衰竭，用硫酸镁 0.1 ~ 0.3g/kg，以 10% 葡萄糖溶液稀释至 0.25% ~ 0.5%，按每分钟 1 ~ 1.5 滴 /kg 速度静脉滴注，疗程 3 ~ 6 天。解痉时，用 25% 硫酸镁 20ml 加入 5% 葡萄糖溶液 500ml 中，以每分钟 2 ~ 5ml 的速度静脉滴注，每天 1 次。

【注意事项】①静脉滴注硫酸镁的过程中，应密切注意血压、呼吸、腱反射、心电图监护及血清镁和钾浓度的测定。给药浓度不宜过大，注射速度不宜过快，以免血镁突然升高，引起呼吸抑制和心脏停搏。高浓度硫酸镁不宜静脉推注。应用中要防止血镁过高（>2.5mmol/L）；②肾功能不全，血压偏低、窦房结病变及呼吸衰竭者慎用，无尿者禁用；③注意纠正其他电解质紊乱，如低镁常与低钾同时存在，缺镁伴有重度手足搐搦者，一般还需补钾、钙及磷等；④静脉注射钙可拮抗镁盐中毒，故应用镁盐时应准备好钙剂。

【剂型和规格】注射剂：1g/10ml，2.5g/10ml，2g/20ml。

氨丁三醇 Tromethamine

【其他名称】缓血酸胺，三羟甲基氨基甲烷，Tromethane，THAM，TRIS。

【药理作用特点】本药为有机胺，碱性较强，能与碳酸的氢离子结合形成碳酸氢盐，因此既能纠正代谢性酸中毒，亦能纠正呼吸性酸中毒。它能透入细胞内，故可在细胞内外同时起作用。本药很快以原形由尿中排出，有碱化尿液及渗透性利尿作用。

【适应证】适用于忌钠情况下的酸中毒，如肾衰竭、心衰、脱水等。

【用法和用量】静滴：所用剂量应控制在使血液 pH 增高不超过正常范围。常用剂量为每千克体重 300mg，将 7.28% 溶液加等量 5% 葡萄糖溶液稀释成 3.64% 溶液，缓缓滴注，时间不少于 1 小时。严重酸中毒剂量不超过每千克体重 500mg。

【不良反应】①偶可出现静脉痉挛和静脉炎；②可引起呼吸抑制及低血糖症。

【注意事项】①静滴时应避免外漏，以免刺激局部组织；②慢性呼吸性酸中毒患者忌用；③肾功能不全者慎用，无尿者忌用；④静滴时应对血液中二氧化碳、碳酸氢盐、葡萄糖、电解质进行监测。

【剂型和规格】注射剂（7.28%）：10ml，20ml，100ml。

聚维酮　Povidone

【其他名称】聚乙烯吡咯酮，Periston-N，PVP。

【药理作用特点】本药能提高血浆胶体渗透压，增加血容量。此外，本药能吸附毒素及染料，使之脱离组织和血液的蛋白质。

【适应证】适用于创伤及出血性休克；也适用于一些药物中毒。

【用法和用量】静滴：常用量每次 500～1000ml。

【不良反应】可影响血沉、血凝过程及血型鉴定结果。

【剂型和规格】注射剂（3.5%）：250ml，500ml。

口服补盐液　Oral rehydration salts

【其他名称】ORS。

【药理作用特点】本药中含氯化钠、氯化钾、碳酸氢钠和葡萄糖，可以补充机体钠、钾、糖和液体。应用 ORS 的理论基础是小肠的 Na^+- 葡萄糖耦联转运吸收机制。小肠微绒毛上皮细胞上存在 Na^+- 葡萄糖的共同载体，只有同时结合 Na^+ 和葡萄糖才能转运。

【适应证】适用于因腹泻而引起的脱水和电解质紊乱。常

作为静脉补液后的维持治疗。

【用法和用量】口服或胃管滴入：轻度脱水每天每千克体重30～50ml，中、重度脱水每千克体重80～110ml，于4～6小时内服完或滴完，腹泻停止后即停服。直肠灌注：4～6小时内缓慢滴注，用于小儿呕吐严重或口服困难者。

【注意事项】①有明显腹胀、休克、心肾功能不全或其他严重并发症者及新生儿不宜口服补液；②口服补液过程中，呕吐频繁或腹泻、脱水加重者，应改为静脉补液；③在用于补充继续丢失量或治疗病毒性肠炎脱水时，可每包加200ml温开水稀释。

【剂型和规格】散剂：5.5g。用时加200ml水溶解（每升含氯化钠3.5g、氯化钾1.5g、碳酸氢钠2.5g及葡萄糖20g）。

腹膜透析液　Peritoneal dialysis injection

【药理作用特点】腹膜是一种生物半透膜，具有分泌、吸收、扩散和渗透作用。将含有与机体细胞外液近似的电解质和葡萄糖等透析溶液通过透析管输入腹腔，腹膜毛细血管内血浆及淋巴液中积聚的尿素、肌酐等代谢产物及其他电解质，由于浓度差和渗透压差，经过腹膜进入透析液中，而透析液中的物质也同样通过腹膜进入循环，从而清除患者体内的氮质及其他代谢产物，并保持水、电解质平衡，代替了肾脏的部分功能。

【适应证】适用于：①急性或慢性肾衰竭、尿毒症；②药物中毒促排泄；③顽固性心力衰竭；④纠正电解质紊乱。

【用法和用量】应根据患者病情、年龄、体重等制订透析方案，每次透析液量依尿量多次可分为1000ml、1500ml、2000ml，每天4次。白天一般每次存留4小时后放出，夜间存留10小时。

【不良反应】可产生腹膜透析并发症，如腹痛、脱水、电解质紊乱、蛋白质及其他营养物质丢失、腹膜粘连、出血等。

【注意事项】①严防使用过程中污染，以免产生腹膜炎；②透析液用前应加温至37℃；③禁用于严重肠胀气、腹胀、高度脱水、周围循环衰竭、腹壁皮肤感染、腹腔内脏创伤和感染、肠粘连、腹部术后、恶异质、肺部病变等。

【剂型和规格】溶液剂：1000ml，2000ml。每 1000ml 中含氯化钠 5.56g、醋酸钠 4.76g、氯化钙（含 2 个结晶水）220mg、氯化镁 152mg、偏亚硫酸氢钠 150mg、葡萄糖 17g，氯化钾则根据患者需要量加入。

☆ 血液透析浓溶液：每 1000ml 中含氯化钠 222.4g，醋酸钠 190.4g，葡萄糖 80g，氯化钾 4g，乳酸 4ml。人工肾时以 39L 水稀释后使用。

常用调节水、电解质及酸碱平衡的药物还包括羟乙基淀粉，具体内容参见本章扩充血容量药物部分。

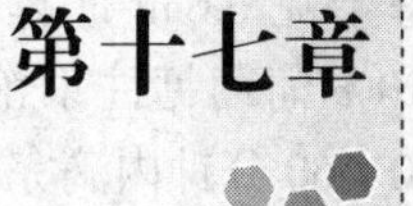

第十七章 消化系统常用诊断用药物及造影剂

碘化钠 Sodium iodide

【作用】含碘量84.67%。易从胃肠道吸收,但在泌尿系及胸腔内则吸收缓慢,吸收后主要经尿路排出,小部分随其他体液排出。

【用途】用于经T形管胆管造影以及瘘管造影、膀胱造影、逆行尿路造影等。

【用法和用量】①经T形管胆管造影:12.5%溶液20ml~60ml,必要时可用到80ml。②膀胱造影:6%~12.5%溶液150ml经导管注入。③逆行肾盂造影:12.5%溶液每侧一般用6~10ml。④尿道或瘘管造影:可在12.5%的溶液中加1%的羧甲基纤维素以增加其黏稠度。

【注意事项】①严重肝、肾功能不全及碘过敏者禁用;②不可静注;③药液变黄不能使用。

【剂型和规格】注射剂:2.5g/20ml。

胆影葡胺 Meglumine adipiodone

【其他名称】胆影酸葡甲胺,Biligrafin,Cholografin。

【作用】含碘量49.8%,为静脉胆管造影剂。注射后15分钟胆管即可显影,30分钟浓度可以很高,在胆管即有足够的造影浓度,注射后2~2.5小时胆囊中浓度最高。

【用途】用于胆功能减退者，适用于观察慢性胆囊炎以及胆囊切除术后胆管造影。

【用法和用量】①静注：通常用30%溶液20ml，肥胖者用50%溶液20ml，小儿用量可按30%溶液每千克0.6ml计算。②静滴胆系造影：用50%溶液40ml，加入10%葡萄糖注射液250ml内静滴，滴速约每分钟80～90滴，于40～60分钟内滴完。

【不良反应】可有温热感、恶心、心慌、瘙痒、荨麻痒和臂痛等，多在短时内消失。

【注意事项】①碘过敏、甲状腺功能亢进、肝或肾功能严重损害者忌用；②应缓慢注射（5～10分钟注完），可减少反应，亦可增加显影效果。

【剂型和规格】注射剂：10g/20ml，6g/20ml，0.3g/1ml（试验用）。

碘番酸　Iopanoic acid

【其他名称】三碘氨苯乙基丙酸，Iodopanoic acid，Biliopaco，Cistobil，Colepax。

【作用】含碘量为66.7%。口服后在胃中不溶，口服量的约40%可由小肠吸收，后经门脉入血循环。约80%药物排入胆汁中，口服4小时后药物可在胆囊中出现。未浓缩的含碘量约为0.3%。经12～14小时，在胆囊内可以浓缩到8～10倍，即约2%，此时才能较清晰地显影。

【用途】用作口服胆囊造影剂，也能与胆红素或胆绿素结合染色而使胆石显影。

【用法和用量】常规造影：在少量晚餐（忌脂肪）后半小时用温开水吞服，每隔5分钟1片，半小时内服完6片（共3g）。胆石染色造影：第1～4天每次服0.5g，每天3次，第5天每次服1g，每天服3次（共服9g）。

【不良反应】可有轻度恶心、呕吐、腹泻、小便烧灼感及假性蛋白尿等。

【注意事项】严重肝、肾衰竭患者不宜使用。

【剂型和规格】片剂:0.5g。

胆影钠　Sodium iodipamide

【作用】为静脉用胆囊及胆管造影剂。

【用途】用于静脉胆囊造影。

【用法和用量】静注,1 次用量 20% 溶液为 20 ~ 40ml。

【剂型和规格】注射剂:4g/20ml。

碘化油　Iodinated oil

【其他名称】碘油,Iodized oil,Iodipin,Iodolein,Lipiodol,Iodatol。

【作用】为植物油与碘结合的一种有机碘化合物,含碘37% ~ 41%。

【用途】用于支气管、子宫、输卵管、鼻旁窦、瘘管和某些体腔的造影。

【用法和用量】①支气管造影:一般用量为注射液 20ml。子宫、输卵管造影,通常为 40% 注射液 10ml,缓慢注射。②腔道和瘘管造影,直接注射于待诊断的器官,腔道内,用量按病灶大小定。

【不良反应】可产生微咳、不适、头痛和低热等,数小时后自行消失。

【注意事项】①使用前应做碘过敏试验,阳性者禁用;②子宫、输卵管造影应在透视下进行,以免引起血管中油栓;③支气管造影后应采取体位引咳、轻咳等尽量将残留在气管内的碘油排出;④支气管造影时应避免吞入碘油过多,以防碘中毒;⑤溶液变棕色后不宜使用;⑥注射时避免用塑料注射器。

【剂型和规格】注射剂:4g/10ml,8g/20ml。

碘普胺　Iopromide

【其他名称】碘普罗胺,优维显,Ultravist。

【作用】是一种低渗透压非离子型造影剂,经肾脏排泄。根据其每毫升碘普罗胺溶液所含碘浓度不同,通常分为碘普罗胺300(每毫升300mg)、碘普罗胺370(每毫升370mg)2种。本药具有性质稳定,使用方便、全身耐受性优于离子型造影剂,对神经、内皮及内膜耐受性良好,对凝血、血纤维蛋白溶解和补体活性几乎无影响,尿路显影对比度高等优点。其中碘普罗胺300可用作动脉造影,碘普罗胺370对血流动力学、心脏功能及心电图改变影响较小,适用于动脉(尤其心血管)造影。

【用途】用于静脉尿路造影、瘘管造影、关节造影、四肢静脉造影、子宫输卵管造影、数字减影血管造影(DSA)和CT增强等。

【用法和用量】根据患者的年龄及体质等不同情况,具体剂量与用法由放射科医师酌定。

【不良反应】本药与离子型造影剂相比,不良反应较少。常见灼热感、皮肤潮红及较罕见的恶心、呕吐等症状,但多在注射造影剂后很快消失。

【注意事项】①对造影剂过敏、心脏和循环功能不全、肺气肿、重度脑动脉硬化、长期糖尿病、多发性骨髓瘤、全身情况极差者以及严重肝、肾功能损害者慎用;②严重甲状腺功能亢进、妊娠及急性盆腔炎患者的子宫输卵管造影忌用;③不能用于蛛网膜下腔造影、脑室造影或脑池造影。

【剂型和规格】注射剂:50ml(碘普罗胺240),20ml(碘普罗胺300),50ml(碘普罗胺370),100ml(碘普罗胺370),200ml(碘普罗胺370)。

碘海醇　Iohexol

【其他名称】碘肽六醇,欧乃派克,Omnipaque。

【作用】静脉注射到体内,于24小时内几乎百分之百以原

形从尿中排出。尿液中最高浓度出现在注射后1小时之内。其血流动力学参数与接受注射前所测的数值差别甚微，无临床意义。

【用途】用于内镜逆行胰管造影、胆管造影、血管造影、尿路造影、腰胸颈脊髓造影、关节造影、疝造影、子宫输卵管造影及造影增强电脑扫描等。

【用法和用量】由放射科医师根据患者的不同情况具体掌握。

【不良反应】与离子造影剂相比，不良反应较少而轻微，常见不良反应有热感、微痛、恶心、呕吐、面部潮红及瘙痒等。

【注意事项】①对有气喘病史、过敏病史（特别对碘过敏）、严重肝和肾功能失调、甲状腺功能不全、骨髓白血病及一般身体状况极差的患者应慎用；②禁忌与其他药物混合，应备有专用注射器进行注射；③有癫痫史者不宜在蛛网膜下腔使用本药；④使用时要避免患者脱水，因为有充分水分的患者产生不良反应的机会将大为降低；⑤由于用药剂量所限，即使造影失败，也不宜进行重复造影；⑥虽然本药引起严重反应的情况较少，但仍应事先制订好预防措施，以便一旦发生严重反应时，能马上进行救治；⑦每瓶只应供一名患者使用，剩余的部分应弃掉。

【剂型和规格】溶液剂（瓶装）：140mgI/50ml，140mgI/200ml，180mgI/10ml，180mgI/50ml，240mgI/10ml，240mgI/20ml，240mgI/50ml，240mgI/200ml，300mgI/10ml，300mgI/20ml，300mgI/50ml，300mgI/100ml，350mgI/20ml，350mgI/50ml，350mgI/100ml，350mgI/200ml。

硫酸钡　Barium sulfate

【作用】不溶于水。口服不被胃肠吸收，全部以原形随粪便排出。

【用途】用于食管及胃肠造影，其次可用于支气管造影及窦道、瘘管、鼻咽腔造影等。

【用法和用量】①胃肠道造影：常用量每次100～250g，调成40%～50%的混悬液，通常用一般细粉调制即可。在双重对比造影时，则用特制的微粒硫酸钡，要求大部分颗粒的直径在1μm以内。②食管造影：常用量每次100～250g，调成70%～80%的硫酸钡糊应用。③钡灌肠：常用量每次200～300g，调制成20%～30%的混悬液。④支气管造影：用50%硫酸钡胶浆，分装每瓶50ml，用100℃消毒60分钟应用。用量一般两侧支气管造影，不超过50ml。

【不良反应】胃肠造影有时可引起便秘，偶有腹泻。

【注意事项】有食管大出血或破裂、急性胃肠穿孔等情况者禁用。

【剂型和规格】干悬浮剂。

氧化铁微粒　Ferric oxide particles

【作用】为棕色混悬液，系磁共振肝、脾超磁性造影剂，弛豫率显著大于钆喷葡胺。氧化铁微粒约5～50nm，表面涂有惰性葡聚糖。由于此药颗粒小于血细胞，它可通过肺、脑、心、肾的血管术，而后被库普弗细胞吞噬分布于全身的网状内皮系统，其中肝脏的库普弗细胞可吞噬给药量的80%，并在其中代谢为可被红细胞和血红蛋白利用的铁离子。本药在血中$t_{1/2}$为10分钟，肝脾$t_{1/2}$为3～4天。

【用途】用于肝、脾磁共振造影检查。

【用法和用量】临床剂量为10～20μmol/kg。静脉给药后1～48小时均可得到满意的增强的图像。富含库普弗细胞的肝组织增强后显示低黑信号，无库普弗细胞的病变如癌组织信号不改变，从而形成明显的对比反差。

【剂型和规格】混悬液。

磺溴酞钠　Sulfobromophthalein sodium

【其他名称】溴磺酞钠，溴磺酞，Bromsulphalein，BSP。

【作用】为无毒红色染料，静脉注入后，大部分与血浆蛋白结合，流经肝脏时，70%～80%被肝细胞摄取，然后一部分与谷胱甘肽、甘氨酸等结合，一部分呈游离型，两者一起排入胆汁中。其余部分在肝外代谢处理，约有2%～3%肾排出。

【用途】用于测定肝功能（BSP潴留试验）。

【用法和用量】静注：成人每次5mg/kg，儿童参照成人按体重计算。

【不良反应】①偶有发生过敏反应，严重者可致死，因此注射前应做皮肤过敏试验，皮试阳性者忌用。②注入药液应缓慢，约需3分钟，以注射一半时的时间作为给药开始时间，此后45分钟从另一侧手臂抽取静脉血3ml检测BSP的潴留率。正常人血浆BSP潴留率<5%，当肝细胞对它的摄取，结合和排泄功能降低时，血中BSP的潴留便增加，能灵敏反映各种肝功能障碍。当疑患有Dubin-Johnson综合征时，在注射BSP后120分钟还需抽血再次检测BSP的潴留率，因其肝细胞对BSP的摄取和结合功能正常，但其排泄功能明显降低，故其血浆BSP浓度又复上升，此时BSP潴留率高于45分钟，为该综合征的特征之一。③腹水病例及血清总胆红素>34.2μmol/L（2mg/dl）不宜做本试验。

【剂型和规格】注射剂：150mg/5ml。

吲哚菁绿　Indocyanine green

【其他名称】靛氰绿，ICG。

【作用】为无毒绿色染料，静脉注射后，迅速与脂蛋白结合，流经肝脏时，几乎100%被肝细胞所摄取，以原形排入胆汁中，不经肝外代谢处理。

【用途】用于测定肝功能（ICG潴留试验）。

【用法和用量】静脉注射：成人每次 0.5mg/kg，儿童参照成人按体重计算。

【注意事项】①本药中含有少量碘化物，对碘过敏者慎用，有哮喘或过敏史者亦应慎用；②注射后 15 分钟从另一侧手臂抽静脉血 3ml 检测 ICG 潴留率，正常人血浆 ICG 潴留率 <10%（潴留率的计算参见 BSP）；③本试验与 BSP 潴留试验一样灵敏，与 BSP 相比，本药在肝外处理的比例少，测定误差小，且罕见过敏反应，故可用来替代 BSP 潴留试验。

【剂型和规格】粉针剂：25mg。

五肽胃泌素　Pentagastrin

【作用】在胃泌素（17 肽）的分子结构中，C 端的四肽具有胃泌素的全部生理功能。五肽胃泌素系由人工合成，也能刺激臂细胞分泌盐酸和内因子，刺激主细胞分泌胃蛋白酶原。

【用途】用于测定胃酸分泌功能。

【用法和用量】皮下注射或肌内注射：成人每次 6μg/kg。

【不良反应】偶有皮肤潮红、血压下降、头痛、恶心等。

【注意事项】使用本药先作基础酸排量（BAO，正常值 1～2mmol/h）测定，然后注射本药，连续抽吸胃液，每 15 分钟留一标本，共 4 次，测定各标本的胃液容量和可滴定酸，并由此计算最大酸排量（PAO，正常值 15～40mmol/h）。

【剂型和规格】注射剂：500μg/2ml。

组胺　Histamine

【其他名称】组织胺。

【作用】可使平滑肌痉挛，毛细血管扩张和通透性加。对胃液分泌有高度选择作用，小剂量即可促使其分泌。

【用途】用于胃分泌功能的检查。

【用法和用量】在晨起空腹时，皮下注射本药 0.25～0.5mg，

然后化验胃液，如果仍无胃酸分泌，即可断定为真性胃酸缺乏症。恶性贫血和多数胃癌患者都有真性胃酸缺乏或过少症。此试验也可用于麻风病的辅助诊断，即用 1∶1000 的磷酸组胺做皮内注射，观察反应，正常皮肤应出现完整的三联反应（即注射后立即出现一个红斑，直径不小于 10mm，注射后半分钟，在第一个红斑周围又出现直径约 30～40mm 的红斑，注射部位出现风团），如周围神经受损，则出现不完整的三联反应。三联反应完整可排除麻风，三联反应不完整则有患麻风的可能。

【不良反应】可能发生过敏反应。如引起过敏性休克，可用肾上腺素解救。

【注意事项】孕妇、支气管哮喘及有过敏史者禁用。

【剂型和规格】注射剂（磷酸盐）：1mg/1ml。

第十八章 消化系统常用中成药

保 和 丸

【药物及作用】山楂(焦)、六神曲(炒)、半夏(制)、茯苓、陈皮、连翘、莱菔子(炒)、麦芽(炒)。具有消食、导滞和胃作用。

【适应证】适用于食物停滞,脘腹胀满,嗳腐吞酸,不欲饮食。

【用法和用量】口服:小儿每次6~9g,每天2次,小儿酌减。

【剂型和规格】水丸剂:每丸12g。

附子理中丸

【药物及作用】附子(制)、党参、白术(炒)、干姜、甘草。具有温中健脾作用。

【适应证】适用于脾胃虚寒,脘腹冷痛,呕吐泄泻、手足不温。

【用法和用量】口服:小儿每次水蜜丸6g,大蜜丸1丸,每天2~3次。

【剂型和规格】大蜜丸剂:每丸9g。水蜜丸剂:每丸12g。

大 山 楂 丸

【药物及作用】山楂、六神曲(炒)、麦芽(炒)。具有开胃消食作用。

【适应证】适用于食欲不振,消化不良,脘腹胀闷。

【用法和用量】口服:成人每次1~2丸,每天1~3次,小儿酌减。

【剂型和规格】丸剂:每丸9g。

四君子丸

【药物及作用】党参、炒白术、茯苓、炙甘草。具有健脾益气作用。多用于胃肠功能虚弱,小儿消化不良,泄泻,气虚便秘等病。

【适应证】适用于面色萎黄,四肢无力,语言轻微,不思饮食,肠鸣泄泻,吐逆或便秘,舌质淡苔薄白,脉虚软无力。西医诊断之慢性胃炎、神经衰弱、胃肠功能衰退等病,有上述见证者皆可应用。

【用法和用量】口服:成人每次6g,每天3次;儿童用量减半。

【注意事项】阴虚血热者慎用。

【剂型和规格】水丸剂:每瓶100g。

香砂养胃丸

【药物及作用】木香、砂仁、白术、陈皮、茯苓、半夏(制)、香附(醋制)、枳实(炒)、豆蔻(去壳)、厚朴(姜制)、广藿香、甘草。具有温中和胃作用。

【适应证】适用于不思饮食、呕吐酸水、胃脘满闷、四肢倦怠。

【用法和用量】口服:小儿每次9g,每天2次。

【剂型和规格】水丸剂:每丸12g。

香砂六君丸

【药物及作用】木香、砂仁、党参、白术(炒)、茯苓、甘草(蜜炙)、陈皮、半夏(制)、生姜、大枣。具有益气健脾和胃作用。

【适应证】适用于脾虚气滞、消化不良、嗳气食少、脘腹胀满、大便溏泄。

【用法和用量】口服:小儿每次 6~9g,每天 2~3 次。

【剂型和规格】水丸剂:每丸 12g。

人参健脾丸

【药物及作用】人参、白术、茯苓、山药、陈皮、木香、砂仁、黄芪、当归、酸枣仁、远志。具有健脾益气、和胃止泄作用。

【适应证】适用于脾胃虚弱,饮食不化,恶心呕吐,腰痛便溏,体虚厌食。

【用法和用量】口服:成人每次 1 丸,每天 2 次,小儿酌减。

【剂型和规格】丸剂:每丸 6g。

参苓白术散

【药物及作用】人参、茯苓、白术、山药、白扁豆、莲子、砂仁、桔梗、甘草、薏苡仁。具有补脾胃,益肺气作用。

【适应证】适用于脾胃虚弱,食少便溏,气短咳嗽,肢倦乏力。

【用法和用量】口服:成人每次 6~9g,每天 2~3 次,小儿酌减。

【剂型和规格】散剂。

抱 龙 丸

【药物及作用】茯苓、赤石脂、广藿香、法半夏、陈皮、厚朴、薄荷、紫苏叶、僵蚕(姜制)、山药、天竺黄、檀香、白芷、砂仁、防风、荆芥、白附子、独活、白芍、诃子(去核)、荜、白术(炒)、川芎(酒蒸)、木香、朱砂、天麻、香附(四制)。具有祛风健胃作用。

【适应证】适用于小儿风痰吐乳腹泻。

【用法和用量】口服:小儿每次1岁以下1丸,1～2岁2丸,每天2～3次。

【剂型和规格】蜜丸剂:每丸1.56g。

驻　车　丸

【药物及作用】黄连、炮姜、当归、阿胶。具有滋阴止痢作用。

【适应证】适用于久痢伤阴、赤痢腹痛,里急后重,慢性痢疾。

【用法和用量】口服:成人每次6～9g,每天3次,小儿酌减。

【剂型和规格】水丸剂:每丸0.06g。

枳　术　丸

【药物及作用】枳实(炒)、白术(炒)、荷叶。具有健脾消食、行气化湿作用。

【适应证】适用于脾胃虚弱、食少不化、脘腹疼痛。

【用法和用量】口服:小儿每次6g,每天2次。

【剂型和规格】水丸剂:每丸12g。

枳实导滞丸

【药物及作用】枳实(炒)、大黄、黄连(汁炒)、黄芩、六神曲(炒)、白术(炒)、茯苓、泽泻。具有消积导滞,清利湿热作用。

【适应证】适用于脘腹胀痛、不思饮食、大便秘结,痢疾里急后重。

【用法和用量】口服:小儿每次6～9g,每天2次。

【剂型和规格】水丸剂:每丸12g。

安　胃　片

【药物及作用】延胡索(醋制)、白矾(煅)、海螵蛸(去壳)。

具有制酸、止痛作用。

【适应证】适用于胃及十二指肠胃溃疡，慢性胃炎。

【用法和用量】口服：成人每次5~7片，小儿每次3~5片，每天3~4次。

【剂型和规格】片剂：每片0.65g。

麻仁润肠丸

【药物及作用】火麻仁、苦杏仁、大黄、木香、陈皮、白芍。具有润肠通便作用。

【适应证】适用于肠胃积热、胸腹胀满、大便秘结的病症。

【用法和用量】口服：每次1~2丸，每天1~2次，温开水送服。

【注意事项】孕妇忌服。服药期间忌食辛辣之物。

【剂型和规格】蜜丸剂：每丸6g。

胃肠安丸

【药物及作用】木香、沉香、枳壳（麸炒）、檀香、大黄、厚朴（姜制）、朱砂、麝香、巴豆霜、大枣（去核）、川芎。具有芳香化浊、理气止痛、健胃导滞作用。

【适应证】适用于消化不良引起的腹泻、肠炎、菌痢、脘腹胀满、腹痛、食积乳积。

【用法和用量】口服：小丸，小儿每次1岁以下4~6丸，1~3岁6~12丸，3岁以上12~20丸，每天2~3次；大丸，成人每次4丸，小儿每次1岁以下1丸，1~3岁1~2丸，3岁以上2~3丸，每天3次。

【剂型和规格】水丸剂：每丸0.16g，0.2g。

香苏正胃丸

【药物及作用】广藿香、紫苏叶、香薷、陈皮、厚朴（姜制）、枳壳(炒)、砂仁、白扁豆(炒)、山楂(炒)、六神曲(炒)、麦芽(炒)、茯苓、甘草、滑石、朱砂。具有解表和中、消食行滞作用。

【适应证】适用于小儿暑湿感冒、停食停乳、头痛发热、呕吐泄泻、腹痛胀满、小便不利。

【用法和用量】口服:小儿每次1丸,1岁以下半丸,每天1~2次。

【剂型和规格】丸剂:每丸3g。

洁白丸

【药物及作用】诃子(煨)、寒水石(平制)、翼首草、五灵脂(膏)、土木香、石榴子、木瓜、沉香、丁香、石灰华、红花、肉豆蔻、草豆蔻、草果仁。具有健脾和胃、止痛止吐,分清泌浊作用。

【适应证】适用于胸腹胀满,胃脘疼痛,消化不良,呕逆泄泻,小便不利。

【用法和用量】口服:小儿每次1丸,每天2~3次,嚼碎吞服。

【剂型和规格】丸剂:每丸0.8g。

番泻叶

【药物及作用】具有泻热、导滞、通便之功效。

【适应证】适用于热结便秘及习惯性便秘。近些年用于外科腹部手术后症候群。X线腹部检查前的肠道清洁准备等。

【用法和用量】妇科手术前肠道清洁准备:番泻叶1~3g,沸水浸泡400~500ml,顿服。产褥期便秘:番泻叶6g,开水150ml,浸泡5分钟,叶渣一次服下。回乳:番泻叶4g,沸水300ml,浸泡10分钟为一天量,分2~3次服下。

小儿化食丸

【药物及作用】莪术、三棱、二丑、大黄、槟榔、焦三仙。具有消食化滞、泻火通便作用。

【适应证】适用于小儿伤食、伤风引起的腹部胀满、肚大青筋、恶心、呕吐、烦躁口渴、大便干燥。

【用法和用量】口服：小儿每次1岁以下1/2丸，1～6岁1/2～1丸，7～14岁1～2丸，每天2次。

【注意事项】忌用于虚症、腹泻。

【剂型和规格】丸剂：每丸1.5g。

小儿健脾丸

【药物及作用】人参、云苓、砂仁、山药、山楂。具有健脾益气、和胃化滞作用。

【适应证】适用于脾胃虚弱、消化不良、食滞内停、肚腹胀满、呕吐泻泄、面黄消瘦、体弱无力。

【用法和用量】口服：小儿每次1岁以下1/2丸、1～6岁1丸、7岁以上2丸，每天3次。

【注意事项】不用于乳食内积、腹部胀痛、吐泻酸臭、属实症者。忌生冷油腻。

【剂型和规格】丸剂：每丸3g。

启　脾　丸

【药物及作用】人参、云苓、白术、山药、陈皮、莲子肉。具有健脾和胃、消食止泻作用。

【适应证】适用于脾胃虚弱、食欲不振、消化不良、腹脘溏泻等。

【用法和用量】口服：小儿每次1岁以下1/2丸、1～6岁1丸、7岁以上2丸，每天2～3次。

【注意事项】忌生冷油腻、不易消化食物。

【剂型和规格】丸剂：每丸3g。

小儿香橘丹

【药物及作用】木香、陈皮、白术、半夏、茯苓、山楂。具有健脾和胃、消积导滞、止吐止泻作用。

【适应证】适用于饮食不调引起的脾胃不和、呕吐腹泻、不思饮食、腹满胀痛、面黄肌瘦。

【用法和用量】口服：小儿每次1岁以下1/2丸，1～6岁1/2～1丸，7～14岁1丸，每天3次。

【注意事项】不宜用于脾胃虚弱不积滞者，忌瓜果生冷。

【剂型和规格】丸剂：每丸3g。

一　捻　金

【药物及作用】大黄、牵牛子、槟榔、人参、朱砂。具有消食导滞，祛痰通便作用。

【适应证】适用于小儿停乳停食，腹胀便秘，痰盛喘咳。

【用法和用量】口服：小儿每次1岁以下0.3g，1～3岁0.6g，4～6岁1g，每天1～2次，或遵医嘱。

【剂型和规格】粉剂：每包1.2g。

肥　儿　丸

【药物及作用】肉豆蔻（煨）、木香、神曲（炒）、麦芽（炒）、胡黄连、槟榔、使君子仁。具有健胃消积、驱虫作用。

【适应证】适用于小儿消化不良、面黄肌瘦、食积虫积腹痛、嗜食异物、腹胀腹痛。

【用法和用量】口服：小儿每次1岁以下1/4～1/2丸，1～6岁1/2～1丸，7～14岁1～2丸，每天2～3次。

【注意事项】本药为驱虫、消积药，不可作补品长期应用。不用于非因虫积聚致消化不良者。

【剂型和规格】丸剂：每丸3g。

疳 积 散

【药物及作用】石燕(煅)、石决明(煅)、使君子仁、鸡内金(炒)、谷精草、威灵仙、茯苓。具有消积治疳作用。

【适应证】适用于小儿脘腹胀满、消化不良、面黄肌瘦、日翳夜盲。

【用法和用量】口服:小儿每次1岁以下1~2g,1~6岁2~6g,7~14岁6~9g,每天1~2次。

【剂型和规格】散剂:每丸9g。

小儿腹泻外敷散

【药物及作用】吴茱萸、丁香、白胡椒,肉桂。具有温里散寒、燥湿健脾作用。

【适应证】适用于胃肠虚寒及食欲不化的腹痛腹泻。

【用法和用量】外用:小儿每次2岁以内1/4瓶,2岁以上1/3瓶,用食醋调成糊状,敷于脐部。

【剂型和规格】散剂:5g。

乌 贝 散

【药物及作用】海螵蛸(去壳)、浙贝母、陈皮油。具有制酸止痛、收敛止血作用。

【适应证】适用于胃痛泛酸、胃及十二指肠溃疡。

【用法和用量】口服:小儿每次3g,每天3次。饭前服,溃疡病可加倍服。

【注意事项】慎用于孕妇。

【剂型和规格】散剂:每袋45g。

四 神 丸

【药物及作用】肉豆蔻(煨)、补骨脂(盐炒)、五味子(醋制)、吴茱萸(制)、大枣(去核)。具有温胃暖脾、涩肠止泻作用。

【适应证】适用于命门火衰,脾胃虚寒,五更泄泻或便溏腹痛。

【用法和用量】口服:成人及小儿每次 6g,每天 1~2 次。

【剂型和规格】水丸剂:每丸 12g。

保赤万应散

【药物及作用】六神曲(炒)、巴豆霜、天南星、朱砂。具有消食导滞,化痰镇惊作用。

【适应证】适用于痰食积滞、肚腹胀满、呕吐乳食、痰涎壅盛、大便燥结、惊悸不安。

【用法和用量】口服:小儿每次 1 岁以下 1/2~1 袋,1~6 岁 1~2 袋,7~14 岁 2 袋,每天 2 次。

【注意事项】忌用于感冒发热、身体虚弱、疹后泄泻者。

【剂型和规格】散剂:每包 0.15g。

香连丸(片)

【药物及作用】黄连(吴茱萸制)、木香。具有清热燥湿、行气止痛作用。

【适应证】适用于湿热下痢,里急后重,泄泻腹痛,肠炎,菌痢。

【用法和用量】口服:丸剂,成人每次 3~6g,每天 2~3 次,小儿酌减;片剂,成人每次 5 片,小儿每次 2~3 片,每天 3 次。

【剂型和规格】片剂:每片 1g。

葛根芩连片(微丸)

【药物及作用】葛根、黄芩、黄连、甘草。具有解肌清热、止泻止痢作用。

【适应证】适用于泄泻痢疾，身热烦渴，下痢臭秽，菌痢，肠炎。

【用法和用量】口服：成人每次3~4片，小儿每次2~3片，每天3次，或微丸小儿每次1g，成人每次3g，每天3次。

【剂型和规格】片剂：每片0.5g。微丸剂：每丸1g。

开胸顺气丸

【药物及作用】槟榔、牵牛子（炒）、陈皮、木香、厚朴（姜制）、三棱（醋制）、猪牙皂。具有消积化滞，行气止痛作用。

【适应证】适用于停食停水，气郁不舒，胸胁胀满，胃脘疼痛。

【用法和用量】口服：小儿每次3~9g，每天1~2次。

【注意事项】慎用于年老体弱者。禁用于孕妇。

【剂型和规格】水丸剂：每丸12g。

消食退热糖浆

【药物及作用】柴胡、黄芩、知母、青蒿、槟榔、厚朴、水牛角浓缩粉、牡丹皮、荆芥穗、大黄。具有清热解毒、消食通便作用。

【适应证】适用于小儿瘟疫时毒，高热不退，内兼食滞，大便不畅，小儿呼吸道，消化道急性感染。

【用法和用量】口服：小儿每次1岁以内5ml，1~3岁10ml，4~6岁15ml，7~10岁20ml，10岁以上25ml，每天2~3次。

【注意事项】忌用于脾虚脾泻者。

【剂型和规格】糖浆剂：每支10ml。

藿香正气丸（水）

【药物及作用】苍术、陈皮、厚朴、白芷、茯苓、大腹皮、生半

夏、广藿香油、紫苏叶油等。具有解表化湿、理气和中作用。

【适应证】适用于外感风寒，内伤湿滞，头痛昏重，胸膈痞闷，脘腹胀痛，呕吐泻泄。

【用法和用量】口服：大蜜丸每次 1 丸或浓缩丸每次 8 丸，每天 3 次；酊剂每次 5～10ml，每天 2 次；冲剂每次 10g，每天 2 次；胶囊每次 4 粒，每天 2 次；软胶囊每次 2～4 粒，每天 2 次。

【注意事项】忌食生冷油腻之物，阴虚火旺者忌服本药。

【剂型和规格】丸剂：大蜜丸 9g，浓缩丸每丸相当于原药材 3g。酊剂：每瓶 10ml。冲剂：每袋 10g。

新　癀　片

【药物及作用】九节兰、牛黄、三七、珍珠粉、吲哚美辛等。具有清热解毒、活血化瘀、消肿止痛作用。

【适应证】适用于治疗风湿热痹（如关节炎等）、外伤（手术）抗感染、口腔科疾病、咽喉炎、急慢性盆腔炎、各种中晚期癌症肿痛等。一般服药后 0.5～2 小时见效，止痛维持时间 6～12 小时。轻者 2～3 天症状消失，重者 1 周内缓解。本药还对外科的疔、疮、疖、痈、带状疱疹、痔疮肿痛、无名肿毒等有很好的消炎、止痛、退热作用，一般用药 2～3 天即可见效。对急性黄疸性肝炎，胆囊炎也有很好的治疗效果。

【用法和用量】口服或含服：每次 2～4 片，每天 3 次，儿童酌减（5 岁以下每次 0.5～1 片，5～14 岁每次 1～2 片），饭后服用。也可外用，有冷开水调化，涂患处，皮肤破溃者涂在患处周围。

【注意事项】勿空腹服药，宜饭后服用。溃疡病患者及孕妇慎用，有消化道出血史者忌用。

【剂型和规格】片剂：0.32g。

十　滴　水

【药物及作用】樟脑、干姜、大黄、小茴香、肉桂、辣椒、桉叶油。具有健胃、驱风作用。

【适应证】适用于中暑引起的头晕，恶心，腹痛，胃肠不适等。

【用法和用量】口服：每次2～5ml，温开水送服。

【剂型和规格】酊剂：每瓶5ml，10ml。

午时茶冲剂

【药物及作用】苍术、柴胡、防风、前胡、藿香、连翘、厚朴、陈皮、白芷、枳实、红茶、甘草、山楂、炒六神曲、炒麦芽、川芎、羌活、桔梗、紫苏叶。具有发散风寒、和胃消食作用。

【适应证】适用于食积内停，风寒感冒，寒热吐泻，水土不服等。

【用法和用量】口服：每次1袋，每天1～2次，开水冲服。

【注意事项】服药后宜卧床休息，盖被发汗，发汗后须谨防再受凉，否则难以治愈。无积滞或风热感冒者不宜服用。伴有上呼吸道感染及胃肠炎忌用本药。

【剂型和规格】冲剂：每袋6g。

穿心莲片

【药物及作用】穿心莲。具有清热解毒、凉血消肿作用。

【适应证】感冒发热、咽喉肿痛、扁桃体炎、气管炎、肺结核、百日咳、胃肠炎、菌痢外伤感染等。

【用法和用量】口服：小儿每次1岁以内1片，1～6岁2～3片，7～14岁3～4片，每天3次。

【注意事项】多服易引起恶心、呕吐、食欲不振。

【剂型和规格】片剂。

木香分气丸

【药物及作用】木香、砂仁、丁香、檀香、香附（醋制）、广藿

香、陈皮、厚朴、豆蔻、莪术(醋制)、山楂(炒)、白术(麸炒)、甘松、槟榔、甘草、枳实。具有宽胸消胀、止呕作用。

【适应证】适用于肝郁气滞、脾胃不和、胸膈痞闷、两胁胀满、胃脘疼痛、倒饱嘈杂、呕吐恶心、嗳气吞酸。

【用法和用量】口服:成人每次6g,每天2次,小儿酌减。

【注意事项】慎用于孕妇。

【剂型和规格】水丸剂:每丸0.06g。

木香槟榔丸

【药物及作用】木香、槟榔、枳壳(炒)、陈皮、青皮(醋炒)、香附(醋制)、三棱(醋制)、莪术(醋制)、黄连、黄柏、大黄、牵牛子(炒)、芒硝。具有行气导滞,泻热通便作用。

【适应证】适用于赤白痢疾、里急后重、胃肠积滞、脘腹胀痛、大便不通。

【用法和用量】口服:成人及小儿每次3~6g,每天2~3次。

【注意事项】禁用于孕妇。

【剂型和规格】水丸剂:每丸12g。

平　消　片

【药物及作用】枳壳、仙鹤草、五灵脂、郁金、马钱子、火硝、干漆、白矾。具有活血化瘀,止痛散结,清热解毒,扶正驱邪作用。

【适应证】适用于肺癌,胃癌,食管癌等癌症,具有一定的缓解症状,缩小瘤体,提高免疫力,延长患者生命等作用。

【用法和用量】口服:每次4~8片,每天3次。可用手术治疗、化疗或放疗同时进行。

【剂型和规格】片剂:每片0.35g。

越鞠丸

【药物及作用】香附、川芎、栀子、苍术、神曲。具有行气解郁、宽中除满作用。为通治气、血、火、痰、湿、食六郁之利。

【适应证】适用于:①郁症:属肝气郁结者,表现为精神抑郁,情绪不宁,胸胁疼痛,脘闷嗳气,腹胀纳呆,或有呕恶,女子月事不行或痛经,脉弦。西医之神经衰弱,癔病,更年期综合征,月经不调等病。②胁痛:表现为一侧胁痛或胀痛,疼痛每因情志变化而增减,胸膈痞闷,呕恶嗳气。嘈杂吞酸。西医之慢性肝炎、胆囊炎、胆石症、肋间神经痛等病。

【用法和用量】口服:成人每次 6g,每天 2 次,7 岁以上儿童服成人 1/2 量,3~7 岁服 1/3 量。

【注意事项】忌忧思恼怒。

【剂型和规格】水丸剂:每 100 丸 6g。

护肝片

【药物及作用】保肝浸膏、五味子、猪胆膏粉、绿豆粉。具有疏肝理气,健脾消食作用。

【适应证】适用于慢性肝炎,迁延性肝炎及早期肝硬化等。

【用法和用量】口服:小儿每次 2~4 片,每天 3 次。

【剂型和规格】片剂:每片 0.4g。

黄芪

【药物及作用】为益气药,有提高机体免疫功能。与党参合用能增强网状内皮系统的吞噬作用,能促进健康人淋巴细胞转化功能。服用黄芪可明显提高人体白细胞诱生干扰素的功能,且见易感冒患者鼻分泌中 IgA 和 IgG 的含量上升。

【适应证】适用于各种类型的肝炎患者;也可用于白细胞减少症及血小板减少性紫癜,并有防治感冒的作用。

【用法和用量】口服：每天9～30g，水煎服，也可用至每天60g。肌注、静注：每次4ml，每天1次，连用2个月；重症患者可静注，每次10～20ml，每1ml相当于生药1g。

【剂型和规格】注射剂：每支2ml，相当于生药2g。

小儿肝炎冲剂

【药物及作用】茵陈、栀子、黄芩、黄柏、山楂（焦）、大豆黄卷、郁金、通草。具有清肝热、利水止痛作用。

【适应证】适用于小儿黄疸型或无黄疸型肝炎，肝区疼痛，腹胀发热，恶心呕吐，食欲减退、身体懒倦，皮肤黄染。

【用法和用量】口服：小儿每次1～3岁5～10g，4～7岁10～15g，8～11岁15g，12岁以上20g，每天3次，开水冲服。

【剂型和规格】颗粒剂：每袋10g。

利胆排石片

【药物及作用】金钱草、茵陈、黄芩、木香、郁金、大黄、槟榔、枳实（麸炒）、芒硝（精制）、厚朴（姜制）。具有清热利湿、利胆排石作用。

【适应证】适用于胆道结石，胆道感染，胆囊炎。

【用法和用量】口服：成人及小儿每次6～10片，每天2次，用于排石；成人及小儿每次4～6片，每天2次，用于消炎。

【注意事项】慎用于体弱，肝功能不良者。禁用于孕妇。

【剂型和规格】片剂：每片1g。

金胆片

【药物及作用】清热消炎，利胆排石。

【适应证】适用于急慢性胆囊炎，胆石症，以及胆道感染。

【用法和用量】每次服5片，每天2～3次。

【注意事项】孕妇慎用。

【剂型和规格】片剂。

胆乐胶囊

【药物及作用】清热利湿，利胆排石。

【适应证】适用于湿热泪盈眶蕴结，肝胆结石，胁肋疼痛，恶心呕吐，小便黄赤。

【用法和用量】每次服 4 粒，每天 3 次。

【剂型和规格】胶囊剂。

胆石清片

【药物及作用】消石化积，利胆止痛。

【适应证】适用于胆囊结石。

【用法和用量】每次服 5～8 片，每天 3 次。

【注意事项】孕妇及慢性腹泻者不宜服用。

【剂型和规格】片剂。

胆宁片

【药物及作用】疏肝利胆，清热通下。

【适应证】适用于肝郁气滞型胆囊炎，症见右上腹隐隐作痛、嗳气、便秘。

【用法和用量】每次服 5 片，每天 3 次。

【注意事项】服用本药后，如每天排便增至 3 次以上者，应酌情减量服用。

【剂型和规格】片剂。

胆益宁

【药物及作用】清化湿热，利胆排石。

【适应证】适用于急、慢性胆囊炎，胆道感染，胆囊和胆道结石。

【用法和用量】每次服4～6片，每天3次。胆石症宜连服2～3个月，胆囊炎半个月为一疗程。

【注意事项】对嵌顿性结石、胆道狭窄畸形，以及服药期间发现阵痛现象者，应在医生指导下服药。

【剂型和规格】片剂。

乌军治胆片

【药物及作用】清肝利胆，排石止痛。

【适应证】适用于胆石症，胆道感染，胆道手术后综合征。

【用法和用量】每次服4片，每天3次，连服6～8周为一疗程。

【剂型和规格】片剂。

云南白药

【药物及作用】三七等。具有止血愈伤、活血化瘀、消肿止痛、排脓去毒作用。

【适应证】适用于刀伤，枪伤，创伤出血，及跌打损伤诸症；吐血，衄血，咯血；红肿毒疮，咽喉肿痛，慢性胃痛，胃及十二指肠溃痛出血等。

【用法和用量】内服：成人每次0.25～0.5g，每天4次，最多每次不超过0.5g，小儿每次1岁以下0.05～0.1g，1～6岁0.1～0.3g，9～12岁0.4g。刀枪跌打损伤、出血者用温开水调服，瘀血肿痛及未流血者用酒调服。外用：出血性伤口，清洗后可加少许散剂于伤口，包扎。内服与外敷并用：外伤肿胀，口服散剂或胶囊剂，另以散剂加酒调成糊状外敷，毒疮初起可内服外敷并用。但已化脓者只能内服。

【剂型和规格】散剂：4g。胶囊剂。

中文药名索引

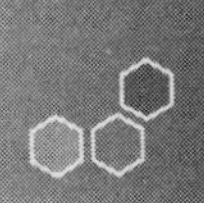

B

E

G

H

J

K

L

M

N

O

P

R

S

X

Z

英文药名索引

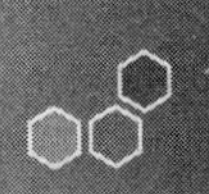

D

E

F

I

N

O

P

T